U0200239

赵 洪 钧 医 书 十 一 种

中西医结合二十讲

修订版

赵洪钧　著

學苑出版社

图书在版编目（CIP）数据

中西医结合二十讲/赵洪钧著．—修订本．—北京：学苑出版社，2019.10
（赵洪钧医书十一种）
ISBN 978－7－5077－5773－6

Ⅰ.①中⋯　Ⅱ.①赵⋯　Ⅲ.①中西医结合－研究　Ⅳ.①R2－031

中国版本图书馆 CIP 数据核字（2019）第 164452 号

责任编辑：黄小龙
出版发行：学苑出版社
社　　　址：北京市丰台区南方庄 2 号院 1 号楼
邮政编码：100079
网　　　址：www.book001.com
电子邮箱：xueyuanpress@163.com
销售电话：010－67601101（销售部）、010－67603091（总编室）
印　刷　厂：北京通州皇家印刷厂
开本尺寸：710mm×1000mm　1/16
印　　张：29.25
字　　数：473 千字
版　　次：2019 年 10 月第 1 版
印　　次：2019 年 10 月第 1 次印刷
定　　价：88.00 元

出版说明

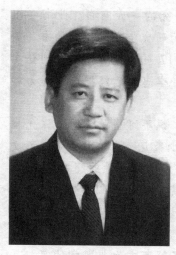

赵洪钧先生

"宁可架上药生尘，但愿世间人无恙。" "不为良相，愿为良医。" 自古以来，中国的医生都有一种普济苍生的大胸怀。每一个用心做医生的人，都值得人们尊敬。事实上，做好一个医生，很不容易，那是对一个人品德、悟性和毅力的极大考验。赵洪钧先生就是一位难得的好医生。

赵先生出生于 1945 年，1968 年毕业于原第七军医大学，后长期在原籍做临床工作，直至 1978 年考取中国中医研究院首届中西医结合研究生。1981 年研究生毕业后，在河北中医学院任教 15 年。1996 年辞去教职，1998 到 2000 年在英国行医一年半。后主要在故乡河北省威县白伏村应诊，诊务之余从事中医和中西医结合临床与基础理论研究。可以说半个世纪以来，赵先生不是在做临床，就是在做临床研究。传统中医讲究"半日临证，半日读书"，赵先生可谓此中典范。和赵先生面谈出版事宜的时候，也可以感觉到他是一个快意恩仇的真君子。

近些年来，网上流传着一些关于赵先生的争议。比如先生当年因为论文《近代中西医论争史》引起争议，没有在中国中医研究院拿到硕士学位证。赵先生对于读经典的看法，对于某些中医人和中医书的看法，也引起了很多人的争议。在今天来看，这些事情都已成为过眼云烟，对于某些人和事来说，是非对错已经不重要，不过，学术上的论争，却可以继续，并且大家可以有理有据地一直辩论下去，这样才有利于学术的提升。

我们大家都知道，作为中医，著书立说是很不容易的。很多书稿，要么校释古文，要么汇集临床医案，而就某些学术问题，举例子，讲逻辑，然后总结出自己观点的著作极为少见。赵先生的大多数著作观点鲜明，论据充分，发人深思，是中医书里的佳品。从赵先生的临床疗效和他的著作来看，赵先生可谓是"博古通今，医贯中西，学验俱丰"。这就是本社不计盈亏，出版《赵洪钧医书十一种》丛书的原因。好的著作，应当分享给读者，流传于后世。

以下简单介绍一下本套丛书11个分册：

《近代中西医论争史》是赵先生的处女作，也是他的成名作，更是近代中西医关系史的开山之作，填补了医学史研究的一大空白。此书一出版，好评如潮。在国内，该书被有关学界指定为研究生必须精读的书。美国著名汉学家席文教授（N sivin）为此书做了17页的英文摘要，刊登在《CHINESE SCIENS》1991年10月号。韩国学者李忠烈已经把此书译为韩文，正在出版中。

《内经时代》不但"笔酣墨畅，才气横溢，锐不可当"（周一谋先生语），而且被认为是"20世纪中医史上出现的少数几个奇迹之一"（郭文友先生语）。此书确有"一览众山小"的气概，给人以理性的震撼和启迪。台湾"中央"研究院语言历史研究所李建民研究员称此书"小景之中，形神具备"，"值得反复咀嚼"，确实有益于"一切和《内经》打交道的人，更快、更好地把握《内经》"。

《希波克拉底文集》是赵先生的译著，是了解西方古典医学的第一手资料。希波克拉底是西方医学的始祖，西方第一部医学专著以他的名字命名为《希波克拉底文集》。

《中西医比较热病学史》也是开创性的工作，既有历史意义，也有重要的现实意义。作者通过对中西医热病的概念、诊治等方面的比较，探讨怎样使更多的临床医生能看病。

《伤寒论新解》展现了赵先生及其导师马堪温先生在逻辑学、科学学、伤寒学以及中西医结合方面的深厚功底。该书以全新的视角，提出了不少仲景学说的新观点。

《中西医结合二十讲》分析了涉及中西医结合的20个重大理论问题，理清了中医经典及其与旧学的关系，深化了中西医结合理论，并运用现代科学阐述了一些中西医结合的独到见解。该书内容或可对中西医结合的科研方法、政策制定等提供一些参考。

《医学中西结合录》是赵先生的临床佳作，其中验案近900例，涉及中西医内、外、妇、儿、五官、皮肤各科，是先生40年临床心血的浓缩。从中不难看出，作者在中西医理论和临床方面的深厚造诣，值得中西医临床工作者认真参考。

《赵洪钧临床带教答问》是赵先生40年中西医临床经验的总结，由临证真传和医理心典两篇组成，详述了先生临床诊疗感悟和在诊疗过程中遇到的医案的评述与分析，立论精辟，有重要的临证参考价值，是中医临床医师不可缺少的指导书。

《赵洪钧医学真传》浓缩了赵先生的医学思想。此书由博返约、授人以纲、示人以巧，殊为难得。内容分为理法传心和临床示范两部分，理法传心部分是作者多年来读书、临证、治学的感悟和真确心得；临床示范以内、外、妇各科分门别类收录病例，每种疾病虽用药不同而治病相同，以体现同病异治的特点。凡论深入浅出，言简意赅。

《赵洪钧医学真传续：方药指迷》是赵先生在中药和方剂方面的经验之作。正如先生所说："虽然不敢说，有关方药的拙见对后人很有帮助，但毕竟是我殚精竭虑，读书、临证五十年所得。把它们带进坟墓我心有不甘。"此中拳拳之心，很是感人。该书重点阐述作者临床最常用的中药60多种。介绍每一种方药，都是先略述其功效，接着列举较多的古今名医验案，进一步说明。这样就像跟着古今名医诊治疾病，临床经验少的人能够印象深刻，专家也能从中有所收获。

《赵洪钧医论医话选》为赵先生数十年来的各种医论医话的合集，有的讲解经典，有的论医学教育，有的谈医德医风，有的研讨医学史，内容丰富，观点独到新颖，可读性强。孟庆云老师称赞赵洪钧老师有史家的眼光和思维，令人境界超升；阐释的中西医学要蕴及其闪光点对读者有思路的启迪和激扬；勇于批判现实中的浊流和妄论，催人锐意进取。

这次《赵洪钧医书十一种》丛书的面世，得到了河北中医学院和各界朋友的大力支持，谨致谢忱。也欢迎读者诸君多提宝贵意见。

黄小龙
2019年7月

修订说明

本版主要修订如下：

一、请老同学张洪林博士和朱荃教授各写了一篇序。

二、第五讲增加了一些新的文献资料。

三、第九讲几乎重新写过，还附有《表证实质初探》。

四、第十一讲也几乎重新写过。虽然还是不太满意，但比旧版有较大进步。洪钧还在继续修改，只好等下次再版时呈给读者。

本书未问世前断续写了 12 年，出版后也曾断续修改，至今又有 12 年，还是有的地方自觉不满意。请读者不吝赐教。

赵洪钧

2019 年 5 月 14 日于石家庄寓所

序 一

《赵洪钧医书十一种》即将出版，洪钧兄希望我为其中《中西医结合二十讲》所论经络部分写点看法。老同学与老大哥的期待不可辜负，谨遵嘱在此讲几点不成熟见解吧！

只是我觉得，有必要先占些篇幅介绍一下，洪钧兄的硕士学位失而复得的经过。由于此事前无古人，大概也后无来者，介绍此事有助于读者了解洪钧兄的传奇经历，对他的为人以及在各方面的建树，也会有更深刻的理解。我相信，洪钧兄的学位问题，必将成为中医发展史上的一件值得反思的重要事件。作为事件部分经过的知情者和发起人，我深感有必要在这里留下历史的见证。

一、学位事件始末

我与洪钧兄是中国中医研究院（现中国中医科学院）1978 年首届中西医结合研究生班的同班同学，他的研究方向是东西方比较医学史，我当时的研究方向则是经络实质与针灸的现代科学机制。他分属研究院的医史研究室（现医史研究所），我分属研究院的针灸研究所。毕业前，我俩的宿舍互为隔壁。他在完成毕业论文过程中的勤奋程度，我和同学们都有目共睹且由衷钦佩，然而，他却成为我们班 36 人中唯一当年没有获得硕士学位的人！

由于我们不在一个研究所，毕业后也没有见过面，所以他未被授予学位的原因一直不得而知。只是他的毕业论文《近代中西医论争史》出版后，我直接或间接知道了，他这篇 23 万字的著作在国内外有关学术界都得到极高评价。这让我一直不能理解：为什么如此有学术价值和影响的大作，未被授予含金量并不那么高的硕士学位？直到 2016 年 11 月，即我们研究生毕业 35 年后，我才知道并理清了主要原因。

大背景应与当年在衡阳召开的全国中医会议有关，一些中医界人士在会议上对中医发展方向和中西医结合路线提出质疑。小背景是，衡阳会议的影响引发了研究院部分中医，对时任院长季钟朴和王恩厚书记比较重视中西医结合工作不满（季院长不久离任）。洪钧兄是中西医结合研究生，毕业论文又是研究近代中西医之争，尤其是王恩厚书记特意请他给院部科以上领导们，专门做了一次很有影响但不合时宜的学术报告，自然在研究院学位委员会部分中医人士方面引来一些反作用力。简言之，乃非学术因素，影响了洪钧兄获得硕士学位！尽管，有的答辩委员当时就表态，授予洪钧兄博士学位都不为过。

基本理清了这些情况后，我在理智和感情上都很为老班长抱不平。激动之余，我问他：是否想找回应得的学位？他和我的其他一些研究生同学们均表示：最初几年曾不断地找了多次都没有结果，现在35年过去了，科学院的院长更换了不知多少届了，估计再争取也是白费力气。但是，我这个人，一旦认准了一个理儿，绝不让想象的那么多困难束缚自己，而是喜欢开动脑筋充分发挥主观能动性，调动一切力量立即行动。流行的话不是说：梦还是要有的吗！于是，我请洪钧兄写一封申诉书，并亲自动笔认真斟酌起草了一封，致中国中医科学院院长张伯礼院士的信。该信的内在逻辑意指，如不解决此事，必将严重影响我们科学院的社会声誉。写好这封信后，又广泛征求国内外能联系上的同班同学的意见，请大家修改。然后以大家联名的方式，由我亲自送呈张伯礼院长。联名信如下：

尊敬的张伯礼院长：

您好！

我们这些联名给您写信的人，都是1978年入学的第一届中西医结合研究生班的同学，大家通过微信群互相联系，交流中常常提到您的盛德和大才，您是我们同代人的佼佼者，我们为您感到骄傲。

我们这个群体，学术上各有成就，人生遭际却有的很落魄。典型的就是，当年在中国中医研究院医史文献研究室就读的赵洪钧同志（原名赵红军）。他是我们同班同学，而且是班长，共产党员。他的艰难处境，始于当年毕业后没有获得应得的学位。

我们给您写信，就是对当年赵洪钧同学毕业后，因为非学术因素未被授予硕士学位的不公平事实，表达我们的遗憾和期望。

洪钧同学的毕业暨学位论文是《近代中西医论争史》，此书于1983、1989、2012年三次出版发行，至今誉满天下。它在国内外获得的赞誉、发挥的作用以及体现的学术价值，与当年因非学术因素影响而未能被授予学位，形成极大的不和谐。与之映衬的是，我们国家研究中医的最高学术机构的权威专家们的格局。这种不和谐，及其对咱们科学院的声誉等产生的不良社会影响，不该再持续下去了！纠正此事，应是您院长任上一件功德无量的大事。

近代史学泰斗陈寅恪先生，在国学大师王静安先生纪念碑铭文中颂扬："自由之思想，独立之精神。"他颂扬的实际上是，中国历代知识分子崇尚的品格，也是中华民族的文化基因。郑板桥有诗云："咬定青山不放松，立根原在破岩中。千磨万击还坚劲，任尔东西南北风。"赵洪钧就有这样一副傲骨，这样一种坚持。他没有因为一些人对他的严重不公而倒下，依旧在最底层做中医，为贫苦百姓服务；他不改初衷，继续青灯黄卷的中医研究生涯，又出版了九种中医专著，这实在是中国中医科学院的光荣啊！

我们能理解，当年由于"文革"结束时间不长，极"左"思潮仍然占上风，学术氛围尚未达到百花齐放、百家争鸣的境界。有的老中医专家，对中西医结合学派的观点有些情绪，对学术标准未能准确地把握，这些都可以理解。但是，几十年过去了，如果现在还延续过去的错误，不是本着实事求是，从学术水平角度审视赵洪钧的毕业论文，致使他的冤案不能平反，那就有点天理难容了。

对于当年不授予赵洪钧学位的决定，我们并非追究责任，也不是针对哪一个人，而是希望对赵洪钧同学及其论文的不公平结论，予以纠正，给予科学的评价。

虽然已经事过三十多年，但是，此事对年逾七十的赵洪钧的身心、事业和生活的打击，还没有停止。我们党和政府对待冤假错案的原则和态度就是：有错必纠、有冤就平。衷心希望，此事能得到院长您的重视与协调，让科学院学位委员会对此事进行复议。复议时应排除政治标签和意气用事等非学术因素影响，给予该学位论文实事求是的学术评价，早日授予其应得的学位。以上诉求如能落实，相信一定会成为科学院和中医界一段可圈可点、有历史意义的佳话。

赵洪钧的申诉书及相关资料同时呈上，并请不吝指正。

此致

敬礼

写信人：

张洪林（本院针灸研究所研究员）

曾升平（成都中医药大学教授、主任医师）

郑金生（本院医史文献研究所研究员）

李瑞午（本院针灸研究所研究员）

叶祖光（本院中药研究所研究员）

傅　芳（本院医史文献研究所研究员）

史载祥（中日友好医院主任医师）

马伯英（英国皇家医学会终身院士）

于留荣（南方医科大学教授）

邬家林（四川省中医药学校教授）

董泉珍（本院西苑医院主任医师）

李佩文（中日友好医院主任医师）

李映欧（本院西苑医院研究员）

朱　荃（南京中医药大学 教授）

沈德惠（中日友好医院主任医师）

王　奎（本院西苑医院主任医师）

郎振为（首都医科大学佑安医院教授）

盛维忠（本院医史文献研究所研究员）

注：盛维忠是我们的下届研究生

2016 年 12 月 23 日

联络人：张洪林

　　这封信最核心最有分量的实质内容是："洪钧同学的毕业暨学位论文是《近代中西医论争史》，此书于 1983、1989、2012 年三次出版发行，至今誉满天下。它在国内外获得的赞誉、发挥的作用以及体现的学术价值，与当年因非学术因素影响而未能被授予学位，形成极大的不和谐。与之映衬的是，我们国家研究中医的最高学术机构的权威专家们的格局。这种不和谐，及其对咱们科学院的声誉等产生的不良社会影响，不该再持续下去了！""几十年过去了，如果现在还在延续过去的错误，不是本着实事求是从学术水平角度审视赵洪钧的毕业论文，致他的冤案不能平反，那就有点天理难容了。"这两段话的言外之意，有点政治敏感度的人都能理解。作为在科学院参与科研工作几十年的人，我在感情上当然不希望有损科学院社会声誉的事情发生。

不过，我去科学院送信的那天还有点小插曲儿。记得退休前，职工们要见院领导说事情挺容易。当年陈绍武院长和刘益清副院长在办公室门上贴个告示"不用敲门直接进来"，真是挺亲民和感觉暖暖的。这次送信，我就希望能直接面见院长格外做些铺垫介绍。然而，时代发展到现在，亲身体会到，原来的观念没有与时俱进。院办负责人告诉我，由于张伯礼院士还兼任天津中医药大学校长，特别忙，要求见院长，需要有院办认为必要的事情并且要提前预约。听了我陈述的理由后，他们说我把信件通过邮局寄来就可以了。我想，按他们的工作程序，信件寄去后，先由院办人员初步审核，只有他们认为重要的信件才能呈送院长，我很担心这个35年前发生的非常过时事情，不能通过他们的初审。于是，我没按照院办领导的送客令转身离去，而是厚起脸皮以多种方式反复强调此事的成败利害与科学院声誉的关系等，最终感动了上帝，他们保证一定会将申诉书和联名信送给院长。在院办领导负责任的积极帮助下，事情很快得以运转起来。这期间，郑金生、叶祖光、马伯英等多位老同学也在与张伯礼院长接触时吁请院长关注并解决此事。看到我们研究生同学们不为自己私事找他，而是不遗余力为洪钧兄呐喊，张院长深受感动，当即表态一定秉公处理。

我们这些同学们由衷感谢富有高度责任心的张伯礼院长，钦佩他的心胸与担当。他没有推诿，而是立即批示到研究生院要求查找35年前的档案，了解实情向其汇报。其间研究生院宋春生常务副院长也多次电话与我沟通情况，终于，洪钧兄收到了2017年3月3日研究生院的文件如下：

中国中医科学院研究生院文件

中科研【2017】8号

关于赵洪钧同志学位问题的复函

赵洪钧同志：

您好！

收到《关于赵洪钧〈近代中西医论争史〉学位问题的申诉书》和张洪林等校友的联名信后，中国中医科学院领导高度重视，指示我院调查核实有关情况。现将初步调查处理意见函告如下：

赵洪钧（原名赵红军）同志系中医研究院1978级研究生，医学史专业，导师为医史文献研究室马堪温研究员，毕业论文题目为《近代中西医论争史》。经核实，赵洪钧同志于 1981 年和 1983 年向中医研究院提交了学位申请表，并通过了硕士毕业论文答辩。

根据《中华人民共和国学位条例暂行办法》，赵洪钧同志符合硕士学位要求的基本条件，拟报请中国中医科学院学位评定委员会批准，授予赵洪钧同志硕士学位。

我们热忱欢迎赵洪钧同志参加中国中医科学院 2017 年研究生毕业典礼暨学位授予仪式；热情邀请赵洪钧同志在 4 月中旬，为我院师生做中西医论争史专题学术讲座，往返交通和食宿费用由我院承担，敬请俯允！

联系人：赵家有　王乐

联系电话：010—64089475　010—64089478

通信地址：北京市东城区东直门内南小街 16 号

邮政编码：100700

中国中医科学院研究生院

2017 年 3 月 3 日（盖有公章）

中国中医科学院终于在 2017 年 6 月 28 日补授洪钧兄学位证书。

洪钧兄学位失而复得的故事，至此可以告一段落了。看看洪钧兄的人生经历，学位问题对他的命运确有不小的影响。长期的心理压抑，加之未能及时获得高级职称，导致他 51 岁时愤而辞去教职，至今没有公职，没有单位，没有工资，没有福利，没有资助。重获学位对改变他的现状起不了多少实质作用，只能了却他心中的一个恶性悬念，发散出一些淤积的恶气，帮助他心态阳光一些。我们这些老同学们，为能在这个事件中，作为亲人般的整体发挥了作用甚感欣慰。我相信，发生在洪钧兄身上的这段特殊经历，以及他在困境中，依然在界内展示出卓尔不群的学术才华，接连撰写出多部有重要学术意义的著作，体现的不屈不挠顽强精神，必将载入杏林史册。

以下略述我对经络问题的浅见。

二、我对经络学说的认识

洪钧兄让我写一篇评论经络实质的序言，是因为他看到了我以前写过的一篇涉及经络实质与主流认识不同的文章。我对经络实质的认识，经历了最初深信不疑，再到逐渐质疑，最后深度怀疑乃至某种程度的否定过程。

考入吉林医科大学学习西医前，我已经自学了中医，特别是其中的针灸疗法。时遇"文革"，高中生的我，闲闷在家里百无聊赖，不知该如何打发时光，顺手从故乡名老中医父亲的书堆里拿本书随便翻翻。那是本针灸学讲义，看着，看着，我来了兴趣，觉得针灸挺有意思，并且对照书本寻找自己手脚的穴位。这样还感觉不过瘾，索性从父亲那里要来针灸针，比量着在身体上扎起来，体会着不同穴位产生的酸、麻、胀、电击、抽筋等不同"得气"感觉（循经感传）。这样当作玩地学练过几天后，发生了决定我人生发展方向的一件事情。

一位堪称莫逆之交的高中同班同学来家里看我，他当时牙疼很厉害，吃了消炎、止痛药物不见效果。我开玩笑地对他说：我这些天正看针灸书，书上说针灸能治牙疼，你敢不敢试试？他也是痛苦极了，没有一点儿犹豫就让我给他试试。我当时真的是叫现学现卖，一边问他牙疼部位一边翻书，对照书上讲的下牙疼该用的合谷穴位，按照书上介绍的取穴方法，笨拙地将毫针扎了进去，然后生硬地提插捻转。只听他一声喊叫，说像电击一样，麻的感觉从手部传到了肩部，而且他的牙齿竟然不疼了！这个意想不到的效果震惊了我们俩。他震惊的是，消炎、镇痛药都不起作用的痛苦，被我现学现卖的人给解除了；我震惊的是，一根如此不起眼的小小毫针，怎么能立即产生这么巨大的止痛作用！这个闪电般的震撼当即激发我，做出了影响后来直到今天的第一个重大的决定：潜下心来好好学习针灸，将行医治病作为自己未来的职业。并且从那天开始，不是把看针灸书当作打发寂寞的消遣，而是天天宅在家里从早到晚，争分夺秒遨游在中医知识的海洋里。从1966年"文革"开始，到1968年底知青下乡，两年多的时间，我系统学习了中医基础理论、诊断方法、临床各科和中药学等，当时背诵的《脉诀》和《药性赋》等至今还能朗朗上口，边学习边给左邻右舍和朋友们进行常见病治疗实践。这个初学中医的经历，使我全盘接受了中医的经络学说并且深信不疑。

1968年我作为知识青年下乡插队到了农村。在那里，我学习的中医知识，尤其是在田间地头都可以方便使用的针灸疗法有了用武之地。我完全按照藏府经络理论，来辨证循经取穴，治好了太多农民的疾病——包括一些难以理解的疑难病症。例如愣是仅用针灸方法选取肝、胆、脾、胃经络穴位，使一位已经卧床待死的肝硬化病人的腹水消退，食欲恢复，直至能下地行走，又存活了多年。我所在的生产队大队长突发"习惯性腰扭伤"，疼得咬牙切齿不敢翻身，急忙派人找我前去治疗。我循经仅取患侧足太阳膀胱经委中一个穴位针刺，"得气"反应如电击直到脚底，起针后当即腰疼消失，活动自如。更有甚者，公社二把手的宝贝儿子患脑震荡后遗症，头蒙眼花，中西药物治疗一直不见效果，天天痛苦不堪，他让我们大队长找我前去针灸试试。没想到，这孩子是所谓的"经络敏感人"，针刺其手脚末端穴位，"得气"反应均能循着肢体麻到头部，并且立即头清眼亮，痛苦消失。所有这些实实在在的神奇疗效，都让我不仅对针灸疗效，而且也对经络理论深信不疑。

我下乡几年，为众多农民以及各级领导进行有效治疗的突出表现，深深感动了上苍。1972 年，我极其难得地以那个年代专有的"可教育好子女"身份（我父亲那时是错划右派），被各级组织政审合格，考入了吉林医科大学医疗系学习西医。大学期间学的很多知识，我都习惯与中医的理论和疗效进行联系。学习解剖学时，在尸体上仔细寻找，看能否发现血管、神经以外的特殊经络结构，学习神经生理时思考"得气"的循经感传与神经中枢的感觉有否有关系。这个阶段，随着现代医学知识的增加，我对经络理论的认识逐渐产生了一些困惑和质疑。

1978 年，伴随科学春天到来，国家恢复了研究生制度，我立即抓住这个难得机会，根据自己的针灸经历和对针灸的热爱，以及所具备的中西医两门学科基础的优势，报名考入了国家研究中医的最高学术机构——中国中医研究院的针灸研究所生理研究室，开始了用现代科学方法以实验室实验为主的，对经络实质和针灸机制的专业科研工作。在这个得天独厚的学术环境里，随着科研方法知识以及专业文献学习的日益增多，我对经络实质的质疑也越来越多。例如，电子显微镜都可以看到细胞内结构了，却看不到经络结构，难道真有这个未知的经络实体存在吗？按科学规范要求，科研可以在已获知的实验结果基础上提出假说，以此为目标设计新的实验进行探索，但是，不允许以没有经验基础的、想象的东西作为目标去设计实验，而经络实质研究中，这种先入为主认定经络一定是客观存在的设计课题比比皆是。如果有质疑者，就被认为是民族虚无主义，就是大逆不道。研究方法更是可笑：使用电针在兔子或者大白鼠肢体探索经络实质时，一开通电源，电场刺激的就是整条肢体甚至是整个动物全身了，怎么可能证明反应的仅仅是针刺处单一穴位或单一经络呢？这实在有点自欺欺人了!

特别重要的是，对一些已有的实验和临床事实，只要你不是闭起眼睛故意视而不见，经过基本逻辑分析，就足以认定以循经感传为主要依据的经络实质，不可能是独立于已知神经结构和功能以外的独立存在。例如：

1. 截肢患者，按说患者肢体被截去，"肢体上"的经络结构也随之不存在了，但是针刺这个肢体与躯干相连部位穴位，仍能出现向手或脚已被截掉不存在肢体的循经感传，有人称这种现象为"幻经络"。试问，经络已经被截掉了，怎么还有循经感传出现？这个循经感传的实质是什么？众所周知，现代生理学早已证明，感觉产生的部位在大脑皮层的感觉区。这只能是针刺激发的神经冲动在已知中枢感觉区的已知功能反应。

2. 有人在先天缺肢体人的肢体盲端针刺，受试者也会出现从其出生就不存在的"肢体"的循经感传，受试者根本没有肢体和经络存在过的体验，却出现肢体循经感传。试问，这个循经感传的实质是什么？这也只能是针刺激发的神经冲动，在已知中枢感觉区的已知功能反应。

3. 再如脊髓麻醉，麻醉前针刺其下肢时，循经感传存在；腰麻后，按理说，麻醉的仅是腰部椎管内的神经，下肢的三阴三阳经络都正常存在，但是此时针刺下肢穴位，循经感传却不存在了，换言之，腰部脊髓麻醉区域内的经络不起作用了。如果存在未知结构或未知功能的经络，它们此时为什么渎职了？而在麻药失效后再针刺，循经感传又恢复了。试问，这个循经感传的实质是什么？结论也只能是与麻醉部位已知的脊髓神经结构和已知的传导功能直接相关。

4. 再如截瘫患者，损伤的仅是相关部位脊髓的神经传导路径，没有损伤下肢经络，但是这时，别说循经感传了，下肢什么感觉都消失了。试问，这提示所谓循经感传的实质是什么？结论依然只能是与相关部位已知脊髓神经结构和其已知传导功能直接相关。

5. 有的临床病例，患者只是脑皮质轻微病变，与其相应的对侧肢体经络没有任何病变，也没有接受针刺刺激，然而，患者对侧肢体却不断出现循经感传；脑皮质病变消失后，对侧肢体的循经感传即不再出现。试问，这个循经感传的实质是什么？应该不必再浪费文字了吧！

6. 再如针麻开颅术时，因患者意识清醒，刺激患者大脑皮层，患者出现对侧肢体的循经感传。试问，仅刺激已知结构大脑，没有刺激肢体经络却在肢体上出现循经感传，这个事实还有必要用什么未知结构或未知功能的虚无理论来解释吗?

　　从以上事实不难看出,相关部位已知的神经结构和功能正常,循经感传才正常出现;反之,相关已知神经结构和功能不正常,循经感传也立即直接受到影响。这个有明确因果关系的逻辑事实,无可辩驳地告诉我们,证明存在经络实质的最重要依据循经感传,是与已知神经系统结构为唯一物质基础的功能存在,仅此而已。那种先入为主认定,经络是人体已知结构的未知功能,或者是未知结构的未知功能,不仅不符合科学规范,而且也不符合基本的逻辑认识。

　　洪钧兄在其经络论述中,列举了几乎无以复加的经典文献,我完全赞同他在文献基础上得出的诸多独到见解。例如:

　　"经络学说是在相当有限的解剖知识基础上,主要靠阴阳、五行、天人相应思想推演出来的体系,其中,天人相应思想的影响尤其明显。"

　　"经络的本意虽然是血管,最后形成的经络分布体系却是出自天人相应的推理。"

　　那种一年有12月,人有12经,以及一日有12个时辰,人有12藏府经络子午流注开合值班等说法,都是典型的天人相应推理。

　　洪钧兄认为:"经络学说主要不是为满足针灸实践的理论需要,也不是针灸实践发现的经验事实积累的结果,它主要是为了说明人体怎样形成一个有机联系的整体,即人体各器官、部分之间通过什么互相联系、互通信息、交流物质,这是经络学说的意义所在。"中医的阴阳、五行、元气等理论也都是从古代哲学理论里边拿来用以推演人体生命活动的自然哲学原理。

　　至于针刺治疗效果,洪钧兄认为:"不引进神经、内分泌、体液调节理论,不能解释针刺治病原理。""除去治疗时的积极暗示和患者主动的心理调节以外,已知针灸效应是以神经—内分泌—体液调节作用为主,还有其他环节。"我也完全赞同。

　　总之,我热爱针灸疗法,对针灸疗法的临床疗效充满了敬意。那是数千年来,积累出来的宝贵经验和财富。对其疗效的现代科学机制探讨,应该通过神经—内分泌—体液调节机制深入研究,促进传统疗法早日与现代医学接轨。

　　对于经络理论,可以像认识阴阳五行等中医理论一样,那是古代贤哲们在他们那个时代,对人体生命活动最现代、最聪明的思辨和解释。

对于以循经感传为依据的经络实质研究，应该谦虚地回归到已知的现代医学内，通过已知结构的已知功能来寻找并不难找的答案。

几十年来，国家对经络实质的研究投入了大量人力、物力和财力，遗憾的是，至今没有真正值得自豪的研究成果。那种单纯地以民族自豪感为基础、先入为主地非理性的科研浪费现象，不该再持续下去了！

张洪林

2019 年 3 月 2 日于京华寓所

序二：为理性与勇气喝彩

近来中医文化类的图书不少，这也许是中医界对局外刺激（所谓取消中医）的一点反应，是好事。然而翻一翻此类书，让我颇为忧虑。因为许多书中充满着非理性的情绪化的想象的东西，将好事变为被动的事。这类书多数主张回归中医，主张"纯"中医的论调目前很时髦。

如果有人说中西医结合那就是毁了中医，我不知道何处是真中医，是回到"神农"时代、《内经》时代、仲景时代、金元时代抑或是叶桂时代？我不知道《伤寒论》注解本古往今来已有多少本，不知哪本是终极本？中医的概念与理论几千年来并非一成不变，将中医局限在有限的几本书中本身就是自掘坟墓。时下颇为流行的某本中医书，本来的出发点是好的，想呼吁不要丢弃中医自身特色，不要以半吊子的西医来解读中医，可书中由尊经演化为拜经，甚至于《伤寒论》的条文数字大有深意，医经的每个字都奥妙无穷。这样的著作流行，当属中医界某些人由自卑情结而带来的"虚火上炎"，长久来看，受害的仍是中医本身。

"对我来说，已习惯于每一个概念总要从中医本身和西医方面来理解，直到二者融通无阻，方能释怀，这实在是件痛苦的事。"

直到近日读到赵洪钧先生的《中西医结合二十讲》，在众多的此类书中，吹进一股清新的空气，深为其学识、理性和勇气钦佩。

我平素才智迟钝，中医的很多理论总是不能说服自己，因而在教学中总是会碰到磕磕碰碰说不清的理，愧对先生的名头。如五行说的起源问题，请教过不少专家，也查阅过不少资料，都不能使自己满意。再有如运气说的古天文学背景，打听过好多人，竟很少有能对此说清的人。虽然用中医理论能自圆其说，但对我来说，已习惯于每一个概念总要从中医本身和现代科学方面来理解，直到二者融通无阻，方能释怀。这实在是件痛苦的事，然而一旦某一疑点廓清时，痛苦也就成了快乐之源。如麻黄的发汗问题，我始终没有明白。查药理书明明是麻黄有轻微抑制汗腺泌汗的作用，对表皮血管也有收缩的作用，怎么是宣发腠理呢？自己的女儿发烧时，我多次用含麻黄的方剂，效果很好，一般一个多小时后开始汗出热渐减，事实证明确有发汗作用。而药理学研究麻黄进行了80多年，应是很彻底，结论很可靠。读了赵先生书中的其中一讲，使我总算明白。麻黄主要是依靠增加产热，促使体温升高以诱发散热汗出。于中于西皆无碍，我喜欢这样的结合。

然而，解释中药药理并不是这本书的主要特点。说中医妙处的书现在满地皆是，能有理有据地站在整体的高度来剖析中医的短处，或者说剥离中医理论中的臆测或错误的成分，这样的书并不多。中医只有洗去锈迹，才能蜕变前进。这不但需要中西学识，更需要勇气。一个真正热爱中医的人，才敢自信地解剖不足，并进而提出前进的方向，即书中所言的解构与重建。如赵先生在书中认为五行的生克关系及其在藏府上的推演应该淘汰；六淫从本质上来说就四淫，即寒暑湿燥，或更简单地说，就湿度与气温二者；如认为心包、膻中、三焦、命门均为理论模型的多余构件，完全可以舍弃；如对中医整体治疗不足的分析，如将寒热虚实与西医四大病理概念（炎症、供血障碍、代谢障碍、肿瘤）的重组。还有对经络的本质的观点更是一针见血：经脉络脉基本上即是血管，目前的经络本质研究方向上根本就是错误。

医无中西，方是化境。我相信作者是基于理性做出许多大胆的解构与重建，只有基于理性才会有勇气，否则便是"激情"。用"激情"写小说尚可，说中医则危矣。

读者千万不要以为，这些结论是其心血来潮的臆测。相反，书中列出了大量的古典依据与现代研究成果，也即是出于"理性思考"的结果。现将作者自己对理性思考的定义录于此：

"所谓理性思考，是说不盲从一切古代或现代人的有关见解，而是从已经实验充分证实的理论和自己的有关经验知识出发，运用尽量严密的逻辑思考问题。当然，所谓'已经实验充分证实的理论和自己的有关经验知识'也不是绝对可靠，但总比盲从或从古今许多猜测性假说出发更好些。"

笔者一直相信，一个高明的西医只要认真学习过中医一定会喜欢中医的；排斥中医的西医，大多是没有真正调查研究过中医，基于情感的偏见。同样，一个真正明白的中医师必然会去学习西医来帮助理解中医、发展中医。在这一点上，我完全同意作者的观点。

我想一些人读完此书后，会有不少失落感，那就是中医固有的一些理论被打碎的感觉，这就是文中所说的"硬核融合"。读者也许会有条件性的抵触，看来作者已有准备，预判"极有可能有很多人对通约'硬核'长时期持激烈反对态度。这是科学史上一般规律，无足怪"。有时候对事业的热爱，如果失去了理性就会变成偏执与偏见。一些主张废除中医的人，得的是"科学强迫症"，与此类人辩驳已无前提与必要。而一些自诩为铁杆中医者，强调中医固有传统一概不可变，其情形亦约略相似。

以传统的形式学习实践中医并不难，以现代科学来研究中医亦不难，难的是精通中医和西医后，再进行融会，这需要学者多方面的学养，确非易事。赵先生的《中西医结合二十讲》是近年来在此方面少有的佳作，是个好的开始。当然，在通约过程中，下肯定性的结论要慎重。现代科学对人体机能的整体协调认识水平尚未完全明了，基于已有研究成果的推测与假说则可，做结论尚为时过早。如文中，认为"柴胡"之机制无非是解热、利胆，桂枝的主要作用是促进消化吸收，未免简单化。书中对中医治疗策略对调节利用机体自愈能力方面，明显欠缺。但这些是枝节，瑕不掩瑜，本书的最大贡献是真正指明了中医发展往何处去的大原则。历史终将会告诉我们，中医将走向何方。

附：代序的一点说明

我与赵洪钧先生素昧平生，只是因为教学需要曾读过他写的《近代中西医论争史》一书，觉得他的书很能启发中医的现代研究，所以后来在书店看到他写的新作《中西医结合二十讲》，就第一时间买回来细读。读后觉得该书是中医研究少有的佳作，就想推荐给大家，花了一晚上写了篇书评，投给《中国中医药报》，想不到很快发表了。想写这篇文章的还有一个用意，是因为当时玄化和捧杀中医大行其道（至今在推广中国传统文化中仍然存在）。中医是否是一般意义上的科学，不便在此讨论，但基于事实的理性推演是作为一个学科和一名学者最起码的要求。然而这个最低的底线，要在中国的科研环境中实行起来并不容易。我曾以为学术的归学术，江湖的归江湖，然而，在现实中，如此行事有时寸步难行，我为此吃过不少亏。赵先生曾为学术观点坚持真理不惜牺牲现实利益，令人钦佩。目前正值中国提倡创新环境，尤其值得鼓励与推崇这种风气与操守。前些时候，赵先生从一网友处获知我的电话号码，来电话说，要出版他的著作全集，希望能将我的书评作为序。我当然没有资格给学养高于我的前辈作序，但为赵先生的学术"侠气"所感染，也算是惺惺相惜，故以同意再发为序。

蒋文跃

2019 年 2 月 27 日于北京大学医学部

序 三

1978 年，我考取了原中国中医研究院中药药理研究生。洪钧兄是我们首届中西结合研究生班的班长，他的正直、沉着、幽默和机智一开始就征服了大家。其敬业精神与学术造诣，更是以一部《近代中西医论争史》作为研究生毕业暨硕士学位论文崭露头角。

1981 年 7 月，中医研究院举行了第一届中西医结合研究生毕业论文答辩。洪钧兄答辩时，我替他翻幻灯片而亲历其事，领略了他的广征博引与医学史观的超人见解。1983 年，此书一问世就好评如潮，至今还是我的案头书。

没有料到，洪钧兄对中药药理学也有非同流俗的见解。看到《中西医结合二十讲》，我深为有此同调而兴奋不已。

本人从事中药及中药药理学教学与研究凡 51 年，常常质疑"中药药理学是以中医药基本理论为指导，运用现代科学方法，研究中药和机体相互作用及规律的一门学科"的提法，困惑于中医药理论与现代方法的关系。现代药理学的研究方法，建立在模拟疾病病理学基础上，"中药对中医病与证干预的后果与机理"的表述可能是中药药理学的定义。然而，中医的病与证的模拟，是一个严肃而困难的医学科学方法论问题。曾经有人用猫吓唬大白鼠，制作"恐伤肾"模型。且不说实验用的大白鼠根本不怕猫，就是怕了，人类的"恐伤肾"，与模拟的大鼠"恐伤肾"也没有必然的逻辑关系。特别是采取什么指标，判断伤"肾"，更需要科学精神和广博的知识。"文革"前，曾经有人使用大剂量的糖皮质激素制作肾阳虚模型，不久就湮灭了，可见中医病与证模拟之难。

看到《二十讲》，其中的论述启迪了我。书中说："中药药理学的直接基础是中药学、方剂学、生药学和现代药理学，最好还有比较丰富的中西医临床理论知识和经验，这五方面的功底缺一不可。总之，准确而全面的理论把握很重要。药理虽然从实验结论来，但不等于所有实验结论都可取。如果实验者的思路——亦即对中西医理论的把握有问题，结论不但常常没有价值，还很可能把简单问题弄复杂。"又说："实验研究不是总能直接解释中药和方剂药理。总的来说，实验结果够多了，问题是怎样看这些结果。有些问题再按照新见解设计实验，证实一下，也是必要的。但无论如何，解释中医用法，还需要全面的理论把握。"洪钧兄的学养赋予他的上述精辟见解，在实验室里寻寻觅觅的我是断然得不到的。

我的第一学历是西医的医疗专修科，第二学历是中药学本科，第三学历是中药药理研究生，长期从事实验室工作。此次顺便读了《赵洪钧医论医话选》手稿，后悔当初没有走临床之路，赞叹洪钧兄在广博的领域均有真知灼见！转念一想，我没有洪钧兄的胆识，也没有他的睿智，只是仰慕而已。

朱荃

2019 年 2 月 25 日于南京寓所

序　四

由于工作关系，曾经仔细读过洪钧先生此前问世的几本书，深知他在治学方面的执着和见解，颇为学界称道。当年，《近代中西医论争史》一出版，立即受到海内外广泛关注。《内经时代》虽非正式出版且印数很少，也使有关学界耳目一新。他与马堪温先生合著的《伤寒论新解》，更加证明师生二人在逻辑学、科学学和中西医热病学方面的造诣深厚。此外，以洪钧先生为主翻译的《希波克拉底文集》，至今仍然是唯一的西方古典医学名著中译本。当今医界，像他这样博古通今而又学贯中西的人是不可多得的，他的专著尤其别具一格。

或问：赵洪钧的书为什么如此值得称道呢？

答曰：因为他的著作具有鲜明的个性。枯燥的内容、深奥的理论，在他的笔下常常变得深入浅出、澄明清澈，甚至妙趣横生、酣畅淋漓，因而可读性很强。更为难得的是，他敢破敢立，随时给人一种勇于面对真理的感染力。

这大约是燕赵精神的延续，看来，中医史上的七大学派中至少两大学派源自燕赵，不是偶然的。

然而，拿到这本书稿，还是觉得出乎意外。粗粗翻过一两讲，立即发现，作者功力和花费的心血非同一般。看来，作者被视为传奇人物，不无道理。以他的经历和近年来的条件——年过五旬、没有公职、住在乡下、自食其力、远离学术中心、没有任何资助，还能坚持十年做完这样难度很大的研究，这种精神非常难能可贵。所以，无论是否赞同作者的见解，本书都有一读的必要。

毫无疑问，洪钧先生是主张中西医结合的。在他看来，中西医结合是继承发扬中医必由之路。

不少同道可能不大赞同上种看法，这是正常现象。我们相信，讨论如何继承发扬中医，应该提倡百家争鸣。只有在宽松的气氛中，才能凝聚出真知灼见。

近年来，国内出现了中医文化热，人们纷纷提出振兴之道。

为什么要振兴中医呢？

我认为，其目的或意义有三。

首先是为了更好地维护公众健康。

其次是为了继承并发扬传统文化瑰宝。

最后才是顾及业者的切身利益和感情需要。

如果把这个顺序弄颠倒，出发点就不是理智的，必然会误入歧途。

为什么这样说呢？

因为中医的社会功能从来都是保护人民健康，它不是宗教，不是政治，不是文物，不是纯哲学，也不是修炼秘方，而属于科学技术。

科学从来不是孤立的，中医的奠基和发展就是随时汲取古代其他科学技术和社会科学理论的结果，包括随时汲取来自域外的知识。

于是，当代中医不应该也不可能无视当代科学，特别是当代医学。

当代医学及其靠山——当代科学，是中医生存乃至发展的新土壤和新环境。

当然，继承、整理和发扬中医，也需要深研国学或旧学。近年出版了不少从传统文化角度阐发中医的著作，看过此类著作的读者，再看本书，就不难发现作者的旧学功底。

包括本书在内，洪钧先生问世的著作都是理论性的。所以，在很多人的印象中，他最多只能算是理论家。实则并非如此，由于从事过各主要临床学科的实际工作，壮年之前，以西医为主，近十多年来，以中医为主，还有长期在海外从事中医临床的经历，他觉得最熟悉而且注重的倒是临床。用他的话说，近年来主要靠中医临床吃饭。所以，凡是涉及临床的地方，他不会说外行话。

笔者与洪钧先生订交 20 年，不敢谬托知己，但对他的学术水平、创新勇气，乃至人品，甚为钦佩。近 10 年来，他谋生故里，久处江湖之远。然而，他从未愧对学者的良知，发表的文章无不振聋发聩。不久前造访这位老朋友时，亲见乡人对他十分敬重。白天他忙于诊务，夜阑更深，还在整理医案或文稿。他的收笔之作《医学中西结合录》，拟介绍 1000 个最有心得的中西医结合病案，把毕生经验献给医界。

倘问：本书中哪一讲最值得一读呢？

我可以负责任地说：没有任何一讲是败笔。

如果非要推荐几讲，可以这样说：

想深入研究中医经典及其与旧学的关系，请看第一、二、三、四、六讲。

欲在中西医结合理论方面深造，请看第八、九、十、十一、十七、十八讲。

要了解作者如何运用现代科学阐述中西医结合的独到见解，请看第五、七、十六讲。

当然，上述看法是否准确，还需要读者自己做出判断。

胡世杰

2006 年 5 月 12 日

目　录

绪　论

中西医结合，是中国医学界，乃至一般知识界，非常熟悉的话题，它曾经长时期受到人们普遍的关注。然而，近年来，不少理论家对此深感怀疑。理论家的怀疑，使不少此道中人感到困惑。因此，近年来的有关研究相对沉寂了。

公众是欢迎中西医结合的，他们不会长篇大论地讨论其中的学术问题，却相信医生能掌握两套医学体系，特别是能把中西医有机地结合起来，对自身保健总是更好些。

绝大多数临床大夫，也应该对中西医结合抱有好感。多一套治病救人的手段，没有什么不好，况且两套手段可以取长补短呢！

总之，从常识和实用角度理解，中西医结合总是一件好事。

那么，为什么近来某些理论家，反而怀疑甚至反对中西医结合呢？

中西医结合是无源之水、无本之木吗？

它只是出自少数人的主观愿望吗？

它的初衷、目的和含义是怎么回事呢？

中西医结合真的应该而且可能与中医、西医并列吗？

它与继承、发扬中医的关系如何呢？

中医可以绕过西医与当代科技相结合吗？

中西医体系的内部结合，涉及那些主要理论问题呢？

至今为止的有关研究，有哪些成就和不足呢？

怎样尽快摆脱中西医结合的暂时不利处境呢？

为什么近来中医和中西医结合界都感到困惑呢？

眼下，有必要而且可能，对中西医结合涉及的主要理论问题，做一番清算吗？

为了加速今后的中西医结合进程，主管部门应该采取哪些措施呢？

中西医结合的前景如何呢？

总之，一句话，应该怎样理解中西医结合的过去、现在和未来呢？

这些问题，都属于关于中西医结合的反思。回答这些问题，就要求对它们涉及的主要理论问题进行彻底地清算。

仅仅据常识或从实用角度进行反思，不足以解除目前有关学界的困惑。本书不得不花很多篇幅，进行深入全面的理论探讨。由于本书正文主要就中西医结合涉及的重大内部理论问题进行探讨，有关外部问题的反思见解只能写在前面。这些问题和拙见不但是每一位本书的读者首先想知道的，而且也是笔者应该回答的。

显然，无论是清算还是反思，都应该先从中西医结合的源流说起。

一、中西医结合的源流

中西医结合不是无本之木、无源之水，更不是哪一个人突发异想提出来的。自从 1850 年代西医比较系统地传入中国，就有人开始努力在中西医之间谋求汇通，后来，逐渐形成近代中医的代表学派——汇通学派，近代中西医汇通，就是现代中西医结合的先声。笔者认为，只要中西医并存，互相交流并取长补短就必不可免。提倡并促进结合，符合我国的国情，符合医学科学发展的需要，更符合公众的利益，所以，这一持续 150 年的医学科学和医疗技术的融会贯通探究，必然还会延续下去。

汇通的内涵与结合完全一致。汇通医家的目的就是要"融会贯通，合为一体"。他们相信，"合为一体"的医学不同于西医，也不同于中医，而是兼备两家之长，中西医结合的初衷也大体如此。

近代医家谋求汇通，更有适应潮流从而发扬中医的出发点。

近代著名汇通医家，也是极有成就的中医理论家恽铁樵说：

"中医而有演进价值，必能吸收西医之长，与之合化。"

"居今日而言医学改革，苟非与西洋医学相周旋，更无第二途径。"

（恽铁樵. 药盦医学丛书第二集·伤寒论研究·卷1.1936：4—5）

简单说来，近代中医发展之路就是汇通中西医之路。最有成就的近代中医名家，没有一个是不主张汇通的。详细了解近代中西医汇通思想及其成就，请参看拙著《近代中西医论争史》。

中西医结合的主要出发点，也是要发扬中医。笔者曾经说过：

"新中国的中西医结合史可分为六步：第一步是号召中西医团结，第二步是中西医互相学习，以西学中为主，第三步是在新的条件下提出中西医结合创立新医学的设想，第四步是中西医在临床、教学、科研等方面广泛合作，第五步是进一步在西医界大面积普及中医知识，第六步是中西医结合队伍相对独立，这六个步骤或阶段都是中西医结合思想实施的组成部分。我们不能把中西医结合理解得太狭隘，把中西医结合队伍看成孤立的、无源无流的西学中专家，把中西医结合成果视为纯学术的阳春白雪。上述六个步骤所取得的成绩，都应看作中西医结合的成就，这些成就对发展中医具有深远的意义。"[赵洪钧.中西医结合对发扬中医的意义.中西医结合杂志，1985，5（4）：249]

在现代世界史上，再没有一个国家像中国这样，提出传统医学要和现代医学相结合，并且为此在长时期内耗费了极其巨大的人力和物力。说这样做的目的，主要是为了发展西医而不是为了发扬中医，是不可理解的。因为如果不顾及中医发展，只需提赶超西医先进水平即可。

说到这里，笔者感到，有必要引用 1956 年毛泽东《同音乐工作者谈话》。其中说：

"艺术上'全盘西化'被接受的可能性很少……这和医学不同。西医的确可以替人治好病，剖肚子、割阑尾，吃阿司匹林，并没有什么民族形式，当归、大黄也不算民族形式。"

"要向外国学习科学的原理，学了这些原理，要用来研究中国的东西。我们要西医学中医，道理也就是这样。……应该学外国的近代的东西，学了以后来研究中国的东西。如果先学了西医，先学了解剖学、药物学等等，再来研究中医、中药，是可以快一点把中国的东西搞好的。"

"要把根本道理讲清楚：基本原理，西洋的也要学。解剖刀一定要用中国式的，讲不通。就医学来说，要以西方的近代科学来研究中国的传统医学的规律，发展中国的新医学。"

"要把外国的好东西都学到，比如学医，细菌学、生物化学、解剖学、病理学，这些都要学。也要把中国的好东西都学到。要重视中国的东西，否则很多研究就没有对象了。"

（中共中央文献研究室.毛泽东文集·第 7 卷.北京：人民出版社，1993.76）

以上引文涉及"谈话"中毛泽东关于中西医问题的全部见解，也是至今发现的毛泽东关于此问题的最全面的论述。

其中，关于医学的，可以用三句话概括，即：

"应该学外国的近代的东西，学了以后来研究中国的东西。如果先学了西医，先学了解剖学、药物学等等，再来研究中医、中药，是可以快一点把中国的东西搞好的。"

"就医学来说，要以西方的近代科学来研究中国的传统医学的规律，发展中国的新医学。"

"要重视中国的东西，否则很多研究就没有对象了。"

显然，提倡"西学中"就是为了"快一点把中国的东西搞好""要以西方的近代科学来研究中国的传统医学的规律，发展中国的新医学"。

当然，他还强调，要重视中医，要把中国的好东西都学到。

毛泽东提出中西医结合，尤其是为了发扬中医。

1958 年 10 月 11 日，毛泽东就卫生部党组关于组织西医学习中医离职学习班的总结报告，给杨尚昆写了一封信。

信中说："中国医药学是一个伟大的宝库，应该努力发掘，加以提高。"

其中还说："我看如能在 1958 年每个省、市、自治区各办一个 70～80 人的西医离职学习班，以两年为期，则在 1960 年冬或 1961 年春，我们就有大约 2000 名这样的中西结合的高级医生，其中可能出几个高明的理论家。"

（中共中央文献研究室编．毛泽东文集·第 7 卷．北京：人民出版社，1999：23）

1958 年 12 月 3 日，《健康报》以《贯彻党的中医政策必须大搞群众运动》为题发表社论，指出："我们要继承和发扬祖国医学遗产，就必须开展西医学习中医的群众运动，号召所有的医药卫生工作者，人人都学习中医，掌握更多的防治疾病本领，更好地为人民服务。""中医中药研究工作也要走群众路线，今后中医中药研究工作，应该围绕中西医合流，防治与消灭主要疾病这个主要目标，采取专业机构与群众运动相结合，中医理论体系与临床实践相结合，中医和西医相结合，土办法和洋办法相结合的原则。采取四面撒网，结合重点，多种多样，走群众路线的办法来进行。"

1961 年 2 月 10 日，当时的卫生部副部长徐运北在《人民日报》发表题为《中西医团结合作，努力发展我国的医药科学》的文章，其中提出："中医好，西医好，中医西医结合起来更好。"

显然，上述社论和文章阐述的是尚未公开的毛泽东主席的思想，从此，中西医结合成为普遍使用的口号或术语。

总之，新中国的中医政策有两个要点：一是保护中医，二是中西医结合。这一政策大体定型于 1958 年，实际上都是毛泽东主席提出来的。

毛泽东提倡"西学中"是为了发扬中医。培养中西结合的高级医生，也是为了发掘、提高中医。

由上述谈话和给杨尚昆的信可知，这的确是主席的本意。笔者认为，主席的有关见解，集中表达了近代以来中医界的普遍要求。由于毛泽东的崇高威望，中西医结合曾经被视为中国医学发展的主导或唯一方向而不允许怀疑。"中国的新医学"也被理解为包容西医的超级医学，这是不对的。它的意思应该是：经过近现代医学研究整理、发扬的中医。

重温毛泽东的论述，笔者发现，本书的出发点和目的，完全没有超出主席的见解。但是，鉴于近 20 多年来，关于中西医问题的认识混乱非常多，在此不得不做多方面的具体说明。

"文革"结束后，有关学术界开始有组织地讨论新形势下中国医学发展方向，最后被采取的是"三支力量"的方针，中西医结合被视为"三支力量"之一。于是，本来主要为发扬中医而提出的中西医结合似乎与中医、西医并列了。

不过，从延续至今的管理体制来看，中西医结合仍然归属中医主管部门。这说明它仍然未改发扬中医的初衷，实际上没有——因为不可能，与中医、西医并列。

然而，从此对如何发扬中医出现了种种新的提法。

下面对某些有代表性的提法，谈谈自己的看法。

二、新形势下发扬中医的某些提法

实际上，中西医结合不可能与中医、西医并列，"三支力量"方针提出之后，就有各自如何发展的问题。

西医发展问题与本书基本无关，从略。

中医方面不得不避开中西医结合，甚至首先要否定它。

比如，曾经有人说，中西医结合就是消灭中医。他们认为：结合一点，消灭一点，完全结合，完全消灭。所以，他们反对结合，主张分家。

这样说的人大概不知道，近代中国当局曾经想消灭中医。那时的当局不赞同汇通或结合，而主张中西医必须泾渭分明，彻底分家。比如，那时的中医，使用西医药械是违法的，彻底分家才便于消灭中医或促使中医消亡。

新中国采取保护中医政策，这样的政策固然好，同时也使很多人完全失去危机感或者只想保护既得利益。出于这种心态反对结合的人，恐怕也很难发扬中医。

那么，到底怎样发扬中医呢？

近20多年来出现的提法主要有：发扬纯中医论，发扬中医特色论，中医发展内在规律论，中医现代化论，中医与现代科学结合论。

总之，很多人不承认中西医结合主要是为了发扬中医，更不承认这是发扬中医的必经之路或最佳途径。

所以，有必要略述笔者对有关提法的浅见。

纯中医论者很少，而且几乎不值一驳。试看，我国目前中医界的医疗、教学、科研机构，是纯中医式的吗？即便其中的中医专业人员，还能看作纯中医吗？持此论者至少也十之八九不"纯"。若问怎样培养"纯中医"——像近代以前那样的中医，而且又能适应当代需求，相信持此论者无计可施。

特色论者人数较多。且不说此论是套用政治口号而来，单看"特色"二字，就知道这是进行过中西医全面比较后得出的认识。或者说，持此论者研究过西医，说这是经过某种程度的中西医结合才有的认识，也不勉强，否则，所谓"特色"只是人云亦云或信手拈来。换言之，不经过一番汇通或结合，不可能真正发现中医"特色"。

内在规律论曾经误导过不少人。不能说中医没有内在规律，然而，"纯"的中医内在规律，只能在"纯"的中国传统文化环境中形成并起作用。换言之，那种"内在规律"是古代文化环境赋予它的。当代中医所处的环境，已经不允许它基本上按照旧有的"内在规律"发扬了。因为，当代中医所处的环境，首先是当代医学及其靠山当代科学，"内在规律"必须适应这一全新的环境，这就是为什么毛泽东说："应该学外国的近代的东西，学了以后来研究中国的东西。如果先学了西医，先学了解剖学、药物学等等，再来研究中医、中药，是可以快一点把中国的东西搞好的。"

现代化论也是套用的政治术语。什么叫现代化呢？中国的现代化可以用"改革、开放、引进、赶超"来概括，目的是让综合国力向发达国家看齐。简单说就是：过去我们落后了，现在要赶上去。中医难道也需要这样现代化吗？有人说：外国的中医超过中国了。这大概是中医现代化论者制造的舆论。

中医与现代科学相结合，是表面上看来，最无可挑剔的说法。持此论者还往往加上"包括现代医学"几个字，于是似乎更加严密。

然而，中医要与现代科学结合，必须首先与西医结合，因为西医——即现代医学正是现代科学在人体生命现象上的应用。绕开许多现有的成果，故意走远路，至少不是明智之举。

笔者不否认，中医可以直接利用某些现代科学理论和技术。

比如，开发中医专家系统（电脑软件，可以只进行诊断，也可以开处方）即属此例。然而，反对者不少，说这是糟蹋中医。至于有的软件，已经掺入大量西医信息，已经是中西医结合的系统了。此外，改进针灸手段，如电针、激光针和磁针等也和开发软件差不多。制药过程的机械化、自动化等，更是早已采用了现代技术。即便表面看来属于传统的成药，当代生产过程中，也必然采用了某些当代医学理论和药品标准要求，开发新制剂更是这样。

理论方面，也勉强可以说有某些中医直接结合现代科学的进展。比如，中医引进了"三论"（系统论、控制论、信息论），而且出版过《中医思维学》等著作。不过，这种引进只限于对中医科学方法论的解释，不能促成中医学术的飞跃。

至于推广医院管理软件，就像算盘换成了计算器，对中医理论和技术没有影响。管理软件是任何行业和单位都可以用的，这只是管理上的一种革命。正如笔者在微机上写中医文章一样，不能说此种写作工具的进步，写出的文章就一定会促进中医理论的发展。教学管理和教学手段的进步也是这样，倒是某些人不经意的变化，如中医大夫穿上白大褂儿，中医院里也消毒、隔离，实际上接受或结合了西医的观念。

其实，按照中医现代化论者的思路推演下去，持此论者又会反对真的结合现代科学。

试想：要与现代科学结合，必须要求中医全面掌握现代科学。因此，中医教育必须全面增加现代科学课程——包括现代医学，专家们至少要精通一两门现代科学。据笔者所知，持此论者多数又反对这样做。实际上，当代中医界，也没有人精通哪怕一门现代科学。于是，中医绕过现代医学与现代科学相结合不过是一些人的敷衍。

上述理论说明有些抽象，举一个医界记忆犹新的难题或许最容易说明问题。

比如，2003 年，中国人遭遇了一大劫难——"非典"。

国难当头，情况紧急，全国动员，人人有责。以民族兴亡为己任的中医，自然应该立即参加会战，而不能说我还没有结合好现代科学而袖手旁观。要迅速了解"非典"，捷径就是了解并结合西医关于"非典"的理论和技术，否则，中医和世界医学界就没有共同语言，不便真正参加会战。

再如，当代世界医学界面临的难题是当代"流行病"：高血压、心脑血管病、癌瘤、糖尿病等。难道，面对这些疾病，中医不必先了解并结合西医的有关理论和技术，而绕道先去结合数理化吗？

其实，很多"专家"自称，发明了对付这些西医所说的，难治的"流行病"的绝妙疗法。莫非他们是在完全不了解西医理论的情况下发明的？留心一下有关广告，不难发现，某些反对结合的"专家"，说起中西医结合来无不天花乱坠。

那么，中西医结合的含义到底是什么呢？

三、中西医结合的概念或含义

上文实际上已经扼要说清了中西医结合的概念和含义，这里再做重点说明。

中西医结合的概念应分为外部的和内部的。

其外部概念是：中西医团结合作、互相交流以及相应的行政组织、管理和实施过程。

它的内部概念是：中西医从理论体系到临床实践的全面结合，特别是理论体系的互相兼容和尽量统一。用近代医家的话说就是：中西医融会贯通、合为一体。不过，对"合为一体"应该有新的更准确的理解。

怎样完成理论上的结合呢？

笔者在旧著《伤寒论新解》中有下面这样一段话：

"就科学的内在联系看当代医学或西医，它不过是生命科学在人体生命上的应用，生命科学则是非生命科学在生命现象方面的应用。总之，医学的科学性，最终取决于它的基础学科——数学（暂按常识把数学看作基础自然科学）、物理、化学和生物学知识的科学性，至少在生物模式医学范围内可以这样看问题。"（马堪温，赵洪钧. 伤寒论新解. 北京：中国中医药出版社，1996：336）

所以，笔者不赞同中医现代化就是中医绕过西医，直接与其他自然科学和社会科学相结合的看法。中西医结合的完整含义就是，中医借重西医与整个当代自然科学及部分社会科学相结合。

关于中西医结合的内部概念或含义，可概括为三种理解：

1. 承认中医经验技术的实用性，不承认其理论的科学性。中西医结合就是将中医体系内所包含的经验事实，按西医的标准从头验证一番，从而将它们纳入西医体系。

2. 认为中医不仅技术上实用，而且其理论有特殊的、稳定的科学性。在中医发展过程中，虽然不完全排除纳入西医的经验事实和技术，即也要结合西医，但不必结合西医的理论，此即所谓发扬中医特色。

3. 承认中西医在经验技术上的兼容性，更重视二者在理论上的可通约性或互补性。

有人可能会说，以上三种看法中，前两种是反对"结合"的。笔者认为，不妨对不同看法取宽容态度，况且，实际上不可能禁止人们按自己的看法去结合。上述三种理解都有一定的道理，也都有人实施过，我们更倾向于第三种理解。即建立两家通用的科学方法并完成基本理论互补，从而形成一个新的有机体系，才算实现了中西医内部结合。

实际上，关于中西医结合的第三种理解，仍然不够深刻。众所周知，当代西医不是空中楼阁，而是当代自然科学谱系的上层构成，它的根基是整个非生命科学和生命科学（暂在生物模式内讨论西医）。当代西医不仅和当代科学精神一致，它还包含了一切低层次的科学知识和一切有关的科学方法。因此，关于中西医结合的全面而准确的内部含义应该是：中医学与整个当代科学技术结合。

怎样才能实现，中医学与整个当代科学技术结合呢？

就是：通过西医这一捷径，借助现代科学，使中医的理论和技术得到现代解释、充实并提高。换言之，就是全面找到中医、西医和其他现代科学之间的共同语言，因之中医的科学性可以得到当代科学的认可。

不知道读者是否赞同，中医学与整个当代科学技术相结合，必须首先借助西医的看法。假如不能接受这一点，恐怕更难承认：中医与当代科学技术相结合，实际上就是中西医结合。笔者不敢也不希望任何人勉强接受浅见，只是希望有关人士在考虑中医学发展方向时，视野更宽一些，态度也更宽容一些。只有尽量克服自己"认知定势"的局限性，尤其是克服了价值取向和情感意志的束缚，认识才能是理智的。

中西医结合是中医与现代科学相结合的必经之路和最佳途径。

换言之，中西医结合就是中医与现代科学技术相结合。

如果把中医现代化理解为中医与现代科技相结合，中西医结合之路就是中医现代化之路，自然也是发扬中医的必经之路。

总之，居今日而言发扬中医，还是恽铁樵先生那两句话：

"中医而有演进价值，必能吸收西医之长，与之合化。"

"居今日而言医学改革，苟非与西洋医学相周旋，更无第二途径。"

四、中西医结合与继承中医

或问：尊论把中西医结合说得如此重要，是否要中医都来搞结合呢？

答曰：中西医结合主要是为了发扬中医，从发扬角度看，完全应该这样说。

如果认为，发扬中医是中医分内的事，就更是这样。

即便在继承过程中，结合也是必要因而应该提倡的。

比如，在校生学中医，自然是继承中医。然而，近代以来的中医学校教育，无不中西医兼授。在校生为什么还要学"必要"的西医知识呢？显然主要不是为了只学一些与中医毫不相关的常识，或者还能做部分西医工作，而是有助于更好地继承。比如，最基础的解剖学，只有《灵枢·肠胃》等解剖知识是远远不够的。换言之，对不少《内经》篇章和经文，只有结合西医的有关知识才能真正理解。继承伤寒学和温病学也是这样，不结合微生物病因学知识，就不可能对"戾气"学说有本质认识，还很可能会像古人那样把它抛弃。

具体到日常业务或具体的人则情况有别。比如，专门做古代文献校勘和训释工作，较少用到西医知识。只是，这样的专业人员，相对很少。中医教育主要不是培养这种知识结构的人。

其实，即便做古文献工作，多一些西医知识也只有好处，或者说是必需的。

比如，简帛研究大概是最专业的文献工作了。可是，《五十二病方》中有两种病——牡痔和癞疝，没有足够的西医知识，就不可能说清到底是何种痔和疝。至于发现马王堆墓主人曾患肺结核和血吸虫病，则非有现代西医知识和研究手段不可。

《内经》训释也无疑是很专业的文献工作，但是，自王冰而下，没有一家真的把《素问·刺禁论》篇解通。有必要的西医知识，就很容易解通，因而不会再违犯有关禁忌。

再如，《难经》的第一句话说："十二经皆有动脉。"历代注家很多，有人说清过这句话吗？古人几乎知道所有较大的表浅动脉，但是，不可能证明"十二经皆有动脉"。

显然，没有足够的西医知识，不少经典校释的要害处，只能永远模糊下去。

绝大多数中医是临床大夫，他们的责任是常规保健工作。不过，他们也几乎每天要碰到需要结合的问题。比如，当代中医大概没有不知道高血压、冠心病和癌瘤的。这样的病人来了，而且带着西医诊断，显然不能完全置西医诊断而不顾。糖尿病是中医有的概念，却不能说只有中医知识就能恰当诊断和处理此病。至于脑意外和肝炎等当代很常见而且难处理的病种，更是这样。况且，稍微大一些的中医院，无不引进西医诊察手段，也无不同时使用西医疗法，于是，回避中西医结合，是不可能的。

不过，专门做中西医结合工作的人，是相对很少的人。通俗地说，他们主要是搞研究的，而且主要不是整理意义上的研究，这就是常说的中西医结合队伍。在笔者看来，中医界应该重视充实这个队伍。一切教中医、研究中医的先生或专家们，都应该从本专业出发，在中西医结合方面先行一步。

这样看问题，不等于说目前的中医教学、科研和医疗单位，不必再挂中医牌子。继承并发扬中医，怎么能不挂中医牌子呢？况且，无论是作为理论体系的中医，还是作为社会实践的中医，都以这些单位和其中的人为载体。没有这些载体，就只有书本上的中医了。

只有这样看问题，中医的路才能越走越宽，中医行业和队伍才能越来越壮大，中医机构才能越来越多。也只有这样，继承和发扬才能保持活力。

如此说来，中医和中西医结合不是混在一起了吗？

不错，中医和中西医结合，确实密不可分，实际上也分不开了。

至今口头上或形式上的分开，是矫枉过正的结果。即此前认为，中西医结合等于"西学中"，于是那支队伍的人相对独立了。不过，中医单位的中西医结合研究，显然没有停止。此类研究，无疑可以看作"中学西"的结合，而且颇有成就。

比如，国家中医主管部门组织编写的《中华本草》，就是典型的中西医结合成果。此项工作的规模是空前的，参加编写者大多来自中医单位。没有长时期的中西医结合研究成果积累，不可能出现这种现代"本草"。

看来，无论理论还是技术方面，研究成熟的中西医结合成果，应该而且必然迅速在医界普及。这样一来，整个队伍的水平就会随着学术进步而不断提高。

《中华本草》的出现，就是很好的例子。

其他方面，当代中医界实际上已经普及了许多自汇通学派以来中西医结合的成果。比如，我们今天已经不再争论肝左肺右、肝在膈上或膈下以及心藏神还是脑藏神的问题了。冠心病和胸痹、肠痈和阑尾炎的关系更是当代医家的常识。中风为什么瘫痪，它与桂枝汤证以及其他"风"邪所伤有什么本质不同，不能按照从《内经》到王清任的理论来解释了。中西医结合治疗急腹症等临床成果，也早已大面积普及。这种例子不胜枚举，其中某些成就，如小夹板治疗骨折、针刺麻醉、青蒿素的发现等更是令世界医学界瞩目。中药和方剂的现代研究无不属于中西医结合成果，它不但是近年研究热点，成绩也是极其巨大的。

成功的结合必然会取长补短，所以，发扬中医的同时也会补西医之短。上面提到的成就，自然同时充实了现代医学体系。当然，这不是说中西医结合可以解决一切医学理论和技术难题，它的主要目的还是发扬中医。

发扬是以继承为基础的，因此，中西医结合不但不反对继承，而是更提倡认真地继承。如上所说，只有提倡结合，才能更好地继承，也只有提倡结合才能发扬。

当然，这不是说，初学者可以直接全面接受比较复杂的中西医结合理论。

比如，笔者认为，中西医结合的重大理论问题已经基本上解决了，却不认为初学者能够直接接受本书的见解，他们还是首先要系统地学习中西医。本书的用意之一，是帮助他们在中西医结合方面少走弯路。

再次强调，笔者并不认为，完成中西医结合，就意味着中医不必要或不可能继续作为一个体系存在，它的多数理论形式还会存在，而且会永远存在下去。它的实体形式，如行业实体、单位实体、个人实体，也会继续存在，不但应该继续存在，还要继续发展。这不仅是继承的需要、社会的需求，也是新一轮中西医结合的需要。

总之，认为中西医结合会妨碍继承，是有些人不知道为什么要结合以及怎样才能结合。认为结合之后就不再有中医，更是一种误解。

五、关于本书

本书正文，涉及 20 个重大理论问题，目的，是要对中西医结合涉及的主要理论问题，进行一次比较彻底的清算。一看本书的题目和篇幅，有些读者可能会对它是否能达到目的表示怀疑。对此，笔者不想先做辩解，请读者先耐心读下去，最后再做评价。假如读者从中得到一些有益的、系统的启发，笔者也感到欣慰，因为，很难设想让所有的读者完全接受笔者的见解。但有一点是肯定的，那就是我们坚信，现在已经有了必要而且有了可能，做一番这样的清算和反思。

对中西医结合涉及的主要基本理论问题，进行比较彻底的清算，目的是什么呢？就是要完成有关理论的中西医结合。我们坚信有了这种清算的必要和可能，就是坚信目前已经有了完成有关中西医结合理论的可能。

说清目的和总看法之后，本书很可能立即变得非常敏感。自从西医传入中国 100 多年来，中西医双方都有人反对结合，甚至认为二者不必要，也不可能结合。目前，"纯"西医界的专家们已无人反对——准确些说是不关心（各种因素——包括政策因素不让他们关心）结合了。这对中医来说，实在是一个很危险的信号，因为这无疑是说，连中国的西医专家们也不关心中医的存在了。讳言结合者，目前主要在中医界。有关论述相当多，上文已经对有代表性的提法，简单说明了笔者的见解，不再重复。

不过，下面这段话值得仔细捉摸。

"东西方人体生命科学认识方法与途径不同。东方是内达式，重体验与内省；西方则是外通式，要看得见、摸得着。中医持藏象论，西医为实体论。中医讲气化，西医详形迹。中医持有机论人体观，辨证论治之本在于目标选择论。西医宗构造性人体观，辨病论治之要在于病因病理决定论。在方法论上东方重综合，西方讲分析。在医学美学上，中医重宏观讲谐和，西医攻微观循科学。中西医的价值观都包括科学性、实用性与艺术性，但两个体系的特质不可通约、互换，故中西医不能一律相绳。"〔孟庆云. 中西医不能一律相绳. 中国中医基础医学杂志，1995.（2）：18〕

不知道引文中所谓不可通约、互换，不能一律相绳怎样理解，只是没有不能结合的字样。引文将中西医之间的区别说得那么截然，至少暗示结合很难。不过，引文作者说得如此自信，一定是不仅很了解中医，也很了解西医。连这样的学者都不欲言结合，中西医结合就很难说了。

应该说，上述引文的多数看法是颇为深刻的，其见解可以一言以蔽之：中西医体系有极大的不同。

然而，不同不是不能或不必结合的理由，反之，正因为有极大的不同，才有必要结合，才有可能取长补短。假如完全或基本相同，结合就是多此一举。

很可能有人问：中西医结合医学不是已经完成了吗？不但有了几乎成套的中西医结合基础和临床各科专著上百种，还有《中西医结合医学》（张文康总编．中西医结合医学．北京：中国中医药出版社，2000）这样部头极大的书，而且有了《中西医结合史论》（王振瑞．中西医结合史论．石家庄：河北教育出版社，2002）等，还有必要再做中西医结合重大理论问题的清算和反思吗？

笔者以为，上述著作确实是对中西医结合成果的总结，但是，不意味着在重大理论问题上，已经有了令人满意的结论。即便是在比较具体的重要理论方面，至今还有很多需要进一步说明的问题。比如，如何中西医结合地看"辨病论治"和"辨证论治"，上述著作就没有解决，以至于近年又出现了大争论。类似重大的理论、思路和方法问题，都解决得不彻底。对总体上怎样看中西医结合，有关著述的回答也不满意。因此，必须进行比较彻底的清算和反思。

六、当前中西医结合的难处在哪里

如果我们承认，当前我国医学界有不少人，对中西医结合的现状感到不满意，对其前景感到困惑的话，就应该探讨一下造成这种状况的原因在哪里。

在临床方面，应该说，没有人真正反对中西医结合，即便"纯中医"或"纯西医"专家，得了本专业疗效不好的病，大多会在自己治的同时请对方专家治一治。公众更不会出于专业或行业偏见，宁死不求助于中医或西医。假如让专家们个体开业，只要精力许可，绝大多数人也会中西医兼顾的。

有人可能说，这种中西医疗法并用，不等于中西医结合。笔者认为，高水平的中西医合作或中西医疗法并用，必然是西医辨病和中医辨证相结合，自然是中西医结合治疗，只不过不是一个人提出的治疗方案。

如此说来，中西医结合怎么会有阻力呢？

笔者认为，阻力主要来自以下 4 方面。

1. 认识定势障碍

所谓"认识定势"或"认知定势"，指人的知识结构、价值取向和情感意志会影响认识事物。即便在自然科学方面，也妨碍他们接受与旧有知识结构相矛盾的东西——特别是在基本理论上与旧有理论一时不能兼容的东西。这样，我们便可理解，为什么中西医界都有人在理论上不很赞成中西医结合，但当自己得了疑难病却很可能中西医结合着治。这种理论和实践（言和行）不一致，在有些人可以是不自觉的，即"认知定势"在暗中起作用。

在"认知定势"方面，一些人的价值取向和情感意志似乎很难改变。但笔者相信，这种功利方面的意识，会随着人们知识结构的改变逐渐发生变化。即便从功利方面讲，中西医结合初衷，就不是为了结合而结合，而是想对中西医（特别是中医）都有好处，这在逻辑上是无可挑剔的。假如承认，结合之后中医对中国和世界人民会有更大的贡献，中国医界又何乐而不为呢！价值取向和情感意志包括个人的利害得失。笔者相信，医界的绝大多数人，不会因一己之利而不惜妨害学术发展和大众利益。

为了克服"认识定势"障碍，必须向医界说清楚，中西医的基本理论是可以汇通的，它们之间的差异是可以互补的。互补之后，双方都会大进一步。

本书着力进行基本理论方面的中西医融会贯通，目的便在于此。

2. 政策疏导不够

"文革"前和"文革"中，曾经过分强调结合，把它作为我国医学发展的唯一方向。结果，"文革"一结束，中西医双方都有些人士反对结合，发生了一番争论。最后，三支力量分家，各要独立发展，互不相谋了。这一点在决策层和决策咨询层（即智囊层）表现尤为突出，至今尚无明显进步的迹象。加之急功近利的大气候，理论研究受到冷落，花大力气进行理论研究的人不多了，于是，有见地且说服力充分的文章相当少。假如浏览一下中医报刊和网上讨论——包括有组织的"战略讨论"，立即就能发现，中医界普遍存在困惑心理。人们对现状很不满意，对未来颇感忧虑却又提不出远见卓识又切实可行的振兴之道。笔者现在抛出本书，既可看作一家之言，更是对近代以来发扬中医思想的继承和回归。拙作自然有功利目的——对我国医学特别是中医发展有好处，但主要是相信它会解决我们和同行们面临的困惑而感到满足，同时作为学者的良心得到安慰。如果，本书的见解与决策部门和决策咨询层取得共识，则笔者幸甚，中国医学界幸甚，广大患者幸甚。

3. 体制问题

体制是政策造成的，故体制问题与政策引导密不可分。简单说来，所谓体制问题，就是目前医疗单位的分工、人员构成和有关制度不利于中西医结合。比如，住在纯西医医院（或科室）的患者，想同时得到中医治疗常常很困难。如何解决这个问题，见本文"十四、关于新形势下完善中西医结合体制的构想"。

4. 人才问题

这个问题很重要，详见本文七"如何克服上述困难"。

七、怎样克服上述困难

怎样克服上述困难呢？

在政策方面，笔者以为，单单进行一般性引导还不够。中西医结合主管部门，还必须落实有效的政策和相应工作，特别是组织人才培养，即必须有组织地培养新一代研究人才。

由于各种原因，特别是政策一度不稳定，中西医结合队伍出现"断代危机"。目前，当年的"西学中"，已经全部超过了从事研究的黄金年龄，不少人已经过世了，在世者也大多没有来得及培养出满意的接班人。于是，需要培养新的队伍，特别是学术带头人。

总之，培养人才的问题相当迫切。而培养一支队伍，不能只靠分散的少数人，单靠个别人的威望和有限的财力物力是不可能做到的，主管部门有责任组织人才培养工作。

这一工作不是目前已有的人才"点"就能胜任的，原因有三。

一是在现有的"点"中，学术带头人大多老化，而人才培养首先要求知识全面，而后才能重点提高，故必须有更高一级的人才培养方式。

二是"点"的人才来源途径和范围有限，不可能形成有规模的培养方式，而有规模的培养，不但更能保证高素质、高水平，还能保证高速度。

三是这些"点"必须应付日常工作，很难集中时间专门进行人才培养。

至于具体如何组织，比如委托给较大的学府或学术团体，是主管部门的事，但必须有相应的具体政策是无疑的。

需要指出，正如当年号召并组织"西学中"一样，这种培养人才的方式是非常规的。不能总是靠这种方式培养人才，但目前的状况，似乎别无选择。

还需要补充的是，要重视青年人，特别是中医在校生和未来的在校生。长远地看，中医的希望在他们身上。我们做得好，首先受益的是他们，反之，首先受害的也是他们。中医的教育方针、教材内容、教师队伍，都应该为改善现行教育的知识结构做适当调整，这也是中医主管部门的责任。

八、靠谁来结合

笔者不赞成再用中西医结合统率我国整个医学发展，但是，不可想象，中西医结合单靠一支队伍来完成，也不可想象外国人会完成。

笔者也不赞成，有些人为鼓动民族感情，向青年学生宣传外国人在中医研究方面即将或已经超过中国的做法，因为那既不是事实，更不宜单靠感情鼓动来促进科学进步。我们欢迎国外一切科学家研究中医，加速中西医结合进程。然而，国外的中医土壤毕竟太瘠薄了，很难设想国外学者在整体上超过中国学者。

显然，中西医结合主要靠中国人来完成。在中国靠谁呢？至少目前中医界和中西医结合界要同样重视这一任务。

中国西医界就没有进行中西医结合的责任和义务吗？显然不是。因为，站在整个世界科学趋向一体的角度看，国外医界乃至全世界科学家都有责任和义务。国外有人潜心研究中医，自然是好事。不过，科学面临的任务太多了，科学研究还有个条件和兴趣问题，不可能号召大家都来做一件事。在中国，我们习惯称的中西医结合队伍主要来自西医界，他们是对发扬中医感兴趣的人，但这个队伍明显老化，应该设法充实。

九、中西医结合与发扬中医特色

从理性上讲，中西医结合是发扬中医特色的最佳途径，得出这一结论在逻辑上无可挑剔。所谓特色，是指与对方比较之后发现的，不同于对方又长于对方的东西。对方有无特色呢？显然应该有，否则中医就将西医完全包容了，西医无必要也不可能在中国存在。既然各有特色——长处，研究的对象和最终目的又一致，结合之后至少可以取双方之长，不是发扬了双方的特色吗？如果承认，特色是可以互补的，则发扬特色的最佳途径就是结合。

这样推理并无让中医立即放下一切，专门去结合之意。必须允许中医在较长的时期内保持相对独立，进一步独自发扬特色。不过，就是这种"独自发扬"，也是以西医及其作为基础的其他科学技术为参照系，才能实现的。比如，在艾滋病、"非典"和当代流行病方面发挥中医之长，单有中医知识就不可能成功，只不过其直接目的不是为了结合。

现在的问题是，有必要首先弄清中医有哪些特色，以及怎样发扬。

笔者不想在此只提出几句空洞的、笼统的原则提法来说中医特色。详细拙见，请读者参看正文各讲。上文多次提及，本书的主要目的，是要对中西医结合涉及的理论问题进行自认为比较彻底的清算。笔者认为，理论障碍才是真正的障碍。

十、关于结合与整理

为什么要整理中医呢？就是因为传统理论和技术，特别是前者，有大量混乱和繁杂之处。人们常常说，中医著作或文献"汗牛充栋"。尽管现存中医文献比西医文献少得多，但中医文献确实需要整理。其目的是，先把全部有关概念，特别是重要概念弄清楚，这样才有可能把中医的理论体系理顺，即概念清晰而统一，理论更加完善而简洁。这就是要整理中医的"理"和"法"。做完这一步，中医的技术，即"方"和"药"等，才能在中医体系内得到比较满意的解释。整理得好，继承或学习中医的人，就会省去很多力气。

至今为止，整理的结果是否令人满意呢？

应该说成绩很大，但不满意之处还是很多。

比如，1949年后有很多中医杂志，其中很多文章是属于整理的。但是，还是有很多问题至今说不清。比如，近年来，对"证"的概念就进行了一番大争论。然而，即便单从中医角度看，多数文章的水平也不能令人满意。

至于近50年来，国家组织的统编教材，已经有六七版之多，它们更是整理的产物。教材编者无不努力整理，杂志上的整理成果，也几乎都被教材采用。但是，概念的不统一，体系的松散和繁杂还是很常见。这就是当代中医学子，常常感到中医难学、学不好，因而陷入困惑的主要原因！

花了几十年的时间，投入了大量的人力和物力，为什么整理的结果不能令人满意呢？

主要原因有二。

一是主导思想和思维方法问题。

所谓主导思想有问题，指整理者常常潜意识地认为，传统理论是不能怀疑的。不敢或不愿意怀疑，就是承认不必整理。于是，在许多问题的认识上就没有进步。

所谓思维方法问题，主要是科学的逻辑思维训练或能力不足。于是，面对同一问题的众多古人见解，无所适从。对经典的阐释，至今还是集注为主，即属此例。其他教材，也有很多类似问题。

二是不认为整理也要结合，至少是参照西医并自觉地借助当代逻辑和科学方法。

在很大程度上，本书也是对中医的整理。粗看某些文章和段落，完全看不出作者是结合西医所得，但是，西医知识和伴随它的逻辑和科学思维，是笔者有所得的主要原因。有关内容请看第十八讲附《和法新解》、第十讲附《八纲补苴》和第六讲全篇等。笔者坚信，这些整理结果必然会被普遍接受，而且时间不会太久。即便正面结合西医的各讲，在整理中医方面也颇有进步，很希望听到各方面对这些整理的批评。

十一、中西医结合与中西医兼通

要中西医结合，自然先要中西医兼通。但是，不少人先入为主地认为，兼通中西医是不可能的。如果，他们的意思是说：兼通就是在中西医各个领域或专业都达到顶尖专家的水平，那自然是不可能的。因为，任何人都要受时间、精力、天赋和职务限制，做纯西医或纯中医的某一专业顶尖专家也很困难。但是，这不等于，不可能做到"学贯中西"，即同时掌握中西医的基本理论、基本知识和基本技能，其他学界也有许多这样"学贯中西"的人。对革命家和思想家来说，也是这样，否则，马克思主义就不可能传入中国，并与中国革命实践相结合了。搞中西医结合研究，就是在这个"学贯中西"的基础上进一步研究从而发扬中医的。

值得指出的是，自从近代中医教育出现以来，中医院校的课程设置，无不是中西兼授的，这样培养出来的人才本来应该是"中西兼通"的。然而，由于指导思想的偏差，不少人认为，中西医兼授不利于学习中医。那么，应该完全砍掉西医课吗？至今，似乎没有中医院校这样做。如果不能完全砍掉，就应该在中西医兼授的同时，尽力做到中西医汇通或结合。笔者以为，即便经典教学，也不是很难做到这一点。本书第四讲，指出了一篇很容易而且必须中西结合理解的《内经》经文，请参看。其他方面，更有很多双方知识，可以随时汇通或结合。上文提及，"戾气"说的要点，几乎等价于微生物病因说要点。这样的汇通或结合，肯定有助于更深刻地理解中医理论。

总之，笔者认为，"中西兼通"不难做到，在校学生也完全可以在很多方面做到汇通或结合，就看我们的指导思想如何，以及先生怎样教、学生怎样学了。

十二、关于中西医结合前景或结果的总看法

有必要提纲挈领地交代一下，笔者关于中西医内部结合前景或结果的总看法，亦即本书的总结论。

1. 怎样才算基本上完成了中西医结合

就是通过西医这一捷径，借助现代科学，使中医的理论和技术得到现代解释、充实并提高。换言之，就是全面寻找中医和现代科学之间的共同语言，因之中医的科学性得到当代科学界认可，其中自然有取长补短、融会贯通、合为一体的部分，但是，笔者不认为，这样做一定要或必然形成对中西医都包容无遗的统一体系。反之，至少目前看来，不必要也不可能形成那样一种统一体系。详说见下文。

2. 中西医结合基本完成是否意味着中医不必独立存在

上文已经比较详细地回答过这个问题，这里再次说明，以便消除某些同道的误解。

简单说来，中西医结合是通过现代医学这一捷径，借助一切现代科学研究中医，因此，它的主要目的是发扬中医。中西医结合的前提是中医存在，没有中医就无所谓结合。所以，结合不是排斥中医发展，相反，它需要不断发展的中医继续存在。无论是作为理论体系的中医还是作为行业、单位、个人实体的中医，都应该而且能够继续存在下去。

3. 关于"融会贯通，合为一体"

长时期来，人们认为中西医可以"融会贯通，合为一体"，于是完全消弭了中西医的界限，因而不再存在中医，也不再存在西医了。这种理解固然是一种美好的愿望，在某种程度上也有其正确性。但是，笔者经过数十年的广泛探索，包括得益于前人和时贤的略同拙见的研究，也包括激烈反对拙见的研究，认为这种理解是不必要也不可能的。为说明这一点，有必要再从两个角度讨论中西医结合。

4. 从中医理论体系角度看中西医结合

中医理论体系是怎样建立的呢？其中固然有大量的经验知识。比如，眼耳鼻舌身的感觉功能、从口腔到肛门的消化功能、性器官的生育功能、关于药物和方剂的传统认识，等等。但是，就其理论体系而言，它主要从天人相应推演而来，其辨证论治部分，主要受阴阳思想统率。

五行学说远不如阴阳思想重要。

在阴阳思想指导下，形成了"证"的概念，最基本的"证"都是成对的。"证"的问题不仅需要进一步研究，西医也有必要引进它。

《伤寒论》用六经辨病，八纲辨证，不需要五藏六府意义上的藏府学说。

温病按卫气营血辨证，也不很需要藏府学说。

气血理论更是典型地受阴阳思想统率。

不过，藏府学说也很重要。它是在阴阳、五行、天人相应、气和气化的哲学原理指导下建立的理论模型。即常说的五藏六府、六藏六府或五藏五府，最后定型的说法是五藏六府。

为什么非要五藏六府呢？请参看第四讲。这一模型与人体构造不完全相符，经典本身也有明显的矛盾。具体到各藏府的功能，更是与西医解剖生理有不少矛盾。但是，作为理论模型，它仍然有长期存在的价值，因为它不但有理论意义，更有实践意义。

中医治内伤病，主要或同时要通过这个模型推理。

庞大的中医治法、方剂和药学体系，大多是为了满足"六经""八纲""卫气营血"和藏府气血"证"这些基本概念或理论模型形成的。

在可预见的未来，对很多运用上述理论有效的疾病，还找不到更好的理论，于是，必须保存并发扬它们。不过，这不等于说不可能结合，正如有关各讲所说，我们已经可以对上述理论做出现代解释。

关于经络学说，请看本书第五讲。

5. 从模型或模式角度看中西医结合

笔者在第十二讲讨论"六经"时中有下面这样一段话。

"'六经'是伤寒学的重要理论，却是近千年来学者们争论不已的问题。

按说，把六经理解为人体的一种理论模型，问题就应该解决了。但是，一般人的思想还是把理论看作对实在客体的描述。当模型不能直观地描述客体时，人们就会以自己了解的客体为依据，对模型发生争论。假如，还有关于同一客体的其他模型，争论就会更大。所有重要的中医和中西医理论分歧，都可以归结为模型争论，也可以上升为模式争论。如果我们把模型与实在客体之间的一致程度作为判断模型正确与否的唯一标准，那么，就意味着要在模型或模式之间进行抉择，这样做的后果是很清楚的。假如承认与客体不完全符合的模型会各有长短，问题就不仅仅是单纯地进行抉择了。笔者以为，这至少是结合的一种含义。"

总之，许多重大中医理论争论不仅发生在中西医之间，中医内部分歧也常常很大。究其原因，正如上述引文所说。

中西医结合不要求一定"要在'模型'或'模式'之间进行抉择"，虽然有时要这么做。

如果把不符合西医理论——即便有关理论相当成熟——的东西都看作谬误，那么中西医结合就太容易了。

总之，中西医结合不是仅仅为了做一番模型或模式抉择。

什么情况下才必须抉择呢？

当旧有理论有严重的逻辑缺陷，而且实践上完全失败时，才这样做。

至此，读者可能要问：这样就算完成了有关中西医结合重大理论问题的清算吗？

回答是：如果本书做到了"通过西医这一捷径，借助现代科学，使中医的理论得到现代解释、充实并提高。换言之，就是全面找到中医、西医和其他现代科学之间的共同语言，因之中医的科学性可以得到当代科学的认可"，就应该认为这一次重大理论清算基本上完成了。自然，这需要再次请广大同行批评指正。

至此，不少朋友或同道，很可能会提出下面这两个问题。

一是，目前出现了许多中西医结合单位，如何看这种现象呢？

二是，病人大多希望得到中西医结合治疗，但是，目前有许多障碍，怎样克服这些障碍呢？

于是有了下面这两个题目。

其实，这两个问题，涉及中西医结合的外部概念，笔者应该做出回答。加之本书正文，没有合适的题目就此进行讨论，以下就此略述浅见。

十三、怎样看目前众多的中西医结合单位

近年出现了许多中西医结合单位，如中西医结合医院、中西医结合学院或中西医结合系等，此种诊所更多。这些单位的人不是在搞中西医结合吗？他们都是搞研究的吗？

笔者的看法如下。

首先，出现这么多中西医结合单位，至少说明公众是欢迎并需要中西医结合的。

20世纪70年代左右，普遍提倡并努力实行中西医结合，公众很容易得到中西医结合的服务，那时几乎没有挂中西医结合招牌的单位。三支力量分家之后，绝大多数西医单位不再搞结合。中医单位不方便再提结合，尽管实际上有松散的结合，于是有了专门中西医结合单位出现的需要。经过一段时间的酝酿，此类单位就应运而生了，而且越来越多，多数此类单位是近十年出现的。

这些单位是否在搞中西医结合呢？

答案是：既然打出结合的旗号，自然是想结合。医疗单位也努力采用此前的中西医结合成果，有人才和条件的单位也做一些研究。不过，至少在医疗单位，只能做些短期见效的实用研究。他们的日常工作，基本上还是常规的保健服务。

至于教学单位，应该说都是仓促上马的，这些单位不过是既教中医也教西医而已。学生能否结合，结合到什么程度，主要靠自己了。

为什么呢？因为没有中西医结合的先生，也没有中西医结合的教材，怎么能培养出中西医结合的学生来呢！看来，当前迫切需要培养一批中西医结合的教师，编写出中西医结合的教材。

总之，尽管出现了许多中西医结合单位，其中的绝大多数人还是只能提供常规专业服务。

确实，既然西医医院不提供中西医结合服务，中医医院不愿意说自己能提供中西医结合服务，出现提供这种服务的单位就无可非议。

教育方面也是这样，既然"纯"中医院校不说能提供中西医结合的教育，出现中西医结合教学单位就是顺理成章的。

上述现象和看法，说明中医界应该尽快摆脱一个明显的悖论：即承认发扬中医必须借助现代科学，却要回避中西医结合；中医教育是中西医兼授的，却不认为教育过程中就应该力求中西医结合。换言之，只有承认现行中医教育实质上就是中西医结合教育，目前的中医医院就是中西医结合医院，才能不自相矛盾，讨论一切问题才能名正言顺。

　　长期不能正视这一点，就是长期自我限制，于是，越来越多的人才和服务对象，就要去找那些中西医结合单位。

　　笔者相信，本书和此前几本旧作，对中西医结合单位的同道，特别是对中西医结合教育有参考价值。自然，它们最适于想在中西医结合理论方面深造的同道。这样说，未免不大谦虚，但是，确实如上文所说，初学者不大容易完全读懂拙作。不过，笔者也相信，拙作将帮助他们在中西医结合方面少走弯路。

　　如果认为，笔者对发扬和继承中医必须中西医结合的看法是可取的，则本书将对一切继承和发扬中医的人都有所裨益。

十四、关于新形势下完善中西医结合治疗体制的构想

　　我国既有中医，也有西医，还有少数人专门从事中西医结合研究。多数病人希望得到中西医结合的治疗，目前却得不到，显然是体制问题。欲改变这种现状，需要进行体制改革。以下是笔者对体制改革的看法。

　　笔者认为，全部临床领域，都是应该而且可以实行中西医结合体制的。当今世界上，只有我国具备实行此种体制的条件，因而应该珍惜。

　　提出这一总体设想的依据是：中西医分别单独治疗，对绝大多数疾病固然有效，但是，双方的治疗手段和机理在很多方面不同。以往积累的大量事实证明，这种差异是可以取长补短的，即中西医结合治疗比单纯西医和单纯中医治疗效果要好。得到更为全面的，即中西医结合的医疗服务，是中国公众的权利，主管部门有责任和义务为公众建立便于得到这种服务的医疗体制。

　　尽管 20 世纪 60—80 年代的中西医临床结合，涉及了绝大部分临床领域，取得了很大的成绩，此后的事实也证明，中医疗法对艾滋病甚至"非典"这类新出现的疾病的治疗有效，而且具有优于西医的方面，可能还是有的人不大相信，中医在一切临床领域都可以补西医之短。换言之，有些人认为，某些临床领域或疾病只能靠西医。

　　为纠正这种不全面的看法，有必要举两个过去中西医结合不太多的临床领域说明浅见。

　　比如，现代社会很常见的车祸等造成的外伤，伤员就医一般首选西医医院，这是长时期来公众认为"西医长于外科，中医长于内科"的结果。西医是否长于外科呢？实际上，西医长于外科主要指手术。于是，体表大伤口、大出血、复杂骨折、断肢、胸腹部贯通伤、内脏破裂、严重脑外伤

等情况，自然是首先需要西医紧急手术处理。不过，完成紧急处理还远远不等于伤员痊愈，而是无例外地要继续药物治疗。即便在紧急处理中，也同样在进行药物治疗，这方面的理论和原则与内科治疗是一致的，此外，不少伤员还需要康复治疗。笔者认为，在伤员的全部药物治疗过程中，中医疗法都可以补西医之短。紧急手术处理期间用药，就应该充分发扬中医在抗休克、止血、补血、补气、活血化瘀、预防胃肠道胀满等方面的长处。此后，自然更能发挥中医之长。如果没有上述需要手术紧急处理的严重情况，外伤患者一开始就应该进行中西医结合治疗。

再如，在外科领域，对手术依赖最强的是矫形外科，但是，即便其中最有代表性的手外科，术前和术后处理，也有发扬中医之长的余地。不属于矫形外科的眼外科，同样可以发扬中医之长。

再如试管婴儿，是目前的尖端领域，中西医结合照样应该取得更为满意的效果。

上述举例大概足以说明，临床方面的中西医结合无往而不适。当然，这不等于说，某些患者和病种，单用西医或中医手段已经可以取得满意的疗效，还非要同时或先后使用两套手段不可。

问题是，目前的医疗体制限制了中西医结合的范围，特别是中西医分家之后，西医医院的多数临床科室没有中医，也没有中西医结合人员，因而想不到或实际上排斥中医治疗，故患者得不到理想的专业服务。中医医院住院病人的病种受到限制，而且，由于近年认识上的偏差，不愿意提倡中西医结合，其中的患者也大多得不到充分的中西医结合治疗。

怎样完善新体制呢？

主要涉及两方面。

一是逐步完善一切临床领域的中西医结合的治疗常规，二是规定一切较大的临床单位都应该保证患者同时得到中西医双方治疗，最好是成熟的中西医结合治疗。

前一方面是专业技术上的要求，后一方面是人员配备上的规定。

假如，现有纯西医医院和科室，都有在编的中医或中西医结合专业人员（中医医院和中西医结合医疗单位自然已有此类人员），实行中西医结合治疗就不存在人员问题了。

此前的中西医结合临床研究，已经积累了大量的经验，很多病种已经有过此类常规。制定更全面的常规困难并不大，只是人员配备需要新的政策。

这就是笔者关于新形势下完善中西医结合治疗体制的构想，这种体制，不但符合患者的利益，也有助于发展中西医，更有助于促进中西医结合。

在本书写作过程中，马堪温先生曾经多次审阅全稿并赐跋。此外，还得到不少同道的无私帮助，特别是上海市杨浦区中医院的黄力大夫，提供了许多中肯的意见和热情帮助，在此特致谢意。

最后，切盼一切不厌枯燥、抽象、冗长，而耐心阅读本书的同好提出严肃的批评。

赵洪钧

2006 年 5 月于白伏故居

第一讲　气与气化学说的当代阐释

——东西方科学的共同对象和基石

"气"和"气化学说"是一切中医理论的基础，故把它作为第一讲。

由于"气"和"气化学说"长期受到冷落，并且各种误解，本讲不得不说很多在不少同道看来不很必要的知识。

又，"气"和"气化学说"紧密相关，下文有时只提"气"而且不加引号。

一、"气"是一切中医理论的基础

应该说，在中医理论中，"气"至少是和阴阳、五行同样重要基本的概念。比较一下"气"和阴阳、五行在《内经》中使用的频率，就能初步说明问题。

《内经》中，有近3000个"气"字。相比之下，其中"阴阳"连写出现约290次，"五行"连写约24次。今《内经》162篇，共约18万字符，除去标点，大约16万字，"气"字约占1/50。显然，"气"比阴阳、五行出现的频率高得多。实际上，在《内经》中，气字出现的频率，仅次于虚词之、者，在所有实词中，它出现的频率最高。

再看宋本《伤寒论》，约4万字，其中"气"字，约300个。《医林改错》约2.7万字，其中"气"字，约370个。可见，自汉末到清末，即便不多说理论的方书，都根本不能离开气。或者说，离开"气"字，中医便无法说理。

不仅如此，"气"在当代汉语口语和一般文章中，出现的频率仍然很高，而中医之外，已经很少用阴阳、五行，因此，"气"成为中国人历久不衰的概念。没有"气"字，中国人说话、写文章都很不方便。

总之，"气"是中医（还有几乎全部中国古代科学）甚至当代中国人的最重要的概念或用语之一。

与阴阳、五行、藏府、经络等研究相比，近半个世纪以来，中医界讨论"气"的文章极少，故虽然已经有人指出，气是"中医学的最高范畴"（黄吉堂. 论气：中医学的最高范畴. 新中医，1989，1：2.），却没有引起足够的注意，有关文章也远远没有把"气"说清楚。

也许，气和气化学说被中医先生们淡忘得太久了，当代中医教材，长期不把气和气化学说当作与阴阳、五行等平行（实则更基本）的理论教给学生。据笔者所知，2002 年之前，只有何裕民、刘文龙主编的《新编中医基础理论》（北京医科大学中国协和医科大学联合出版社，1996）有气与气化专章。2002 年孙广仁主编，"十五"规划教材《中医基础理论》（北京：中国中医药出版社）有气化专章，但编排在阴阳五行之后。2003 年出版的张登本主编"新世纪"规划教材《中医学基础》（北京：中国中医药出版社），仍然没有气和气化专章。

问题是，即便有气和气化专章的教材，也远远没有讲深讲透。

这种情况颇令人费解。

多数中医基础教材，只在讨论精、气、神时涉及气。其实，精、神是气派生的，即精气和神气。正如李东垣说："气乃神之祖，精乃气之子，气者精神之根蒂也。"（湖南中医研究所. 脾胃论注释. 人民卫生出版社，1976. 471.）

不但精、神是气所化，五行也是气所化。至于阴阳，《内经》虽然多讲"阴阳之道"，但古人认为，宇宙演化的第一步，就是"元气"化为阴阳之气。于是，没有气和气化，就没有宇宙，没有万物，更谈不上藏府经脉等构造和功能。

总之，在笔者看来，若没有气和气化学说，中医的阴阳、五行、天人相应、藏府、经络、药理、方剂和治则等，便都成了空的理论外壳，故气和气化学说，应该看作一切中医理论的基础。更值得重视的是，它与近现代物理学、化学、生物学等基础学科没有根本理论冲突，因而，与西医理论完全兼容，是中医理论中科学潜容性最大的学说。

但是，对"气"的来路和演变，至今研究不足。因此，本讲有必要首先就此进行尽可能全面而深入的探讨。

二、气的来路和本义——孟子之前的"气"

1. "气"不见于儒家之"经"

关于"气"的来路，几乎任何一本中国哲学史、思想史和科技史等著作，都有所交代。不过，据笔者所知，从来没有人指出一个非常令人感到意外的问题。

就是，"气"字不见于儒家之"经"。

须知，除甲骨文、部分金文之外，儒家之经，是现存中国古代文化最早文献，也几乎是春秋末之前的全部现存文献。联系上文所说，气至今对中医乃至中国人如此重要，却不见于现存最早的全部文化经典，此事颇令人诧异。

所谓儒家之"经"，指习惯上说的"五经"。即《易》《诗》《书》《春秋》和《礼》。

笔者通过微机反复遍查《易》《诗》《书》《春秋》，发现这四"经"中，没有一个"气"字。

《礼》当中有没有"气"字呢？有的。不过，这个问题专业性太强。不专门研究先秦两汉文化，不必详细了解。简单说来，现有的《礼》，至少不全是春秋末之前的文献，不能与上述四经并列，或不能称之为"经"。"三礼"的成书下限，不早于《内经》，不能据以说明"气"的来路。

这一结果，使笔者非常困惑。因为，阴阳、五行都能够在《诗》《书》等经典中找到源头，证明它们不仅出现在先秦，而且出现在春秋早期或之前，"气"在上述四经中却毫无踪影。

据笔者所知，前人从来没有指出这一点。

2. "传"当中的"气"

如上所说，儒家之经没有"气"字，那么，"传"当中呢？

最重要而且可靠的儒家之"传"，是《春秋公羊传》和《春秋谷梁传》，其中，也都不见"气"字。

其他儒家之"传"中，是否有"气"字呢？

剩下的是《易传》和《春秋左传》。

《易传》中共6个"气"字，依次是：

文言传解乾卦九五说："同声相应，同气相求。"这是至今还常用的成语，"气"的含义为水火、燥湿或风云之气。

文言传解潜龙勿用说："潜龙勿用，阳气潜藏。"据此，已有阴阳二气。

象传解咸卦说："柔上而刚下，二气感应以相与。"二气就是阴阳之气。

系辞上说："精气为物，游魂为变，是故知鬼神之情状。"可见，有了"精气"说，而且有了气即物质的意思。

说卦传说："天地定位，山泽通气，雷风相薄，水火不相射。"这是讲所谓"伏羲八卦方位"，其中的气，约略如今所谓水蒸气。

说卦传解上句说："终万物始万物者，莫盛乎艮。故水火相逮，雷风不相悖，山泽通气，然后能变化，既成万物也。"

这句"说卦"，明确有气能够变化为万物的意思了。

不过，《易传》确实不能完全看作先秦文献，古文化学界对此早已有相当一致的看法。笔者在旧作《内经时代》中也曾说过：

"略读《周易》'传'的部分，就能看出，它与《内经》难解难分了。"（赵洪钧．内经时代．中国中西医结合学会河北分会刊本，1985．123．）

拙见以为，在所谓"十翼"中，只有"彖传""象传"，可能是先秦人所作，自"系辞传"以下，基本上是秦汉人所作。

总之，应该认为，《周易》的"传"成书下限和《内经》略同，不能说《内经》之"气"源自《易传》。

《春秋左传》是古史或古文化学界争议最大的"传"，即便取最稳妥或保守的说法——它是战国末或秦汉之际由原来的《国语》改写而成，也不能根据它推断"气"的来路。实际上，只要承认它是传，即解释《春秋》的，最早只能是战国成书。至于其中所用资料是否都是春秋时期或更早的，则需要进一步研究。

此书有多少气字呢？

查到 19 个。

其中最为后人熟知的是，"曹刿论战"中的"勇气"和"一鼓作气"。此外，还两次出现"血气"。如何理解"血气""勇气"和"一鼓作气"中的"气"，见下文讨论《论语》。

此外，最为医家重视的是昭公元年医和所说：

"天有六气，降生五味，发为五色，征为五声，淫生六疾。六气曰阴、阳、风、雨、晦、明也。分为四时，序为五节，过则为灾。阴淫寒疾，阳淫热疾，风淫末疾，雨淫腹疾，晦淫惑疾，明淫心疾。女，阳物而晦时，淫则生内热惑蛊之疾。"

引文中的"六气"显然指六种天气。

在"十三经"中，《左传》篇幅最长，大约25万字，占"十三经"总字数的1/3。其中如此少见"气"字，也能够说明，《左传》成书时，"气"字还很少用。况且，不能排除，有的"气"字，是改写者无意或有意掺入的。

3. 《国语》当中的气

既然怀疑《左传》与《国语》有关，应该查查其中的气。

今《国语》确实比较零散，颇可看出有些内容被抽走。试看《左传》和《国语》关于鲁庄公和曹刿的记载，都提到长勺之战。《左传》很详细，《国语》只提一句。《国语》关于曹刿的其他记载，大多又是《左传》中没有的，否认《左传》采用了《国语》，此类现象无法解释。所以，不但近代中国学者用传统考据方法发现，《左传》和《国语》密切相关，近代还有国外学者通过语法等对比研究，认为和《左传》最接近的先秦文献是《国语》。

今《国语》不到8万字，约有24个气字。

《国语》论气也比较抽象，其中两见"血气"之说，也提到阴阳之气。

据以上所说，我们可以得出什么结论呢？

其一，《易》《诗》《书》《春秋》四经是春秋末之前的文献，其中没有气字，至少说明，那时气字非常少用。

其二，一般认为，《春秋公羊传》和《春秋谷梁传》成书于战国中早期，其中没有气字，说明那时仍然相当少用。

其三，《左传》和《国语》中的气字也比较少，而且不足以作为断代根据。

其四，上述所有文献中，只有《易传》提及气和物的关系。只是，《易传》更加不足以作为断代的根据，为推断气字含义的演变，需要以确切无疑的古文献为基准。

4. 《论语》和《孟子》当中的"气"

最足以作为断代依据的文献是《论语》和《孟子》。

儒家之经没有"气"字，却不能断言，春秋末的古人没有气的概念。因为，"血气方刚"这个至今常用的成语，最早出自儒家创始人孔夫子之口。

今《论语》中，共有6个气字，见于4处。

第一处是曾子所说，不太重要，略去。

第二处说：（孔子）"入公门……屏气似不息者。"（《论语·乡党》）

这里的"气"就是现在说的呼吸或空气。

第三处与饮食卫生有关，多引几句如下：

（孔子）"食不厌精，脍不厌细。食饐而餲，鱼馁而肉败，不食。色恶，不食。臭恶，不食。失饪，不食。不时，不食。割不正，不食。不得其酱，不食。肉虽多，不使胜食气。"（《论语·乡党》）

引文中"食气"与肉相对，含义应该略如中医所谓"谷气"。

第四处是："孔子曰：君子有三戒。少之时，血气未定，戒之在色；及其壮也，血气方刚，戒之在斗；及其老也，血气既衰，戒之在得。"（《论语·季氏》）

注意！至今我们还常使用"血气方刚"这个成语。

"血气"连写成为一个固定词，很重要。简明而且准确地解释"血气"，"血"指肉体，"气"指生理功能——包括精神或心理活动。《左传》中的"勇气"和"一鼓作气"中的"气"，也指精神或心理活动。看来，至迟在春秋末期，"血气"一词，已经为普通学者使用，医家使用它应该更早。

《内经》说："人之所有者，血与气耳。"（《素问·调经论》）

这应该是很早的说法。

《内经》中，气血并提时，用"血气"远远多于用"气血"。《素问》中，"血气"连写约47见，"气血"约6见。《灵枢》中，"血气"约84见，"气血"约13见。故一般说来，用"血气"的文字应该较早。但是，《内经》中关于气的发挥远多于血。这大约是为什么，后世医家多用"气血"一词。这种用法的演变，说明"气"逐渐比"血"更重要，含义也更抽象、细密并发生了变化。读者大概知道，《内经》中的"气"，大多不是指精神或心理活动。

《孟子》当中，共约20个气字，不再细说。

最为后人熟知的，是他的"浩然之气"。

这里的"气"，也是精神或心理的意思。比如，今天常说"社会风气""民族气节""气贯长虹""气氛""气愤""鼓气""生气"等等（太多了，举不胜举），其中的"气"，就是指精神或心理状态。

值得重视的是，孟子论气开始有物质的意思。

《孟子·告子上》说："牛山之木尝美矣。以其郊于大国也，斧斤伐之，可以为美乎？是其日夜之所息，雨露之所润，非无萌蘖之生焉……其日夜之所息，平旦之气，其好恶与人相近也者几希，则其旦昼之所为，有梏亡之矣。梏之反复，则其夜气不足以存；夜气不足以存，则其违禽兽不远矣。人见其禽兽也，而以为未尝有才焉者，是岂人之情也哉？故苟得其养，无物不长；苟失其养，无物不消。孔子曰：'操则存，舍则亡；出入无时，莫知其乡。'惟心之谓与？"

不必仔细讲这几句话，所谓"平旦之气"，仍然是空气的意思。"夜气"的后世理解，略如"阴德"。但原意和平旦之气相对，可以不太牵强地理解为：植物夜间呼吸之气。这两种气，是决定万物消长的。尽管孟子的本意更强调它的精神含义，却应该认为，开始有了不可见的物质的意思。

特别是《孟子·公孙丑上》说："体，气之充也。"

据此，很容易把这种无形之气发挥为无形的物质。

孟子生当战国中期，据以上所考，似乎可以推断：孟子之前，国人不怎么说"气"，偶尔说，大多强调它的精神或心理含义，此外，就是现在说的呼吸或呼吸之气。孟子之后，或大体同时的学者们，开始就此发挥，"气"很快有了"物质"的意思。而且，此种发挥，很快占据主导地位。

那么，怎样继续追寻"气"的来路呢？

显然，最好看看已经释读的甲骨文中有无气字。

5. 甲骨文当中有无气

笔者对甲骨文了解甚少，只能借助有关学界的研究成果。

今所知释读甲骨文关于"气"字的文章只有一篇，即于省吾先生的《释气》，此文可见于《甲骨文字释林》（北京：中华书局，1976.79—83）。于先生从事古文字研究四十余年，新释和新解的字近三百个。自序中首先提及的是"训三为气"，可见，作者很重视这篇文章。

于先生认为，商承祚释为三、容庚疑彤、郭沫若释为川是不对的。为了证明新释，他举出十一个甲骨文例和一个金文例，且提及陈梦家先生比较赞同他的训释。然而，于先生认为：气训乞求、迄至、讫终（注：《释气》中，乞求之乞作气，迄和讫字中的乞也作气）。总之，没有从孔子所谓"血气"直到当代所说气的意思。换言之，甲骨文中没有中医所谓气，也没有当代所谓气。

看来，于先生的新释或新训颇值得怀疑。盖"气"字虽然三横，却应该是独体字，此种初文应该象形。况且，一字三训，除非已经用了很长时间，有多种引申义，不很说得通。加之，于先生的三种新释或新训都是抽象的，就很难理解。

又，于先生在此文中提及《说文》，而且《甲骨文字释林》中另有《释云》专篇。下文标题 7 将结合《说文》略述关于云、气二字的浅见，此不赘。

总之，还需要追查"气"的初文和初义，为此，最好再看看金文。

6. 金文当中有无气

甲骨文中没有中医所谓气，金文当中是否有气字呢？如何训解呢？

近有陈初生先生编《金文常用字典》（西安：陕西人民出版社，2004.48—47），解气即全据于氏之说。看来，于先生的训释，得到公认，只是，仍然没有孔子所谓气的含义。

记忆所及，郭沫若先生有一篇关于"行气玉佩铭"的文章。也许因为不属于金文，陈先生解气字时仅顺便提及于先生的见解，谓"晚周行气玉铭，有'炁'字，从气作炁"，又称"此例晚周古文常见，不备引"。这个"炁"字无疑与今气功之气相通，而且应该是炁字的源头。

是否可以说气字是晚周才出现的呢？显然不能。上文提及，孔孟都多次提到今所谓气。《左传》和《国语》中的气字也比较多，不能说它们是无源之水。

再查《西周金文文字系统论》（张再兴．上海：华东师范大学出版社，2004）中《西周金文字频研究》，没有发现气字，故至少可以说，至今没有发现西周金文中有气字。至于此书何以与陈氏之说矛盾，笔者不敢妄断。

7. 《尔雅》和《说文》解气

再值得查考的，是《尔雅》和《说文》。特别是《说文》，虽然成书于东汉，却是公认内容最丰富且最早的字典。其中关于"气"字的解说，对我们应该有所帮助。

《尔雅》解气对我们帮助不大，其中 4 处涉及气字，分别为"郁，气也""四气和""天气……地气""中国之异气"，其含义均见于《内经》

而且不涉及气的来路。

许慎说:"气,云气也。象形。"

又说:"氣,馈客刍米也。从米,气声。"

注意!今简化字"气",才是它的本字。繁体的"氣",不但不是本字,起初更也不指"气"的本义。故繁体《内经》中,仍然用本字。有的人解释"氣",据其中的"米"字,说氣指细微物质,有些想当然。

许慎说,气是象形字,按说应该很早出现。那么,最初可能指什么呢?

且看许慎解云:"雲,山川气也,从雨云。"

拙见以为,莫如解作"雨气也",这样非常明白确切。这且不管。值得重视的是:尽管雨在雲字中也表意,其中的"云",更应该是象形且同时表意部分。此所以许慎说:"雲,山川气也。"雨既然没有其他解释,雲中的"云",就是"气"。再看《说文》,没有"云"这个部首,却有古文"云"的象形字——很接近"气",故"气"的初义很可能是"云"。即,"气"的象形字是从描画云来的。今简化字"云"与"气",仍然形近,最初很可能是一个字。至于"云"何时转义为"气",不可确知。

8. 其他子书论"气"

首先说明,即便名义上属于先秦的子书,大多经过汉代整理,其中可能掺入秦汉人的作品或见解。至于汉代及以后的子书,只能据以说明各有关时代学者对"气"的理解和发挥。简单说来,宋儒之前,子书对气的见解,没有超过《内经》。子书太多,各家哲学通史等已经基本上理过它们关于"气"的论述,下一节《战国中期至两汉的气和气化学说》中会扼要介绍有关说法。这里仅略举重要子书中"气"字出现的频率。为了利于分析,把上文讲到的《论语》和《孟子》也列出。

《论语》约2.2万字,气字约6见(血气方刚一段即3见)。

《墨子》约9.4万字,气字约19见(迎敌祠一篇即9见)。

《墨子》另本(无迎敌祠等篇)约6.3万字,气字约6见。

《孟子》约4.5万字,气字约20见。

《庄子》约8.6万字,气字约46见。

《荀子》约9.1万字,气字约27见。

《吕氏春秋》约11.9万字,气字约97见

《淮南子》约16.7万字,气字约236见。

《春秋繁露》约 7.2 万字，气字约 231 见。

《论衡》约 24.7 万字，气字约 831 见。

总之，可以明显看出，自战国中期开始，气字出现的频率开始增大。进入汉代，突然大增，于是，《内经》如此多见气字，即可理解。

三、战国中期至两汉的气和气化学说

据笔者所知，至今为止，没有一家哲学通史，像上文这样，把"气"的来路追寻这么远。当然，这不等于说，哲学史家完全没有把握好"气"的概念。只是，总的看来，他们所述，基本上是战国中期之后的概念。有关概念只能和《内经》互证，而且，哲学史家最重视的不是与自然科学关系密切的内容。

下面，谈谈战国中期至两汉的"气"和气化思想。

最先发扬气和气化学说的应该是道家。

由于《老子》过于简约含蓄，特别是，哲学界至今对此书争论很大，这里不谈。

庄子说："昭昭生于冥冥，有伦生于无形。精神生于道，形本生于精，而万物以相生。"（诸子集成本．庄子·知北游．上海：上海书店，1986．323）

这两句话没有点出气字，但"有伦生于无形""形本生于精"，就是无形之气形成有伦之体的意思，精也应该指精气。

同篇讲人生死时，则说得很明确，他说：

"人之生，气之聚也。聚则为生，散则为死。若死生为徒，吾又何患？故万物一也。是其所美者为神奇，其所恶者为臭腐。臭腐复化为神奇，神奇复化为臭腐。故曰：通天下一气耳。"（同上，320）

庄子持唯心观。在他那里，道是宇宙的本体，其次才是气。然而，既然"万物一""通天下一气"，那么，气就是物质——构成万物之质。至于"人之生，气之聚"，则是确切无疑地说，人体也是气构成的。上述引文中，显然还暗含了"气化"之意。庄子有很多话与《内经》相通，不再引。

庄子是和孟子同时代的人物，他还特别喜欢揶揄儒家。不过他对气的发挥，还是可以看作在孟子思想上的进步，比如他说"人之生，气之聚"，就和孟子所谓"体，气之充"相距只有一步之遥。

从哲学角度看，先秦两汉是否明确提出过气本体论思想呢？只能说有

很接近的思想，但不是很明确。

先秦显学中，儒家的荀子也接受并发挥了气和气化说，他说：

"水火有气而无生，草木有生而无知，禽兽有知而无义，人有气、有生、有知，亦且有义，故最为天下贵也。"（诸子集成本·荀子·王制篇.上海：上海书店，1986.104）

气对荀子认识生物和非生物、植物和动物、动物和人的区别显然很有意义。

荀子也提及治气养心之术，说：

"治气养心之术：血气刚强，则柔之以调和；知虑渐深，则一之以易良；勇胆猛戾，则辅之以道顺；齐给便利，则节之以动止；狭隘褊小，则廓之以广大；卑湿重迟贪利，则抗之以高志；庸众驽散，则劫之以师友；怠慢僄弃，则照之以祸灾；愚款端悫，则合之以礼乐，通之以思索。凡治气养心之术，莫径由礼，莫要得师，莫神一好。夫是之谓治气养心之术也。"（诸子集成本.荀子·王制篇.上海：上海书店，1986，15—16）

这一套治气养心之术，显然经过儒家思想改造。

《孟子》论气上文讲过，大体同时的儒家是否有人多言气呢？

今本《春秋繁露》中，引用了《公孙尼子》一段话如下：

"公孙之养气曰：'里藏泰实则气不通，泰虚则气不足，热胜则气□，寒胜则气□，泰劳则气不入，泰佚则气宛至，怒则气高，喜则气散，忧则气狂，惧则气慑，凡此十者，气之害也，而皆生于不中和。故君子怒则反中，而自说以和；喜则反中，而收之以正；忧则反中，而舒之以意；惧则反中，而实之以精。'"（春秋繁露·循天之道第七十七.见苏舆撰，钟哲点校.春秋繁露义证.北京：中华书局，1992：447—448）

这简直是医家之言。

看来，孟子时代很多人谈气、养气。《孟子》原话也是"我善养吾浩然之气"，而且是和"孟施舍之守气"相比较提出来的。

《汉书·艺文志》说，公孙尼子是七十子弟子，故很可能和孟子同时，可惜此书已佚。

看来，儒家后学有过注重养生的人，而且主要从气的虚实阐发，似乎还有了"藏"（洪钧按："里藏"含义是否略同《内经》之"藏府"，还须有更多的依据）的概念，这在孟子和其他儒家后学是不会看作大儒的。像墨家后学有别墨一样，公孙大概属于别儒，故被忘却了。引文中，没有阴阳五行字样，大约能说明，当时的医理很少用阴阳五行说。

注重科学的墨家那里，无明确的气的概念，特别是没有抽象的气的概念，此颇可疑又颇可惜。墨家是主张原子论的，这个学派的其他主张，受到儒道两家的排斥。气虽然未明确与原子论对抗，但暗含无限可分之意，这也许是为什么，墨家少言气。不过，庄子、荀子之说已经很好了。

汉代学者纷纷言气。

应该先说一下董仲舒，因为，不少人认为，"元气"之说是他首先提出来的，而他恰好是汉代第一大儒。

查今本《春秋繁露》，没有专题论气。极端主观唯心论的他，不可能提出唯物主义"气"论。一般说来，"气"论更适合于客观主义者提出，不管他是唯心的还是唯物的（以下引文俱本苏舆撰．钟哲点校．春秋繁露义证．北京：中华书局，1992．仅注篇名、页码）

比如，他这样说人："为生（按：即父母）不能为人，为人者天也。人之本，本于天，天亦人之曾祖父也，此人之所以上类天也。人之形体，化天数而成。人之血气，化天志而仁；人之德行，化天理而义；人之好恶，化天之暖清。"（为人者天．318）

又说："天德施，地德化，人德义。天气上，地气下，人气在其间。春生夏长，百物以兴；秋杀冬藏，百物以藏。故莫精于气，莫富于地，莫神于天。……唯人独能偶天地。人有三百六十节，偶天之数也。"（人副天数．354）

又说："地出云为雨，起气为风。风雨者，地之所为。地不敢有其功名，必上之于天。命若从天气者，故曰天风天雨也。"（五行对．314）

可见，他虽然言气，却很浅薄。

那么，所谓元气是怎么回事呢？他说：

"春秋何贵乎元而言之？元者，始也，言本正也；道，王道也；王者，人之始也。王正，则元气和顺，风雨时，景星见，黄龙下；王不正，则上变天，贼气并见。"（王道第六．100）

看来，董仲舒的元气从发挥《春秋》"王正月"三字而来，与《淮南子》中的元气说，目的不同。由于董氏和《淮南子》成书时代很接近，谁先提出元气说，不可确考。

不过，他又说："为一元者，大始也。……唯圣人能属万物而系之元也。……元犹原也，其义以随天地终始也。……故元者为万物之本，而人之原在焉。安在乎？乃在乎天地之前。"（玉英．67）

此说倒很接近《淮南子》。所谓"大始"，即如《易·系辞》所说"乾知大始"。元在天地之前，正如《内经·天元纪大论》所说："太虚辽阔，肇基化元。"不过，天地有终始的说法，不始于董仲舒。

《淮南子》中有更明确的元气说，如：

"天地未形，冯冯翼翼，洞洞属属，故曰太昭。道始于虚廓，虚廓生宇宙，宇宙生元气，元气有涯垠。清阳者，薄靡而为天；重浊者，凝滞而为地。清阳之合专易，重浊之凝竭难，故天先成而地后定。"（按：淮南子·天文训．上海：上海书店，1986．诸子集成本 35 页，此段无"元"字，遵注文加入。）

这段话讨论宇宙演化过程，是那时的科学理论。值得重视的是，文中出现的元气，虽然在天地之前，却在道、虚廓、宇宙之后。《淮南子》属于杂家，故采入道家思想，"道"就比"元气"高两个层次。又从中可以看出，古人有绝对空间的思想，即宇宙和气以前的"虚廓"。按后世解释，"宇宙"即时间和空间之义，这里特别提出"虚廓"，应是强调绝对空间。在爱因斯坦之前，西方科学就预设有绝对空间和绝对时间。

《淮南子·本经训》又说：

"天地之合阴阳，陶化万物，皆乘一气者也。"（淮南子·本经训．上海：上海书店，1986，诸子集成本，116）

至此，气开始与阴阳联系了。不过，这句话的意思也很清楚："气"是阴阳交合、天地陶化的载体，或者，没有气就无所谓天地、阴阳了。据此，我们只能说，气就是物质。

总之，先秦两汉的气和气化说，已具备物质和物质变化的意思，但气还未明确上升到宇宙本体。

东汉初年的王充，把唯物主义的气一元论发挥到极致。

他说："天地，含气之自然也。"（论衡·谈天．上海：上海书店，1986，诸子集成本，105）

显然，他认为天地自然不过是气。

又说："人禀元气于天，各受寿夭之命，以立长短之形，犹陶者用土为簋廉，冶者用铜为柈杆矣。"（论衡·无形篇．同上，13）

把人秉气于天而得形体，比作陶冶制作器皿，显然是很彻底的唯物论。

又说："形之（包）血气也，犹橐之贮粟米也。"（同上，14）

显然，在王充那里，生命现象毫不神秘。

又说："儒者论曰：'天地故生人。'此言妄也。夫天地合气，人偶自生也；犹夫妇合气，子则自生也。夫妇合气，非当时欲得生子；情欲动而合，合而生子矣。且夫妇不故生子，以知天地不故生人也。然则人生于天地也，犹鱼之于渊，虮虱之于人也。因气而生，种类相产，万物生天地之间，皆一实也。传曰：'天地不故生人，人偶自生。'"（论衡·物势篇．同上，31）

王氏反对那时儒家的主观唯心论的"天地故生人"，是正确的。说"人偶自生"，而且和鱼生于渊、虮虱生于人体类比，则是受时代局限。可惜，直到李时珍，都没有超越他——认为一切生命都可以偶然地一步出现，此后才是"种类相产"。

六朝思想变迁纷乱，而且气和气化说确以两宋最发达，故以下直接说两宋。

四、两宋的气和气化说

宋儒的突出贡献是，把气提高到本体论高度，并用以解释许多自然现象。

最先提出气本体论的是张载，他说：

"太虚无形，气之本体，其聚其散，变化之客形尔。""太虚不能无气，气不能不聚而为万物，万物不能散而为太虚。循是出入，是皆不得已而然（洪钧按：即客观规律）也。"（张载集·正蒙·太和篇．北京：中华书局，1978：3）又说："气之聚散于太虚，犹冰释于水，知太虚即气则无无。"（同上，8）

一句话，宇宙万物自始至终无非是气在变化，即气化，所以，气等于西方哲学所说的物质。

张氏不认为有绝对的无，把空间（即太虚）理解为物质（即气）的存在形式，在中国哲学史上是空前的。

显然，宇宙之本体为气，气是万物之质，它一直处于变化状态。正是基于这种本体观，张载讨论过许多自然现象，特别是天文或天体运动现象。读者不难从许多哲学史著作中查到，此处从略。但提醒读者注意，近代西方大科学家如伽利略、牛顿，当时所注重的，也是如何解释天文和天体运动现象。常人认为，天体及其运动是很奥妙的，这只不过是人类时刻接触地表的事物，认为对它们了解得比较多的缘故。其实，天体及其运动是相对简单的，因而，近代科学最先在天文学方面取得突破。

张载还用气化分动植物，说：

"动物本诸天，以呼吸为聚散之渐。植物本诸地，以阴阳升降为聚散之渐。……有息者根于天，不息者根于地。根于天者，不滞于用，根于地者滞于方。此动植之分也。"（正蒙·动物篇. 同上，20）

又讲声学：

"声者，形气相轧而成。两气者，谷响雷声之类。两形者，桴鼓叩击之类。形轧气，羽扇敲矢之类。气轧形，人声笙簧之类。是皆物感之良能，人皆习之而不察者尔。"（正蒙·动物篇. 同上，20）

与张载基本同时，又是他的表侄的程氏兄弟明确提出气化说。

他们认为：万物之始，皆气化。

这种气化说，近于西方 19 世纪还盛行的"生物自然生成说"，如：

"陨石无种，种于气；麟亦无种，亦气化。厥初生民亦如是。致如海滨露出沙滩，便有百种禽兽草木，无种而生。……若已有人类，则必无气化之人。"（河南程氏遗书·卷十五. 转引自：冯友兰. 中国哲学史下册. 北京：中华书局，1961：880）

"生物自然生成说"——生物可以从非生命界中很快地自然生成，不但很不科学，而且没有最后摧毁上帝创世的教义。所以，西方科学家，花了很多工夫证明此说是错误的。最后摧毁此说的人，正是近代医学史上的著名人物巴斯德，相信很多人知道他的著名实验。

程氏认为，气是可灭可再生的，如说：

"凡物之散，其气遂尽，无复归本元之理。天地如洪炉，虽生物削烁亦尽，况既散之气，岂有复在？天地造化，又焉用此既散之气？其造化者，自是生气。"（河南程氏遗书. 卷十五. 转引自：冯友兰. 中国哲学史下册. 北京：中华书局，1961：880）

这种思想，显然和物质不灭定律相矛盾。不过，在中国，这种认识并不直接通向唯心论，更不会成为神学的理论基础，在西方则不然。由于西方教义说万物（自然包括宇宙）是神造的，物质也就是神造的，于是，万物就是无中生有，最后必然有中生无，即世界有末日，物质会随着万物消灭。科学要从神学中解放出来，证明物质不灭就是很重要的一步。

我国古代，集客观唯心主义之大成者是朱熹，他主张理是本体，认为理和气可以分开，而且理在气先。他说：

"未有天地之先，毕竟是先有此理。""有是理便有是气，但理是本。""此本无先后之可言，然必欲推其所从来，则需说先有是理。"（朱子语类·卷一．长沙：岳麓书社，1996.1—2）

朱熹也曾用气化说解释宇宙演化、天地生成过程，他说：

"天地初间只是阴阳之气。这一个气运行，磨来磨去，磨得急了，便拶许多渣滓。里面无处出，便结成个地在中央。气之清者便为天，为日月，为星辰，只在外，常周环运转。地便只在中央不动，不是在下。"（朱子语类·卷一．长沙：岳麓书社，1996：5）

朱子的上述见解，是中国古代集大成的天体论。

上文提及，古代的气化学说，在解释生物出现时，始终没有明显进步。到朱子，仍然认为人也是一步气化形成的，如：

"问：生第一个人时如何？曰：以气化。二五（洪钧按：即阴阳五行）之精合而成形，释家谓之化生。如今物之化生甚多，如虱然。"（朱子语类·卷一．长沙：岳麓书社，1996：6—7）

尽管朱子是客观唯心主义者，但这方面的认识，和王充完全一样。

《朱子语类》部头很大，理气就占了前两卷，其他130多卷，也不时讨论有关问题。古代学者中，讨论旧学而涉及自然科学者，以朱子最全面。

五、物质和物质变化——东西方科学的共有基石

弄清气即物质、气化即物质变化之后，我们就可以毫不犹豫地说：气和气化学说是东西方科学的共有基石。换言之，它是中国古代科学潜容性最大的学说。这一学说有三大要点。

一是肯定外在世界的物质性，而且不以人的意志为转移。

二是宏观有形之物由微观无形之气构成。

三是强调变化，特别是有形的变化应该以无形的变化来解释。

肯定了一个独立于人体主体的客观外在世界——气或物质的外在世界，就为自然科学提供了认知的对象。

古人基于这个学说，对各种自然现象进行的解释，自然难免粗疏、武断和猜测，这在近代西方科学家那里也很常见。

中国人似乎认识不到气和气化说这块科学基石之可贵，西方近代科学家则花了很多工夫，付出极大代价，才从上帝那里把客观的外在世界解放

出来。正如爱因斯坦所说："相信有一个离开知觉主体而独立的外在世界，是一切自然科学的基础。"（许良英等译．爱因斯坦文集·序．北京：商务印书馆，1994：5）无论构成这个世界的基本物质是气还是原子，剩下的问题只需科学来解决了。

六、气和气化说的当代阐释

气这个具有中国特色的哲学概念，在古人那里有比较牢固的经验基础。日常生活中，最常见的液体蒸发和固体燃烧过程，都是物质从有形到无形的过程。万物生长发育，则是从无形到有形的过程。有形的本意，是肉眼可见的意思。肉眼不可见之后，是否还有进一步构造呢？气化学说没有深究。虽然有元气、精气、清气、浊气等说，而且，古人显然知道，无形之气还带有原来有形之物的性质（如挥发后的气味等），但没有进行进一步猜测或思辨。

那么，气是否有类似今日基本粒子那样的含义呢？这点也不明确。只在解释宇宙生成时暗含此意。太虚之气要变为万物，第一步是分为阴阳二气，此前的气，应该是无区别的。我们可以理解为基本粒子，也可以理解为类似所谓"以太"或"场"等物质存在形式。

总之，应该说，气包括一切微观物质。

据此，怎样理解"气化"一词呢？显然就是现在说的物理变化和化学变化，而且主要指肉眼不可见的那些过程。现在已经可以借助物理、化学（对医学来说是生理学和生化学）基本上说清这些变化究竟是怎么回事了，人们大概不会拒绝当代科学，非要坚持发扬中医气化学说特色了吧！遗憾的是，至今有人把气说得玄而又玄。故这里不得不追本溯源，涉及广泛的领域，把这个问题讲深讲透。

七、墨家的原子论

气论和原子论都是关于物质的理论。近年来，不少人把中国古代科学发展迟滞主要原因之一，归罪于气论，也有人把气说成至今没有认识到的东西，上述说明已经足以驳斥这两种极端认识。其实，西方人也不是没有过类似"气"的思想，中国古人，也有过相当成熟的原子论思想。作为哲学思想，原子论可能比气论更能启发人们进一步探讨物质的分类、构造和功能的微观基础，但只是可能而已。就上文提到的，古人用气化学说对自然现象的解释而言，它比原子论更方便些，而且，气论或气化学说并不完全排斥原子论。

不过，在中国，自战国末开始，气和气化学说确实占了上风。为了让读者全面了解中国古代的物质学说，有必要简单介绍一下墨家的原子论。

有关原子论思想，主要集中在《墨子·经说》。

墨家术语非常难懂，笔者不再引用原文，而直接介绍前人的解释。

"后期墨家认为'宇'由物质构成，于是进一步对物体的组织构造做具体分析。他们认为宇宙间的万物由人体器官所能感觉到的物质粒子构成，由于物质粒子组织结合方式不同，也就产生了周围世界各式各样的物体。其组织结合方式共有五种：（1）有空隙的组织结合，叫作'有间'。（2）相互充满的组织结合，叫作'盈'。这是主要的组织结合方式，许多物质粒子到处充盈着，物质就可能积厚起来成为体积。例如有'坚'的属性的物质粒子和有'白'的属性的物质粒子到处充盈着，也就组织结合为'石'。（3）相接触连结的组织结合，叫作'撄'。如果接叠得完全契合，就和'盈'一样；如果只有一部分互相接叠起来，叫作'体撄'。（4）不规则的组织结合，叫作'仳'。这种组织结合有的接叠，有的不接叠，是杂乱得没有规律的。（5）有秩序的组织结合，叫作'次'。这种组织结合既没有空隙，也不相接叠，是有秩序地排列起来的。

"后期墨家认为，万物是多种物质粒子通过以上五种不同的组织结合方式构成，而且认为这种物质粒子具有不可分割性，这和古代希腊唯物主义哲学家德谟克利特（约公元前460—前370）主张万物是由一种不可分割的基本粒子构成是一样的。墨经把几何学上的点叫作'端'，同时也把这种不可分割的物质粒子称为'端'，并且对'端'的不可分割性做了具体解释。

"后期墨家对物质世界做这样具体的分析，在中国哲学史上是空前的。"（杨宽. 战国史. 上海：上海人民出版社，1983：460—461）

到了汉代，墨家的思想成了绝学，其物质理论竟然没有机会与气和气化学说融会而升华，这实在是中国科学思想史上极令人遗憾的事。

八、《内经》或中医论气

1. 关于重要的气的概念的统一

《内经》中有近3000个气字，必然有多种气。由于《内经》非出自一时一人之手，关于重要的气的概念很不统一。至今，中医基础教材和有关文章在统一有关概念方面做得也不很好。

比如有的人看法如下：

　　"首先，对《内经》（含《素问》和《灵枢》）进行逐章逐句的分析和统计，确定各种气名共 2997 个，气名有 271 种。笔者将其分为 5 类：①物质性内气（如真气、陈气等共 109 种）；②功能性内气（如气化、脱气等共 79 种）；③物质性外气（如天气、杀气等共 69 种）；④功能性外气（如气交、气迫等共 9 种）；⑤内外气（即有时指内气，有时指外气，如真气、邪气等 5 种）。而《内经》所涉及的气学理论绝非'精气神''气血津液'和'五运六气'等所能概括，其内容宏博多彩，是形成中医理论体系的内核。"（ 王明辉，王凤雷 . 内经中的气 . 1998. 1. 14 上网）

　　此文按物质、功能、内气、外气将《内经》中的气做了分类，却暴露了作者的思维混乱。比如："功能性内气"难道不是物质吗？如果是（显然是），那么和"物质性内气"有何区别呢？故此种分类意义不大。又，把"气"说成是"中医理论体系的内核"也不准确。如何总体把握气，见下文。

　　由于古人关于物质的详细认识太少，关于气大多是思辨的概念，故笔者认为，以下重要的气的概念应该统一。

　　《内经》中，重要的"气"分以下几种情况。

　　①综看全书，无歧义的，如：

　　"谷气"约 21 见，均指由食物消化而来的，肉眼不可见的营养物质，即现在所谓食物的分子、原子、离子构成。

　　"邪气"约 122 见，均指外邪。

　　"上气"约 19 见，几乎无例外地指呼吸困难。

　　"气血"约 19 见，含义均与现代理解相同。

　　"血气"约 131 见，含义略同气血。

　　②略有歧义，但应该按经文定义理解的，如：

　　"精气"约 39 见，应该理解为后世所谓"正气"，即既包括先天之气，也包括后天呼吸以及水谷消化之气。试看《素问·通评虚实论》说："黄帝问曰：何谓虚实？岐伯对曰：邪气盛则实，精气夺则虚。"应该以该篇为准理解精气。其中，精气与邪气相对，故"精气"即后人直至今日所谓正气。

　　"正气"约 11 见，除一处歧义外，均与《素问·通评虚实论》所谓"精气"含义相同。今人多说"邪气盛则实，正气夺则虚"，故精气应并入正气。

"真气"约 19 见，应该理解为先天之气。

《灵枢·刺节真邪论》说："黄帝曰：余闻气者，有真气，有正气，有邪气。何谓真气？岐伯曰：真气者，所受于天，与谷气并而充身也。"故真气指先天之气。

"营气"约 15 见，含义即血液。

《灵枢·营卫生会》说："黄帝曰：愿闻中焦之所出。岐伯答曰：中焦亦并胃中，出上焦之后，此所受气者，泌糟粕，蒸津液，化其精微，上注于肺脉，乃化而为血，以奉生身，莫贵于此。故独得行于经隧，命曰营气。黄帝曰：夫血之与气，异名同类，何谓也？岐伯答曰：营卫者精气也，血者神气也，故血之与气，异名同类焉。"

"卫气"约 74 见，大多不是后世所说卫外之气，而是指食物所化的血之外的营养物质。

《灵枢·营卫生会》说："黄帝问于岐伯曰：人焉受气？阴阳焉会？何气为营？何气为卫？营安从生？卫于焉会？老壮不同气，阴阳异位，愿闻其会。岐伯答曰：人受气于谷，谷入于胃，以传与肺，五藏六府，皆以受气。其清者为营，浊者为卫。营在脉中，卫在脉外。"

③无须详解的，如：

阳气约 153 见，阴气约 82 见，天气、地气各约 52 见，水气、火气各约 10 见，金气、土气各约 2 见，六气约 18 见，五气约 22 见，经气约 15 见，均无须详解。所谓无须详解，是因为它们可以按照"气合而有形，因变而正名"的原则直接理解。

④多歧义的，如：

神气约 17 见，有时指正气，有时指血液，有时指精神。

清气约 17 见，大多不是与浊气相对，而是指清湿或寒凉之气。

浊气约 13 见，大多指与营气相对的营养物质。

此类概念不很重要，又有严重歧义，不必勉强统一。

2. 《内经》论气和气化的总评价

上文提及，把气看作中医体系的内核不很妥当，其实，说气是中医的最高范畴也不准确。本讲开头说："气"和"气化学说"是一切中医理论的基础，也不很贴切。那么，到底应该怎样理解气呢？把它和阴阳、五行、天人相应等一起看才容易说清。

"气"与阴阳、五行、天人相应等理论的关系就是传统哲学中"气"

与"理"或"道"的关系，相当于西方哲学中物质和理论（或规律）的关系。阴阳、五行、天人相应属于"理"和"道"——规律，是形而上的，"气"是形而下的。在客观唯心主义那里，比如朱熹那里，气与理是可分的。在唯物主义看来，则不能离气言理，马克思主义就认为没有脱离物质的理论或规律。

故不能说气是"中医理论体系的内核"，说气是中医体系的最高范畴也不准确，而应该说气是中医研究的对象。庄子说："人之生，气之聚也。"（庄子·知北游. 上海：上海书店，1986. 见：诸子集成本，320）医学就是研究人体生命过程中，气怎样聚散的。

当然，《内经》论气又不限于人体。

今《内经》中，有大量论述气化的文字，但是，除七篇大论之外，"气化"两字连写，仅见于《素问·灵兰秘典论》，其中说："膀胱者，州都之官，津液藏焉，气化则能出矣。"该篇还讲："大肠者，传导之官，变化出焉。小肠者，受盛之官，化物出焉。"此外如："五藏者，所以藏精神血气魂魄者也。六府者，所以化水谷而行津液者也。"（《灵枢·本藏》）文中所说的传导、变化、化物、化水谷、行津液等，都属于气化。类似说法，还见于《素问·五藏别论》《灵枢·卫气》等篇，举不胜举。

如上文所说，气化学说不限于说明人体内的变化。我们的古人，很早就用它解释宇宙生成、天体演化、四时递变、万物出现、风雨阴晴、声光雷电、生物进化等，即一切天文、地理、物理、化学、生物现象。今《素问·天元纪大论》说"太虚寥廓，肇基化元，万物资始，五运终天，布气真灵，揔统坤元，九星悬朗，七曜周旋，曰阴曰阳，曰柔曰刚，幽显即位，寒暑弛张，生生化化，品物咸章"，就是一幅基于气化学说的宇宙万物演化图。这段话应该和《易传》乾坤两卦的象辞同源，只是多了阴阳、五行字样。王冰注解说："太虚，谓空玄之境，真气之所充，神明之宫府也。真气精微，无远不至，故能为生化之本始。"（黄帝内经·素问. 北京：人民卫生出版社，1963. 364）这段论述，很接近气一元论。

一句话，宇宙万物自始至终无非是气在变化，即气化。所以，气等于西方哲学中所说的物质，气化便是物质变化。气化而有形，便指万物有不同层次的构造而能为人眼看到。今物理、化学、生物学中，凡总称物质，仍系哲学的物质。因此，气化学说并非中医特有。自然科学就是研究物质构造、运动和变化的，说气化学说的科学潜容性很大，就是因为它与现代科学的基本出发点和目的完全一致，即互相兼容。在认识事物、解释现象时，古今人之间，只有精粗之分。换言之，中医原可以接受一切近现代科学关于物质（包括生物）构造和变化的理论，现代科学（包括医学）也可以吸取中医学说的精华。

3. 与阴阳五行无关的气化生理

中医基础理论，固然终于借助阴阳、五行、天人相应等，建立了一种特色体系，然而，我们细查《内经》便知，在借助诸说之前（或不用诸说），古人靠当时的观察常识和气化学说，已足以粗略地说明人体生理，如讲人的生成：

"人始生，先成精，精成而脑髓生。骨为干，脉为营，筋为刚，肉为墙，皮肤坚而毛发长。谷入于胃，脉道以通，血气乃行。"（《灵枢·经脉》）

上述说法可能太概括，但绝无与西医生理、生化根本不相容处。再如，解释人体维持生命：

"人受气于谷，谷入于胃，以传与肺，五藏六府，皆以受气。其清者为营，浊者为卫。营在脉中，卫在脉外。……中焦亦并胃中，出上焦之后，此所受气者，泌糟粕，蒸津液，化其精微，上注于肺脉，乃化而为血，以奉生身，莫贵于此。"（《灵枢·营卫生会》）

这种对于消化和部分循环、呼吸生理的论述，只是比较粗略，但无明显错误。

又如解释"人之不食，七日而死"，便完全据胃肠道解剖和气化生理说："平人不食，七日而死者，水谷精气津液皆尽故也。"（《灵枢·决气》）显然基本正确。

对人体一生中的基本生理变化，《内经》也有多处很概括但比较准确的说明。最全面的，见于《素问·上古天真论》。读者较熟悉，不再引原文。

有躯干，有藏府，有血脉，有血脉中运行的气血，有胃肠化水谷补充气血津液，有呼吸补充精气，这样的人体已经相当完整了。其中最活跃的东西是谷气、血、津液，它们都是水谷化成。《灵枢·决气》对精、神、气血津液、脉有系统定义，不再引，他篇亦有多处说明。

注意！没有连贯循行全身的血脉，人还不是一个活的整体，那样的整体观，不能算是科学意义上的整体观。又，《内经》讲水谷化为气血津液，一定要说从胃到肺，很可能当时有模糊的门脉和小循环解剖依据。

各种生命活性物质中，中医最重视的是血气（已非哲学上的气），反复说："人之所有者，血与气耳。"（《素问·调经论》）"人之血气精神者，所以奉生而周于性命者也。"（《灵枢·本藏》）"血气者，人之神。"（《素问·八正神明论》）"目受血而能视，足受血而能步，掌受血而能握，指受血而能摄。"（《素问·五藏生成论》）这些认识都超出了常识，不是猜测，也没有错误。

注意！上引《灵枢·本藏》，血气与精神连写，这里的气不再指精神。

总之，单为较粗疏地说明人体生理，气化学说已够用，而且，其中没有与近现代生理、生化不相容处。

4. 气与阴阳

阴阳不是气，而是道，即张载和二程所讲的道。朱子讲的"理"是可以与"气"分开的，而且理在气先，故属于客观唯心主义，但是，论述阴阳与气的关系时，和张、程没有大区别。

这个道理，是天地（自然界）的总道理。原始无区别之气，变化为万物的第一步，就是先分为阴阳二气。万物既出，仍然不断变化。这时万物又有多层次的阴阳构造和变化。一般而言，在上者、在外者、活动者、主动者、热烈者、轻清者、味薄者为阳，反之为阴。《内经》对此有详尽的分类，而且相当一致。

阴阳说统率气化最关键的一句是"阳化气，阴成形"（《素问·阴阳应象大论》）。如前所说，气化学说是中国古代自然哲学式的物理学、化学和生物学以及天文、地理学。在医学中，我们自然更重视其生理、生化学含义，故气化（包括化物、传导、变化、化气、成形等次级概念）略同于现代医学的"代谢"一词。"阳化气，阴成形"，有助于我们总体把握代谢。如分解与合成，同化与异化，兴奋与抑制，亢进与衰退，能量代谢与物质代谢的阴阳属性，都很容易判断。调控代谢的神经和内分泌功能，其阴阳属性也很清楚。凡兴奋机体，促进分解、异化、能量代谢的属阳，这一方面过盛，中医称为阳盛或阳亢（时间过久即变为阳盛阴衰）。反之，即为阴盛（过久必为阴盛阳衰）。对此，作者已在《中西医结合论阴阳》［赵洪钧. 中西医结合论阴阳. 医学与哲学，1997（1）：28］一文中讨论过，今从略。由此，我们应该悟到，阴阳盛衰证，是一种综合病理状态（中医没有微观阴阳盛衰证概念)。企图用分析实验方法，找出某些微观指标，探讨其实质（特别用作诊断指标）的做法，有待斟酌。由上文中西医结合探讨气化，大约已能明白，哪些反映整体综合状态的宏观指标，最适于用来判断阴阳盛衰。由此，我们也可以对某些动物模型到底属于阳虚还是阴虚的争论，取得一致看法。

5. 气与五行

无论把五行看作五类物质还是五种元素，总之都是物质，也就是气。中国古人没有严密的元素概念，所以说："人者……五行之秀气也。"（《礼记·礼运》）那么，五行还有恶气，于是五行称不起元素。《内经》讲"人以天地之气生，四时之法成"（《素问·宝命全形论》）、"天食人以五气，地食人以五味"（《素问·六节藏象论》），却从未明言人直接由五行构成。因为，金木水火土与人的血肉之躯之间距离太大，古代的生产生活常识，不允许有这种推断。五行的理论作用，是和五藏与五味、五臭、五色、五窍、五时、五方、五音等发生逻辑联系。然而，这种联想推理很不可靠。后世中医理论，实际上把这些联系大部打破了。连其中最有用的五味所入，也不能统率药理。比如，柴胡味苦辛，归心包、肝、三焦、胆经，五味子味酸（实则五味俱全，以酸为主）却归肺、肾、心经。几乎没有一味中药，是严格按五味所入归经的。至于生克理论，也基本被打破。李东垣主张诸病从肠胃而生，刘河间主火热论，朱丹溪主相火论，张介宾主阳有余，王清任主气血，均不重视五行生克。看来，从朴素的五行学说到复杂的人体生理之间，这一大空白，有待借助当代生理学、生化学来填补。

九、气化学说的局限性

中医之外的气和气化学说的局限性，上文已经提及，这里直接说中医——实际上即《内经》的局限性。

简言之，气化学说的局限性，是因为古人对物质的分类认识太局限，无法细致准确地说明气化过程，只能辅以某些思辨概念进行探讨。所以，当代读者初读《内经》等中医书，会感到"气"难以捉摸。

到底怎样把握气呢？

从哲学高度讲气，允许有思辨性质。这一点，《内经》解决得比较好。《素问·六节藏象论》说："气合而有形，因变以正名。"由此，我们可以定义气为：一切有形之物聚合之所从来。怎样给气正名呢？即看它合成什么物，如谷气、水气、五行气等。

即便如此，仍需辅以某些思辨概念。

以《内经》推演最细的谷气而言，谷物入胃是直观的。在胃肠内分别糟粕、津液、宗气，就有些靠思辨了。宗气进一步气化，更要靠思辨。现在较公认的说法是，再分为营气和卫气。营卫最终变成什么，靠思辨也难猜测。

假如，古人知道食物原由糖、脂肪、蛋白质、矿物质、维生素、纤维素、水（水当然是知道的，但它怎样在体内气化或代谢，古人不可能说清）等构成，必然会探讨这些有形之物怎样在消化道内气化，以及消化吸收的谷气怎样再进一步被细胞利用，即进一步气化，那样，最终也必然会发现三羧酸循环。

思辨色彩最浓的是真气和宗气（又称大气）。

《灵枢·刺节真邪》说："真气者（洪钧按：今或称元气），所受于天，与谷气并而充身也。"看来真气可以理解为遗传物质。但《素问·离合真邪论》却说："真气者，经气也。"《内经》难读的原因之一，就是概念不统一。

宗气本来就是谷气，但是，古人无法解释，人怎样维持呼吸和心跳（《内经》时代，似乎不知道心跳，只知道今所谓心前区有"动气"），故猜测说："宗气（《灵枢·五味》称为大气）积于心中，出于喉咙，以贯心脉，而行呼吸。"这种猜测在当时很高明，和现代呼吸、心跳生理相比，就太模糊了。

《灵枢·口问》说："口鼻者，气之门户也。"按现代理解，人体需要的物质都要通过口鼻进入人体，此话显然是正确的。

有的作者说，气指能量或功能，似乎藏府之气意指藏府功能，这是不准确的。应该说，在古人那里，气既指物质又指能量，而且更强调物质的含义。有形器官之气，首先指构成它的物质。以《内经》极重视的肾气而言，就应该理解为，调控某些生命周期、第一性征和第二性征的物质，功能只能通过物质体现。其他藏府的气，也应这样理解，即具有各藏府特有功能的物质。

古人受时代局限，是不能责备的。倒是他们积极、认真地借用当时的各种学术，做出很多天才的猜测，值得我们钦佩。若中医先贤生当今日，必然不会满足于有限的观察常识和哲学思辨，必然不会排斥近现代科学的新理论，这应该是当代气化研究所持的正确态度。

最后，再次指出，古代医家对气和气化学说的认识是不足的，近代医家甚至有很浅薄的误解，比如：

唐容川说："西洋剖视只知层析而不知经脉，只知形迹而不知气化。"（唐容川《本草问答》）说明唐氏不大了解西医怎样讲代谢，以及那时西方的生命起源和进化理论。

曾觉叟说："中医之根本在气化，西医之根本在物质。"（曾觉叟．以中医不能科学化之理由告国人书．国医正言，第一年汇刊）显然，曾氏不知道，"气"本来就是物质。

吴汉仙说："细胞之学，创自德医，气化之学，始自灵素……气化其本也，细胞其末也。"（王慎轩编．中医新论汇编．第一册：7—8）吴氏批判细胞病理学的机械论倾向是对的，但显然不知道气化和代谢的关系。

参考文献

[1] 张岱年．中国哲学史大纲．[M] 北京：中国科学技术出版社，1992.

[2] 秦伯未．内经知要浅解．[M] 北京：人民卫生出版社，1957.

[3] 印会河．中医基础理论．[M] 上海：上海科学技术出版社，1984.

[4] 罗石标．也谈气．中医杂志，1962 (3)：26.

[5] 危北海．答"也谈气"．[J] 中医杂志，1962 (3)：27.

[6] 洪梦浒．评"气"既表物质又表功能的两义说．[J] 中医杂志，1983 (3)：4.

[7] 吴弥漫．物质与功能的统一体——略论气的二元含义．[J] 北京中医药大学学报，1996 (1)：10.

[8] 王明辉．"气"学理论研究的历史和现状．[J] 新中医，1980 (2)：1 (3)：6.

[9] 储为忠．中医"气"的本质．[J] 中医药学报，1981 (4)：18.

[10] 洪梦浒．关于"气"的一义和多义．[J] 成都中医学院学报，1985 (4)：8.

[11] 陈守中．试论气的多义性．[J] 成都中医学院学报，1985 (4)：5.

[12] 瞿岳云，帅明华．略论中医学"气"的实质．[J] 中国中医基础医学杂志，1999 (5) 10：4—7.

[13] 徐江雁，高天旭．论营卫与气血、藏府的关系．[J] 河南中医药学刊，1997 (3)：51—52.

[14] 杨玉辉．中医学的科学性与现代化．[J] 南京中医药大学学报（社会科学版），2005 (6) 1：15—20.

[15] 余冬梅．中医之"气"的再认识．[J] 江苏中医，2002 (21) 6：4—6.

[16] 孙广仁．古代哲学的气化学说与中医学的气化理论．[J] 浙江中医学院学报，

2001（25）5：1—4.

[17] 冯学中. 气血论是中医理论体系核心之刍议. [J] 山西中医, 1996（3）: 4—6.

[18] 王振瑞. 中国古代精气论与古希腊原子论. [J] 山东医科大学学报（社会科学版）, 1990, 4: 45.

第二讲 阴阳学说的哲学内涵
和科学潜能

——中医特色的哲理根源

李约瑟说："直到现在，中国的医学还是恪守他的独特概念——阴阳、五行……"（《中国科学技术史》翻译小组．中国科学技术史．北京：北京科学技术出版社，1975：493）这位汉学家看中医时，首先发现的是它的基本概念的特色。

我们常说中医的特色是"整体观念，辨证论治"，但就其理论体系的深层结构看问题，这种说法并不准确。应该说，中医特色的理论根源在于它的阴阳学说。

笔者曾有专文《中西医结合论阴阳》发表于《医学与哲学》1997 年第 1 期，下文标题四，基本上照用了旧论。只是，该文涉及的深度和广度还不够。本讲先着力补充说明了阴阳学说的哲学内涵和科学潜能，即本讲的标题一与三。

关于阴阳学说的局限性，中医学界几乎没有人深入探讨过。本讲标题五，主要讨论此说在认识表里构造和因果构造方面的局限性。

一、阴阳学说的哲学内涵

1. 实用理性的辩证法

如果我们承认，哲学是关于世界观的理论体系，那么，阴阳学说确属哲学理论。学中医者无不知道"阴阳者，天地之道"这句话，不过，阴阳学说并非一种纯思辨的抽象学说，正如有的学者指出：

"阴阳始终没有取得如我们今天所说的'矛盾'那种抽象性格，阴阳始终保留着相当实在的具体现实性和经验性，并没有完全被抽象为纯思辨的逻辑范畴……这种与生活实际保持直接联系的实用理性，不向纵深的抽象、分析、推理的纯思辨方向发展，也不向观察、归纳、实验的纯经验论的方向发展，而是横向铺开，向事物之间相互关系、联系的整体把握方向开拓。"［李泽厚．秦汉思想简议．中国社会科学，1984（2）：129—131］

阴阳学说近似于马克思主义辩证法，后者的基本规律有三条，即对立统一律、质量互变律、否定之否定律，对立统一律是其核心与实质。这一点，在阴阳学说中体现比较全面。质量互变律在阴阳学说中有一定的体现，但不很清晰，否定之否定律则基本上没有明确说法。

若与毛泽东的《矛盾论》相对照，阴阳学说只讲阴阳的普遍性，不讲特殊性，其中没有主要矛盾和次要矛盾的明确表述。关于统一性和斗争性的看法，阴阳学说主要讲统一、讲调和，《矛盾论》则主要讲斗争、讲飞跃。这一点，大约与医学的特定实用目的有关，笔者认为也是中国阴阳论的特色。

关于矛盾的主要方面和次要方面的看法，阴阳学说的特点是：预先规定了阳为主要方面。对此后人虽有争论（朱丹溪主"阳常有余，阴常不足"，张景岳主"阳不足"等），并不能否定阳的主导地位。因为，生命现象的出现和维持，都要以阳一方为主。在宇宙演化过程中，没有太阳之类的恒星，就没有地球之类行星上的生物。生物出现之后，从根本上讲，还是要靠太阳的能量维持。

阴阳学说与马克思主义辩证法很相似，不是偶然的。古希腊时代，西方也有过朴素的辩证法，后来却成为绝学。当代西方学者在追寻"欧洲辩证唯物主义来源于何处时，他们从马克思上溯到黑格尔。循着黑格尔的踪迹，我们（指李约瑟等——洪钧注）可以追溯到莱布尼茨，此后却难以在欧洲找到辩证唯物主义源头了。不过我们知道，莱布尼茨曾对中国的哲学抱有极其浓厚的兴趣"。他们认为，欧洲辩证唯物主义的源头在中国。那么多中国知识分子很容易接受马克思主义，是因为"这似乎就是他们自己的基本思想重返故里，不过是穿了件新外套而已"（约翰·梅逊．西方文化对中国的影响．转引自中国传统文化再估计．上海：上海人民出版社，1987，533）。

不管西方学者怎样看阴阳学说，笔者认为，中医的这一特色理论是应该发扬的，而且当代医学也应该引进它。

假如阴阳学说完全被抽象为纯思辨的逻辑范畴，不保留具体性和实在性，便不再有可证伪性。那样，它就成为纯哲学理论，不再有古代哲学特点，也不再有中国或中医特色。无论古代西医还是现代西医理论体系，其中都没有反复出现基本哲学术语（物质一词除外）。

阴阳学说，向"事物之间的相互关系、联系的整体把握方向开拓"，正好说明为什么中医会有"整体观念"特色。它"不向观察、归纳、实验的纯经验论的方向发展"，大概是中医没有出现系统的实验研究的哲学根源。现代西方哲学流派中，有一个"生命哲学"派别，他们就主张，生命是无法分割的整体，只能从整体上来把握。不过，读者切莫因中医有此同调而自喜，因为这个流派更主张生命是宇宙的本体，它不受任何自然规律约束。

2. 方便有效的两分法

两分法就是一分为二。我国最早明确提出这个哲学命题的，是宋代哲学家邵雍，朱熹承袭了这一思想，他注《易传·系辞》说："一每生二，自然之理也。"（周易本义．天津：天津古籍书店，1988，314）又说："此只是一分为二，节节如此，以至于无穷，皆是一生两尔。"（［宋］黎靖德编．朱子语类·卷67．北京：中华书局．1986：1651）毛泽东曾用这个哲学命题，说明过事物的矛盾性和认识中的两分法。

中医学就是方便有效地运用了这一两分法，我们熟知的"八纲辨证""气血辨证"，都是运用的两分法。

二、阴阳学说与东西方思维

笔者在旧作《伤寒论新解》中，对阴阳学说与中国人的思维方式，有过简明的论述如下：

"无论怎样看当代中国人，我们的古人非常重视阴阳思想是无疑的。仲景时代的人，显然把阴阳原理看作最高原理。自然界既然是阴阳模式的，人的思维便应该是阴阳模式的。所以，笔者认为，阴阳论是我国古人的思维规律。具体到《伤寒论》，仲景更是用阴阳思维模式建立体系。因而，笔者把阴阳模式看作仲景体系的思维基础。"

"怎样由此高度看西医呢？

"按20世纪法国著名的医学家贝尔纳的看法：'实验医学（按：即现代医学）就其科学的本质来讲，没有体系。治疗或治病的（经验体系）它什么也不排斥。实验医学相信并承认一切，只要它建立在观察的基础上并被实验证明。'（夏康农等译．实验医学研究导论．商务印书馆．1991：

217）他所谓医学体系或体系医学，指当时西方许多著名临床医学家，仍以某些思辨原理建立的没有足够实验依据的体系。当代医学不但有体系，而且体系很庞大，其基础是近代以来不断发展的物理学、化学、生物学以及作为工具的数学，所以，西医的思维模式与数、理、化的思维模式一致。因此说到底，医学不过是数理化在人体这一最高级、最复杂的生命现象上的应用，至少在生物模式内可以这样看现代医学。

"读者已经知道，西方数学实现高度抽象化，是从'点'开始的（即欧几里得几何），到牛顿物理学，仍把宏观运动中的物体看作质点。后来，物理和化学果然在原子层次上取得统一。所以，笔者以为，西方人至今一脉相承的思维方式可称作单子模式或原子模式，此术语更为多数学者熟悉。

"上述两种思维模式，对事物的构造看法不同，对构造的重视程度也不同。

"阴阳思维方式，认为事物的构造是阴阳对立统一的。即有阴必有阳，有正必有邪，有外必有内，有因必有果（注意！阴阳关系并非因果关系），等等。这种模式，纳入一定信息之后，便产生某种满足感，对进一步认识事物的深层构造不再很感兴趣。

"古代，甚至近现代，西方人的主导思维方式不是这样。他们不很重视对称结构，特别是阴阳对立统一结构。爱因斯坦推崇欧氏几何是形式逻辑的典范，几何学是关于空间的学问，换言之，是构造主义的。然而，欧氏几何不重视空间的对称性，而是从非对称的点和线开始讨论。'点'的概念，从古希腊的原子论引申而来，从点到线、面、体是因果关系。所以，在西方人心目中，自然界的构造是不一定对称却有序的单子集合。西方人认识事物变化时，总想发现引起变化的始动因子，这种因子应该或最好是单一的。他们相信，可以发现不可分的最后单子，在物质理论上即所谓不可分的原子。爱因斯坦推崇通过实验发现因果关系，也是强调因和果愈单一就愈准确可靠。因此，西方思维模式至今一直在追求事物在各个层次上的构造。哥白尼提出的日心说，不过是一种新的宇宙构造模式假说，却引起西方思想大恐慌，足见西方人对构造的重视。所以，我们可把西方人的思维模式称作'构造主义单子论模式'。

"笔者对中西医思维方式的差异看法如上。然而，差异只是相对的，不能说西方人完全没有阴阳思维模式，中国人完全没有单子思维模式。否则，黑格尔的客观唯心主义辩证法和马克思的辩证唯物论，不可能出现在近代西方。差异只是说，思维主导方式在西方人与中国古人之间区别较明显。在此或有必要略说一下，古代西方人的阴阳论者或辩证统一论者，古希腊早于亚里士多德的米利都学派、大学者赫拉克里特和恩培多克等人，就是阴阳论者或称辩证统一论者。但是，古希腊思想的主流学派是自苏格拉底到柏拉图再到亚里士多德。这个学派不重视对立统一思想。进入中世纪，亚里士多德成为西方公认的圣人，此后，他的单子论思维模式一直占主导地位。"（马堪温，赵洪钧．伤寒论新解．北京：中国中医药出版社，1996：241—243，245）

三、阴阳学说的科学潜能

所谓科学潜能，指一种自然观和方法论对科学发展的影响。所谓影响，应该是两方面的，即既有积极作用，也有消极作用。本标题主要讲其积极方面，消极方面，见下文标题五。

关于阴阳学说对中国古代科学的推动作用，已有国内学者进行了相当中肯而且全面的论述，笔者没有必要另起炉灶说明，谨引用如下：

"阴阳思维模式作为一种哲学思维方式，对于中国古代科学的影响未可一概而论。阴阳思维模式对于自然界中的对称结构或类对称结构，具有较强的科学认识能力。相对于西方长期占主导地位的，非此即彼的单向度思维模式，或强调从属关系的主从思维模式来说，中国传统的阴阳思维模式在认识与把握对称性结构方面，占有明显的优势。阴阳思维模式与客观对称性结构的同构性，使中国古代科学家在认识这类自然现象时，表现出惊人的睿智与高度的预见。尽管其中许多卓见长期停留在定性猜测的水平上，未能发展为实证性的科学结论，但在这些领域中毕竟由中国人迈出了科学史上光辉的第一步。"

作者接着举出，《淮南子》提出雷电阴阳性，比西方早 1800 年；宋代人提出磁的两极性，比西方早约 300 年；在性问题上的科学看法，比基督教的禁欲主义更远远高明等。

"如上所述，阴阳思维模式在直接揭示对称性结构方面具有独特的优势，然而，阴阳思维模式对中国古代科学积极影响决不局限于此。阴阳思维模式，还间接推演出许多有价值的科学理论与猜测。"

作者指出，张衡描述的浑天说宇宙模型以阴阳说为基础。

"与阴阳思维模式密切相关的，另一个中国古代科学成就是：在世界科学史上首先提出了朴素的物质不灭论。"

"值得今人注意的是，王夫之的阴阳二气不灭论，还隐含着对另一个自然奥秘——有一种对称性便有一个守恒量的深刻提示。在王夫之的阴阳二气不灭论中，包含着一个守恒量——气，同时包含着一种对称性——阴阳，而德国数学家诺塞（Nother）在 20 世纪证明一个基本定律即是说，有一种对称性便有一个守恒量与之相对应。如空间对称性对应于动量守恒，时间对称性对应于能量守恒，转动对称性对应于角动量守恒，左右对称性对应于宇称守恒，等等。虽然今天科学上并没有证明阴阳对称与质量守恒性相对应，但是，王夫之却是人类思想史上，在同一个问题内将对称性与守恒量同时进行描述的第一人，而蕴藏在这一描述背后深刻意义直至 300年后才为科学界所认识。"

"中国科学得益于阴阳思维模式之处不可胜数，但其中最丰硕的果实则是中医学。在中国传统科学中，不仅在思维方式上，而且在实用价值上，至今仍可与西方近代科学相抗衡的唯有中医学。对于中西医治疗方法的区别，冯友兰先生曾有生动的说明：'西医动手术办法，将脓血挤掉，敷上药膏……这种办法叫治标不治本。……若按照中医的治疗办法就不同，人体上长脓包，是由于血中有热毒，治疗办法是先清血。血中的热毒被清除，然后脓包自愈。'"

"中西医发展到今天，在治疗方法上已不像冯友兰先生说那样截然不同，但是，中西医在理论上重大差异却是一目了然的。可以说，阴阳学说是构筑中医学理论体系的深层结构。不论是人体生理分析，辨证施治方法，还是本草药物应用，中医学都以阴阳学说为基础。"

"如上所述，阴阳思维模式作为中国主要的传统思维模式之一，对中国古代科学的发展有重大的促进作用。"（朱亚宗，王新荣．中国古代科学与文化．长沙：国防科技大学出版社，1992：64—69）

近来有人从物理学的角度看阴阳，亦颇有启发，引如下：

"不能单用一对阴阳实体来说明其实质，其真正的本质，笔者认为是一种能量状态分界（能态）。比如，剧烈运动的、上升的、温热的、明亮的、外向的（阳）都具有较阴更多、更高的能量，属高能态。相反，静止的、内守的、下降的、晦暗的（阴）较阳所含能量少而低，即低能态。""阴阳的本质是能量状态的分界。低能量状态为阴，高能量状态为阳，按能量状态分界能很好地解释有关阴阳的问题。"〔杨武功，杨滨．中医阴阳

的物理本质．中国中医基础医学杂志，1995（3）：53]

按照这一看法，阴阳对立统一强调的恰好是能态的不对称，故对立与对称不是完全相同的概念。笔者的初步看法是：阴阳现象是最典型的能态不对称，不能从阴阳对立推出质量守恒。

如果强调对称的重要性，阴阳现象则属于能态不对称但其他方面可能对称的现象。

四、中西医结合论阴阳

1. 近现代阴阳研究简评

阴阳学说是中医体系的理论基础，因而，在中医书中随处可见。粗看西医理论体系，与阴阳学说毫无关系，至少它的重要理论中没有对等于阴阳的术语。因此，近代汇通医家和当代中西医结合理论家都想弄清中医的阴阳到底是西医的什么。

不少著名医家和学者否定阴阳思想，有的则企图将阴阳说成是现代科学理论中的某一学说。对阴阳思想理解最深刻的近代医家是杨则民，他最先用对立统一学说解释阴阳思想。

自 20 世纪 50 年代后期开始，关于阴阳的中西医结合研究进入一个新阶段。特别是近 20 多年来，学术界对阴阳学说进行了大量的实验研究。这些研究的基本思路是：对阴阳证动物模型或阴阳盛衰的病人进行分析实验，以期发现诊断阴阳盛衰（特别是对阳虚和阴虚）的特异指标。换言之，这些指标就是阴阳的物质基础或阴阳的实质。有关研究中，以环核苷酸（cAMP－cGMP）理论说明最为轰动一时。国内则以 20 世纪 60 年代初，造成阳虚动物模型，以及有关学者的"中医阴阳的实验研究"系列文章最为著名。

如上所说，阴阳属于哲学概念，它从古代自然哲学引进医学。这种天地之道原可纲纪（统率、解释、推演）万事万物，医家便用来纲纪人体一切宏观和微观生理、病理和方药等，并不特指某种或某些现象。

尽管如此，笔者并不否定关于阴阳的实验研究，这些研究毕竟是认识阴阳的深化过程，况且研究者为此做出了可敬的努力。笔者只是想提醒一下，在研究中更多注重总体把握的理性思维，实验方法或许不总是最重要的。为更好地把握阴阳，研究者必需先吃透中医，当然也要吃透西医，目前主要是前者不足。

2. 化气、成形与代谢、形态

中医阴阳到底是什么呢？古代医家并没有仅满足于它是天地之道、治病的根本，而是在当时知识允许的范围内尽可能地做出了推演和说明。弄清这些推演和说明，便会发现，关于阴阳的中西医结合并不很难，也不一定要实验。

古人说："阳化气，阴成形。"（《素问·阴阳应象大论》）。第一讲已经指出，气即物质，气化略同于西医的代谢，"形"略同于西医的形态和构造。按说，这种理解既适用于人体整体，也适用于系统、器官、组织、细胞以及亚细胞水平。即无论在哪个水平，也无论什么原因，导致代谢亢进或低下，就是阳的一方发生偏差（即阳盛或阳衰）；反之，形态或构造异常，就是阴的一方发生偏差，即阴盛或阴衰。不过，中医没有微观的阴阳盛衰概念。比如，古人曾将形态分阴阳，如腠理（内藏之外的软组织）、躯壳、四肢为阳，藏府为阴；背为阳，腹为阴；躯壳内的膈上为阳，下为阴；藏为阴，府为阳等。这种进一步分类的依据，是宏观形态的阴阳经验性，因而是可靠的。但是，把宏观的阴阳概念推演到微观水平时，要审慎。

具体到代谢，是否可再分阴阳呢？

西医将代谢分作能量代谢和物质代谢，其中同样有阴阳。古人说："阴静阳躁，阳生阴长，阳杀阴藏。"（《素问·阴阳应象大论》）显然，大体上可以认为，物质代谢属阴，能量代谢属阳，二者的亢进或低下分别是阴阳的盛衰。同样，代谢又分同化过程和异化过程，前者属阴，后者属阳。

代谢受控于神经和内分泌系统。近来，关于二者——特别是后者与阴阳的关系研究特多。其中是否又有阴阳呢？答案是肯定的。调控代谢的交感神经与副交感神经，显然是阴阳关系。交感神经紧张必然表现为阳亢，副交感神经紧张即为阴盛。内分泌与神经关系密切，但问题稍复杂，见下文。

3. 西医理论与阴阳对立统一

阴阳学说是中国古代的对立统一学说。上文提及，有的学者指出它不像现代对立统一学说那样完全抽象为纯思辨的逻辑范畴，保留着具体现实性和经验性。但是，就中西医结合而言，它可以更方便地纲纪大多数西医知识。上文所举西医理论的阴阳现象显然无一不属于对立统一现象，而且远远不止于此，如：

首先，人体从群体到个体就是对立统一的，如：无男便无女、无生便无死、无老便无幼、无左便无右、无上便无下。即以简单的左右肢体而论，一方的缺失虽不意味着另一方功能完全丧失，却将导致全体功能丧失大半——一侧肢体全瘫，患者不但不能行走，也不能站立。

其次，人体各系统之间，首先是神经系统与其他系统之间的对立统一，其他各系统之间也有阴阳对立统一关系（但不宜全部用这种关系纲纪）。

具体到各系统，对立统一现象同样举不胜举。以神经系统为例，大脑两半球、中枢与外周、脑与脊髓、大脑与小脑、感觉与运动、随意与植物、交感与副交感、肾上腺能与胆碱能神经等，基本上是阴阳对立统一的。

再如内分泌系统，在构造方面的垂体前叶和后叶、甲状腺和旁腺的左右叶、肾上腺皮质和髓质；在机能方面，内分泌系统与神经系统，垂体与其他腺体，其他腺体之间，激素与促激素，肾上腺皮质素与髓质素，糖皮质素与盐皮质素，雌激素与雄激素，激素与抗激素等，它们之间，都是比较典型的阴阳关系。

神经和内分泌系统虽然属于典型的主从或多层次构造，其中也有阴阳结构。

内分泌系统与阴阳证型的关系非常密切，相当于代谢闸门的甲状腺功能亢进，无疑属于阳亢，反之属于阳衰。近年研究皮质素动物模型曾出现争论，有阳虚或阴虚（虚字宜理解为衰，以免与虚实之虚相混）两种见解。其实，两种见解都可能正确，关键是因为用药种类或剂量不同，观察时间不同，动物对皮质素的反应有差异（随机分组不一定完全消除这种差异），可分别表现为代谢亢进或代谢低下。

器官方面，心与肺，心与肾，心与肝，肝与胃肠，甚或口与肛门等，也都互相依存，互相影响。

微观方面，如细胞膜的双层构造、染色体的双链结构、作为第二信使的环核苷酸等，也无不是对立统一关系。

西医的生理和病理学说，也提供了大量对立统一现象。如摄入与排出，同化与异化，合成与分解，兴奋与抑止，能量代谢与物质代谢，感染与免疫，抗原与抗体，甚至最简单的伸与屈、收缩与扩张、呼与吸等都是对立统一的。

内环境的细胞内液与细胞外液，血液与细胞间液，其中的各种缓冲对，各种离子在体液中的对立统一分布等，尤其体现了阴阳关系。

阴阳对立统一学说对理解许多西医理论非常重要。

比如，若不承认阴中有阳、阳中有阴，我们就无法理解为什么男性体内有雌激素，女性体内也分泌雄激素，为什么糖皮质素也要影响盐代谢以及皮质素与髓质素的关系。

动脉和静脉也是这样，二者缺一不可，而且，动脉不是绝对的动，静脉也不是绝对的静。

再如，最简单的手指的伸与屈，没有任何一方，就意味着手功能的完全丧失。面对手外伤或畸形等，手外科医生从头至尾、集中全力又小心翼翼地要解决的，就是这个伸与屈。

口齿的开启与闭合——咀嚼，也是这样，只开不合或反之，都是完全不能咀嚼。

偏瘫为什么可怕，道理也在于此。试看，外伤失去一侧上肢或下肢，功能丧失不是很严重。只有一条腿的人，甚至可以在舞台上表演很复杂的舞蹈。笔者还见过，失去双下肢的人，基本上靠自己"登"华山。而一侧轻瘫，导致的障碍就远远超过全身运动功能的二分之一。一侧全瘫，则无例外地不能坐起，不能站立，更不要说行走。

因此，西医引进阴阳学说不但能更深刻地理解有关理论，临床大夫处理很多问题时，也更能把握要害。

当然，人们可以说：唯物辩证法比阴阳学说更先进，可以更好地帮助西医。不过，经常自觉地运用唯物辩证法的大夫不是很多。试看，研究阴阳问题的专家，认识上还有某种混乱，即知单靠唯物辩证法常识不容易解决有关认识问题。最好的办法应该是：对照唯物辩证法，先弄清中医的阴阳学说，以及在此说指导下的中医知识，而后全面认识中西医有关基础理论和临床问题。

4. 气、味、形、精、血与阴阳

《素问·阴阳应象大论》篇中，有一段文字说明气味形精血间的关系，许多读者感到费解。实际上，味形精血都是气。理解该文的关键是，先要知道古人讲气有不同层次的概念。与道、理并列的气，就是哲学上的物质。《素问·六节藏象论》篇说："气合而有形，因变以正名。"《素问·气交变大论》篇又说："善言气者必彰于物。"就是说，一切气无非物，一切物无非气。然而，只靠有形（即宏观）之气，不好说清气化，所以，又有了与味相对的气。这里，气更轻清（即微细）故为阳，味则为阴。结合西医理解，凡复杂结构和大分子为阴，反之为阳。精是古人猜测的最奥妙的气，说它食气、归化，即调控气化代谢，和内分泌、酶大体相通。这样一来，形归气，气生形，精食气，形食味，都好理解了。当代西医，发现了大量的微观构造和代谢过程，无疑有助于理解古人的推演和猜测。

气血并提始于《内经》或更早。但是，说血属阴，气（血中之气和统血之气）属阳，并形成成熟的气血辨证学说，则主要是明清两代医家的事。血本是气所化，为什么其中还有气呢？结合西医理解，这种气就是血中参与代谢的最活跃且细微的物质，故属阳。其中以葡萄糖即所谓谷气最重要，我们把它理解为高能磷酸键也不算牵强附会。古人不可能知道糖、脂肪和蛋白质三大物质，最后统一参加三羧酸循环以及相关的酶系统，这种推测却很可贵。读者试观察一下低血糖症，的确一派阳虚。

至于统血之气，主要指维持血液运行的能量来源。它与血中之气有关，但主要指维持西医关于心脏跳动、神经调节、血管舒缩通透和凝血功能的能量。此种能量必然以自代谢来的微细物质为载体，故也属阳。

阴阳思想认为，自然界的构造和过程是阴阳对立统一的，有的学者很推崇这种思维模式。对称关系是否等价于对立统一关系，上文有简单讨论。有的对立统一关系理解为对称关系或更恰当，比如两肾和甲状腺的两叶，至今没有发现缺一不可的关系。

并非一切生命现象均属阴阳现象。解剖生理中各系统之间的关系和由表及里的多层次构造，以及生物化学中的三羧酸循环等多层次、多因素主从结构和循环过程，就不都是阴阳关系。中医学还要借助于五行学说推演医理，原因也在于此。

五、阴阳学说的局限性

关于阴阳学说对中医理论体系形成的积极作用，学术界已经做过相当深入全面的探讨，至今很少有人深入探讨过它对中医理论体系（实际上包括对大部分中国传统科学理论体系）发展的消极作用，故有必要说明阴阳学说的局限性。

作为古代自然哲学学说，阴阳学说自然有哲学上的局限性。

古代中医直接用这一朴素的自然哲学说明医理，因此，有关医理必然是自然哲学性的，其缺点是：

其一，阴阳哲理自认为可以解释一切生命现象，实际上不然。

不属于阴阳构造的现象，不可能用阴阳原理解释，即便本质上属于阴阳构造的现象，由于观察和实验知识不足，也得不到满意的解释。

《本草纲目》中有一个典型的例子，见第46卷，介部二，介之二，蚌蛤类。

"牡蛎：释名（时珍曰）哈蚌之属，皆有胎生、卵生。独此化生，纯雄无雌，故得牡名。"

纯雄无雌，不是违背了阴阳之道吗！试看，同条中就提及陈藏器的疑问："天地万物皆有牝牡。唯蛎是咸水结成，块然不动，阴阳之道，何从而生？"李时珍的解释，显然不能让陈藏器满意。其实，牡蛎不是纯雄无雌。若古人发现蚜虫的孤雌生殖，肯定更不能理解。

其二，作为一种思维定式，哲理常有强烈的排他性。五行进入中医体系时，必须强调"天地之间，六合之内，不离于五，人亦应之，非徒一阴一阳而已"（《灵枢·通天》）。五行家虽然承认阴阳的普适性，阴阳与五行的整合却始终没有完成。比如，我们习惯说的"五藏六府"既不符合阴阳原理，也不符合五行原理。其实，这种整合是不必要的。古人之所以整合，是为了满足天六地五、十一而天道毕的哲理需要。结果是越整越玄，又造成不必要的矛盾。

其三，用阴阳哲理把握现象的时候，要借助阴阳的经验性进行联想推理，古人认为这种推理是无往而不适的，其实不然。

《内经》说："阴阳者，数之可十，推之可百，数之可千，推之可万，万之大不可胜数，然其要一也。"这种数之可十，推之可万的方法，确实有助于把握许多现象。如：古人曾将形态分阴阳，如腠理（内藏之外的软组织）、躯壳、四肢为阳，藏府为阴；背为阳，腹为阴；躯壳内的膈上为阳，下为阴；藏为阴，府为阳，表为阳，里为阴；气为阳，血为阴等，此外还有出入升降的阴阳属性等。

然而，曾经有人提出"里为阳，表为阴"，不借助已知的科学知识和原理给以解释，这个严重的问题就无法解决。

其四，阴阳哲理限于总体把握对象，不能提供未知的经验知识，更不能提供微观知识。这样的医理，长处是总体把握对象。比如若问：藏之下怎样继续分阴阳？阳气之下怎样进一步分阴阳？哲理就不能给我们多少帮助。上一讲提到，古人对"谷气"的进一步气化，只能靠思辨，提出一些猜想性认识。再如，我们经常强调中医的"整体观念"，其实，单靠哲理只能整体认识事物。所以，阴阳论的整体观既是长处，也是短处。假如满足于停留在整体水平，它就是短处。

总之，作为哲理的阴阳说，其长处只能体现在整体把握认识对象的水平上。具体、深入、细致地认识自然现象或社会现象，必须靠具体的科学。要有具体的科学方法、概念和理论，尽管一般而言仍需哲学指导，但不是代替。笔者在上文中已明确提出西医要引进阴阳学说，那么，中医显然也应该引进西医中不受阴阳学说统率以及深层次的对立统一的，又是具体的医学知识。

试看以上所述，中国人在总体把握电现象、磁现象方面，确实曾经远远领先。但是，我们还是要承认，我国古代没有真正的科学意义上的电学和磁学。至于物质不灭、对称与守恒量的关系，更是近现代科学详细提出这些理论之后，我们才发现祖先的天才猜测可能有类似含义。

关于阴阳学说的局限性，以下分 3 个题目，再做进一步讨论。

1. 阴阳学说的哲学局限性

从纯哲学角度讨论阴阳学说的局限性，不是本标题讨论的重点。且本讲标题一已经比较详细地说明过，这里仅列出要点如下：

①局限于实用理性；②阐述辩证规律不全面；③忽视矛盾的特殊性。

2. 发现阴阳普适性的负影响

经云："阴阳者，天地之道也。"（《素问·阴阳应象大论》）就是强调阴阳原理的普适性，此原理在自然界确实具有普适性，但不等于一切自然现象都是阴阳现象。然而，古人发现这一普适原理时，欣喜异常，认为它足以解释一切现象，因而过分强调，结果是这种哲学上的满足感，阻碍了科学上的深入认识。比如，《内经》说："明于阴阳，如惑之解，如醉之醒。"（《灵枢经·病传》）又说："知其要者，一言而终；不知其要，流散无穷。"（《素问·至真要大论》）"要"是什么？《内经》说："阴阳者，数之可十，推之可百，数之可千，推之可万，万之大不可胜数，然其要一也。"（《素问·阴阳离合论》）所以，"要"就是阴阳原理。

到基于阴阳五行的运气学说形成，中医理论更自觉完全满足，如说："知标与本，用之不殆，明知逆顺，正行无问……标本之道，要而博，小而大，可以言一而知百病之害……天之道毕矣。"（《素问·至真要大论》）

显然不能认为，阴阳五行之道穷尽了一切自然原理。

读者须知，不仅《内经》时代的古人满足于阴阳原理，发现阴阳或对称现象普遍性，对宋儒来说仍然感到非常满足。二程就说："天地万物之理，无独必有对，皆自然而然，非有安排也。每中夜以思，不知手之舞之，足之蹈之也。"（二程遗书·卷十一．转引自：冯友兰．中国哲学史·下册．北京：中华书局，1961：873）

显然，仅知阴阳之要和标本逆顺，对医学和医家来说远远不够。自然科学固然一方面需要哲学思维的总体把握或推演，但更需要另一面——经验或实验知识积累。靠阴阳原理和运气学说推演的东西再多，也不足以称之为现代意义上的科学或医学知识。

不仅如此，《内经》时代早期，阴阳原理还被视为唯一的普适原理。所以，古代医学家在引进五行学说时要说："天地之间，六合之内，不离于五，人亦应之，非徒一阴一阳而已也。"（《灵枢·通天》）

3. 阴阳思维模式的局限性

作为自然观和方法论的阴阳学说，必然成为古人的思维模式或中医体系的超硬核。

这种思维模式对科学发展有积极作用，更有其局限性：

"阴阳思维模式长于剖析自然界的对称性结构，却拙于揭示自然界非对称性结构。自然界除了南北磁极、正负电荷、男女两性、波粒二相等对称性结构外，还有大量非对称性结构存在。在非对称性结构，最重要的有两类：一是表里结构，二是因果结构。所谓表里结构是指自然界表层现象与里层本质组成的结构，这是一类不对称结构。在西方现代科学产生之前，表里结构思维模式曾长期主导西方自然科学思潮。西方自然科学家大多习惯于思索自然现象的内在本质，这种思维模式的优越之处在于它有利于逐层剖析自然现象而使科学认识不断深化，西方现代科学的进步在相当程度上得益于这一思维方法。"（朱亚宗，王新荣．中国古代科学与文化．长沙：国防科技大学出版社，1992，64—69.）

上述引文的作者指出的阴阳思维模式拙于揭示非对称结构，特别是其中最重要的表里结构和因果结构，值得进一步探讨。

4. 表里结构和阴阳学说

单从字面概念上看，表里构造似乎是阴阳模式或对称模式的。在无表便无里这一点上看，也应该说二者是对立统一的。实际上，内涵的对称，远远不等于外延对称或对等。里的外延远比表大，这就是为什么要重视里。

西方自然科学家，特别是近现代科学家，非常重视表里结构。他们认为，表层现象必须而且能够通过解剖深层构造得到解释。这种逐层深入认识几乎是没有止境的，对里层构造认识越深入，表示科学越进步。西医认识人体，就是从整体到系统、到器官、到组织、到细胞、到细胞器、到大分子等，逐步深入的。这一发展轨迹，典型地说明了逐步认识表里构造的重要性，而且说明表里构造不属于对称构造。

不能说中医完全不重视表里构造，中医也积累了相当可观的大体解剖知识。不过，更强调"有诸内必形诸外"，于是，在认识表里结构时更多用"司外揣内"方法。其中有其他历史条件限制因素，恐怕，阴阳思维模式的局限性也是重要原因。

试看，习惯于阴阳思维模式的中医，就把表里构造也看作对称构造，这就是我们熟知的"表为阳，里为阴"。古人的表述是："外者为阳，内者为阴，然则中为阴。"（《素问·阴阳应象大论》）"阴在内，阳之使也；阳在外，阴之守也。"（《素问·阴阳应象大论》）

笔者以为，如果不能进一步说明"表为阳，里为阴"，表里的阴阳属性就只能是一种特设的限定，这一特设与别处所讲阴阳的物理属性是矛盾的。比如我们熟知的：火为阳，水为阴；热为阳，寒为阴；动为阳，静为阴；南为阳，北为阴；上为阳，下为阴；东为阳，西为阴等。"阳"都是指高能态的一方或部位，"阴"则相反。粗看动物体的能态分布，不能说高能态部位在表，而应该说在里。多数星球，甚至多数人造的有动力的机器，其高能态部位也不在表。据此，应该是"表为阴，里为阳"。

有的同好可能举出伤寒辩证理论的有效性驳斥拙见，仍然不足以统一阴阳理论，更不足以说明表里构造是阴阳构造。

显然，关于表里的阴阳属性可以进一步解释，但是，阴阳思维模式不利于认识表里构造是无疑的。中医在这方面的重大缺陷，在相当程度上是阴阳学说的局限性造成的。

5. 因果构造与阴阳学说

和表里构造一样，单从字面概念上看，因和果似乎也是对称构造，其实不然。

因果构造指现象或事物出现的时序关系，我们常说前因后果，就是说因果构造是有先后的。

由于阴阳之间没有或基本上没有先后关系，所以，单靠阴阳分析推演，即便从哲学高度也不足以全面认识因果构造。我们的古人显然知道因果关系的重要性，中医也有相当系统的病因学说。不过，要详细揭示自然现象的因果关系，必须通过系统的受控实验研究，这是近代实验科学兴起之后的事。

和认识表里构造一样，中医也用阴阳思维模式认识因果构造。比如，总体上把病因分为内外因，内因方面更有阴阳、喜怒之说，外感六淫实际上是寒热、燥湿。总之，病因都是阴阳模式的。这种模式的病因所致的果，也是阴阳模式的，这就是我们熟悉的八纲、六经等——特别是八纲辨证理论。

阴阳模式的病因病理学说，曾经是非常先进的。比如，若没有阴阳转化思想，寒因只能出现寒果，热因只能造成热果，那样，就不会形成中医辨证理论，特别是中医的热病辨证学说。直到 20 世纪 30 年代末，中医对热病的疗效仍然遥遥领先于西医，就是得益于上述病因病理学说。不过，一旦系统的因果关系实验研究发现了致病微生物，因而发明免疫手段和抗生素（自 19 世纪 60 年代至 20 世纪 40 年代），中医在热病疗效上的优势就失去了一大部分。

为什么会这样呢？

这是因为，因果构造不是或基本上不是对称构造。中医认识因果构造，是从因和果两方面分别着手的。寒因出现热果，说明因果之间不对称。一因多果，一果多因，也说明二者不对称，这都是中医承认的。

阴阳思维模式在认识因果构造方面最主要的局限性，是这种思维模式很难通向系统实验研究方法，因而不利于详细地、全面的特别是从微观世界认识系统的因果关系。

阴阳生理、病因、病理学说几乎可以解释任何有关现象——尽管很多情况下不可能解释得很准确，却由于相对模糊的理论满足，阻碍了系统实验研究方法的出现。

总之，有必要认识到阴阳原理的局限性。特别应该指出，学术界对受控于此原理的思维模式，在揭示表里构造和因果构造方面的严重缺陷，至今认识不够。

洪钧按：上海杨浦区中医院黄力大夫，对本讲标题三引文中提及的宇称守恒，提出了批评。他的批评虽然不足以否认阴阳思想的积极科学潜能，却说明在已经证实的重大理论问题上，哲学要尊重科学。谨把有关批评摘要附在下面，表示笔者对黄大夫的谢意。

赵先生：

（前文略）宇称守恒似乎已经被推翻。杨政宁、李政道获诺奖就是因为提出在基本粒子的弱相互作用中宇称可能是不守恒的，这被物理学家吴健雄用实验所证实，从而推翻了过去在物理学界被奉为金科玉律的宇称守恒定律。

关于宇称不守恒实验：在物理学中，宇称守恒的意思是，左跟右是对称的。假如有两个系统，互相是对方的镜像，就是说它们只是左跟右不一样，其他完全一样。宇称守恒认为，除了左右不一样以外，它们以后的发展变化也应该完全一样。

可是 1957 年吴健雄所做的 Co 实验证明，这与自然现象是不符合的。这当然是非常惊人的事情。吴健雄实验的原理其实非常简单，假定有一面镜子，镜子两边各有一个 Co 原子。两个 Co 原子没有极化，是完全一样的，然后每个 Co 原子各放在一个与镜面垂直的电流圈的中心，这两个电流圈除电流方向相反外其他完全相同。因此，在这镜子两边的系统（Co 加电流圈）的初态，除左右相反外，其他也完全一样。这两个 Co 都衰变出电子，照通常想法，出来的电子数目向左右对称的方向应该一样多，但结果完全不是这样。她的实验说起来非常简单，但要做这个实验，并不是一个简单的经过。

第三讲 五行学说的理论和实践价值

——五行学说的得失

五行常常和阴阳并提，却不等于二者对中医理论和实践有同等重要的意义。古人几乎从未怀疑过阴阳学说，五行学说则一向是一个有争议的问题。

五藏附五行源于汉代经学，由于古代经学始终是两派，这个问题就和经学争论分不开。只是由于自东汉末至清末，古文经学占据主导地位，不同见解长期被掩盖。

实际上，荀子批判五行，早在战国末，所以，早在引进中医之前，五行说就曾受到批判。

然而，《内经》利用五行学说，建构了庞大的理论体系，对此说的取舍必然关系到相应理论的稳定性。不仅如此，对任何体系中，起过重要建构作用的理论，进行抉择性讨论，都会冲击习惯于该理论的主体，因而会碰到学术之外的阻力。

其实，只要有足够的理性和临床经验，就不难发现，五行学说对中医体系基本上限于五藏五府说的理论意义。五行生克乘侮之说，不足以统率药物、方剂、诊法和治则，因而不足以指导临床。只是因为近 2000 年的传统影响，大多数人不会发现或不愿意明确指出这一点。

一、渗入中医之前的五行说

1. 原始的五行说

论者多言，史料所载的五行说最早见于《尚书·洪范》，其中说："五行：一曰水，二曰火，三曰木，四曰金，五曰土。水曰润下，火曰炎上，木曰曲直，金曰从革，土爱稼穑。润下作咸，炎上作苦，曲直作酸，从革作辛，稼穑作甘。"这段话已将五行初步抽象，每行有基本性质，并配有五味。但无论从文意，还是从排列顺序中都看不出有生克乘侮的意思，故像是较原始的。

至于，最原始的说法始自何时，当然不会早于铜（最早用的金属）较多使用（在我国是在公元前 16 世纪左右）以前。有人说，五行源于商人的五方观念，理由勉强。

另一条早期较可靠的资料，是西周末史伯说："和实生物，同则不济，以他平他谓之和，故能丰长而物归之。若以同裨同，尽乃弃矣。故先王以土与金、木、水、火杂，以成百物。"（《国语·郑语》）这种抽象趋势是向元素说方面发展。"和实生物，同则不济，以他平他"，其意近于元素的化合。全部有关五行的文献中，只有这一条这样强调，故只讲五行说是古代元素说，是朴素的唯物论，并未道及五行说的主要方面，它继续发展是向生克乘侮——互相作用、互相制约并与天地万事万物相配的方向进步。这是五行说与西方四元素、四体液说很不相同的地方。正是这种发展趋势，使五行说与阴阳说结合到一起去了（或受阴阳思想影响）。中国亦有水一元说，见《管子·水地》篇，《内经》中也可见其影子。为免离题太远，此处不引。

早期的五行说、六府说，出于日常生活生产知识的总结是很自然的。如公元前 546 年有人说："天生五材，民并用之，缺一不可。"（《左传·襄公二十七年》）由此看来，《尚书·洪范》中的五行说似乎太成熟了，其名义年代是西周初，远早于某些更原始的说法。同样，《尚书·大禹谟》说："六府三事，谓之九功。水火金木土谷谓之六府。"我们不能说这是大禹时的资料。由五行按相克顺序排列推断，应在相克说出现之后。至于有人相信《左传·昭公二十九年》（公元前 541 年）所记载的，大禹时设五行之官（管五行的官员），以为是真古制，则未免天真，那不过是有人在宣传五行说并企图将其神秘化的明证。

上举三条资料给人的印象是，五行说越古越抽象系统，这种发展规律不很可信。应是《尚书》，《左传》的作者把这种规律颠倒了。孟子说："民非水火不生活。昏暮叩人门户求水火，无弗与者。""仁之胜不仁也，犹水之胜火。今之为仁者犹以一杯水救车薪之火也，不熄，则谓之水不胜火。"（《孟子·告子上》）他显然已知道相克说，但说得很平淡。

2. 相克（胜）说的完成

首创相克说者，暂不可确考。不过，应该在《墨子·经下》作者之前应无疑问。除不很可靠的《左传》和《国语》偶尔极简略地提及相克说之外，现存文献中，以《墨子·经下》有关论述最早而且比较详细，其中有：

"五行毋常胜，说在宜（多）。"（《墨子·经下》）

"五合水土火，火离然，火铄金，火多也。金靡炭，金多也。合之府水木离木。"（《墨子·经说下》）

"敌以东方来，迎之东坛，坛高八尺，堂密八，年八十者八人主祭，青旗、青神，长八尺者八弩，八发而止，将服必青，其牲以鸡。"（《墨子·迎敌祠》）

"子墨子北之齐，遇日者。日者曰：帝以今日杀黑龙于北方，而先生之色黑，不可以北。子墨子不听，遂北。……且帝以甲乙杀青龙于东方，以丙丁杀赤龙于南方，以庚辛杀白龙于西方，以壬癸杀黑龙于北方。"（《墨子·贵义》）

"守城之法，木为苍旗，火为赤旗，薪樵为黄旗，石为白旗（有云金为白旗、土为黄旗者），水为黑旗，食为菌旗。"（《墨子·旗帜》）

上述资料告诉我们五点：

①有了五行相克说，不是很机械。

②五行与五色、四方配合已较固定。

③五行配以天干为术数家采用。

④五行与数字也有了关系。

⑤五行已配四帝。

但是，仍看不出其中有相生说的迹象，不妨相信这是战国早期的理论。上文提及，稍晚于墨子的孟子也说过这类话。

应说明，五行说在《墨子》和《孟子》中都很不受重视，有关内容所占比例极小，战国早期、中期，五行说都没什么市场。

近代有人，把战国之五行说分为"常胜派"（即主张绝对相克）和"无常胜派"（非绝对相克），墨翟、孟轲都属于后一派。"常胜派"大约是当时的"日者"们——早期迷信术数的一家。

相克说的建立比较容易，如水可灭火，金可伐木、筑堤防水、炭火炼金（属），为常人所知。在木制耒耜（战国时的冶金相当发达了，但是，木制耒耜还是很常见）作为主要农耕器具时，木克土也是常识。把它们都联系起来，在古人看来是大发明。再增饰一些迷信色彩，市场就更大了。

此外，现本《管子》中有"五行"专篇，把发明五行说的功劳归于黄帝，具体内容颇多，很像后世的"月令"。《管子》成书时代争论更大，不能据以认为春秋中期已有五行相克说，故此处不录。《管子·宙合第十一》和《公孙龙子·通变论》中亦有涉及五行说者，内容大致不超出《墨子》。

要之，先秦的五行说，仅完成相胜（克）说，这已足供思想活跃者附会演绎。于是有邹衍出来用五行推演社会史，说能预知朝代更替，一下子使这种学说身价百倍。

3. 阴阳家出现——五德终始盛行

邹衍稍晚于孟子，长时期活动在战国时的主要学术中心——齐国的稷下学宫，与一帮浪漫思想家相处，"各著书言治乱之事以干世主"，获得很大成功。他不仅名重于齐，而且"适梁，惠王郊迎，执宾主之礼。适赵，平原君侧行撤席。如燕，昭王拥彗先驱，请列弟子之座而受业，筑碣石宫，身亲往师之，"（《史记·孟子荀卿列传》），其思想真是风靡天下。那学说是什么呢？司马迁说他："深观阴阳消息而作怪迂之变……称引天地剖判以来，五德（即五行）转移，治各有宜，而符应若兹。"（按：可见司马迁至少很讨厌五德或五行转移说）又有大九州说等。总之，都是人们闻所未闻的。这位阴阳家的奠基人，思想中亦必有阴阳说，最受欢迎的却是"五德转移"说。据多人考证，他的中心思想有这样一段话：

"凡帝王之将兴也，天必先见祥乎下民。黄帝之时，天先见大螾大蝼。黄帝曰：'土气胜！'土气胜故其色尚黄，其事则土。及禹之时，天先见草木秋冬不杀，禹曰'木气胜'，木气胜故其色尚青，其事则木。及汤之时，天先见金刃生于水。汤曰'金气胜'，金气胜故其色尚白，其事则金。及文王之时，天先见火，赤鸟衔丹书集于周社。文王曰'火气胜'，火气胜故其色尚赤，其事则火。代火者，必将水，天且先见水气胜。水气胜故其色尚黑，其事则水。"（《吕氏春秋·名类》）

这是按五行相克的顺序，附会历史演变或朝代更替。战国末，周室危，诸侯们都梦想做帝王，它很有吸引力。据《史记》记载，邹衍没到过秦国。不料，最后得水德，代周天子做了皇帝的恰是秦王。这是由于，秦灭六国之后，"邹子之徒论著终始五德之运，及秦帝而齐人奏之，故始皇采用之。""于是秦更名河曰德水，以冬十月为年首，色上黑，度以六为名，音上大吕，事统上法。"（《史记·封禅书》）于是，在中国历史上，五德终始说开始指导国家制度了。

被称为阴阳家的邹衍，反而以五行说为后世所知。可见，五行说影响深远。他的著作很多，计有《邹子四十九篇》《邹子终始五十六篇》，现在都看不到了。据说，他还有一种医书叫《重道延命方》（见《汉书·刘向传》），恐怕是后人依托，因不见《艺文志》。

4. 汉代的阴阳五行说

太史公论六家指要，首论阴阳家，说："窃观阴阳之术，大祥而众忌讳，使人拘而多所畏，然其序四时之大顺不可失也。""夫阴阳、四时、八位、十二度、二十四节，各有教令，顺之者昌，逆之者不死则亡，未必然也，故曰使人拘而多畏。夫春生夏长，秋收冬藏，此天道之大经也，弗顺则无以为天下纲纪，故曰四时之大顺不可失也。"（《史记·太史公自序》）

读这段话——特别是后一段，满有《内经》的味道。《史记》论阴阳、儒、墨、名、法、道六家学，道家殿后，但最崇道家。这是汉初尚黄老的明证，此处暂不谈。道家之外，就是较崇尚这阴阳家了。人们看到先汉阴阳五行家著作散失殆尽，甚为可惜，其实不然。所以没有"纯"阴阳五行家的书留下来，正是由于阴阳五行家学在汉代完全被儒道两家吸收了。或者说，汉代的儒、道，特别是儒家，阴阳五行化了，阴阳家已无独立存在的必要。这不是说此后中国不再有"阴阳家"，实际上它一直未衰。只要看看明朝要求各府州县设学官，儒学第一，阴阳学第二，医学第三，便可知术数迷信化的阴阳五行学在官办教育中，直到明末仍然很吃得开。以阴阳先生为职业的人，现在还有市场，更不必说民国或清代。他们得以存在也是由于社会需要，旧时进行婚丧嫁娶、破土兴作、外出商旅、官府庆典等重要活动时，要决定时间、地点、方式、对象等都需要这批专业人员指导。当然，现在的市场是很小了。我们且看汉代。

汉初，为改正朔、易服色，学者们争论了百把年。反复争论色应尚黑（水德）还是尚赤（火德）、尚黄（土德）。汉武帝太初元年（司马迁目睹的）夏，"汉改历，以正月为岁首，而色上黄，官名更印章以五字"（《史记·封禅书》），算是告一段落。

刘邦是中国历史上，第一个由布衣登上帝位的人，汉代很需要用五德终始说编造谎言，说天命该轮到他做皇帝，故事见《史记》及《汉书》。一说他因母亲与龙相交而生，二说他斩蛇是赤帝子斩了白帝子——火克金，仍是相克说。后一故事与汉初刘邦自居水德（尚黑）相矛盾，又不见于西汉其他文献，纯粹是后编的。

西汉末，王莽篡位，又靠五行相生说造舆论。他说自己是黄帝之后，应土德（那时汉家改为火德），火生土，王莽坐皇帝有了根据。他不是用武力夺权，而是通过"禅让"，更不宜用相克说。此事说来甚复杂，只能提供这一事实。

至迟在汉武帝时，五行相生说便由董仲舒明确提出了。此处提一下，知道王莽篡位的五行根据即可。当然，这不是促成王莽篡位的根本原因。

上面说的是帝王家的事。汉代民间，五行说也简直弄得人们很"拘而多畏"。那时，竟有姓商的人家不能向南开门等迷信术数说（商属金，南方为火）。惹得王充大为恼火，见《论衡·术数》篇。

再看两汉典章制度。

《史记·乐书》有："春歌青阳，夏歌朱明，秋歌西暤，冬歌玄冥。"俨然是五行化的乐典。"天尊地卑，君臣定矣。……在天成象，在地成形……地气上跻，天气下降，阴阳相摩……而万物兴焉。"很像《内经》中的话。

《史记·封禅书》刘邦问："'故秦时上帝祠何帝也?'对曰：四帝，有白、青、黄、赤帝之祠。高祖曰：吾闻天有五帝，而有四，何也？莫知其说。于是高祖曰：吾知之矣，乃待我而具五也。乃立黑帝祠，命曰北畤。"上帝配五色、五方的祭祀制度从此定局。

《汉书》之有关内容不再多举。其《律历志·第一》说："协之五行，则角为木，五常为仁，五事为貌。商为金为义为言，徵为火为礼为视，羽为水为智为听，宫为土为信为思。"这是典型的五行归类。其余如三阴、三阳、五声、六律、四时、八风、干支、卦象，凡《内经》所有，无所不有，而且同样以阴阳五行、天人相应为骨架。没有这些东西，汉家制度也就委然脱地，只剩下约法三章了。

读者切莫以为，笔者有意贬低五行说。以上所述没有一点是笔者编造的，拙论很忠实地、比较全面地引用了资料。

单就五行学说的哲学或科学意义而言，笔者至少同意郭沫若先生的以下看法：

"所谓水、火、金、木、土，这是自然界的五大元素，大约宇宙中万事万物就是由这五大元素所演化出来的。……这些分化的理论虽然很武断、很幼稚，但它的着眼是在说明：宇宙中万事万物由分析与化合的作用演进而成，这是值得我们注意的。五行和印度、希腊的四大说（水、火、风、土）相似，是科学方法的起源，我们不能因为它本身的幼稚与后人附会便一概抹杀。"（郭沫若．中国古代社会研究．北京：科学出版社，1960：72）

在此仅补充一点。

我们只能说五行是朴素的元素说，说它朴素，指它还没有严密的元素概念。《礼记·礼运》中有一句话说：

"人者，其天地之德，阴阳之交，鬼神之会，五行之秀气也。"

五行之气还有秀美、丑恶之分，显然不是严格意义上的元素。不过，这种朴素不足以拿来责备古人，倒是古人敢于创新理论的精神值得钦佩。但是，笔者和墨子、司马迁、张衡一样，坚决反对那时直至今日的"日者"——迷信术数家们，滥用的五行说。

二、五行与医学结缘

五行与医学结缘，最关键的一步是五行附五藏。因为，五行不与人体发生关系或泛泛地发生关系，还不算是医学理论。这一步是怎样完成的呢？

原来它源于儒家的祭礼。

这里重点探讨一下，为什么五藏最早在"月令"中与五行有了关系。《夏小正》无用五藏祭的说法，《管子》只记有春三月用鱼祭，这是齐国沽渔盐之利的痕迹。而《礼记》等三家书中，五时祭先藏的说法却完全一致。古人和近人对此解释大伤脑筋。医界多回避这一点，因为"月令"表面上与《内经》矛盾，自己又搞不清。五时祭藏与五行的关系如下：

春、木、脾

夏、火、肺

季夏、土、心

秋、金、肝

冬、水、肾

总之，从《内经》眼光看，祭藏的顺序既非按相生排列，亦非按相克排列。春夏秋祭所胜（克）脏，冬祭本行脏。对此，秦汉学者们，应是大费过心血的。本来把心和肾调换一下，就完全是祭所克藏了。为什么不这样做呢？段玉裁在《说文解字注》中，较全面地介绍了古人对这个问题的争论。他注"肺"字时这样说：

《说文》原文："肺，金藏也。"

注文："按：各本不完，当云火藏也，博士说以为金藏。下文脾下，当云木藏也。博士说以为土藏。肝下，当云金藏也。博士说以为木藏。乃与心字下土藏也，博士说以为火藏一例。《玄应书》两引《说文》：'肺，火藏也。'其所据当是完本，但未引一曰金藏耳。《五经异义》云：'今尚书欧阳说，肝木也，心火也，脾土也，肺金也，肾水也'。许慎谨按：'月令，春祭脾，夏祭肺，季夏祭心，秋祭肝，冬祭肾，与古尚书同。'郑驳之曰：'月令祭四时之位，乃其五藏之上下次之耳。冬位在后而肾在下。夏位在前而肺在上。春位小前，故祭先脾。秋位小却，故祭先肝。肾也、脾也俱在鬲下。肺也、心也、肝也俱在鬲上。祭者必三，故有先后焉。不得同五行之义。今医病之法，以肝为木，心为火，脾为土，肺为金，肾为水，则有瘳也。若反其术，不死为剧。'郑注月令自用其说，从今尚书说。扬雄《太玄》：'木藏脾，金藏肝，火藏肺，水藏肾，土藏心。'从古尚书说。高注吕览，于春先祭脾曰：'春木胜土，先食所胜也。一说脾属木，自用其藏也。'……其注《淮南·时则训》略同。皆兼从今古《尚书》说。《说文》虽兼用今古《尚书》说，而先古后今，与郑不同。"

段注中有几个人名、书名略说一下。《玄应书》是唐代和尚玄应的著作，又名《一切经音义》。欧阳，指传《尚书》今文学的汉人欧阳生。《五经异义》是《说文》作者讨论儒经的书，已佚。郑指东汉末大儒郑玄。扬雄是西汉经学家、文学家，《太玄》是他的一种著作。"高注吕览"是说东汉人高绣注《吕氏春秋》。《说文解字》的作者是东汉人许慎。

段氏注告诉我们这样几个事实。

1. 汉代原有两种《尚书》，学者各遵师传，对五行配五藏有两种说法。现《礼记·月令》与古文《尚书》说相同，祭藏原是按相生顺序排的，而今《尚书》说与现《内经》配法同。

2. 东汉末的医家，已完全按现《内经》的说法用五藏配五行。

3. 西汉的扬雄持古文《尚书》说。

4. 东汉末，高绣注《吕氏春秋》《淮南子》时不知哪家好，兼采之。

5. 许慎《说文解字》，原本也是从古文《尚书》说的，今本有人改过。

然而，我们从《说文解字注》仍不能弄清问题的关键。

近代古文大师章太炎，对此采取无所谓的态度，他以为："就在二家（指今古文《尚书》说）之外，别为配拟，亦未必不能通也。今人拘滞一

义，辗转推演于藏象病候，皆若言之成理，实则了无所当。"（章太炎医论.北京：人民卫生出版社，1957：1）

章氏显然认为，五藏附五行由汉儒的经说来，都没道理，不值得深考。

我们是否可以说《内经》完全同于今文，"月令"完全遵古文，所本不同，自然有异，来了结这个问题呢？不能。那样还有两点疑问。

①为什么不可以说今文《尚书》说是本于《内经》呢？

②"月令"为什么说"祭先脾"呢？有先应有后，后祭何藏呢？

如果，今文《尚书》说本于《内经》，则《内经》肯定在西汉或更早便成书且广为流传了，连经学家也很尊重它，此推论很难成立。

总之，若说早在"月令"之前，《尚书》学家解五藏配五行就有两套说法，经不起推敲。今本"月令"是汉代经学的最后定本，早期"月令"也应有过两套说法。

三、古礼、祭藏和五行

关于祭藏的先后，最好还是在儒家经典，特别是《礼》一类书中去找根子。古礼最重祭祀，常常要用牲，原始人用牲也有些习惯。后来，用牲的讲究日益复杂。

果然，《礼记》本身和《仪礼》中，就有关于用牲时，祭藏先后的一些记载。

《礼记·祭统二十五》说："凡为俎者，以骨为主。骨有贵贱。殷人贵髀，周人贵肩……是故，贵者取贵骨，贱者取贱骨。"

这段话不会全是汉人编造的。我们已知道，殷周都以肢胛骨记卜辞，取胛时应有一定的习惯。祭祀用过的胛骨，应该更受重视。这里没说祭藏的话，但总是证明，古人祭祀时，对牲身各部是分别贵贱的。

《礼记·明堂位第十四》："有虞氏祭首，夏侯氏祭心，殷祭肝，周祭肺。"这明显是汉人的追述，开始有五行味了。拙见以为，其中很多是汉初儒生的附会，它与"月令"成书应大体同时。这时，祭藏开始有规律并且受五行说统率。看看更早的祭脏说法，则完全没有五行味。

《仪礼·特牲馈食礼第十五》说："佐食取黍、稷、肺祭，授尸。……肺脊以授尸。尸受，振祭，哜之，左执之，乃食。……宾长以肝从，尸左执角，右取肝，揾擩于盐，振祭，哜之。……尸举肝，举奠，左执觯，再拜稽首，进受肝，复位，坐食肝。……俎心、舌，皆去本末，午割之，实于牲鼎，载心立舌缩俎。"

《仪礼》是公认可信的先秦古礼，文字颇难读，那烦琐的步骤规矩，大约只有孔夫子之徒才能精通。以上引文尽量简化，大致能懂。"尸"是受祭对象的替身，"宾长"约是助祭者。这段文字中，依次出现了肺、肝、心、舌等内藏。那位"尸"，确实是先受肺祭（尝尝好吃，就吃掉），后受肝祭（也吃掉），最后，把心和舌剔净，切好，留在鼎里，大概是不吃掉，让它们到另一个世界去，表达献祭人的心愿去了。

这一次祭祀过程中，"尸"要吃十几种东西。单只牲荤，也还有鱼、软骨等，要多次告饱，才能饶过他。很可能要多次吃生的，所以"尸位素餐"不行。其他规定，如器物、祭品摆布，衣服色泽式样等，均很烦琐，看不出受五行说指导。

《仪礼》较古老（大约成书于战国中早期）却没有五行气息。从《仪礼》到《礼记》的变化，说明，古祭礼至汉初（或稍早一些）开始阴阳五行化了。也可以证明，由祭祀用牲认识内藏等，是原始解剖学的一个重要方面。《尚书》古文说也好，今文说也好，都不过是在用五行说使祭藏规范化、理论化。古代许多祭祀与季节、时令有关，更有五行化的需要。今文经学自西汉初兴起，至东汉初，一直受到官方保护。《内经》之五藏配五行，与今文《尚书》说相同，应是当时统治思想的表现，有关内容不会早于汉初。阴阳五行说不与内藏挂钩，则不便说明医理。笔者由以上初考发现，这种学说竟然由祭藏五行化的儒家学说中来。

但切莫以为，古代解剖知识来自宰杀动物，是对古圣贤的亵渎。除了古埃及制作木乃伊外，其他民族对人体解剖无不恐惧，而且都为法律或道德禁止。古罗马的盖伦，十分重视解剖，但是，没有充分证据说明他解剖的是人体，反之，他解剖动物证据充分。笔者年少时，经常听老人言：羊马比君子。此话很有道理，人和高级动物是很可以类比的。类比推理的原则是：对象之间有充分的可类比性。故主要藏府，在人和猪羊牛马之间，大体一致。

五行一附五藏，中医的五行学说就会迅速完成。

四、《内经》中的五行说

《内经》中的五行学说是怎么回事呢？

五行说引进医学时，明显受"天人相应"思想影响。如说：

"天地之间，六合之内，不离于五，人亦应之。"（《灵枢·阴阳二十五

人》）

这种相应还要与阴阳争衡。说：

"天地之间，六合之内，不离于五，人亦应之，非徒一阴一阳而已。"（《灵枢·通天》）

五行相克说，在《内经》是有明训的，即：

"木得金而伐，水得火而灭，土得木而达，金得火而缺，水得土而绝。"（《素问·宝命全形论》篇）

这种相克关系，被直接用来解释五藏之间的关系。

五行相生在《内经》中没有明训，但今本《内经》中也引进了相生说。

今本《内经》，没有完成乘侮说，经文中有个别乘侮字样，但与后世的说法不一致。

《内经》也没有把五行再分阴阳。

《内经》运用五行说最多的是五行归类，见于多篇，最详尽的在《素问·金匮真言论》篇，即：

"东方青色，入通于肝，开窍于目，藏精于肝。其病发惊骇，其味酸，其类草木，其畜鸡，其谷麦。其应四时，上为岁星，是以春气在头也。其音角，其数八，是以知病在筋也，其臭臊。

"南方赤色，入通于心，开窍于耳，藏精于心，故病在五藏，其味苦。其类火，其畜羊，其谷黍。其应四时，上应荧惑星，是以知病在脉也。其音徵，其数七，其臭焦。

"中央黄色，入通于脾，开窍于口，藏精于脾，故病在舌本。其味甘，其类土，其畜牛，其谷稷。其应四时，上为镇星，是以知病之在肉也。其音宫，其数五，其臭香。

"西方白色，入通于肺，开窍于鼻，藏精于肺，故病在背。其味辛，其类金，其畜马，其谷稻，其应四时，上为太白星，是以知病之在皮毛也。其音商，其数九，其臭腥。

"北方黑色，入通于肾，开窍于二阴，藏精于肾，故病在溪。其味咸，其类水，其畜彘。其谷豆。其应四时，上为辰星，是以知病之在骨也。其音羽，其数六，其臭腐。

以上归类法包容了许多东西，但今本《内经》中有矛盾，主要是五藏开窍不统一。

《内经》常用"比类取象"的方法形成体系，这种方法近似于形式逻辑的类比推理，但不如类比推理可靠。类比推理的结论就是或然的，比类取象的结论就更不可靠。五行学说之所以始终受到怀疑，连中医基础教材中也要声明其牵强处，其根源在此。况且，第一步五行与四时发生关系就是偶然的。

五、《内经》之后的五行说

直接涉及医学的核心内容，就是直至今天中医教科书上写的五行学说。不过，自宋代开始，五行又和阴阳勉强结合在一起。宋代有一本书叫《五行大义》，可以看作是到那时为止，关于五行的集大成的著作。宋明理学家，对五行有过很多发挥。直到清末的某些医书，还有的开头大讲这方面内容。既然现在不再讲这些内容，本讲也从略。至于与五行有关的运气学说，见第十五讲。

六、汉代及以前关于五行学说的争论

1. 荀子批判子思和孟子滥用五行说

《荀子》中，有"非十二子"一篇，其中批判子思和孟轲说："略法先王而不知其统，犹然而材剧志大，闻见杂博。案往旧，造说，谓之五行。甚僻违而无类，幽隐而无说，闭约而无解。案饰其辞而只敬之曰：此真先君子之言也。子思唱之，孟轲和之。世俗之沟犹瞀儒，唯唯然不知其所非也。遂受而传之，以为仲尼、子游为兹厚于后世。是则子思、孟轲之罪也。"

近代人，对子思、孟轲所谓五行，是否指金木水火土，有疑义，但如上文所说，孟子确有水胜火之说。他又和邹衍大体同时，而且可能交往共事，很可能接受过五行说，再受其启发发展为五伦说，否则，只提仁义礼智信，不应该受到批判。近代许多学问家如章太炎、梁启超、顾颉刚、钱玄同等人参加过讨论，看法虽不一致，却没有一家认为五行生克之说可取，更不认为五藏附五行有道理。

2. 汉代经学家对五行附五藏的异议

这个问题专业性很强，又很复杂，不再引用原文，只做一般说明。

汉代经学有两派，习称今文学派和古文学派。两家讲五行时都配五藏，但今文派的配法和今《内经》相同，古文则不同。两家之争本来是为争得统治者的重用，恰好，五行在那时是关乎政治的大"学术"问题，所以各自维护本派说法。直到东汉末，郑玄融会两家之说，这场争论才告结

束，结果是古文派取胜。

3. 最新出土文献的证据

如果说汉代的今古文学者，对五行的争论仅限于五行附五藏的配法问题，那么，出土的汉初文献怎样看五行相胜，就有无可辩驳的说服力。

关于出土文献的文章，见武汉大学人文学院晏昌贵作"虎溪山汉简《阎氏五胜》校释"，此文于2003年5月21日首发于"简帛研究网站"。

已经考定，此汉简下葬于高后元年（公元前187年）前。

其中关于"五胜"的说法有：

"五胜：金胜木，木胜土，土胜水，水胜火，火胜金。"

显然和现在的相克说完全一致。

木简的作者如何看此说呢？他说：

"衡平力钧则能相胜，衡不平力［不］钧则不［能］相胜。……水之数胜火，万石之积燔，一石水弗能胜；金之数胜木，一斧之力，不能辟一山之林；土之数胜水，一絭［不之］壤，不能止一河之原（源）；火之数胜金，一据之火，不能熛千钧之金；木之数胜土，［一］围之木，不能任万石之土。……是故十火难一水，十木难一金，十水难一土，十金难一火，十土难一木。"

显然，他不认为相克是无条件的，更不能违背常识，《墨子》中即有此说。

至于干支配五行形成"月令"那样的理论，木简的作者也不大赞成，如：

"祸福之来也，迟呕（疾）无常，故民莫之能察也。故残国亡家常好用困、罚日举事，故身死国亡，诸侯必加之矣。"

总之，按干支五行推出的吉凶日期办事，可能更好，但是，决定侯国兴衰的还是政策或人事。简言之，木简作者认为，五行生克之说是不可全信的。

按：今《内经》中"五胜"凡两见。

一在《素问·宝命全形论》，其中说："能存八动之变者，五胜更立。"隔了几句话就是"岐伯曰：木得金而伐，火得水而灭，土得木而达，金得火而缺，水得土而绝，万物尽然，不可胜竭"。

这是《内经》唯一明训五胜所指的话。

二在《素问·至真要大论》，其中说：

"谨守病机，各司其属，有者求之，无者求之，盛者责之，虚者责之，必先五胜，疏其血气，令其调达，而致和平，此之谓也。"

4. 王充对五行相克连及五藏的批判

汉代学者中，王充是最理智的，他的批判很长，摘录如下：

"如天故生万物，当令其相亲爱，不当令之相贼害也。

"或曰：五行之气，天生万物。以万物含五行之气，五行之气更相贼害。

"曰：天自当以一行之气生万物，令之相亲爱，不当令五行之气反使相贼害也。

"或曰：欲为之用，故令相贼害，贼害相成也。故天用五行之气生万物，人用万物作万事。不能相制，不能相使，不相贼害，不成为用。金不贼木，木不成用。火不烁金，金不成器。故诸物相贼相利，含血之虫相胜服、相啮噬、相啖食者，皆五行气使之然也。

"曰：天生万物欲令相为用，不得不相贼害也。则生虎狼蝮蛇及蜂虿之虫，皆贼害人，天又欲使人为之用邪？且一人之身，含五行之气，故一人之行，有五常之操。五常，五行之道也。五藏在内，五行气俱。如论者之言，含血之虫，怀五行之气，辄相贼害。一人之身，胸怀五藏，自相贼也；一人之操，行义之心，自相害也。且五行之气相贼害，含血之虫相胜服，其验何在？

"曰：寅木也，其禽虎也；戌土也，其禽犬也；丑未亦土也，丑禽牛，未禽羊也。木胜土，故犬与牛羊为虎所服也。亥水也，其禽豕也；巳火也，其禽蛇也；子亦水也，其禽鼠也；午亦火也，其禽马也。水胜火，故豕食蛇；火为水所害，故马食鼠屎而腹胀。

"曰：审如论者之言，含血之虫，亦有不相胜之效。午马也，子鼠也，酉鸡也，卯兔也。水胜火，鼠何不逐马？金胜木，鸡何不啄兔？亥豕也，丑牛也。土胜水，牛羊何不杀豕？巳蛇也，申猴也。火胜金，蛇何不食猕猴？猕猴者，畏鼠也。啮噬猴者，犬也。鼠水，猕猴金也。水不胜金，猕猴何故畏鼠也？戌土也，申猴也。土不胜金，猴何故畏犬？东方木也，其星仓龙也。西方金也，其星白虎也。南方火也，其星朱鸟也。北方水也，其星玄武也。天有四星之精，降生四兽之体。含血之虫，以四兽为长，四兽含五行之气最较著。案龙虎交不相贼，乌龟会不相害。以四兽验之，以十二辰之禽效之，五行之虫以气性相刻，则尤不相应。凡万物相刻贼，含血之虫则相服，至于相啖食者，自以齿牙顿利，筋力优劣，动作巧便，气势勇桀。若人之在世，势不与适，力不均等，自相胜服。以力相服，则以刃相贼矣。夫人以刃相贼，犹物以齿角爪牙相触刺也。力强角利，势烈牙长，则能胜；气微爪短，诛，胆小距顿，则服畏也。

"人有勇怯，故战有胜负，胜者未必受金气，负者未必得木精也。孔子畏阳虎，却行流汗，阳虎未必色白，孔子未必面青也。鹰之击鸠雀、啄鹄雁，未必鹰生于南方而鸠雀、鹄雁产于西方也，自是筋力勇怯相胜服也。"（王充．论衡·物势篇．上海：上海书店，《诸子集成》本，1986：31—32）

以上所引，是设问设答的辩论。王充的设问，应该是当时有的说法，但他的驳斥显然更有说服力。

总之，王充不承认所谓五行之气，更不承认五行相克有理。

七、近代学术界对五行的批判以及医界的反应

戊戌变法前后，中国思想界一致厌恶五行学说，其中，影响最大的是，康有为的《新学伪经考》。他断定伪经的根据之一即说，汉代学者刘歆等，有意杜撰五行学说窜乱经文，为王莽篡位制造理论根据。《新学伪经考》是为变法制造舆论的，它推翻的又是代表封建意识形态的《尚书》《周礼》和《左传》等重要经典，所以，轰动效应极其强烈。于是，表面上是讨论经学历史悬案的考据著作，却引起了思想界的大震动，导致学术界对五行的普遍反感，只是影响之一。

此后，最先拿五行学说开刀的是梁启超（更早还有龚自珍，本讲从略），他连阴阳一起批判，作"阴阳五行说之来历"，载1923年《东方杂志》第10号。他说"阴阳五行学说为二千年来迷信之大本营""吾辈生死关系之医药，皆此种观念之产物""学术界之耻辱莫此为甚"。这种言论，当然在当时中医界有所反应，只是不大。

史学界彻底清算五行学说，在20世纪30年代初，以顾颉刚为代表的一批学者，写了大量著作，当时编为《古史辨·五》。

近代中医界关于五行存废之争，拙作《近代中西医论争史》第五章已论及，此处从略。

八、古代医家对五行学说的批判

章太炎说："自《素问》《难经》以五行内通五藏外贯百病，其说多附会……隋唐两宋唯巢元方多说五行，他师或时有涉及者，要之借为掩饰，

不以典要视之。金元以下……不免弃六朝切实之风，而未忘五行玄虚之说以为本。尤在泾心知其非，借客难以攻之，尤不能不为曲护。徐灵胎深诋阴阳五行为欺人，顾己亦不能无濡染。夫以二子之精博，于彼众口雷同终无奈何，欲言进化难矣。"（章太炎．章太炎医论．北京：人民卫生出版社，1957，1）

章氏这位著名的民族革命家，在经学上是比较守旧的，却很清楚推翻五行成说是何等困难。

汉代及以前，五行学说尚未定型，不同观点的争论还不是冒天下之大不韪。近现代学者，对五行等旧学提出反主流的——一般不适合统治者胃口的新见解，则要冒着杀头、坐牢的危险。比如，《新学伪经考》被清廷三次毁版，20世纪50年代，章次公批判五行从此再无声息，仅以全国政协委员的身份没有戴上右派帽子。宋代之后，正面批判五行就需要极大的勇气，有关见解也很难流传下来。

宋明期间，医家对五行的批判，几乎没有留下来。

金元时期的争论，只能从河间、易水之争中看出痕迹。

刘完素说："五运六气千变万化，冲荡击搏，推之无穷，安得失时而便谓之无也！"（刘完素．素问玄机原病式·五运主病．南京：江苏科学技术出版社，1983，1）

这话是针对张元素的，因为张氏说："运气不齐，古今异轨，古方今病，不相能也！"（《元史·张元素传》）

李时珍称颂张元素："大扬医理，灵素之下，一人而已。"（《本草纲目·第一卷·序例上·历代诸家本草》）足见李时珍非常推崇张元素。但我们已经不知道这位易水学派的创始人，对五行学说，以及与五行密切相关的运气学说，还有哪些反潮流的见解。但是，他与特别推崇运气学说的刘河间针锋相对是无疑的。于是，张氏的理论著作一种也没有流传下来。

明代人赵献可的五行理论倒值得一看。他说：

"以木火土金水，配心肝脾肺肾，相生相克素知之。诸书有云，五行唯一，独火有二。此言似是而非。"（赵献可．医贯．北京：人民卫生出版社，2005：15）

看来为配六气，火一分为二，很难说清，故他又说：

"余于五行中，独重水火。而其生克之妙用，又从先天之根。今人皆曰：水克火，而余独曰：水养火。世人皆曰：金生水。而余独曰：水生金。世人皆曰：木克土。而余独曰：升木以培土。若此之论，颠倒拂常，谁则信之？讵知君相二火，以肾为宫。水克火者，后天有形之火也。水养火者，先天无形之火也。海中之金，未出沙土，不经锻炼，不畏火，不克木。"（赵献可．医贯．北京：人民卫生出版社，2005，16—17）

独重水火已经有些叛逆，接着把五行相克都推翻，无疑是对经典的蔑视，这大概是为什么徐大椿的《医贯砭》中找不到这段话。

给《医贯》写序的薛三省很赞同赵献可的理论，他说：

"夫人何以生？生于火也。三统之说，人生于寅，寅生火也。火，阳之体也。造化以阳为生之根，人生以火为生之门。儒者曰：天开于子，水为元。医者曰：人生于水，肾为元。孰知子为阳初，又孰知肾为火藏也！"（《医贯·序言》）

人生于火有些道理，即"造化以阳为生之根"。这就是我们现在理解的，没有太阳之类的恒星的"阳光"，地球之类的行星上就不可能出现生命。不过，我们显然不认为"人生于寅""天开于子"。

今所知，清代医家对五行有微词的，只有尤在泾、徐灵胎，而且是比较婉转的。

尤氏借客难怀疑五行学说，见《医学读书记·五行问答》：

"客曰：五行生克之说，非圣人之言也，秦汉术士之伪撰也。余曰：子何据也？曰：《易》言八卦，而未及五行，《洪范》言五行而未及生克，是以知其为无据之言也。"

尤氏接着以当时通行的说法做了辩解，不过，他假设的这位"客"，提问得也确实尖锐，如接着问：

"曰：水生于天者也（洪钧按：天一生水），岂生于金乎？方诸取水，月为水母，月亦生于金乎？水生木，未有木生于江湖波涛者。水辅土以生木，而专归之水可乎？"于是尤氏接着说明。

在尤氏的这篇"五行问答"中，"客"的问难都从考据和经验常识出发，尤氏的回护都是抽象的说明。或有人以为抽象方显得高明，其实，科学理论若不能解释经验常识就面临被抛弃的危机。用今天的话来说：经不起实验检验，就不是真理，况且经不起常识的检验呢！

章太炎说，徐灵胎深诋阴阳五行为欺人，说明清代早期，就有医家深诋阴阳五行为欺人。

九、五行学说的理论价值

五行学说的理论价值，在于形成了一个以五藏为核心的、藏、府、器官相合而又互相制约（即五行生克乘侮）的理论体系，又通过五色附五行、五味附五行提出色诊理论和五味补泻理论。除经络学说之外，中医理论中没有比五行学说更复杂、更严谨的了。无论认为建立这一体系所用的逻辑方法多么不可靠，我们还是要承认，这是人类大胆的联想、通过概念和推理建立理论的一种可贵的尝试。只靠当时有限的观察常识，不借助五行，古人怎么能把五藏、六府（五行学说中只容得下五府）、面色、五官、皮肤、肌肉、骨骼、二阴甚至毛发等联系到一起呢？也不可能有五色诊法，不可能有五味补泻学说。若对看西方古代的四体液说，理论价值不可与五行学说同日而语。

运气学说则更庞大，那是同时运用阴阳、五行、六气形成的体系。

然而，即便看不到五行学说的逻辑缺陷，不管其概念预设的随意性，我们仍应看到它的一个大毛病。这就是，在五行学说中，藏府、器官等人体各部分之间，没有信息通道。特别是，五藏之间没有互相联系从而发生作用的中介。即便金克木是无条件的，它们一旦相遇即发生，但不能远距离（即不接触又没有中介）相克。假如问：肺怎么克肝呢？我们总不能说那是遥控的。总之，单靠五行学说，人体还不是一个整体。所以，从整体观念角度看，五行学说不如经络学说重要。人们可能会说，中医理论是一个整体，五行学说与经络学说等不能分离。那么我们要问：经络的主体是六对，而且也是人体的组成部分，也与藏府相配，五行怎么去统率经络呢？就很难回答了。

五行学说的另一个缺陷，是五藏及其统率的六府等藏府器官之间的关系太简单。固然，人体是一个整体，任何一藏的病理生理都会影响其他藏器。但是，各藏器以及全身各器官之间的关系，并不像五行生克关系那样简单。按五藏生克的理论，任何病证都可以通过调整一个藏器来解决，这样就失去了诊治疾病的特殊性，近来，已经有不少人从控制论的角度说明这一点。其实，医学家不必借用这种新理论就能明白这一点，而且更接近实际，故笔者认为不必运用那种新学说。

五行学说有无特别出色之处呢？据笔者看，它最出色的成就是，推演出了肾和膀胱的关系。我们知道，中国古人没有发现输尿管，气化学说讲尿生成，是在小肠气化直达膀胱，这样，膀胱不能和肾有关系。可是，五行学说通过肾属水将膀胱和肾联系到一起了。于是，尽管肾乃作强之官、主封藏、主骨、主生长发育和性功能等，没有三焦、肺、脾等器官的调节水液的功能，后来却成了管水的主角儿。

其余凡是没有观察常识作基础，单靠五行生克推演出来的理论都是不可靠的。五行学说在实际应用中的失败，其理论根源即在于此。

十、五行学说在实践上的失败

学习、研究了一辈子中医，自认为也运用了一辈子五行学说诊治疾病的人，很可能不会发现，或不愿意承认五行学说在实践上是失败的。换言之，临床实践中不能照搬五行学说。

以最重要的治则而论，有一个教条叫"见肝之病，知肝传脾，当先实脾"。当代医家有几个人是这样治病的呢？肝阳上亢、肝气不舒、肝胃不和等，难道不去潜肝阳、疏肝气、调肝胃吗！即便是肝脾不和，导致脾不健运，难道只实脾就百事大吉了吗？实际上，后人（包括当代医家）治肝胃不和，是先要调整肝，或缓肝急或疏肝解郁，等等。

在诊断方面，色诊的理论依据，即五色借助五行附五藏。当代临床医家，大概也没有人照搬这种诊法。我们在张仲景的《伤寒论》《金匮要略》中，在金元医家代表作中，在《温疫论》《温病条辨》《叶天士温热论》《医林改错》等几乎一切中医后世名著中，都看不到古人重视五行色诊，多数人基本上不用这种诊法。

五味补泻是基于五行学说的一大推论，按说它能统率药理、方剂和治则，实则漏洞很多，当代中药学已经放弃了五味所入或五味补泻学说。

在药理方面，试查一下历代本草和当代中药学，有哪一味药是严格按五味所入归经的呢？

在方剂方面，有几个方子可以完全用五行生克、五味所入之说解得通呢？独参汤治血脱，难道可以用五行学说解通吗？

总之，五行学说在实践上是失败的。

结语：综上所述，五行学说在渗入中医学之前，作为一种朴素的元素论，有其哲学上的进步意义，因为，此说毕竟是用物质之间的关系解释世界，告别了神学和迷信。作为科学方法的起源，在理论上也有一定的价值。中医学引进它之后，对于完成理论体系也有过在当时影响很大，对后世也影响深远的作用。学中医者，对其体系的信心，部分来源于此。但是，由于这种学说一开始在预设概念上的随意性，特别是太随意地使用比类取象这种本来或然性很大的推理方法，致使该学说离开对象的实际结构和变化过程越来越远。其结果必然是不能有效地、严密地解释对象，不足以据以此解决它预定要解决的问题，在实践上必然失败。

无论我们对五行学说有多么深的感情，都不宜盲目捍卫它。至于怎样扬弃它，或者彻底地改造它，可以讨论。但应避免无谓的意气之争。对如何取舍，还须审慎，但是，似应向当代青年、特别是在校生说明它的严重缺陷。

最后，若问：你是否赞同立即废除五行学说呢？答案是：否。理由有二：

其一，单靠阴阳理论，只能构造两极模型，不足以形成更复杂的人体结构模型。不管五行说有多少缺点，它在中医理论体系形成过程中确有重大作用。没有这个超硬核的吸附作用，就没有成套的藏府学说。即便我们不取生克乘侮说，也应该承认五藏六府、五藏五府和六藏六府说（与阴阳合流的结果），对总体把握内藏机能是有帮助的。"藏而不泻""泻而不藏"发展到"六府以通为用"，至今仍有实用意义，西医对此强调不够。

其二，作为一个人体构造理论模型，五藏五府或五藏六府学说，仍有存在的价值。只要中医存在，这一模型无疑还要保存，而且用以指导临床实践。即或不从中医出发，它仍然有意义。医生在实际工作中，并非总要全面而细致地，运用全部当代生理和病理学认识问题。运用西医理论，有时也要简化人体。中医的藏府学说，就是一个很值得参考的理论模型。

那么，五行对中医理论的意义到底在哪里呢？

《内经》说："天地之间，六合之内，不离于五，人亦应之，非徒一阴一阳而已。"

故拙见以为，引进阴阳学说之后，为构筑人体理论模型，中医真正需要的是"五"，而非"五行"本身。然而，那时候恰好有而且只有这一个现成的理论，借为框架，就自然而然了。

正如现在还有人说（所谓生物全息论）：人体的宏观构造基于"五"。手足各有五指，四肢连头项也是五支，竖看头、胸、腹、膝上、膝下共五节。不能说这样借用"五"，对认识人体没有帮助。胸腹腔内的主要器官，大致十个左右。阴阳结合五行，分器官为藏府，此种模型与实际就相差不很远。

当然，全盘借用五行，就难免很牵强。试想：说心属火，由常识联想还可通——心通红、多血又热气腾腾。肝属木就无法联想。若说肝喜调达，其他藏府可以不调不达吗！所以，把五行本身原有之意基本剔除之后，才是中医所取之意。凡把五行原意，特别是生克乘侮拿来说明医理，必然矛盾重重。

可见，废除五行生克可以讨论，但五行之"五"不能废除。否则，中医只能按阴阳学说建立两极人体理论模型，不能建立更复杂的人体理论模型。

附：1949 年以来的五行之争

新中国的五行之争，大体上有两次。第一次主要发生在 1956—1957 年，1961—1962 年又略有反复。第二次，从 1978 年直到最近。

一、第一次五行之争

这次争论的背景有二。

一是我国医学界刚刚批判过王斌、贺诚的错误的中医政策，再对中医做某些批判，是颇为敏感而且为人所忌讳的问题。

二是毛泽东号召"百花齐放，百家争鸣"。

总之，这时候批判五行，意味着批判中医，不大合时宜，但还是有人首先对五行发难。

很多青年同道大概不知道，"百花齐放，百家争鸣"数月之后，紧接着是反右派运动。许多在"鸣放"过程中，放出"毒草"来的"牛鬼蛇神"被定为"右派"。这场运动的表现形式，与"文化大革命"相反。前者始终自上而下，后者在很大程度上表现为自下而上，它们的后果都影响深远。

中医界的某些人，被定为右派的原因之一，就是对五行持否定态度。所以，中医问题在我国近现代史上，常常和政治斗争、思想斗争联系在一起，这是我国传统文化与现代文化交融过程中，不可避免的冲突现象。任何民族或国家，在现代化过程当中，都要付出代价。

有点意外的是，1949 年后最先贬斥五行的是郭沫若，他说：

"现存的《黄帝内经》把一些阴阳五行的玄理附会在医理里面，恐怕是有所为而作。不幸原意隐晦，竟束缚了中国的医学 2000 多年，一直到现在都还不能尽量摆脱。"（郭沫若．青铜时代．人民出版社，1954：287—

288）

医界最先批判五行的是章次公，他的文章《从太炎先生"论中医与五行说"谈起》，载于 1956 年《新中医》杂志第 10 期。章次公和章太炎有师生之名分，医学方面出自陆渊雷之门，学术上确实一直对五行持否定态度。大概由于是全国政协委员，他这位 1949 年后批判五行学说的发难人，没有被定为右派。然而，此后，章氏及其代表的一个流派长期无闻，不久，章氏逝世。

这种影响，甚至波及近代极有成就，而且真正最先同余云岫论战的中医理论家恽铁樵——因为陆渊雷出自恽氏之门。1949 年后，恽氏的重要创见被普遍接受，而且写进教科书，然而，除笔者外，从未有人高度评价其创见，其著作也无一种再版。

章次公认为："五行说在中国医学上，应该早予扬弃。""中医的好处决不在五行生克的理论方面，五行生克也指导不了中医的临床实践。……例如中医用大黄除实，当归止痛，是事实。这是根据五行生克的理论指导临床实践呢？还是遵循张仲景辨证用药的法则治疗疾病的呢？很显然的，与五行说完全没有关系。推之一切针灸按摩等也是如此。"他还引用多家近代人的看法。因为有关文献已经很难看到，这里转引两家。

章太炎说："谓中医为哲学医，又以五行为可信，前者则近于辞遁，后者实令人笑耳。……尤在泾《医学读书记》举客难五行论，语亦近实，在泾欲为旧说掩护，不得不文饰其词。……仆尝谓，藏府血脉之形，昔人粗尝解剖而不能得其实，此当以西医为审。五行之说，昔人或为符号，久之妄言生克，遂若人之五藏，无不相孳乳，亦无不相贼害者。晚世庸医，借为口实，则实验可以尽废，此必当改革者也。"

刘师培（清末官僚兼学者）说："文王孔子，不奉五行，故《易经》一书，无一语涉及五行。西汉焦京之流，以《易经》说灾异，杂糅五行之说，已与经文相违，而郑玄之注《周易》也，则以金木水火释四象；马融做注，复以四时生五行说系辞。宋儒作先天后天图，至谓何河图洛书皆以五行为主，可谓歧中之歧矣。……是治经之士，以五行配合医术，说各不同。盖《灵枢》《素问》均言五行，儒生以其与洪范、月令相似也。遂以儒生所传五行，附合医经，更以医经之言，入之儒书之注，此古医学赖经生而传者也。"

章次公还引了华北国医学院《四诊要诀讲义》编者富雪厂的话，因查找不易，略摘几句：

"五行生克实为医术障碍……余未冠时，即承家学，究心脉法。诵习经验，垂数十年，自问于医学稍得门径。窃思著成一书……五行腐说，铲除净尽；精义至言，足以医医，乃授之学者，而告之曰：此黄帝仲景之家法，亦吾之家法也，珍之珍之。"

章文一出，立即有人商榷。当时已为卫生部中医顾问的秦伯未，没有正面撰文反驳，却在讨论"辨证论治"的文章中说：

"中医的最高理论，应该属于'阴阳''五行'和'营卫气血'等等，它经过长时期的指导临床实践，充分表达了中医的整体观点。如果不了解'阴阳'，不会理解矛盾统一；不了解'五行'，不会理解有机的联系和制约的关系；不了解'营卫气血'，不会理解整体的生理和病理的变化。最近，有人公然发表否定'五行'的文章，并附和没有中医临床经验的人表示坚决反对。这种错误的思想，倘从某些废医存药的路线来看是不足奇怪的。痛惜的是，作为一个中医，对中医本身学术如此浅薄，同时对于马克思列宁主义的理论茫无所知，不免令人齿冷。"（秦伯未．中医"辨证论治"概说．江苏中医，1957，（1）：2—6）

此次争论，公开发表的文章不足十篇。由于五行学说固有的缺陷，批判五行的文章大多比较充实，维护者则多勉强。以下试摘两家论点。

"提到五行，就要牵涉到'生克'。说五藏相生，纵然未必正确，大体上还说得过去。……说到五藏相克，那就不对了。……在《金匮要略》，说是见肝有病，知道将要传脾，就先实脾。这种说法，还没有什么大问题。可是，底下又说什么，补脾为的伤肾，肾伤了就不能克心，心强大了就去伤肺；肺伤了就不能克肝，这样肝病就好了。为了治肝，却伤了肾、肺。真是治一经，伤两经，哪能有这个道理。清代的程林先生，在他的《金匮直解》里说：'愚谓见肝补脾则可。若谓补脾则伤肾，肾可伤乎？火盛则伤肺，肺可伤乎？然则，肝病虽愈，又当准此法以治肺、治肾，五藏无宁日也。'尤在泾先生在《金匮心典》里也说：'果耳，则是所全者少，而所伤者反多也。且脾得补，而肺将自旺，肾受伤，必虚及其子。何制金之有哉。'又，唐立三先生在《吴医汇讲》里也说：'无论补脾以伤肾，纵火以烁金，然后使肝无伐，获益者少，受伤者反多，已属不经。且于治法亦隔四藏，迂回极矣。'"（郝希光．我对五行生克的看法．江苏中医1957（3）：7—9）

"我们对事物的了解，必须掌握其本质方面进行探讨。如果只从事物的概念想象去了解，往往所得结论是不全面、不正确的，章先生在这篇文章中的主要错误，是把阴阳家方士的'五行'学说和中医的'五行'学说不加区别而等同起来了，并且引证了一些和中医无关的古今文家论述阴阳家谶纬家的'五行'观点，来反对中医中的五行学说，这是'风马牛不相及的。'〔王士福．对章次公先生论五行生克的几点不同意见．新中医药，8（8）：29〕

接着，批判五行的看法，被上纲上线了，于是，再无法争鸣。比如有人如下说：

"郝希光先生一文，从它的全部内容来看，绝对不是学术上的争鸣问题，而是夸大缺点，抹杀事实，动摇中医的基本的问题。说得具体一点，它完全是余云岫消灭中医谬论的翻版，违反党的整理发扬中医的政策的。试为逐条揭发如下。"〔丁光迪．对郝希允先生"我对五行生克的看法"一文的批判．江苏中医，1957（4）：17〕

在这次争论之初，有一位"年逾花甲"的西学中的先生，这样看阴阳五行说：

"西医学习中医，首须深信阴阳、五行学说不是玄学，而是以宇宙为研究对象，从不断地观察中体认出来的。运用这种学说，可以说明宇宙间一切客观事物的本质，以及它们之间盈虚消长的运动发展规律。"（金诵盘．我对祖国医学运用阴阳五行的体会．江苏中医，1956（1）：1—2）

阴阳学说是可以使人深信的，让当代人深信五行学说则很困难，何况古人就不是深信不疑呢！

这场争论并未完全停止。1961年，部分西学中人员提出，藏府学说是中医的理论核心，又引起争议。结果是，确认阴阳、五行学说等是中医理论的核心，才算告一段落。在当时的大气氛中，有人敢于提出五行存废问题，说明医学界的理性思维辨是不可能完全沉寂的。

二、第二次五行之争

1978年之后的五行争论，持续至今，其背景是改革开放政策，引起中医政策的调整。这次理性躁动，倒是先由非中医学者利用"三论"阐述"五行"等中医理论的科学性，最近仍有类似文章。由于文献很易看到，笔者不想再详细交代。

第四讲　藏府学说与解剖生理的兼容和抵触

——两说并存抑或统一的构想

作为一个理论体系在中国出现，近现代西方医学传入中国，应从 1851 年合信氏所作《全体新论》问世开始，该书是向中国人介绍那时西医解剖生理学的著作。此后，西医不再被中国人视为零散的域外医疗技术，因而对中医体系构成挑战。

然而，那时的西医尚无微生物病因学，因而没有免疫学和现代预防医学，更不用说分子生物学和克隆技术，检查手段连听诊器都还不成熟，且莫说 X 光、心电图、CT、超声以及各种实验室检验。虽然早期常说西医长于外科，但那时还没有无菌观念、麻醉和输血手段，没有肌肉注射给药，更没有抗生素和输液手段等。可想而知，那时能做什么手术。因此，总的来说，那时西医的临床疗效远远落后于中医。

所以，那时西医理论体系中，最成熟的就是它的大体解剖学和生理学。然而，中医不得不承认，西医对人体形态构造的认识，远较中医精详。不但如此，西医对人体形态和功能认识——特别是内脏器官方面，也大异于中医。这是否意味着，先圣创立的藏府学说有很多错误，应该抛弃旧说，采用西说呢？近代中医深感矛盾。

首先，临床疗效使他们对传统体系抱有信心。其次，从感情上他们不愿意承认先圣有那么多错误。可是，西医的大体解剖知识是直观的，到器官这个层次。很多生理知识也是直观的。这样的知识几乎无法否认。这种认识上的矛盾状态，刺激中医界出现了早期汇通医家。

现在，距第一本中文西医解剖生理书出现，已经 150 多年了。我国早已全面引进了西医，西医队伍也远比中医队伍庞大。背靠着近现代科学技术成长起来的西医理论和技术体系，也远非150年前可比。但是，我国的传统医学仍然相对独立存在。这一特殊文化国情，为世界上任何国家所无。如果问某些理论医学家们：中西医至今不能合为一体的原因在哪里？他们会举出一大堆中西医不可通约、不能互相代替、不能互相翻译、不能结合的认识论、方法论等理由。不过，直到今天，中西医融会贯通的第一障碍，还是中西医对人体构造和功能的认识不全一致。特别是，中医藏府经络学说和西医的解剖生理学说虽有一部分兼容，也有一部分抵触。

笔者以为，假如中医完全承认西医解剖生理，或反之，西医完全接受中医的藏府学说，中西医之间的其他争端，就会立即消除（剩下的大概只有与藏府学说关系不大的"证"的问题）。换言之，中国就不再有两种医学体系存在。所以，本讲涉及的问题是中西医结合、中医现代化、中医与当代科学技术结合等——不管人们怎样提出这个问题，要解决的首要问题，也是最难解决的问题。

进行理论方面的整合或统一，不完全是学术问题。就目前而言，知识结构造成的认知定势，不是最大的阻力。主要是，它会涉及价值取向、情感意志等个体或群体的情绪和切身利益。于是，社会舆论和政策疏导常常会产生重要作用，因而正确的舆论和政策导向是必要的。

然而，学术问题不能单靠舆论和行政手段解决，必须有一大批人坚持不懈地对学术问题进行研究，笔者也不能回避这个既敏感又困难的问题。

首先从藏府学说有无解剖生理学基础说起。

一、古代中医有解剖生理学吗？

这似乎是一个不须问或明知故问的问题，其实不然。近代中医第一大理论家恽铁樵提出："内经之五藏非血肉之五藏，乃四时之五藏。"（赵洪钧．近代中西医论争史．合肥：安徽科学技术出版社，1989年，183）他给了中医界一个重要的科学方法论武器，但是，近代中医界几乎无人接受。20世纪60年代初，中医基础理论教科书指出：中医的藏府，与其说是解剖上的藏府，不如说是功能单位。这显然是对恽氏思想的继承和部分补充，却没有提到这位可敬的原创者。但当时许多人对此不很重视，学中医者不以此为骄傲，西医界不以此为高明。

"文革"结束不久，发生了又一次中西医论争。这次论争的特点是，把中西医基本理论异同的解释，提高到认识论、方法论高度。尤其是系统论、信息论、时间生物学等横断学科和新生学科的引进，暗示中医方法论的先进和某些天才猜测之高明。特别是黑箱理论，使恽氏思想再次升华。这样一来，许多人产生了一种错觉：从哲学和科学方法论角度看，中医是远较西医先进的。即便中医解剖生理学落后，也无足轻重。甚至，不少人连中医是否有解剖学也不想去管了。

《内经》有无解剖思想呢？当然有。

《素问·举痛论》篇说："今余问夫子，令言而可知，视而可见，扪而可得，令验于己而发蒙解惑，可得而闻乎？"

《灵枢·经水》说："若夫八尺之士，皮肉在此，外可度量切循而得之，其死可解剖而视之。"

故中医的解剖学，不必到后世著作中去找，《内经》本身就有相当可观的内容。其中关于人体表面的认识，自然是基本上正确，《灵枢·肠胃》则是关于消化道解剖的专篇，《灵枢·平人绝谷》则是百分之百的消化生理，该两篇完全没有阴阳五行字样。

此外，《内经》中还有血管和神经的解剖知识。

总之，《内经》有《灵枢·肠胃》这篇实地人体解剖记录，完全正常，它应该是世界医学史上，最早的、完全为了医学目的做的、最认真、详细的人体解剖记录。这一工作应该是王莽组织实施的，此次解剖并不限于肠胃。

可见，《内经》时代的医学家们，并不满足看不见、摸不着的理论，他们进行人体解剖的勇气，要远远大于现今医界的先生和学生们。据笔者所知，目前西医院校的先生，愿意教大体解剖者也不多，学生对实地解剖也多有恐惧或厌恶情绪。

后世中医或中国人是否有人重视解剖呢？这更是人所共知的史实。

不过，笔者还是想首先重点介绍一下，王莽这个常常为人不齿的篡权者的工作。他对中国古代解剖学，做出了伟大的贡献。

故事发生在王莽篡位后的第三年，即天凤三年（公元 8 年），《汉书·王莽传第六十九》，记载如下：

"翟义党王孙庆捕得，莽使太医、尚方与巧屠共刳剥之，量度五藏，以竹筳导其脉，知所终始，云可以治病。"

这段话的本意是说王莽如何残忍的，却给我们留下了最宝贵的解剖史料。

中国正史正面记载人体解剖，这是唯一的一次，也是价值最大的一次。

王莽无意中成为一个解剖学家。

古代刑法有所谓凌迟或剐刑，是很野蛮的。除了王清任曾经参观剐刑，企图从中了解人体解剖之外，它对古代人体解剖学没有促进作用。王莽杀王孙庆，显然不是剐刑。虽然是诛杀异己，却利用这个机会为医学服务，即组织各方专家进行人体解剖。

"云可以治病"，就是出于医学目的人体解剖。

"量度五藏"，就是仔细地测量内藏的长短、大小和重量。

"以竹筵导其脉，知所终始"，更可贵。脉而可以用竹筵（即今所谓细竹签或细竹棍）导——穿进去，看通到哪里，足以证明，"脉"就是血管。

故笔者以为，今《灵枢·肠胃》《灵枢·逆顺肥瘦》和《灵枢·动腧》等讲的消化道解剖和人体大血管走行分布，就是王莽组织的这次实地解剖所得。即便此前有此类文献，也必然据以修改。今《难经》有和《灵枢·肠胃》几乎完全相同的记述，笔者认为，这一部分是《难经》在前，因为《难经》所载比《内经》更详细。

《灵枢·肠胃》很容易查到，也很容易理解，不再说。

冲脉到底指什么，大概需要特别指出。

"夫冲脉者，五藏六府之海也，五藏六府皆秉焉。其上者，出于颃颡，渗诸阳，灌诸精；其下者，注少阴之大络，出于气街，循阴股内廉，入腘中，伏于骭骨内，下至内踝之后属而别；其下者，并于少阴之经，渗三阴；其前者，伏行出跗属，下循跗入大趾间，渗诸络而温肌肉。故别络结则跗上不动，不动则厥，厥则寒矣。……以言导之，切而验之"（《灵枢·逆顺肥瘦》）

"冲脉者，十二经之海也，与少阴之大络，起于肾下（下腔动静脉至此分叉——洪钧注），出于气街，循阴股内廉，并少阴之经，下入内踝之后，入足下；其别者，邪入踝，出属跗上，入大趾之间，注诸络，以温足胫，此脉之长动者也。"（《灵枢·动腧》）

应该很容易看出，文中所指是颈动静脉（上出颃颡者）、腹主动静脉、下腔动静脉、股动静脉、腘动静脉、胫后动静脉、胫前动静脉（大动脉必有静脉伴行）、足背动脉的解剖。《内经》时代的古人，所做人体解剖，应该不止王莽这一次。说血行脉中，也完全有解剖依据。

近代国学大师章太炎早就指出过,《灵枢·逆顺肥瘦》所说的冲脉,就是体内大血管,见其书《章太炎医论》。

笔者还要就此补充几点。

①古人还看到小一些的血管,如"渗诸络而温肌肉"就是看到了足背动脉的小分支。

②切足背动脉可以诊断休克(部分厥是休克)。

③冲脉是五藏六府之海,也是十二经之海。据此,它比十二经还重要。如此被重视,是因为古人尊重实地解剖所得。

宋代人至少做过一次著名的人体解剖。看到下文,不要以为古人太不文明。直到近代的西方,解剖学都是"教人于骸骼堆中、杀人场上学医道"(王玉璟主编.陆懋修医学全书.北京:中国中医药出版社,1999,82)。

"宋仁宗庆历(1041—1048)年间,广西地方官府处死欧希范等56名反叛者,并解剖死者的胸腹。宜州推官吴简(一作灵简)与医生和画工较仔细地观察了这些尸体的内藏器官,并由画工宋景描绘成图,这便是《欧希范五藏图》,这一史实在当时及稍后的许多史志、笔记、文集中都有记载。该图早已佚失,难以知其详情。从《史记标注》转引杨介《存真图》中所载吴简的一段话,可以窥其大略。《存真图》云:

"'宜贼欧希范被刑时,州吏吴简令画工就图之以记,详得其证。吴简云:凡二日剖欧希范等五十六腹,皆详视之。喉中有窍三:一食、一水、一气,互令人吹之,各不相戾。肺之下则有心肝胆脾,胃之下有小肠,小肠下有大肠。小肠皆晶洁无物,大肠则为滓秽,大肠之旁则有膀胱。若心,有大者、小者、长者、斜者、直者、有窍者、无窍者,了无相类。唯希范之心,则红而硾,如所绘焉。肝则有独片者、有二片者、有三片者。肾则有一在肝之右微下,一在脾之左微上。脾则有在心之左。至若蒙干多病嗽,则肺且胆黑;欧诠少得目疾,肝有白点,此有别内外之应。'"(李经纬,林昭庚主编.中国医学通史·古代卷.北京:中国中医药出版社,2000,327—328)

显然,文中所述不如我们学过的解剖详细准确。不过,最值得说明的是:宋代的大体解剖受到传统理论的误导。"蒙干多病嗽,则肺且胆黑",是正确的。"欧诠少得目疾,肝有白点,此有别内外之应"之说,则显然受《内经》影响,这就是思维定式对信息的选择不同。欧诠的肝上可能有白点，但是当代解剖不会与他有过眼病联系。至于发现了"脾在心之左"，也不可能纠正肝左脾右之说。

此次解剖，只限于观察胸腹腔内的藏器，也是受《内经》影响，因为《内经》只重视胸腹腔内的大器官。中国古代的解剖图，大多称为《内景图》，也是这样。即古人对躯干四肢解剖，不很感兴趣。

对看王莽组织的解剖的工作，显然比宋人更有科学精神。

还有很多人提及宋代人杨介的《存真图》，以上所引，即根据《存真图》而来。

还值得略做介绍的宋代解剖知识，是《洗冤集录》对骨骼的记载，其中说：

"人有三百六十五节，按一年三百六十五日。"（宋慈. 洗冤集录. 杨奉琨校. 北京：群众出版社，1982：42）

这显然也是受《内经》影响。不过，具体提及骨骼时，虽然也有错误，却不是为了证明人有三百六十五块骨头。其中提及的，连二百零六块也不到。

据笔者所知，清代之前文献，关于实地人体解剖的记载，只有上面这两次。

尽管如此，单就内藏、大血管等大体解剖知识而论，我们的古人并不比盖仑知道的少多少。

总之，说中医不重视解剖是错误的，后世中医解剖学逐渐落后于西方，主要是其他因素造成的。

什么原因阻碍了中国古代解剖学的进步呢？

至少有一个原因是很明显的，即封建礼教和据以制定的法律束缚。至迟自唐代开始，历代都有法律严禁毁伤尸体，其罪行只比杀人减一等。于是，那时不大可能进行人体解剖。

封建礼教和法律阻碍了人体解剖，古代正史上，恰好也载有一个非常典型的例子。

故事发生在南北朝时期南朝的刘宋大明元年（457年），记载如下。

"时沛郡相县唐赐往比村彭家饮酒还，因得病吐蛊二十余物。赐妻张从赐临终言，死而亲刳腹，五藏悉糜碎。郡县以张忍行刳腹，赐子副又不禁止，论妻伤五藏刑，子不孝，母子弃市，并非科例。三公郎刘勰议：'赐妻痛遵言，儿识谢及理，孝是原心，非在忍割，宜哀矜。'凯之议：

'以妻子而行忍酷，不宜曲通小情，谓副为不孝，张同不道。' 诏如凯之议。"（《南史·顾恺之传》）

显然，这样一次妇女为死后的丈夫做的病理解剖，因为违背封建礼教，不但本人被处死，儿子也同时被杀头。朝廷虽然有不同意见——《文心雕龙》的作者刘勰主张饶恕唐赐的妻子和儿子，却未被采纳，结果还是以"不道"和"不孝"论死。

其实，南朝的士大夫，不讲什么忠君或气节。改朝换代之后，遗老遗少的前朝官员，照样为新皇帝服务。顾恺之没有赶上朝代更替，但是，在政治斗争中，也装病装到很诡秘的程度，他却单单不能饶恕上述母子的行为，而且被皇帝采纳，可见封建礼教作用之大。

按《孝经》之说，"身体发肤，受之父母，不可毁伤"。但是，古代所谓二十四孝中，却宣扬割肉疗亲（洪钧按：割肉疗亲不见于通行的二十四孝）。汉代之后的正史，记载了数不清的此种孝子。这样的孝行是宣扬愚昧，自然无益于解剖学进步。反之，不符合此类孝行的理智行为，就要遭到最残酷的法律制裁。

王清任想通过剐刑观察人体构造，还要受男女之别的束缚。女子受刑，他不好意思看。其实，娼妓制度为历代封建王朝的法律承认。刑法中，既有男子去势，也有女子幽闭，司马迁就是最著名的被去势的人。宫廷中大量使用阉人，几乎没有例外。这样貌似理性的做法，不可能促进解剖生理的进步。

看来，无论王清任受到多少时代局限，他的思想和工作，都应该高度评价。

令人叹息的是，有一位比王清任（1768—1831）晚生 50 年的医家陆懋修（1818—1888），最不能理解王氏。下面摘引陆氏对王氏的批评，供参考。

他先述王清任观察藏府要点，提及王氏希望后人注重解剖，紧接着说："要后医遇机会细心查看，是教人于骸骨堆中、杀人场上学医道矣。试思人之已死，瘪者瘪矣，倒者倒矣，气已断，何由知气门？水已走，何以知水道？犬食之余，刑余之人，何由知其件数多寡？心肝肺一把抓在手中，何由知其部位之高低？彼纵能就死尸之身首一一检之，势不能再剥活人之皮肉一一比之。且于死尸转若有气，于活人偏说无气。又谓凡斩殴之以破伤风死者，凶手拟抵。若早明乎气散气亡之义，即用黄芪半斤大补其气，救一个岂不是救两个！乃今知其治中风之人，每服黄芪四两，其于治病之芪，较之救凶之芪尚轻一半也，尚短五成也。于是都下遂盛传其补阳还五汤一方。"（王玉璟主编．陆懋修医学全书．北京：中国中医药出版社，1999，82）

看来，陆氏在解剖方面完全不可理喻，莫非他不知道《灵枢·经水》所说"若夫八尺之士，皮肉在此，外可度量切循而得之，其死可解剖而视之"？

陆氏还借机讽刺王清任发明的补阳还五汤。今天看来，不但王氏的解剖思想可贵，补阳还五汤在治疗中风方面也是重大发明。

但愿当代医家，不要像陆氏那样不可理喻。

二、古代藏府经脉说中的藏府，本意是指解剖意义上的脏腑吗？

回答显然是肯定的。古人不但想了解人体的构造以及西医所谓系统、器官、组织的功能，而且确实做过实地解剖，看到了大部分宏观的人体构造。对常识即可认识、直观即可理解的构造和功能所做的描述和解释，基本上是正确的，对此无须多说了。只要想一下，古人对三焦有形无形的争论，对命门到底是什么的不同看法，就知道古人对实体构造的重视了。西医解剖生理的传入，引起中医界的理性骚动，成为中西医理论争论的引爆点，说明中国人和西方人几乎一样重视构造。读者知道，西方近代科学的第一次突破，是哥白尼提出了新的宇宙构造模型。尽管那在当时不能实证，却引起西方知识界大恐慌，就说明对构造的认识何等重要。

总之，对事物构造的确切认识，总是对其功能认识的必不可少的先决条件。不可想象，一门科学对其研究对象的构造没有确切的认识，会形成经得起长期考验的理论体系。信息论、控制论都不是为否定认识构造而提出的，凡能形成白箱理论之处，还是白箱理论好。一般而言，黑箱理论和黑箱方法是不得已之举。

至此，有必要说一下经常和藏府混用的"藏象"一词。

《内经》中，"藏象"一词共出现 2 次，仅见于《素问·六节脏象论》，而且一次在篇目中。相比之下，"藏府"一词共出现约 21 次，故最好统一使用"藏府"。否则，"五藏六府"之说（《内经》中约 51 见）至少字面上有些说不通，即为什么更基本的概念"藏象"一语中没有"府"字。

三、当代中医教科书中所言藏府，本意是指解剖学上的脏腑吗？

对此问题的回答也应该是肯定的。

新中国成立以来，政府主管部门组织编写了全国统一的中医专业教材，最早的出版于1959年。当时的《内经讲义》，后来改称《中医学基础》等类似名称，其中对藏府说的基本认识至今无本质变化。如首版《内经讲义》这样说：

"对人体内藏活动的研究，在一定程度上是基于解剖学的发展。我国的解剖起源很早，在《内经》里记载了很多解剖知识，但是，必须指出，《内经》对藏府生理功能的认识，并不完全依赖于如现在的解剖学，它是在人体与外在环境是一个统一体的观点指导下，通过长时期的医疗实践，对活着的人体进行观察研究，并运用阴阳五行学说来加以论证的。因此，藏象学说与现代解剖学和生理学虽有接近之处，却还不能完全用现代的解剖生理知识来说明它。"（北京中医学院内经教研组编．内经讲义．北京：人民卫生出版社，1960：66）

中英文对照最新版《中医基础理论》如下说：

"中医藏象学说与现代医学内脏学、生理学相比，具有它突出的特点。归纳起来，主要有下述四个方面：

"（一）在论述藏府时，大多采用生理与病理相结合方式进行，也就是说，在阐述某藏府的生理功能时，常论及其病理变化情况，并根据生理功能来推论病理表现，又常用病理变化来反证其生理功能，这是因为传统的藏府学说，在生理、病理方面，尚未形成各自独立的学科所致。

"（二）中医学每一藏府的含义，不单纯是一个解剖学概念，亦非单纯之解剖学上的某一个具体脏器，而主要是一个生理学、病理学的概念。因为在藏府学说理论形成的初期，主要着眼点在于藏府生理或病理表现于外的征象，而略于藏府形态学的观察。因此，中医学说的心、肺、脾、肝、肾等，虽然与现代解剖学脏器的名称相同，但在生理活动，病理表现方面却有很大差别。中医藏府学说中的某一个藏器的生理功能，可能包含着现代解剖学中的几个脏器的生理功能；而现代解剖学中的某一脏器的生理功能，可能分散在藏府学说的某几个藏府的生理功能之中。故而，中医学所说的藏府，具有多功能的特点。例如，中医学所说的心，除了包括现代医学所说的心脏功能外，还包括现代医学所说的神经系统的部分生理功能。而现代医学所说的中枢神经系统的功能，则与中医学所说的多个藏府的功能有关，如心、肝、脾、肺、肾、胆等。

"（三）中医学强调人体是一个有机联系整体。所谓"整体"，即指事物的全部。人体是一个有机整体，说明人体的藏府之间，在生理病理方面，都存在着不可分割的密切联系。此外，在整体观念的指导下，强调内在藏府与外在环境（社会环境与自然环境），也存在着密切联系，强调四时、五藏、阴阳的联系。比如自然界一年四季的春温、夏热、秋凉、冬寒的气候变化对人体的藏府的生理活动产生的明显影响。

"（四）以五藏为中心，形成五大功能活动系统。中医学十分重视五藏在人体生命活动中的重要作用，因此，把人体的多种重要生理功能分别归属于五藏。而且以五藏为中心，通过经络相联系，把人体的六府五官、形体等组织器官紧密联系在一起，组成五个功能系统，如心系统、肺系统、脾系统、肝系统和肾系统等。这五个系统所包括的藏府又可分为阴阳，一阴一阳相表里，且五藏与形体诸窍也联结成一个整体。另外，五个功能活动系统之间，也存在着密切联系，这种联系具体体现在藏府组织之间相互促进、相互抑制方面，实际上就是五行的相生、相克关系在藏府学说中的具体应用。"（北京中医药大学主编．中英文对照版 中医基础理论．北京：学苑出版社，1998：323—324）

看来，教材的编者越来越说不清藏府或藏象学说了，让初学的外国人理解上述说法是何等困难。

其实，说清藏府或此说与现代解剖生理学的异同，只需回答以下几个问题。

1. 藏府学说有无解剖依据？若有，哪些知识来自解剖而且比较准确？

2. 哪些解剖知识有解剖依据，但不大准确？

3. 不全面又不准确的解剖知识为什么能形成藏府学说？

4. 怎样理解阴阳五行学说和天人相应思想在藏府学说形成过程中的作用？

5. 如果想统一中西医学说，现代人应该持什么态度？

四、怎样理解藏府经脉说的形成过程？

今《内经》中"五藏"连写约269见，"六府"连写约111见，"五藏六府"连写51见，"藏府"连写21见，"藏象"连写2见（仅见于《素问·六节藏象论》）。故"藏府"成为一个术语，特别是藏指五藏，府指六府或五府，应该是很晚的事。

五藏六府之说是何时出现的呢？汉代之前有无此说呢？

为此必须查先秦文献。

查的结果是：

《吕氏春秋·恃君览·召类》有一处"五藏六府"连写，且全书只有此一处提及五藏。原文如下；

"凡人三百六十节，九窍、五藏、六府。肌肤欲其比也，血脉欲其通也，筋骨欲其固也，心志欲其和也，精气欲其行也。"（上海：上海书店，《诸子集成》本：1986，264）

又，《庄子·外篇》中，"五藏"凡4见。

其他先秦文献均不见"五藏六府"连写，不见"藏府"连写，"五藏"或"六府"连写极少，均非医家藏府之义。"府"虽多，无一处略同医家"藏府"之义者。"藏"字含义略同医家者，仅见于《周礼》，且仅见一处。

故可断言："五藏六府"之说不见于现存先秦文献。

所谓《周礼》一见"藏"字，出于《周礼·天官》医师之疾医中。原文说："两之以九窍之变，参之以九藏之动。"（吴树平等点校.十三经.北京：北京燕山出版社，1991：393）显然是一种九藏说。据以推测，那时的九藏说，应该是不分藏府。然而，康有为《新学伪经考》认为，《周礼》是东汉人刘向父子伪造的，所以，这一文献依据不很可靠。不过，后人的注解，和今《素问·三部九候论》篇中的九藏说不同。《周礼》的九藏，注家说是心肝脾肺肾加上胃大小肠膀胱，王冰注《素问》九藏是心肝脾肺肾加上头角、耳目、口齿、胸中。

看来，先秦只有今《内经》"藏"的概念，那时还没有与"藏"相对的"府"的概念。不见"五藏"之说，可知内藏和五行还没有关系，毫无五藏六府的苗头儿，说明那时也没有五六天数和五藏六府之说。

又，"五藏"连写在《淮南子》中凡14见，在《论衡》中凡8见，无一不是《内经》之义。该二书篇幅都很大且涉及面很广，其中多见五藏，却完全没有医家之六府，《吕氏春秋》只有2处"五藏"连写，其中却有一处和六府连写，此事颇可疑。若系后人掺入，则六府之说，很可能成于东汉。

又，《淮南子》中倒是明确说过"何谓六府"。

"何谓六府？子午、丑未、寅申、卯酉、辰戌、己亥是也。"（淮南

子·天文训．上海：上海书店，《诸子集成》本，1986：39）

这显然与医学无关。

又，《史记·扁鹊传》提及"五藏""三焦"各一次。由于《扁鹊传》演义色彩颇重，只能作为疑案待出土文物证实。

为什么形成了五藏六府说，见下文标题六。

（一）古人的解剖生理常识评价

古人有哪些解剖生理常识呢？总结以上所述，可简单归纳如下：

1. 消化管的构造和功能最直观，古人略去口、咽和直肠，得出胃、大肠、小肠三府。

2. 肺直通口鼻，它的呼吸功能，也很直观，但把它算作一藏。

3. 膀胱储存和排尿的功能，也容易认识，但古人没有发现输尿管。如果发现，就不必借助五行学说，让它和肾相表里了。

4. 男女外生殖器官及其功能自然是知道的。不过，这在藏府模式中不是必需的。因为生殖系统并非维持个体生命所必需，所以，藏府经脉学说中虽然将它们归于肾，却不很重要。

以上是总体上准确无误的经验知识，以下知识开始有不同程度的问题。

5. 心脏与血液循环的关系相当模糊，但肯定血液在血管内运行。由于受传统影响，古人把心说成神志或意识的主宰，同时也说："头者，精明之腑。"（《素问·脉要精微论》）大约因为心主神明的影响很大，古人没有统一两说的矛盾。进一步把心理活动又分属五藏，显然是受五行学说影响。

6. 肝脏的功能最不清楚，却是西医所说的最大的内脏（最重的非空腔内脏）。

7. 肾脏的功能也不清楚，猜测的功能最多。说它主水液，从五行属性来。说它主生殖，可能也有部分解剖依据，主要还是猜测来的。按说，古人既阉割过动物，也阉割过人，应该知道睾丸的性腺作用。大约因为女性没有睾丸，没有联想到阉割雌性动物时去掉的卵巢，所以提出天癸说，而归于肾。后人把睾丸说成外肾，就是在一定程度上认识到睾丸的作用。

8. 脾是很晚才发现的器官。《素问·太阴阳明论》说"脾与胃以膜相连耳"，说明脾确有所指，后人又说脾在胃下。故脾很可能是胰腺，也可能就是西医所说的脾。

9. 脑、脊髓、部分神经，古人也是知道的，但不确知其功能，所以有经筋说，有气行脉外说。近代早期医书把神经翻译为"脑气筋"，就是认为神经是行气的。

以上是虽然知其体却不很知其用的解剖知识。此外还知道什么呢？还很多，如：

10. 古人当然有骨骼、肌肉、脂肪、皮肤、毛发等常识，但是，藏府经脉模式，不需要详细地说明它们的具体构造和功能。

不难发现，古人对内藏和躯干四肢的解剖太模糊。不过，对藏府的构造和功能认识不很细密准确，也可以治疗多数有关疾病。中医不知道人体有多少块骨头，不妨碍用内科方法或外用药物治古时常见的很多简单的骨折。有些东西，特别是毛发，西医至今还说不清有什么作用。但是，随着人类进化，头发似乎越来越多而且更受重视了。大概只能承认达尔文学说，这是性选择的结果。

（二）中医关于人体的理论模型

上述知识，是否足以很好地解释人体生命想象呢？当然很不满意。不过，任何理论模型都不是一定要把对象中的所有组成部分都包括进去。现实往往要求人们立即解释已知现象，以便解决面临的问题，这就需要赶快形成理论。藏府经脉学说，就是在上述经验知识的基础上，受当时的哲学思想激发和同化形成的理论或人体理论模型。

应该指出，古代中医并不是只提出五藏六府十二经脉学说这样一个理论模型。在今天所见的《内经》当中，至少还有两个更简单的模型，它们都应该是在阴阳、五行统率中医之前出现的。

一个可以叫作"血气运化模型"，如：

"人始生，先成精，精成而脑髓生。骨为干，脉为营，筋为刚，肉为墙，皮肤坚而毛发长。谷入于胃，脉道以通，血气乃行。"（《灵枢·经脉》）

这一段话，虽然见于今《经脉》篇，它起源却应该很早。现存先秦文献中，最常见用"血气"讲生理。我们不能不承认，它虽然简略，却全无阴阳五行、天人相应痕迹，而且比较全面地说明了从人始生，到能进食以维持生命的过程。再融进当时已知的内藏器官生理，即使不用阴阳、五行指导，也能将这一模型充实得更完善。浅见以为，有关理论已经和后来受阴阳、五行、天人相应统率的理论混在一起了。

另一个可以叫"三焦气化模型"，如：

"上焦如雾，中焦如沤，下焦如渎，此之谓也。""中焦受气取汁，变化而赤，是谓血。"（《灵枢·决气》）

"肠胃受谷，上焦出气，以温分肉，而养骨节，通腠理。"（《灵枢·痈疽》）

"下焦者，别回肠，注于膀胱而渗入焉。"《灵枢·营卫生会》

这个模型，只讲后天水谷如何在人体内变为人体需要的气血营养全身，《灵枢》中有多篇反复讲这个理论。《素问》中，则仅见于《灵兰秘典论篇》，它的来路不很清楚，但受阴阳五行的影响不大却可肯定。

三焦成为一府，却又无形，就是因为新的理论模型不能不汲取这个无形的构件，这也是为什么，追溯三焦的源头很困难。由于后人反复发挥，三焦汇入后来的学说，此说最初是什么样子，文献依据很难找到。

最后形成的理论模型，就是我们熟悉的藏府经脉学说，此说要点如下：

1. 藏府经脉二者，以藏府为主。

2. 藏府二者，以藏为主。

3. 经脉以十二经为主。

4. 藏府规范主要受五行思想统率。

5. 经脉规范主要受阴阳思想统率。

6. 最后形成了十二经脉连接六藏六府的体系。

7. 经脉内连藏府，外络肢节，血气运行脉中，卫气可行脉外。它既是全身气化的信息通道，又是气血运行通道，这样的人体才成了一个整体。

（三）藏府经脉说的解剖生理要点

与当代西医解剖生理比较，二者有何异同呢？要点如下：

1. 消化道解剖生理要点无误，但没有消化腺概念，肝脏的功能尤其不清。

2. 呼吸解剖生理要点基本无误。

3. 有血液循环思想，但与西医循环理论不完全兼容。又，没有明确的淋巴概念。

4. 生殖理论大体与西医兼容，泌尿生理和西医不完全兼容。

5. 感官生理附于五藏，和西医基本上不兼容。

6. 有系统调控思想，但和西医神经—内分泌—体液调控理论距离较大。

显然，中医模型中没有神经、内分泌、运动等系统的详细内容，已有的系统也不详细，不准确。

这样说来，是否应该完全用西医解剖生理取代藏府经脉说呢？

不敢说很长远的未来结果如何，在可预见的未来，两说还要并存。至少应该说，只要中医还作为一个体系存在，两说必然并存。退一步说，两说融会贯通后，藏府经脉说仍然有存在的价值。

不过，现代人应该知道，这种理论模型是怎么来的，如何从科学方法论高度认识它。

此外，还应该指出，比较简单的理论模型，也有它的长处。

比如，李东垣的脾胃论，只强调饮食消化吸收的重要性，其他生理都忽略不计。治疗思想主要放在调理脾胃上，而且以补虚为主。其理论用一句俗话说就是：吃饭是维持生命的根本（脾胃为后天之本）。这似乎太简单了。可是，许多学过中医又学过西医的医生，在临床上竟会忘掉这一点。他们以为，只有药物才治病，而所用药物恰恰使病人不能吃饭。那么，了解很细密的解剖生理，可能反而抓不住要害。

五、怎样认识藏府经脉说的缺点？

如此说来，藏府经脉学说没有缺点吗？当然有。比如，要做复杂细密的手术，中医理论就远远不够用。

其实，单从中医角度看，藏府经脉说也有明显的缺陷。除去上文已经提到的，还有如下不足，这些缺陷基本上都是因为经验知识迁就哲学原理造成的。

1. 五行理论不能真正解释藏府之间的关系，第三讲已经说明。

2. 五藏六府说，不能用五行说解释，也不能用阴阳说解释，即为什么藏五府六？

3. 为了满足阴阳思想的需要，十一经非要变为十二经。于是，添上"心包"一藏，由此又引出膻中、命门等。于是，增加了不必要的构件。

关于膻中、心包、命门等不当处，详见第六讲。本讲重点说五藏六府。

六、为什么一定要五藏六府十二经脉呢？

按说，严格按五行学说建立藏府模型，就应该是五藏五府。可是，在中医理论完成的过程中，先后或同时有三种哲学思想起作用。一是阴阳说，二是五行说，三是天人相应说。它们之间有联系，却不是同时出现的。最后，某些道家术语混入。于是，藏府学说中，出现了多余的构件。多余的结果，不是使理论更圆满细密，相反，它们引起混乱或模糊。

最早出现的哲理是阴阳说，即我们熟悉的天地之道。阴阳既然有天地人——即宇宙间的普适性，就暗含天人相应之意。后来，五行也要作天地之道，说："天地之间，六合之内，不离于五，人亦应之。"（《灵枢·阴阳二十五人》）又说："天地之间，六合之内，不离于五，人亦应之，非徒一阴一阳而已也。"（《灵枢·通天》）言下之意就是，我五行也是宇宙间普适的原理，你阴阳不妨和我并存。自然，五行也暗含天人相应之意。然而，一旦同时用二者规范中医理论，就发生了矛盾。五行之间不能两两相对，结果是阴阳、五行互相妥协。在自然界总体上，达成的妥协是："天有五行御五位，以生寒暑燥湿风，人有五藏化五气，以生喜怒思忧恐。"（《素问·天元纪大论》）这已经是一个天地人相应的模式。寒暑燥湿风是属于天的。所以，同篇接着说："神在天为风，在地为木；在天为热，在地为火；在天为湿，在地为土；在天为燥，在地为金；在天为寒，在地为水。"

至于为什么天有五行，却跑到地上来了，最好的解释恐怕是：御五位的天之五行，不是地上的金木水火土等物质，而是天上的五星。若问：为什么《内经》中不把五星称作金木水火土星呢？这样，怎么和地之五行相应呢？这大概是因为"七篇大论"后起，当时五行化的五星已经是常识，因而没有照顾到此前《内经》如何说五星。

总之，五行自己内部不便成对，结果和五气成了对。若问：这里还只说寒暑燥湿风五气，为什么后来成了六气呢？《内经》中没有成说，后人也无人说清。拙见以为，后来增加的"火"，就埋伏在上文中——没有火凑不够六气。

为什么要五六凑十一呢？这完全是受天人相应思想影响。汉代之前，五六模式可能还没有被视为生命构造的基本模式，到藏府经脉说创立时，五六思想影响很大。

《汉书·律历志》说："天六地五，数之常也。天有六气，降生五味。夫五六者，天地之中合，而民所受以生也（洪钧按：此句之意为'人之所以有生命'）。故日有六甲，辰有五子，十一而天地之道毕，言终而复始也。"于是要说五藏六府，否则，不够十一，有违天意。

恽铁樵曾说，干支只是五六，天六地五来路大约如此。

读者可能还不明白，天六地五是什么意思，这是从天干地支来。干支二者，干为阳，支为阴。天干本来有十，地支本来有十二。可是，在一甲子（即六十花甲，古人先是用它记日）中，甲出现六次，子出现五次。其中的数学道理本来很简单，因为十和十二的最小公倍数是六十。在这一循环中，天干只能循环六次，地支只能循环五次，古人则认为这是妙不可言的天意。关乎人的生命。所以阳经有六，阴经有五。府有六，藏有五，不如此就违背天数。《难经》的作者，未能站到这一高度说清问题。

我不知道，未来的科学能否证实这一理论。但是，一定要冲破五行说，加上三焦这一无形之府，只能出于天人相应的哲学要求，是无疑的。

实际上，今《内经》的六府说很勉强，其中，胆、三焦、心包问题最大。关于心包和三焦，见下一讲，这里先说胆。

《灵枢·卫气第五十二》说："五藏者，所以藏精神魂魄者也。六府者，所以受水谷而行化物者也。"这是今本《内经》关于藏府总体功能的最简明的定义。

《灵枢·本藏第四十七》也有类似的说法："五藏者，所以藏精神血气魂魄者也。六府者，所以化水谷而行津液者也。"

据此，藏是"藏而不泻"的，府则是"泻而不藏"的。后世中医常说：藏"藏而不泻"，府"泻而不藏"，即本于此，而且没有人提出疑义。

可是，《素问·五藏别论》说："黄帝问曰：余闻方士，或以脑髓为藏，或以肠胃为藏，或以为府，敢问更相反，皆自谓是，不知其道，愿闻其说。岐伯对曰：脑、髓、骨、脉、胆、女子胞，此六者，地气之所生也，皆藏于阴而象于地，故藏而不泻，名曰奇恒之府。夫胃、大肠、小肠、三焦、膀胱此五者，天气之所生也，其气象天，故泻而不藏，此受五藏浊气，名曰传化之府，此不能久留输泻者也。"

可见，胆虽然是府，却是奇恒之府，而且是"藏而不泻"的。

此篇还说："夫胃、大肠、小肠、三焦、膀胱者。此受五藏浊气，名曰传化之府。"

显然是不便列入胆，所以凑不够六府。

总之，胆迟迟不能进入六府。

《素问·六节脏象论》说："脾、胃、大肠、小肠、三焦、膀胱者，仓廪之本，营之居也，能化糟粕，转味而出入者也。"这里凑够了六个，却加上了脾。

又说："凡十一藏，取决于胆也。"（《素问·灵兰秘典论》）则胆不能与其他十藏并列，更莫说算作一府。

若细看十一藏，则不够数。府如上，是六个。藏却只有心、肺、肾、肝。那么，胆只能属于藏。

到《灵枢·本藏》说"肝合胆，"胆才勉强进入六府，但是仍然与藏而不泻、泻而不藏的基本概念矛盾。

实际上，胆进入六府，应该在《难经》之后。

今《难经》四十四难说：（胆）"盛精汁三合"。据此，仍然不能算作府。四十四难关于消化道的解剖几乎全同《灵枢·肠胃》，拙见以为，《灵枢》本于《难经》。

总之，府原本不是六个，又很难凑够六个。之所以要添上三焦一府，原因在此。胆进入六府，是很晚的事。

假如古人知道，胆原来就是参与消化吸收，而且基本上是泻而不藏的，早就拿来这一西医理论了，古人也不会坚持胆"盛精汁三合""十一藏取决于胆"的说法。

再假如，古人知道还有个胰腺和胆差不多，我看也会毫不犹豫地将它纳入府。

最后，还是一对一的阴阳说占了上风，手经上补上手厥阴，凑够了十二经。五藏六府，已经添了一个无形的"三焦"府，还必须再加上一个无形（？）的"心包"藏。

七、古人对藏府经脉说满意吗？

从《难经》作者开始，后世有很多人批评藏府经脉说的缺陷。我看，没有一家批到痛处。因为，单就《内经》批中医，不可能说透。若从实地解剖来批《内经》，就更是道不同，难以相谋，不可能说清。不过，有些说法，值得一看。试举重要的两家摘录如下：

1.《难经》的问难

《难经》八十一个问题中，有两难讨论当时的疑问。

"三十九难曰：藏唯有五，府独有六者，何也？

"然：所以府有六者，谓三焦也。有原气之别使焉，主持诸气，有名而无形，其经属少阳，此外府也。故言，府有六焉。"

简言之，三焦只不过是个空名。

岂知更有怪说法，也有人说五府六藏。

"四十难曰：经言府有五，藏有六者，何也？

"然：六府者，止有五府也。五藏亦有六者，谓肾有两藏也。其左者为肾，右为命门。命门者，谓精神之所舍也。男子以藏精，女子以系胞，其气与肾通，故言脏有六也。

"府有五者，何也？

"然：五藏各一府，三焦亦是一府，然不属五藏，故言府有五焉。"

可见，《难经》时代，医家对那时的五藏六府，看法不一。

特别是，引文的最后还说："（三焦）不属五府"，那么，应该认为，当时还没有和它相配的藏。所以，《灵枢·本输》还说它是"孤之府"。

2. 王清任及其所提古人的批评或争论

"其论肾，有两枚，即腰子，两肾为肾，中间动气为命门，既云中间动气为命门，何得又云左肾为肾，右肾为命门。两肾一体，如何两立其名，有何凭据？若以中间动气为命门，藏动气者，又何物也？……其论心包络，细筋如丝，与心肺相连者，心包络也。又云心外黄脂是心包络，又云心下横膜之上，竖膜之下，黄脂是心包络；又云膻中有名无形者，乃心包络也。既云有名无形，何得又云手中指之经，乃是手厥阴心包络之经也。论心包络，竟有如许之多，究竟心包是何物，何能有如许之多耶？

"其论三焦，更为可笑。《灵枢》曰：手少阴三焦主乎上，足太阳三焦主乎下，已是两三焦也。《难经》论三焦，上焦在胃之上，主内而不出，中焦在胃中脘，主腐熟水谷，下焦在脐下，主分别清浊。又云三焦者，水谷之道路，此论三焦是有形之物。又云两肾中间动气，是三焦之本，此论三焦是无形之气。在《难经》一有形，一无形，又是两三焦，王叔和所谓有名无状之三焦者，盖由此也。至陈无择以脐下脂膜为三焦，袁淳甫以人身着内一层，形色最赤者为三焦，虞天民指空腔子为三焦，金一龙有前三焦、后三焦之论。论三焦者，不可以指屈。有形无形，诸公尚无定准，何得云手无名指之经，是手少阳三焦之经也。其中有自相矛盾者，有后人驳议而未当者。总之，本源一错，万虑皆失。"（李天德，张学文整理．医林改错·藏府记叙．北京：人民卫生出版社，2005：3）

显然，古人对传统的藏府经脉学说也很不满意。换言之，即便不考虑中西医结合问题，也有改进此说的必要。不过，如本讲开头所说，如何看待并处理中医的藏府经脉学说与西医的解剖生理学说的关系，是中西医结合必须解决的第一大理论问题。以上拙见很可能不全面且说理不够透彻。故把六年前发表的讨论此问题的一篇旧作附后,其中引用了很多时贤的见解,相信对读者会有好处。

读者不难发现,本讲和后附文章的拙见不很一致,欢迎就此批评讨论。

附: 宏观融合 通约硬核
——中西医基础理论结合的思路

一、中西医理论结合思路与方法述评

目前,对怎样才算实现了中西医结合的共识是:"仅有局部经验的结合而无理论上的结合是绝对不够的,从实践经验到理论上的结合是一个必然的过程,也是发展的必然趋势。"可是,一旦进行理论结合,便发现:"中医生理学名词、概念、理论体系,如'阴阳五行''气化化生''寒热虚实'……等等与现代生理学的细胞、细菌、大脑、小脑、神经体液……等等完全不同,成为两者之间'不可通约的硬核'。如何通约这些"硬核"呢?占主导地位的原则提法是:"要用现代科学(包括现代医学)的技术与方法去粗取精、去伪存真加一阐述,而不是一股脑加以清除。"其具体思路是:"主观的认识,可以用现代科学技术客观化;宏观而粗糙的认识,可以用现代科学技术微观化、精确化。"总之,"宏观的传统中医学要从微观化、客观化入手,打开宏观黑箱进行微观研究,克服笼统而又不够精确的缺点,实现客观化的定性与定量分析。"

在这种思路指导下的中西医理论结合,以中医证型客观化研究较突出,"其他像经络、气血、藏府等研究也有不少进展。"有人统计,1980—1988 年 55 种医学杂志中运用现代科学方法研究中医理论的论文 596 篇。发现,证实质研究论文数是仅次于藏府气血津液精神方面的研究,位居第二位。可见有关研究已做了大量的工作,并且已经出版了《现代中医生理学基础》,然而,"中西医结合工作,尤其是在基础理论上的中西医结合,目前仍处在探索阶段。"

为取得中西医基础理论结合方面的突破,有人提出,最好把中医看作"开放的复杂巨系统",进行"定性定量相结合的综合集成方法"研究。有

人针对证实质研究中的困扰提出"兼顾多证多指标的比较研究……克服'各自为战'的状态，有组织有计划有步骤地进行证本质研究，可望会有新的发展"。有人早在 1982 年便提出"多学科、多途径、多指标、同步测试、相关分析"的思路与方法。

上述思路均属于对主导思路的补充或方法上的具体设想。

但笔者以为，照此进行研究，只是远离"硬核"的外围战，其后果虽然不一定像有人担心的那样："我们辛辛苦苦做了许多工作，到头来被证明是无效劳动。"但这些思路与方法确实暗含着"硬核"不可通约或不必通约的意思。不能想象，随着这些外围战成果在量上的积累，便会发生质变，自然通约"硬核"。

至于组织计划问题，新中国的有关研究，一直是有组织有计划的。近 15 年来，由于中西医结合研究会成立，组织计划更加严密。现在问题的关键是：我们不缺组织计划，"我们不缺先进的实验手段，缺的是合理的、科学的、先进的理论和方法。"

拙见以为，在通约"硬核"方面，我们缺的也不是微观和客观研究，而是对中西医知识结构（即体系）的宏观分析，以及如何从宏观方面打开"黑箱"、融合"硬核"的胆识。

二、宏观融合、通约硬核

笔者原则上同意对中医理论进行"解构与重建"的思路。该思路与"重新定义学科"的思想都主张"变革范式是现代中医理论发展的必经之路"，但在概念操作上，看法不尽相同，表述也不够全面而清晰，故在此先就"硬核"与"黑箱"方法，对中西医体系进行一下宏观分析。

马克思主义认识论认为："在人的知识结构中，有'硬核''超硬核'和它们的外周成分。各门科学的基本的定律、原理和公式，是知识的'硬核'，并在这个硬核的周围，形成了一个范畴或概念的系统。而在一般科学之上，还有一个由哲学世界观和方法论构成的'超硬核'。它在整个知识结构中，处于最核心的地位，发挥着一般方法论的功能。"

照此观点分析，中医知识结构的"硬核"是什么呢？笔者曾提出："阴阳五行统率下的以五藏为主的藏府学说是（中医理论的）核心"这一观点被发展为："《内经》提供的基本理论即元气—阴阳—五行说原理。在此基础上建立的藏象—经络生理学，及以此为中心的病理学、药物学、养生学。"是中医基础理论。因此，应该把"藏象—经络生理学"视作中医基础理论的"硬核",而"元气""阴阳""五行"则是其"超硬核"。与中医相对应,西医知识结构的"硬核"是其解剖生理学,其"超硬核"则是辩证唯物主义的自然观。

通过上述分析,我们便可较清晰地探讨如何融合中西医知识结构的"硬核"与"超硬核"了。

"超硬核"属于哲学范畴,这方面的中西医融合,可以说已基本完成。辩证唯物主义的自然观对"元气"的本体论实质解释、对阴阳学说的对立统一实质解释均较中医传统理论更精细而准确,未完全解决的是"五行学说"。但是,古人即曾想摆脱这一"超硬核",近代中医界基本上否定了五行学说。新中国有关学界对此有过三次大讨论,总趋势是否定其哲学世界观及方法论价值。比如,赋予它系统论含义的人便认为"把五行当作一个万灵万验的神秘公式"没有科学根据。赋予它控制论含义的人认为中医"一是系统的可控性差,就是调节的成功率低,确定性程度低。……另一个问题是理论模型原始,糟粕和精华交融"。从拓扑学和控制论双重含义阐发它的人,亦只承认"几乎可以说(五行学说)迈到了控制论的边缘"。显然,五行学说应该被当代系统论、控制论取代。

至于中西医理论的"硬核"——中医藏象、经络(气血在经络中)与西医解剖生理学的融合,并非一定要经过微观研究。藏府、经络学说是中医解释器官结构与功能的宏观理论,西医的系统、器官解剖生理学也是宏观理论,中西医都在这个层次上反复打开过人体这个"黑箱"。古代中医学家不是没有看见过五藏六府、奇恒之府等,但由于观察不够细致,以及已有的科学知识尚无法准确认识各器官的构造和功用,便借用阴阳五行等"超硬核"的吸附、同化功能,解释、定向、选择和建构功能,建立了藏府学说。结果,人体在中医这边是一个"灰箱",在古代西医那里也是"灰箱"。古人对消化管构造和功能的宏观认识是正确的,对膀胱、子宫的认识也是正确的,因为它们的结构与功能的关系很直观。假如中医发现输尿管,也不会认为尿由小肠气化至膀胱,又提出肾与膀胱相表里。

至于将神明归于心,将情志归于肝胆等,都是阴阳五行等"超硬核"误导所致。解剖生理学既已在宏观层次上将人体变成"白箱",现在已无必要承认藏象或藏府学说这个"硬核"不可通约。

毋庸讳言,解剖生理学的宏观融合,基本上是西医统一中医。当然,融合后的解剖生理学也要吸收中医藏府学说的某些长处,比如藏府阴阳原理，六府以通为用等较精辟的总体认识，等等。有人过分推崇"黑箱"，其实，"司外揣内"是一种"不得已"的经验猜测方法。有打开"黑箱"能力的人，谁也不会放弃"白箱"方法。"白箱方法属于人们认识的高一级水平""黑—灰—白，这三个环节可以认为是人类认识的不断深化过程，并且为人们提供了一种怎样由表及里，由不知到知，由知之不多到知之较多的科学手段。"总之，现在是将藏府这个"灰箱"还其"白箱"面目的时候了。对同一对象，特别是对人体宏观构造和功能的认识，不应该永远有两套出入很大的理论。藏府之外的经络学说含义，似乎为规范的西医学说所无，其实中医已规定经络的主要功能是运行气血，内联藏府、外络肢节，这显然是神经和循环功能，故笔者同意"所谓经络，不过是古人对循环系统和神经系统混淆不清的朴素认识"。西医关于体表与内脏相关学说，一般不写进教科书，却可以与中医经穴学说相融合。

三、硬核融合后的问题

有人会问：藏府—经络学说融合于解剖生理学之后，中医病理学、病因学、诊法学、治疗与方剂学、中药学等怎么办？浅见以为，现代中药和部分方剂研究，已经接受了现代医学的生药学和药理学规范，即已基本上实现了理论上的结合。有人认为，中医现代化的突破口在方药研究方面。其实，中医体系中只有药物与方剂体系是开放的，可随时输入新信息，病因学方面的理论结合只有体质与发病学的关系研究还不尽人意。诊法学方面，待解决的实质问题也已很少。诊法、病理、治疗与方剂是中医理法方药的当代说法，证的实质研究要解决的便是如何使传统理论与现代科学相统一。

近十多年来，中西医结合主要方向是"证"实质研究。有人提出"辨证论治是比较公认的中医学核心，是中医学的精华"。拙见以为，从精华角度强调这种核心，无可非议，从理论上这样看则不妥。第九讲将说明，辨证论治不是理论，况且，解决了"证"实质，还得再通约"硬核"。

方剂方面有两个问题较难解决。一是中药复方的药理成分太多，不方便分析研究，加之传统方剂远比中药的种类多，对此宜采取分析与综合相辅的研究方法；二是人们一时不能适应方剂理论，要随藏府生理病理概念的转变而转变。如现有一大套藏府补泻方剂的命名，与其作用的实际藏府不一致或不全一致。欲变更这些方名，使名实相符，需改变传统辨证的诊断术语，此事即便能短期做到，也难以被接受，故这步工作不必立即解决，传统模式还会保留相当长的阶段。但至少中西医结合界，从现在起即应考虑与通约后的"硬核"相配套的新诊断术语、新治则术语和新方名。最后规范方名需待各方面条件成熟，那时剩下的只是术语规范技术问题。

总之，中西医理论"硬核"通约或融合，意味着新规范的确立，其余研究均属"常规科学"的解题活动。

极可能会有很多人对通约"硬核"长时期持激烈反对态度，这是科学史上的一般规律，无足怪。中西医解剖生理学汇通或结合研究了一百多年，至今人们仍小心翼翼地想绕过这个"硬核"，就是因为这一步突破不仅仅是纯学术问题，它将冲击认识主体（中西医们）的情感意志和价值取向（个人或职业利益尚在言外）。即使伟大的科学家如居里夫人和爱因斯坦，也曾执拗地反对过正确的新理论，那不仅是他们受收敛思维约束，而且因为他们热爱并为之奋斗过的理论受到冲击。

显然，通约"硬核"不仅需要思路和方法，还需要远见卓识的胆略——为真理而献身的精神。我们既承认中西医理论结合是必不可少的，又承认中医发展缓慢的内在机制就是其理论的自然哲学色彩太浓，又因"黑箱"和"灰箱"方法导致严重的不确定性，便应义无反顾地加速中医理论脱胎换骨的过程。要向"白箱"方法过渡，不但需要通约或重建，有时还要采取"拿来主义"。理论大变革常需牺牲一两代人中勇敢探索者，历史终究会证明他们才是医学发展的内在动力。

参考文献

［1］季钟朴．建设中西医结合理论体系的探讨．［J］中西医结合杂志，1986：6（6）：32.

［2、3、4、8］季钟朴．从比较求结合．［J］中西医结合杂志，1991：11（10）：623.

［5、6、9］季钟朴．关于中西医结合点问题．［J］中西医结合杂志，1991：11（7）：391.

［7］洪治平等．证实质研究文献计量分析及预测．［J］医学与哲学，1991：（8）：19.

［10］马汝舟．综合集成方法与中西医结合研究．［J］医学与哲学，1991：（5）：30.

［11］梁茂新等．证本质研究的困扰和启迪．［J］医学与哲学，1989：（7）：1

［12］匡调元．中医基本理论研究思路与方法学探讨．［J］中西医结合杂志，1982：2（2）：115.

［13、14］王洪琦．中医理论实验研究中的困惑和思考．［J］医学与哲学，1990：（5）：25.

［15、17］何裕民．解构与重建．［J］医学与哲学，1990：（9）：32、28.

［16、20、25］潘卫星．反光．［M］合肥：安徽科学技术出版社，1991：148、80.

［18、16］夏甄陶．认识发生论．［M］北京：人民出版社，1991：573.

［19］赵洪钧．内经时代．中西医结合研究会河北分会（非正式出版），1985：30.

［21、22］赵洪钧．近代中西医论争史．［M］合肥：安徽科学技术出版社，1989：204—212.

［23］刘长林．内经的哲学和中医学方法．［M］北京：科学出版社，1982：102.

［24］金观涛．从黑箱调节艺术看中医学方法的科学性．［J］北京中医学院学报1984，（5）：33.

［25］徐孺英．横断学科简论．［M］济南：山东大学出版社，1990：202.

［26］贾得道．谈中医发展战略中的若干问题．［J］医学与哲学，1991：（2）：7.

［27］华伦荣．中医现代化的可能突破口在哪里．［J］医学与哲学，1987：（3）：24.

［28］季钟朴．关于中医"证"的研究思路．［J］中西医结合杂志，1985：5（6）：366.

［29］聂广．论中医发展缓慢的内在机制．［J］医学与哲学，1987：（5）：1.

［30］刘升明．理论的欠缺．［J］医学与哲学，1991：（12）：26.

［31］李兴民．中医诊断学要搞"拿来主义"．［J］医学与哲学，1982：（4）：23.

（注：此文曾发表于《中医基础医学杂志》2000年第4期，此处略有改动）

第五讲　经络的原意和现代
研究者的困惑

——可否接受工具主义

　　在所有中医疗法中，没有哪一种像中西医结合成果针刺麻醉那样曾经轰动世界，因而，在所有中医理论中，没有别的学说像经络学说这样引起全世界医学界较长时期的广泛关注。

　　经络学说最难得到当代解释的原因，不是它与西医理论完全不兼容，相反，倒是因为它在很多原则问题上与西医的循环、淋巴、神经理论——尤其是前二者，很相似却不相同。西医的循环、淋巴理论成熟很早，现有知识完全可以取代经络学说，从而更全面、准确、细致地解释气血运行，然而，这样的取代不足以解释针灸效应。加之，经络分布那么复杂、严密、整齐有序，而且内联藏府外络肢节，似乎应该有未知的解剖生理基础。于是，现代经络研究曾经长时期寻找其他形态和生理依据。这方面的努力大多集中在神经系统上，即从中寻找能够满意解释针灸现象的形态或功能基础。结果是找不到形态学上的依据。功能方面，神经—内分泌—体液调节生理，只能不太准确地解释某些针灸现象。总之，古人用以支持针灸的经络学说至今未能证实或证伪。换言之，针灸原理研究，至今没有令人满意的突破。

　　需要指出，在某些特殊时代背景下，经络研究曾经出现伪科学的做法，一度严重干扰并误导有关研究，这是目前必须清除的污染。

　　此外，曾有过五花八门的假说，却没有一种能满意地解释针灸。

　　于是，传统的经络学说要暂时保留——尽管它也不能解释针灸。

　　何以如此呢？

原因很简单，就是因为与这种学说相关的针灸疗效有较好的可重复性。特别是针灸走向世界之后，它的理论基础的真理性更有了临床疗效的保护。人们可以不相信理论，但多数人很难怀疑经得起重复的事实，即便可重复性不是很强，对与它相关的经络学说却是有力的支持。

总之，只要当代医学不能更好地解释并指导针灸实践，经络学说就会继续作为一种"工具"性的理论存在。

中外科学界有那么多聪明且勤勉的头脑，下力气研究过针灸问题，当代研究手段如此先进，至今没有满意的突破，所以，这里涉及的是一个很难说清的问题。

笔者不是针灸专家，更没有从事过针灸实验研究。但是，早在正式做医生之前，即已使用针灸治病，而且至今没有完全停止过。笔者学针灸是自学的，练习是从自身开始的，凡自己能够施针处，都自己反复扎过，也用心体会过针刺感传现象。在专业从事外科工作时，也在针刺麻醉下做过大手术。不过，真正用心思考有关理论问题，还是近20年来的事。

一、经络的本意

经络指什么，本来是很清楚的。《内经》说：

"经脉者，所以行气血而营阴阳，濡筋骨，利关节者也。"（《灵枢·本藏》）

"夫经脉十二者，内属于藏府，外络肢节。"（《灵枢·海论》）

"脉者，血之府也"（《素问·脉要精微论》）

"黄帝曰：愿闻脉度。岐伯答曰：……凡都合一十六丈二尺，此气之大经隧也。（《灵枢·脉度》）"

可见，经络或经脉是人体中无所不至的、运送气血的隧道系统。

据现代医学所知，人体中无所不至而且呈网络分布的隧道只有循环系统和淋巴系统，其中，运送气血的主要是循环系统。故可断言，经络或经脉的本意就是西医说的循环系统的血管。

经典中支持经脉或经络指血管的论述还很多，如：

《内经》把脉分为经脉、络脉和孙脉，说：

"经脉者，常不可见，其虚实也，以气口知之，脉之见者，皆络脉也。"（《灵枢·经脉》）

"经脉为里，支而横者为络，络之别者为孙。"（《灵枢·脉度》）

气口指血管是无疑的，脉的逐步分枝也和血管完全相同。

《内经》更有动脉之说。

"动脉"在《灵枢》中约17见,《素问》中约9见。

《灵枢·本枢》所述确切无疑的动脉有:肘动脉(肱动脉下端)、胫后动脉、腋动脉等。《内经》其他各篇提到的还有耳前动脉(即颞浅动脉)、颞动脉、足背动脉、腹主动脉、股动脉等,不一一注明出处。总之,凡可以触及的表浅动脉和深部动脉,古人都知道。

民国初年,统一医学名词时,把英文的artery译为"动脉",就是根据中医概念的准确意译。

至于静脉,中医无此术语,《内经》只说过有些脉是不动的,如"阳明者常动,巨阳少阳不动"(《素问·病能论》)。不过,按阴阳原理,有动脉就有静脉,故静脉之说充实了经脉或经络学说。

比如,西医说的"大隐静脉"就是对中医的补充。

《内经》原文是:

"经脉十二者,伏行分肉之间,深而不见;其常见者,足太阴过于外踝之上,无所隐故也。"(《灵枢·经脉》)

古人云:大隐隐于朝。即大隐是不隐的,无所隐,故称大隐。

《内经》还多次明确说经络是如环无端的,即血液在脉内是循环的,如:

"经络之相贯,如环无端。"(《灵枢·邪气藏府病形》)

类似说法在《灵枢》共8处,《素问》中2处。

《内经》还比较明确地说过气血运行的动力来源于心脏跳动,如:

"心主脉。"(《灵枢·九针论》)

"心主身之血脉。"(《素问·痿论》)

"诸血者,皆属于心。"(《素问·五藏生成》)

"胃之大络,名曰虚里,出于左乳下,其动应衣,脉宗气也。"(《素问·平人气象论》)

气血怎样在脉中运行呢?

《素问·调经论》说:"络之与孙脉俱输于经……孙脉满则传入于络脉,络脉满则输于大经脉。"

由上述引文可知,所谓经络,只能是西医所说的循环系统,特别是其中的血管。

然而,至今有人认为,经络的本意是独立于循环之外的东西,甚至否认脉的本意就是血管。那么，请看《素问·刺禁论》怎么说。

"刺跗上中大脉，血出不止死。刺面中溜脉，不幸为盲。刺头中脑户，入脑立死。刺舌下中脉太过，血出不止为喑。刺足下布络中脉，血不出为肿。刺郄中大脉，令人仆脱色。刺气街中脉，血不出，为肿鼠仆。刺脊间中髓，为伛。刺乳上，中乳房，为肿根蚀。刺缺盆中内陷，气泄，令人喘咳逆。……刺阴股中大脉，血出不止死。刺客主人内陷中脉，为内漏为聋。刺膝髌出液，为跛。刺臂太阴脉，出血多立死。刺足少阴脉，重虚出血，为舌难以言。刺膺中陷中肺，为喘逆仰息。刺阴股下三寸内陷，令人遗溺。刺腋下胁间内陷，令人咳。刺少腹中膀胱溺出，令人少腹满。刺腨肠内陷为肿。刺眶上陷骨中脉，为漏为盲。刺关节中液出，不得屈伸。"

可以断言，经文中几乎没有一个字是虚言，而且不知道是经过多少人反复实践才总结出来的。

文中有好几个地方提到中脉出血致死或仆脱色（休克），其中两处是股动脉或髂内动脉。

凡是大动脉出血都可以致死，但第一句所指，不是动脉，而是静脉——大隐静脉。为什么刺中大静脉也会致死呢？一是古人用的针很粗钝（没有不锈钢不可能造出现在的毫针），二是出血后不知道如何止血，有西医知识是不会死的。三是古人针刺放血时要刺中脉再"开其空"（《素问·刺虐论》），于是，血就更难止了。

显然，引文中提到的"脉"，就是血管。经脉就是大血管，络脉是小血管。"脉"既包括动脉，也包括静脉，故经络的本意就是指大小血管。

从文字学角度看脉字，它的繁体字是"脈"，字形即指肉体中运送液体的、分枝很多的渠道。这样的渠道最明显的是血管，故古今字典中，脉的第一义就是血管。如果参看繁体"脈"字的两个异体，一个是由派字的右旁加血字构成，另一个由血字加永字构成，则脉指血管毫无疑问。

不过，笔者还是觉得有必要就"经络"一词略做探讨。

查今本《素问》，"经脉"出现约 33 次，"经络"只出现约 26 次。今本《灵枢》，"经脉"共出现约 52 次，"经络"出现约 31 次。

据此可知，经络一词应该晚出，它是经脉和络脉的简称，此前更多用"经脉"一词。

经脉怎么变成了经络呢？

这是由于后来《内经》将"脉"分作三级，经脉是主干，主干分为支络，支络再分为孙络。

现有早于《内经》的医学文献，是著名的出土文物马王堆医书。其中的两种灸经，还只有脉的概念，而且只有十一脉。故此说发展的轨迹是，从"脉"到"经脉"、"络脉"再到"经络"。《内经》总提时，仍多称"经脉"，分述时，称经脉、络脉。

总之，"经络"是"经脉"和"络脉"的简称，这一简称很容易使人忘记它是定语，是形容词，它限定的东西是"脉"，也就是血管。

因此，经络学说这一术语不准确，它是迁就汉语习惯的说法，按其本意，经络学应改称"脉学"。

然而，早在《内经》成书之前，中医就有诊法上的脉学，即切脉之学，而且被普遍接受。现存最早的诊脉专书名为《脉经》，再想把经络学改成脉学就不大可能了。

可否使用更早的术语，改称"经脉学"呢？也不好，因为经脉后来特指血管主干。于是，只好迁就至今惯用的术语，把指导针灸的学说称作经络学说。

总之，无论从今《内经》叙述时的实指来看，还是从文字学看，脉就是那时医学家看到的血管，而且古人确切知道血液是在脉经络中运行的。

或问：如此说来，不是可以拿西医所谓循环、淋巴和神经系统来充实并改造经络学说吗？

回答是：经络的本意是血管，按西医理论，单靠血管或循环系统还不能完成运行气血功能，故最好说，所谓经络就是循环和淋巴系统。循环和淋巴系统正常运行，自然需要神经和内分泌调控，但神经不是管道，加之，循环系统的独立性相当强——离体心脏可以自主跳动相当长的时间，故经络的本意不包括神经系统。

《内经》关于神经的内容，集中在《灵枢·经筋》。

古人至少知道某些外周神经的主干，《灵枢·经筋》应该是基于神经、肌腱、骨连接形成的体系。该篇明确记载了尺神经，其他叙述包括那些神经有待进一步探讨。但是，该篇所述的经筋病与《灵枢·经脉》的经脉病基本不同是肯定的。前者主要叙述运动系统疾病，特别是肢体运动障碍；后者主要叙述藏府病。

奇怪的是，古人没有说经筋上有穴位，当代中医实际上把《灵枢·经筋》所述的整个内容都淘汰了。人们对这一事实似乎熟视无睹，否定、淘汰都无所谓，如果要否定《灵枢·经脉》就会有人激烈反对。其实，针灸实践大多不能在经典中找到合理的解释，如众多的阿是穴和经外奇穴与经络无干即是。

至此，如果有的读者还是不承认经络的本意是血管，我再把《内经》中关于脉是隧道的经文尽可能地全部引出。

"五藏之道，皆出于经隧，以行血气，血气不和，百病乃变化而生，是故守经隧焉。"

"帝曰：补泻奈何？岐伯曰：气有余，则泻其经隧，无伤其经，无出其血，无泄其气；不足，则补其经隧，无出其气。"

"刺此者，取之经隧，取血于营，取气于卫，用形哉。"

"黄帝曰：营气之道，内谷为宝，谷人于胃，乃传之肺，流溢于中，布散于外，精专者行于经隧，常营无已，终而复始，是谓天地之纪。"

"此气之大经隧也。经脉为里，支而横者为络，络之别者为孙，盛而血者疾诛之，盛者泻之，虚者饮药以补之。"

"气有余，则泻其经隧，无伤其经，无出其血，无泄其气；不足，则补其经隧，无出其气。"

"中焦亦并胃中，出上焦之后，此所受气者，泌糟粕，蒸津液，化其精微，上注于肺脉，乃化而为血，以奉生身，莫贵于此，故独得行于经隧，命曰营气。"

"胃之所出气血者，经隧也。经隧者，五藏六府之大络也，迎而夺之而已矣。"

"其稽留不至者，因而迎之；必明于经隧，乃能持之。"

"知解结，知补虚泻实，上下气门，明通于四海，审其所在，寒热淋露，以输异处，审于调气，明于经隧，左右肢络，尽知其会。"

以上所引，还不是很全，而且我没有注出篇目。相信愿意认真读书者，手中又有微机，查找很方便，可以自己查。如果不肯费举手之劳，那就没有和这样的人进行讨论的必要。

运行气血的隧道，不是血管或淋巴管又是什么呢！

可能有的人说血管中没有气，其实血属于气，《内经》关于血的准确说法是"营气"。

如果按现代理解，氧气就是在肺内和二氧化碳交换后运行于脉——即血管。你可以说这是用西医解释中医，但我们的古人必然认识到，呼吸之气进入人体后，必须在经脉中运行，于是他们大胆猜测，吸入之气要和从胃肠来的营养一起在经脉的隧道——即血管中运行。现在看来，这一天才的猜测基本上是对的，只不过，古人不会知道肺脏中气体交换而已。

二、经络学说的意义

笔者以为，经络学说主要不是为满足针灸实践的理论需要，也不是针灸实践发现的经验事实积累的结果，它主要是为了说明人体怎样形成一个有机联系的整体，即人体各器官、部分之间通过什么互相联系、互通信息、交流物质，这就是经络学说的意义所在。

人们经常强调中医学的整体观，其实，没有经络学说，中医学的人体只是很模糊的整体。

《素问·灵兰秘典论》拿人体比附当时的封建国家，说心为君主，其余器官受君主统率。这种比附不能解决藏府之间通过什么信息和物质通道互相联系、互相制约。

五行学说把人体的器官和组织都附在五藏上，五藏之间互相作用，就是五行之间的生克乘侮。若问：五藏之间通过什么联系通道实现生克乘侮呢？问题仍没有解决。

不相邻的物体之间要发生作用，信息和物质通道至少须有其一，否则只是无中介的遥控或遥距离作用，当代科学至今对无中介的遥距离作用——万有引力持保留态度。

所以，只有经络学说成熟后，中医学才有了科学意义上的整体观。这一学说对中医学是至关重要的，其意义较哈维发现血液循环有过之而无不及。

至此，经络学说的要点可以表述如下：

1. 经脉及其络脉、孙脉，内联藏府，外络肢节，无所不至。
2. 气血在脉中运行，营养全身。
3. 脉循环无端，气血在其中循环运行。
4. 医生可以通过切脉了解气血运行状态（《内经》已明确可以通过气口，但也有遍诊法）判断疾病所在及其性质，并通过调整异常状态治疗疾病。

哈维提出的血液循环还不完全具备上述要点。

单就这四点而论，和成熟的西医血液循环学说基本上没有矛盾。所以，要坚持经络是循环和淋巴系统之外的未知实体，就必须将上述要点都否定，那样就等于否定了经络学说。

只是中医没有说明气血循环是以心脏为中心的（尽管有"心主身之血脉"之说，见《素问·痿论》），而且这种循环有离心和回心两种脉（尽管中医有动脉之说），回心者带回氧气或养料，也带回废气和废料；离心者则向器官、组织供应氧气、养料，同时在有关器官排出废气和废料。

经络学说缺什么不要紧，问题是它内联藏府、外络肢节的详情与循环理论大相径庭，加之循环理论不足以解释多数针灸效应，故必须对针灸原理给以其他解释。

不难看出，上述要点中基本上不包括神经生理，我们可以承认暗含有部分神经生理。如上所说，《内经》还有经筋理论。此外，对气是否都在脉中运行，古人不很肯定。说还有行于脉外（似乎伴随脉运行）的比较神秘的"卫气"，这在古人算是很慎重的猜测。这不要紧，凡古典理论所无的内容，都可以补充进去，正因为它没有，才不会排斥。

三、经络学说的形成

如上所说，经络的本意就是血管，运行气血的经络只能是西医所说的循环和淋巴系统。为什么会形成与血管、淋巴实际分布差异很大的经络系统呢？

简言之，经络学说是在相当有限的解剖知识基础上，主要靠阴阳、五行、天人相应思想推演出来的体系，其中，天人相应思想的影响尤其明显。

为什么会这样呢？

这是由于，构造理论时，中国古代的哲学自然观，如阴阳、五行以及和这两种观念密切相关的天人相应思想起到激发、同化和吸附作用。在这个过程中，不是哲学自然观迁就经验知识，而是按照哲学自然观的模式增加经验知识中没有的东西。

这样的体系不可能得到解剖生理证实。

切莫以为，指出哲学思想的作用是对古代贤哲的亵渎。任何时代的科学家都不可能不受哲学思想，特别是在当时占主导地位的哲学思想的影响。就形成理论体系而言，哲学思想从来都是积极主动的。没有哲学思想——亦即没有对世界的一般信条，就没有理论。我们说哲学思想有负面作用，是指其排他性并且常常要求研究对象迁就它。一般自然观总是一种思维定式，而且会渗入人们的价值观。至于说哲学思想常常要求经验知识迁就它，至今仍是普遍现象。问题是，一旦有足够的经验知识否定旧学说时，是否有勇气解构它。

何以见得经络系统是天人相应的体系呢？

古人并不隐瞒自己的观点。

《灵枢·经别》说：

"人之合于天道也，内有五藏，以应五音、五色、五时、五味、五位也；外有六府，以应六律，六律建阴阳诸经而合之十二月、十二辰、十二节、十二经水、十二时、十二经脉者，此五藏六府之所以应天道也。"

《灵枢·阴阳系日月》说：

"黄帝曰：余闻天为阳，地为阴，日为阳，月为阴，其合之于人奈何？岐伯曰：腰以上为天，腰以下为地，故天为阳，地为阴。故足之十二经脉，以应十二月。"

上述引文应是十二经脉说定型之后的说法，由这两段话就能明白，十二经脉说不过是为了与十二月相应。

此外，还有别的天人相应经脉论述。

比如，《素问·阴阳别论》如下说：

"黄帝问曰：人有四经，十二从，何谓？岐伯对曰：四经应四时，十二从应十二月，十二月应十二脉。"

此话也应该出于十二经完成之后。"十二月应十二经"是清楚的。与四时相应的"四经"是什么呢？大约是冲任督带。

《灵枢·五十营》还有 28 脉说。

为什么要 28 脉呢？因为要应 28 宿，即该篇所谓"人经脉上下、左右、前后二十八脉，周身十六丈二尺，以应二十八宿"。其算法大约是手足十二为二十四，再加冲任督带，其余的脉，就不管了。

此说还见于《灵枢·卫气行》。这两篇都有大段文字讲人气运行如何与太阳运行相应，不再引。

穴位、孙络、溪谷的数目也是天人相应的。

《素问·气穴论》说："黄帝问曰：余闻气穴三百六十五以应一岁，本知其所，愿卒闻之。……凡三百六十五穴，针之所由行也。……孙络三百六十五穴会，亦以应一岁，……溪谷三百六十五穴会，亦应一岁。……孙络之脉……亦三百六十五脉，并注于脉，传注十二络脉，非独十四络脉也。内解泻于中者十脉。"

这样推论来的穴位等数目，也不可能得到解剖生理证实。

还有类似说法，不再举。

更有甚者，为了与天六地五相应，早期经络学说只有十一脉。那时不但没有手厥阴脉，手少阴脉也没有穴位。

《灵枢·邪客》说："手少阴之脉独无腧，何也？……少阴独无腧者不病乎？"

于是，经文不得不做些自相矛盾的解释。

总之，经络的本意虽然是血管，最后形成的经络分布体系却是出自天人相应的推理。

显然，主要用天人相应思想认识或解释人体构造和生理，已经不能被当代人接受。人体构造和生理，与不包括生命的天地之间有极大的距离。阴阳、四时、五行、六气、十二月、三百六十五日等规律，远远不足以填充天人之间的空白，人体基本上不是这样与天地同构（即天人相应）的。即不能说天有四时，人有四经；天有五行，人有五藏；天有六气，人有六府；天有十二月，人有十二经；天有三百六十五日，人有三百六十五个穴位。

或问：如此说来，至今公认的十二经脉、奇经八脉等大多是为了满足天人相应而想象或主观安排的吗？

答案是：据以上所述，除非认为经络与循环和淋巴无关——即经络不运行气血，而且确实是现在根本没有认识到的天人相应构造，只能说多数经络是为了满足天人相应而想象或主观安排的。

试看所谓十二经脉、督脉、任脉、带脉等没有一条是与动静脉走行相符的。

至于《难经》第一难说"十二经皆有动脉"更是错误的，按照现代循环、淋巴解剖生理，不可能如此，遍查《内经》《难经》，更不能证明十二经皆有动脉。

至少在可预见的未来，不可能证明人体有传统的经络分布体系。

也许，经络学说天人相应的局限性还不宜全盘否定。

但是，就我们已有的科学知识和当代哲学思想来看，应该及时地对它进行扬弃，否则便没有新理论出现，科学再无法进步。

四、经络学说导致的谬误和矛盾

如上所说，经络的本意是血管，为满足天人相应需要，形成的经络体系却远离了实际血管系统。迁就哲理导致经络循行远离血管分布也是谬误，但只是理论问题，真的刺破血管放血就不仅是理论问题了。

1. 谬误的放血疗法

当代中医也知道，所谓十二经脉、奇经八脉的循行部位大多不是较大的血管所在。现代针灸都要避开大血管，但不要认为古人也这样看。古人不但认为十二经脉、奇经八脉等都是运行气血的，而且常常有意刺破大血管放血，于是出现严重谬误。

为什么要刺破大血管放血呢？

这要从古人如何看针刺治病说起。

关于针刺何以能治病，《内经》论述很多，简单说来，就是"通其经脉，调其血气"（《灵枢·九针十二原》）。

怎样使经脉气血通调呢？

《内经》说："凡用针者，虚则实之，满则泻之，宛陈则除之，邪盛则虚之。"（《灵枢·九针十二原》）

"古之善用针艾者，视人五态乃治之。盛者泻之，虚者补之。"（《灵枢·通天》）

总之，不出补泻二端。

针刺如何补泻呢？

《灵枢·小针解》说："迎而夺之者，泻也；追而济之者，补也。"

《灵枢·九针十二原》说："逆而夺之，恶得无虚，追而济之，恶得无实……九针最妙，补泻之时，以针为之。泻曰必持内之，放而出之，排阳得针，邪气得泄，按而引针，是谓内温，血不得散，气不得出也。补曰随之，随之意，若妄之，著行若按，如蚊虻止，如留如还，去如弦绝，令左属右，其气故止，外门已闭，中气乃实，必无留血，急取诛之。"

由上文，大概还不明白实际上如何补泻。

先说如何泻。

简言之，《内经》时代的针刺泻法主要是不同程度的放血。

《内经》时代的刺法，的确常用放血法。放血量常常很大，不细读《内经》的人大约不知道。举三段经文如下：

"热病而汗且出，及脉顺可汗者，取之鱼际、太渊、大都、太白，泻之则热去，补之则汗出。汗出太甚，取内踝上横脉（洪钧按：即大隐静脉。此处横字不作横竖讲，而是跨越的意思）以止之。……风痉身反折，先取足太阳及腘中及血络出血；中有寒，取三里。癫，取之阴跷及三毛上及血络出血。男子如蛊，女子如怚，身体腰脊如解，不欲饮食，先取涌泉见血，视跗上盛者，尽见血也。"（《灵枢·热病》）

"胃疟者，令人且病也，善饥而不能食，食而支满腹大，刺足阳明太阴横脉（洪钧按：即大隐静脉）出血。疟发身方热，刺跗上动脉，开其空，出其血，立寒。……疟脉满大急，刺背输，用中针旁五胠俞各一，适肥瘦出其血也。疟脉小实，急灸胫少阴，刺指井。疟脉满大，急刺背俞，用五胠俞、背俞各一，适行至于血也。……诸疟而脉不见，剌十指间出血，血去必已，先视身之赤如小豆者尽取之。……先其发时如食顷而刺之，一刺则衰，二刺则知，三刺则已。不已，刺舌下两脉出血；不已，刺郄中盛经出血，又刺项已下侠脊者必已。……刺疟者，必先问其病之所先发者，先刺之。先头痛及重者，先刺头上及两额两眉间出血。先项背痛者，先刺之。先腰脊痛者，先刺郄中出血。先手臂病者，先刺手少阴、阳明十指间。先足胫酸痛者，先刺足阳明十指间出血。风疟，疟发则汗出恶风，刺三阳经背俞之血者。骭酸痛甚，按之不可，名曰附髓病，以镵针针绝骨出血，立已。"（《素问·刺疟论》）

"厥头痛，面若肿起而烦心，取之足阳明、大阴。厥头痛，头脉痛，心悲善泣，视头动脉反盛者，刺尽去血，后调足厥阴。厥头痛，贞贞头重而痛，泻头上五行，行五，先取手少阴，后取足少阴。厥头痛，意善忘，按之不得，取头面左右动脉，后取足太阴。厥头痛，项先痛，腰脊为应，先取天柱，后取足太阳。厥头痛，头痛甚，耳前后脉涌有热，泻出其血，后取足少阳。"（《灵枢·厥病》）

由引文可知，古人针刺治疗实证，就是通过放血而"通其经脉，调其血气"。

上述放血疗法能够治愈有关疾病吗？

为什么现代中医不再使用此种疗法呢？

须知，用古代针具刺破大隐静脉、腘动脉、股动脉甚至舌下动脉都可能造成出血不止。

笔者以为，无论何种疾病，大量放血都是危险的。

道理很简单，因为"血气者，人之神"（《素问·八正神明论》）。大量放血，放的不是邪气，而是人体最宝贵的正气。

以疟疾而言，即便实证，用放血法治疗也毫无道理。"刺跗上动脉，开其空，出其血"，达到恶寒的程度（洪钧按：必然因为放血量很大），更是危险的。同理，"热病……汗出太甚，取内踝上横脉以止之"，也是严重的谬误。

这种疗法早已废除。废除大量放血法，大约在隋代。《外台秘要》的作者王涛据《内经》说："针能杀生人，不能起死者。"（《灵枢·玉版》）很可能是目睹过大量放血，导致死亡。《素问·刺禁论》也指出过针刺中脉很容易出现危急情况，甚至死亡。

《内经》还多次提到热病五十九刺，处处要见血，总放血量不一定很大，理论上也是错误的。

顺便提及，西医也曾经常用放血疗法。直至1950年左右，治疗高血压脑意外，还偶尔使用。放血量也相当大——可达300毫升以上，现在看来，也是错误的。

或问：针刺放血都是错误的吗？

答案是：刺破大血管大量放血，肯定是错误的。挑刺或浅刺皮肤见血对某些疾病可能有效，故至今还偶尔浅刺十宣和挑刺风池、风府等少量放血。民间还有其他挑刺法，与刮痧原理大约相同。只是，这样的疗法既不讲经络，也不讲穴位，不能用经络学说解释。至于局部严重充血或有瘀血、死血而放血，如中医治疗扁桃体炎点刺放血有效，却不必用经络学说解释。

2. 难以理解的出邪气和得气

古人认为，针刺也可以放出无形的邪气。

《灵枢·官针》说："脉浅者勿刺（按：据此可知，当时有人认识到不可刺破表浅的大血管），按绝其脉乃刺之，无令精出，独出其邪气耳。所谓三刺则谷气出者，先浅刺绝皮，以出阳邪；再刺则阴邪出者，少益深，绝皮至肌肉，未入分肉间也；已入分肉之间，则谷气出。故刺法曰：始刺浅之，以逐邪气而来血气；后刺深之，以至阴气之邪；最后刺极深之，以下谷气。"

《灵枢·终始》说："凡刺之属，三刺至谷气。"

这是讲针刺时分三步，第一步"刺绝皮，以出阳邪"——靠迎来的血气，第二步"少益深，绝皮至肌肉，未入分肉间"——出阴邪，第三步，"入分肉之间，则谷气出"。

有针刺经验的人都知道，刺入肌肉之前，一般不会"得气"。看来，古人认为，针刺得气，所得是谷气。

针刺得气显然不是谷气，得气之前何以能"独出邪气"也难以说清。

3. 说不清的补法

针刺怎样补呢？

就是得气之后再"追"一下——捻转刺激的同时再稍微深刺一点。

古人认为，这样就是补充了谷气。

显然，现代人不会同意此说。

总之，不引进神经、内分泌、体液调节理论，不能解释针刺治病原理。

4. 非血管循行处的穴位是什么

不刺中血管放血而得气，刺中的是什么呢？

笔者恰好翻到一张 2002 年 1 月 26 日的《中国医药报》，其中第 7 版上有一篇文章：《用针灸探索人体传导密码——记全军平衡针灸治疗培训中心主任王文远》。其中提及几例神奇的疗效是否完全可信且不论，王氏发现的某些穴位和所谓"平衡针灸学"则与传统理论完全不同。

其中说："他终于惊奇地发现，肩周炎最敏感的穴位不是在传统的中医经络穴位上，而是在西医解剖学的神经干上。……王文远认为，受中枢神经的支配，机体内部有其自然的平衡机制，发生疾病则是平衡的破坏。通过针灸刺激传递给大脑一种生物信息，由它指挥人体自身传导密码，调动能量修复平衡系统，促进机体康复，这就是平衡针灸学。"

这又是关于针刺机理的一种新假说。王氏的看法虽然很空洞，却与传统理论完全不同。不过，如果他的疗效确实像报道说的那样好，就可以肯定，最便于解释其疗效的是神经理论。

实际上，近几十年来发明的很多刺法与传统经络理论没有关系，如耳针、头针所刺部位，与十二经脉、奇经八脉等毫不相干，这两个地方也没有较大的血管分布。

5. 经络学说在外感病治疗方面失败

以伤寒为例，《伤寒论》以六经辨证。六经与经脉有些瓜葛。伤寒病在太阳且有针足阳明，使病不传的经文。实际上，没有医家这样做，至少当代中医不这样做。显然是因为，曾经有很多人这样做过，而没有效果。不仅如此，《伤寒论》中还提及其他针灸法，大多被仲景否定，后世也很少应用。比如，足阳明属于胃是无疑的，可是，承气证显然不能用针灸阳明经的穴位来治疗。

温病按卫气营血辨证，按说可以使用针刺放血或补气治疗。但是，温病学家几乎无人使用针灸疗法。

读者或许认为，这是实践过少的缘故。其实不然，《内经》中，治外感就以针刺为主。

那时有很多刺法，现在几乎都淘汰了，这说明疗效不好。

6. 穴位主治不能体现所在经脉的特异性

由于每一经主要联系一个藏府，按说治藏府内伤病，最便于经络学说指导。即藏府病只能或者最好是循经取穴，实际上，常常不是这样。

我们常常背诵的歌诀是：肚腹三里求，腰背委中留，酸痛取阿是，面口合谷收。这一歌诀是很实用的。倘问：肚腹里面有那么多藏府，为什么只有三里穴最重要呢？经络学说显然不能回答这个问题。

7. 刺激穴位的方法与疗效没有特异相关性

按传统说法，最早是用石头刺激的，后来用过铜针、银针，现在最多用不锈钢针，更有激光针、电针、磁针、超声针、穴位注射疗法，似乎机械、声、光、热、电、磁、化学刺激都可以取得同样的疗效，可见，疗效与刺激的性质没有关系。不过，凡做过针刺的人都知道，电刺激的针感最强。所以，应该认为，多数刺激最终都要转化为电刺激，而且主要通过神经系统起作用。

针灸书和有经验的医生还知道，疗效最好的穴位不在神经线附近，就在四肢远端——即膝肘以远，合理的解释只能是这些地方神经敏感。

至于针刺治疗昏迷和惊厥，就是刺激可引起剧烈疼痛的地方，与经络学说没有什么关系。

总之，传统经络学说，非但不足以解释针灸效应，还曾经导致严重错误的刺法。

五、可否接受工具主义

所谓工具主义，就是理论上的实用主义。理论是否符合客观实际，不必管，利用它能达到实用目的或解释某些现象即可。但是，所谓理论，正是人类特有因而最可贵的理性思维的结果，工具主义至少是对理性思维的蔑视。实际上，与客观实际相距很远的理论，不可能有满意的实用价值，也不可能满意地解释客观对象。据笔者所知，近现代科学理论中，只有电子从负极向正极运动与电流从正极向负极流动，是实际与理论恰好相反，但理论上仍按电流运动方向讲。这一事例，不能算工具主义。因为实际上知道电子如何运动，在普通电路中两说的结果也完全等价。在离子回旋加速器中，则只能按离子实际运动方向设计。

对经络学说这样重要而且复杂的理论，不能满足于工具主义。况且，如上文所说，传统的经络理论，也不能解释针灸效应。

如何认识或评价现代经络或针灸原理研究，见下附《关于现代经络研究的理性思考》。

附：关于现代经络研究的理性思考

所谓理性思考，是说不盲从一切古代或现代人的有关见解，而是从已经实验充分证实的理论和自己的有关经验知识出发，运用尽量严密的逻辑思维考虑问题。当然，所谓"已经实验充分证实的理论，和自己的有关经验知识"也不是绝对可靠，但总比盲从或从古今许多猜测性假说出发更好些。

一、现代经络研究扼要回顾

近 50 年来，经络研究面对的是以下 7 个问题。

1. 针灸疗效的可重复性怎样？

2. 经络是否特殊构造？如果是，相当于西医已知的什么系统、器官或组织？

3. 如果不是已知构造，它是否一种未知构造？

4. 如果找不到经络构造，它是否已知构造的未知功能？

5. 古人描述的经络循行完全或基本上正确吗？

6. 经络和穴位在功能方面的特异性能够证实吗？

7. 不同性质的刺激手段可否表现为不同效应？

到目前为止，以上 7 个问题的求解情况大致如下。

1. 针灸疗效的可重复性比较好，但不是重复《内经》和《甲乙经》等，特别是主要不再用于热病。

2. 古人描述的经络，与西医已知的构造几乎没有对应关系。古人所说经络的基本功能，只能是循环系统的功能。换言之，经络功能的传统理论不能解释针灸效应。

3. 找不到与经络基本相符的未知构造。

4. 已知构造中，以神经、内分泌，即人体调节系统最便于解释针灸效应。

5. 古人描述的经络循行，可重复性很低很低。

6. 经络和穴位的特异性，未能得到满意的证实。

7. 针灸刺激手段的特异性与产生的效应基本无关。

于是，对经络实质有过不胜其多的假说，多数假说与西医所说的调节系统有关，但至今没有一种令人满意。

二、笔者对经络学说的粗浅见解

到底该怎样看经络学说？

经络学说是古代的针灸原理，研究它的理想结果是：找到与经络分布、循行完全相符的解剖学或生理、病理学依据并且能够据以全面而准确的解释针灸效应，特别是针灸的疗效。

现在看来，找到与经络学说完全或基本相符的解剖学依据是不大可能了，不宜再去钻这个死胡同。

经络的原意或实指就是血管，然而，循环理论基本上不能解释针灸效应或针灸为什么能治病。

只有神经和内分泌理论可以在某种程度上解释针灸效应，可惜太不准确，太不严密。

于是，必须重新认识针灸效应。

重新认识的关键是：经典和后来积久形成的观念（包括近数十年形成的观念）必须转变。不但传统理论和循环理论不能解释针灸效应，神经和内分泌生理、病理也不能全面、严密而准确地解释针灸效应。所以，不宜一味追求通过一种学说，企图全面解释针灸效应。

今后的重点应该放在研究要害穴位与西医所谓系统、器官之间的关系，即探讨人体表层与内部构造之间如何相关。

"相关"之说，不是笔者的创见。20 世纪早期，法国人就有体表与内脏相关之说，而且发现了与中国针灸不全相同的很多相关点（略同穴位）。

我国学者也有不少人赞同此说，而且有过据以研究针灸的专著。

不过，提出模糊的"相关"说，不足以进一步认识针灸原理。人体当然是密切相关的整体，体表自然与内脏相关，比如，"牵一发而动全身"就不是夸大其词的形容。

然而，针灸原理研究，是为了尽量详细而准确地说明，经络和穴位如何与内脏等相关。为此有必要引进数学中的相关概念，以便量化。

以下直接结合针灸效应说明"弱相关""强相关"和"相关度"的概念并据以浅谈笔者对经络学说、针灸原理和针灸效应的看法。

1. 针灸效应，是一种弱相关反应现象。所谓弱相关反应现象，指此类现象的因（如针刺激）和果（如预期效应）之间的相关度较低。所谓相关度，通过四项指标计算。即①由因见果的频率；②因果之间线性关系程度；③因果部位的对应程度；④因的性质对果的性质的影响程度。每一项指标最高值，均为百分之百。暂定，相关度 ≈ ① × 40 % ；② × 30%；③ × 20%；④ × 10%。当相关度低于 40%，即可认为属于弱相关。如果低于 20%，就应该认为是典型的弱相关。总之，所谓相关度，不是仅仅指出现效应的频率或概率。

2. 弱相关反应现象的对立面，是强相关反应现象，最典型的强相关反应，因果关系的相关度接近 100%。比如，脊髓横断必然截瘫，冠状动脉完全阻塞必然心肌梗死。反之，真能完全修复横断的脊髓，则截瘫完全恢复；真能及时解除冠状动脉阻塞，则可完全避免心肌梗死。此类现象的因果关系，不仅由因见果的概率是 100%，预期效应的程度和定位准确性也几乎是 100%。这是因为已知有关神经和循环解剖生理，决定了上述因果之间必然是接近 100% 的强相关关系。即有一因，必有一预期结果，而且理论上完全可以解释。生理、病理和治疗学方面，有许多这种强相应关系。比如静脉注射副肾素（即肾上腺素）产生的一系列反应，就是强相应关系。人们希望医学问题都能归结为这种现象，可惜，至今为止，凡是要费力研究的现象，大多数不能得到这么高的因果相关度，这就是为什么要设对照组并进行统计学处理。

3. 弱相关反应现象，只是有因可能有果，不仅有由因见果的概率比较低。施因部位、性质与产果部位、程度之间，更少见严格的相应关系。此类弱相关反应现象，不是只见于针灸效应。和传统针灸相似的耳穴、头穴、按摩效应等，自然属于弱相关反应现象，气功、热疗、武术、体育锻炼等所见效应也主要是弱相关反应现象。某些西药的作用，如大剂量维生素 C 可缓解癌瘤等疾病，也是弱相关反应现象，科研术语称之为可重复性很差。

4. 所以，经络或经络感传现象本身就是一种弱生理反应现象。因此，开始较早、资料积累较多的经络感传现象研究，值得反思。如果承认经络现象是一种弱生理反应现象，就不可能完全证实古人描述的经络路线。如果预先认定，经络现象是一种强生理反应现象，那么，按照科学原则，感传现象应该在绝大部分人身上以非常近似的方式出现。感传现象研究结果，其可重复性不到20%，也就是说，针刺和感传现象出现之间的因果相关度不到20%，这还不计入出现感传现象之间的个体差异。

5. 针灸疗效或效应，当然主要通过神经—内分泌—体液调节机制起作用（如破坏大部分脊髓，再看针灸效应，就可证实这一点），而且首先接受刺激的是神经系统末梢，但不是完全通过此种机制。比如，灸法治疗体表慢性炎症特别是中医所谓阴疽，就主要通过热效应改善局部血液循环。再如，古人曾主张经常在三里穴保持灸疮，应该是不断激活免疫机制。又，古时针具较粗，现在也有强刺激、久留针，会破坏少量组织，就有破损组织效应。总之，除去治疗时的积极暗示和患者主动的心理调节以外，已知针灸效应是以神经—内分泌—体液调节作用为主，还有其他环节。

6. 凡弱相关反应，都是多因素、多环节、多径路反应现象。可否深化认识，把某些效应改进为强相关现象呢？从理论上讲，这至少是很困难的。或问：人体当中不是有很多强相关反应现象吗？

7. 这要看从哪个层次、使用什么性质的手段为因去求果。假如作为因的手段及其作用部位并无特异性，就不可能期望出现强相关的果。近来西医发明了某些介入疗法，目的是通过直捣病因，求得结果。凡真正产生强相关反应的，必然是对病因的认识很准确，而且病因基本上是单一的。凡是不明原因，特别是多因素、多环节参与的反应，至少目前不大可能得到强相关结果。

8. 针灸，特别是针刺也有时产生强相关反应，如刺眼眼必盲，刺哑门、脑户过深多死，刺胸背过深必见气胸，刺中大动脉必大出血。古时针具很粗，这些反应几乎会100%地出现。或说，这不是针刺的目的。但是把针刺效应作为一个整体来看，它们也是针刺效应，而且也是当代针灸家必须要有的知识。所以，不是很剧烈的刺激，作用于要害部位，照样会产生强相关反应。

9. 按控制论、系统论、信息论原理，因果关系的不确定性随着系统增大而增大。人体正是一个巨系统，其中有很多不确定的因果关系。问题不仅仅在于人体系统太大，黑箱理论是说，在不打开或基本上不打开研究对象的前提下，看输入信息和输出信息之间的关系。待积累一定数量的结果——即因果关系之后，就可以制定理论模型，以便解释黑箱。

10. 针灸术正是古人采用黑箱手段治病，它通过非特异的作用，刺激体表的几个——有时一两个点，去解决特定部位的特殊病变。可以想象，此种刺激可以通过多少径路、多少环节起作用。故大体可以肯定，针灸效应是不可能呈现强相关的。

11. 古人提出经络学说，也有尽量使针灸效应具有相对特异性的目的，即试图从理论上强化相关性。但是，由于历史条件的限制，其理论表现形式亟有待修改，对穴位特异性的认识也不够。

12. 当代针灸原理研究，当然要继承。没有继承，早就没有针灸术了。但是，继承的目的是保存、应用并最好能发扬，研究就是为了发扬。研究过程中，固然少不了验证古代理论这一步。不过，没有怀疑精神的研究，就会永远停留在证实旧说的水平上。很多情况下，古人的错误通过逻辑分析就能发现。如天人相应的十二经脉等，是不可能通过实验证实的。

13. 通过逻辑分析，发现古人的错误之后，还要验证，但目的是证伪。暂时不能证伪，即暂时保留。不过，凡是逻辑上不通之处，必须得到新的理论，实现逻辑严密才能结束证伪。

14. 当代针灸研究，大体上证明了经络和穴位都只有不强的特异性。占体表面积更大的非经络循行地带，还有很多"穴位"，它们也有和已知穴位大体相当的特异性。这些都提示人们，针灸原理和传统经络学说之间有很大距离。

15. 还有一个亟待解释的问题是，刺激手段与效应之间几乎完全没有特异相关性。机械、声、光、热、电、磁等物理刺激和穴位注射的化学刺激，为什么会产生同样的效应？除了说它们都是非特异的弱刺激外，没有更好的解释。任何刺激，只要太弱，都可看作非特异刺激。正如人体实际上一直在接受外界的物理、化学和生物刺激，我们却不认为在接受治疗一样。

16. 如果从本质上改变刺激手段，比如在穴位和非穴位注射副肾素，都会出现强相关反应。此种反应原理，在西医看是已知的，但是，经络、穴位理论完全不能解释，故值得深思。反之，在上下肢各刺入一针，再加上 40 伏以上的电压，就会心跳骤停。这说明针灸刺激还是很弱的刺激，此类刺激作用于非要害部位，除疼痛外不可能产生强相关反应。尽管个别人看到针就会虚脱，却不属于强相关反应。总之，如果把针感也看作效应，则只有这一种效应近于强相关反应。此种效应，完全可以用神经感觉理论来解释。

17. 把针灸效应看作弱相关反应，怎样解释针灸治疗中往往呈现高有效率呢？笔者以为，即便不认为有关报告需要重复之后再确认，也可以做出比较满意的解释。相关度，不是和有效率等价。高相关度，不仅由因见果的概率高，还要求因与果的线性关系强，因果部位的对应关系强；因的性质要影响果的性质。按所给公式计算，应该没有符合强相关反应标准的临床或实验报告。而上文所举，刺眼、刺脑户、刺胸、刺大动脉的效应，则符合强相关反应标准。

18. 按上文笔者对针灸机理的理解，针灸术应该对调节紊乱导致的疾病，而且尚无严重消耗时疗效较好。比如，针灸对多数全身感染性疾病疗效不好。倘感染较重，从张仲景时代，就基本上淘汰了针灸疗法，温病学派更少用针灸。这样就可理解，《内经》时代，曾经以针灸，特别是针刺为主治疗热病，为什么后世少用。如果说，轻浅的热病用针灸还不如药物方便，那么，结核病是药物疗效不好的慢性病，为什么没有多少针灸治疗成功报道呢？有严重消耗的病人，忌用针刺，道理略同。镇痛最常用针灸，曾有过脑啡肽假说，提示针灸效应与神经系统最密切。

19. 与镇痛相关的针刺麻醉曾经轰动世界，针麻是否强相关反应呢？显然也不是。针麻发展到最后，曾形成无穴麻醉，这实际上是对特定的经络穴位针刺麻醉的否定。换言之，针麻效应不能用经络穴位理论来解释。

20. 笔者以为，今后的经络研究，重点应放在强化穴位特异性上，基本无效的穴位，应予清除。新旧有效穴位，进一步弄清其特异性。假说固然不可没有，但是，对同一现象有数十、上百种假说，则不是正常现象。科学史上的学派争论，大多只有两派。

那么，经络学说或针灸原理研究的前途怎样呢？

此种研究的对象既然是弱相关生理或病理反应现象，其理论就不可能是强相关的，只能形成一种弱理论（或称软理论），即不可能形成一种像神经、循环理论那样可以严密解释有关现象的理论。此种弱理论只能附属于已知调节理论，可命名为边沿或边际调节理论。

三、如何看待经脉和经筋学说的其他意义

如何看待关于经脉和经筋学说的其他意义，笔者的认识是：

1. 运行气血的经脉、络脉、孙脉和冲脉等就是血管。血脉循环不息，

周流不休，内联藏府，外络肢节，营阴阳、濡筋骨、温分肉等循环营养功能，就是血液循环的营养功能，现在已无必要保留十二、十四、二十八、三百六十五脉等说法。当代血液循环解剖生理，已经完全可以而且应该取代经脉或经络学说，新说比旧说准确而且严密得多。

2. 主要不运行气血的经筋学说，是不完善的神经、肌肉和骨连接解剖生理学说，现在也没有必要保留十二经筋说。当代神经、肌肉和骨连接解剖生理，完全可以而且应该取代经筋学说，新说也远比旧说准确严密得多。

第六讲 心包、膻中、三焦、命门和小心

——理论模型的多余构件

本讲的副标题，已经表明了作者的基本观点。

心包等说法，在中医理论发展过程中，曾经发挥过作用，现在看来，已经是多余的构件。这些构件不仅不能再发挥积极作用，反而造成体系内的矛盾，引起许多无谓的争论。因此，无论为了整理中医，还是为了中西医结合，都应该把这些多余的东西清除。

大家知道，这些构件都是关于藏府经络学说的。本书第四讲，已把藏府学说看作一种人体的理论模型。既然是理论模型，就不一定和实际构造完全相符，为什么不能多一些构件呢？答案是：建立任何理论模型的原则都是越简单越好——只要能满足解释已知经验知识的需要。理论模型超出解释已知经验知识的需要，特别是增加了对象所无的构件，就会得出多歧或错误的推论，必然引起对该模型的无谓的争论。

其实，认为这些构件多余，并不是笔者的创见，至迟在《内经》时代已经有人持这种看法，只是古人使用的术语和今天不同。

一、心包和膻中

心包之说，在《内经》中凡 6 见。如果除外《素问·刺法论》这个遗篇，则只有 5 见，而且仅见于《灵枢》。其中"经脉" 4 见。"经水" 1 见。其余《内经》159 篇，都没有提到。由于"经脉"最后完成十二经脉说，所以，毫无疑问，心包就是出于十二经脉说的理论需要增加的。

心包的前身是什么呢？就是膻中。

《内经》的膻中之说，凡 8 见，而且 6 见于《灵枢》。

它在《灵枢》中出现不像心包那样集中，提及膻中功能的是《海论》和《胀论》。前者说："膻中者，为气之海。"后者说："膻中者，心主之宫城也。"

总之，到了《胀论》，膻中和心发生了关系，于是，心包说有了根据。到底是《经脉》篇从《胀论》篇受到启发，还是后者为前者制造依据，不必深究，但《胀论》是《内经》中唯一使膻中和心包发生联系的一篇是无疑的。从此，膻中演变为心包，而且二者并存。《灵枢·营气》也提到膻中，那是十二经脉说完成后的应用，其中没有说膻中是什么。

《素问·灵兰秘典论》关于膻中的原话是："膻中者，臣使之官，喜乐出焉。"由于该篇有"凡此十二官，不得相失"之语，故它很可能是十二经脉说完成之后的产物。

膻中直接和心包发生关系，还见于《素问·刺法论》这个遗篇。而且，正是从《灵兰秘典论》发挥而来。所以，古人认为《刺法论》不是《素问》原有，是有道理的。该篇说："膻中者，臣使之官，喜乐出焉。可刺心包络所流。"这说明该篇的作者，既看过《灵兰秘典论》也看过《经脉》。其作者，应该是《内经》基本完成之后才出世的。

一般读者，不会也不必下大功夫读《内经》。对上述说法，可能不很明白。这不要紧，大体知道就行了。有解剖常识的人，必然知道，膻中也好，心包也好，总不像心肝肺肾等器官那么直观。

现在，再说心包。

读者可能说，心包确有其物，西医解剖学说得很清楚，为什么中医非要清除它呢？

心包确有其物不错，不但如此，这个解剖术语还是民国初年把西医解剖术语翻译为中文时，从中医术语中拿来的。这一拿来不要紧，中西医之间发生矛盾——两家对心包功能的认识完全不一样。

西医的心包是否重要呢？也比较重要。它包在心脏之外，完整而又坚韧，内有很润滑的黏液，保证心脏跳动时摩擦力很小，又不摩擦周围的脏器。不过，总的来说，它不是循环系统的重要器官。人体可以没有它，西医就有心包切除术。至此，有必要提及，"心包"应该属于藏还是属于府？读者可能觉得这是梦话。实则不然。首先，"心包"与"心"关系那么密切——比肝胆的关系更密切，"盛精汁三合"的胆都属于府，"心包"为什么不该属于府呢？它就包在心藏外，为什么不说它和心藏"相表里"呢？

如果这样，"心包"就是"府"。但是，"心包"属手厥阴经，于是自然属于藏。心却要和小肠相表里，我看除了阴阳配合的需要，没有别的解释。更有甚者，从此心主神明的功能被架空了，昏迷被解释为"邪传心包"或"热入心包"，看来，多余的构件到处引起矛盾。

"心包"还导致藏府学说的其他问题。

按说，中医的藏府学说可以没有它。实际上，五藏六府说中本来就没有它。若严格按五行学说建立藏府模型，更不应该有它，而且应该是五藏五府。

既然五行统率藏府，则五藏五府即可，为什么成了五藏六府呢？再加上心包，不是六藏六府吗？古人早就不满意此说。《难经》大约是汉代人讨论《内经》的作品，其中这样解释心包。

"二十七难曰：有十二经，五藏六府十一耳，其一经者，何等经也？然：一经者，手少阴心主别脉也。心主与三焦为表里，俱有经而无形，故言经有十二也。"

注意，这里说的"心主"就是心包或"心包络"。《难经》说心包是无形的，我看，《难经》作者的解剖知识远不如《内经》作者，心包有形是无疑的。没有做过实地解剖的人，不大可能想象出恰好确有其物的心包。人体内脏中再没有哪一脏像心脏这样有完整而坚韧的包膜。除心脏外，有胸腹膜脏层，还有包膜的，只有肾有"周围囊"，也不像心包这样特别。

可以看出，添上心包这一"藏"，只是为了凑够六藏六府。不然，五藏六府各一经，只能是十一经。其实，今《内经》至少还有四篇（按：即《灵枢》第2篇、第41篇，《素问》第36篇、第59篇）留有明显的十一经痕迹，足见十一经脉说保持了很长时间。十一脉是对应五藏六府的，至今我们仍然习惯说五藏六府。

那么，为什么要清除心包和膻中这两个构件呢？理由有三。

其一：此二者（实际是一个）作为藏府，其内容实在太单薄。至今我们还习惯五藏说，足见中医理论并不重视它。

其二：心包的出现，架空了心藏。它假设心不能受邪，受邪必死。叶天士说，温邪逆传心包，就是受这种假设影响。若问：既然心藏神，神志不清为什么不是心受邪呢？我们无话可说。况且，后来有了心经，心经也有输穴，为什么心不能受邪呢？后世明明有泻心火之说，莫非这个"火"

不是邪吗！

其三：心包之说，造成中医理论的矛盾，引起了无谓的争论，给五藏六府这个理论模型增加了不必要的麻烦。

那么，手厥阴经怎么办？我看只好先置之不理。此外没有更好的办法。如果一定要心包和膻中，请看我们如何平息古今人的争论。

"其论心包络，细筋如丝，与心肺相连者，心包络也。又云心外黄脂是心包络，又云心下横膜之上，竖膜之下，黄脂是心包络；又云膻中有名无形者，乃心包络也。既云有名无形，何得又云手中指之经乃是手厥阴心包络之经也。论心包络，竟有如许之多，究竟心包是何物，何能有如许之多耶？" （王清任．医林改错·藏府记叙．北京：人民卫生出版社，2005.2）

这并非王清任一个人的意见，这里不再详引各家分歧的出处和原文。

总之，我看把心包的功能还给心，去掉心包及其前身膻中，藏府学说就消除了一个不必要的矛盾。

二、三焦、命门和小心

心包之说和三焦有关——它们相表里，可以说，心包就是被三焦引出来的。后来，三焦又和命门搅在一起，我们再把上文引过的《难经》看一遍。

"二十七难曰：有十二经，五藏六府十一耳，其一经者，何等经也？然：一经者，手少阴心主别脉也。心主与三焦为表里，俱有经而无形，故言经有十二也。"

请看！心包与三焦为表里，它们都有经而无形。其实，有形的心包，倒是为配合无形的三焦才造出来的一藏。所以，心包的多余，应该归罪于无形的三焦。

读者可能说：五藏六府不是古已有之的成说吗？胆胃大小肠膀胱五府都确有其物，三焦怎么会无形呢？

这个问题从汉代至今还没有人说清过，我们先看看争论的大概。

《难经》八十一个问题中，有两难讨论当时的疑问。

"三十九难曰：藏唯有五，府独有六者，何也？

"然：所以府有六者，谓三焦也。有原气之别使焉，主持诸气，有名而无形，其经属少阳，此外府也。故言，府有六焉。"

简言之，三焦只不过是个空名。岂知更有怪说法，也有人说五府六藏。

"四十难曰：经言府有五，藏有六者，何也？

"然：六府者，止有五府也。五藏亦有六者，谓肾有两藏也，其左者为肾，右为命门。命门者，谓精神之所舍也。男子以藏精，女子以系胞，其气与肾通，故言藏有六也。"

"府有五者，何也？

"然：五藏各一府，三焦亦是一府，然不属五藏，故言府有五焉。"

总之，《难经》不能自圆其说。奇怪的是，竟有过五府六藏说。而且，按照四十难的说法，还应该有过五藏五府说。更值得注意的是，命门也出现在这里。我的解释，稍后再说。先看看古今医家对三焦说的争论。

古人的分歧，王清任有粗略的概述。先引如下：

"其论三焦，更为可笑。《灵枢》曰：手少阴三焦主乎上，足太阳三焦主乎下，已是两三焦也。《难经》论三焦，上焦在胃之上，主内而不出，中焦在胃中脘，主腐熟水谷，下焦在脐下，主分别清浊。又云三焦者，水谷之道路，此论三焦是有形之物。又云两肾中间动气，是三焦之本，此论三焦是无形之气。在《难经》一有形，一无形，又是两三焦。王叔和所谓有名无状之三焦者，盖由此也。至陈无择以脐下脂膜为三焦；袁淳甫以人身着内一层，形色最赤者为三焦，虞天民指空腔子为三焦，金一龙有前三焦、后三焦之论。论三焦者，不可以指屈。有形无形，诸公尚无定准，何得云手无名指之经，是手少阳三焦之经也。其中有自相矛盾者，有后人驳议而未当者。总之，本源一错，万虑皆失。"（《医林改错·藏府记叙》）

总之，至今没有权威能回答王清任等人的问题。换言之，当代中医理论家还是说不清三焦是什么？怎么来的？拙见认为，这一历时2000年的争论该结束了。

剔除三焦说，三焦的功能怎么办呢？很简单。三焦既然是水谷之道路，有关功能还给肠胃（或者再加上脾）就是了。若再问：三焦辨证怎么办？我看三焦辨证完全可以用藏府辨证代替，并非必要的理论。

再说命门。

命门不属于五藏六府或六藏六府，因而和十二经脉没有关系。它的根子浅得多，应该比较容易清除。不过，真要清除，恐怕也会有很多人反对。

在《内经》中，命门仅在《灵枢·根结》中提到一次，说："命门者，目也。"没有别的意思，命门不过是眼睛的别称。我猜测，这很可能是道家术语。果如此，没有必要自找麻烦，说它是眼睛就是了。

然而，《难经》四十难，给了它很重要的功能，说："命门者，谓精神之所舍，其气与肾通，男子以藏精，女子以系胞。"这大概也是出自道家。

问题是《难经》首先自相矛盾。

"四十一难曰：藏各有一耳，肾独有两者何也？

"然：两肾者，非皆肾也。其左者为肾，右者为命门。命门者，谓精神之所舍，原气之所系也。

"前解肾阴故双，今言，左肾右命门，此岂不自乖张乎？

"然：命门与肾，名异形同，水藏，体质不殊，故双，主阴数，为名则左右两别，各有所主，犹如三焦、膀胱俱水府，不妨两号。"

这一难实在不高明，自己承认矛盾，还是瞎解释。

然而，《难经》第八难又给后人发挥命门一个理论，说："诸十二经脉者，皆系于生气之原。所谓生气之原者，谓十二经之根本也，即肾间动气也。此五藏六府之本，呼吸之门，三焦之原，一名守邪之神。"

如此说来，命门竟然既高于肾，也高于五藏六府和十二经脉，成为生命的源泉或主宰了。

值得重视的是，这个"生气之原"同时也是"三焦之原"。可见，三焦与命门又难解难分，而且提示，三焦曾经是藏府经络之外的学说。

后世对命门的发挥，不必综述，总的来说，没有在《难经》基础上提出什么新见解。现在的问题是，废除命门说，中医理论是否会出现大缺陷。笔者以为，单就男子藏精，女子系胞来说，《内经》原有的肾气和天癸说，在解释生殖原理上已经足够，即肾为先天之本。只是，关于后天代谢——中医称为气化或运化，如何调控，《内经》旧说还有不足。不过，按中医根本学说，这种调控机关不能只靠一个命门。后人提出真阴真阳之说，而且都归于肾。既调控先天，又调控后天，故命门无必要存在。

命门之真意，就是火或真火，它大概从三焦的焦字下面的火字来。古人的常识是，任何蒸煮酿造过程，必须靠火，三焦的基本思想是把人体消化水谷的过程类比为酿造过程。所以，认为人体内也应该有"真火"。道家之说，可在后世小说中看到。如孙悟空就可吐出"三昧真火"。道家练气功，集中于丹田、气海，也是在肾间动气上下功夫。

如果非要坚持命门说，我们就无法驳倒王清任的批评：

"其论肾，有两枚，即腰子，两肾为肾，中间动气为命门；既云中间动气为命门，何得又云左肾为肾，右肾为命门。两肾一体，如何两立其名，有何凭据？若以中间动气为命门，藏动气者，又何物也？"

最后说一下比较简单的"小心"。

"小心"之说在《内经》中仅见于《素问·刺禁论》，说："七节之旁，中有小心。"

后世医家，多数把小心和命门相牵合，也有人和心包络相牵合，可见这多出的构件除了引起混乱和麻烦，没什么用处。

三、再说三焦

按说，中医的藏府学说可以没有它，实际上，藏府说中本来就没有它。若严格按五行学说建立藏府模型，也不应该有它，即六府本应是五府。可是，在中医理论完成的过程中，先后或有时同时有三种哲学思想起作用。一是阴阳说，二是五行说，三是天人相应说。它们之间有联系，却不是同时出现的。最后，某些道家术语混入。于是，藏府经络学说中，出现了三焦等多余的构件。

最早出现的是阴阳说，即我们熟悉的天地之道。阴阳既然有天地人——即宇宙间的普适性，就暗含天人相应之意。后来五行也要作天地之道，说："天地之间，六合之内，不离于五，人亦应之。（《灵枢·阴阳二十五人》）"又说："天地之间，六合之内，不离于五，人亦应之，非徒一阴一阳而已也。"（《灵枢·通天》）言下之意就是，我五行也是宇宙间普适的原理，你阴阳不妨和我并存。自然，五行也暗含天人相应之意。然而，一旦同时用二者规范中医理论，就发生了矛盾。五行之间不能两两相对，结果是，五行要服从阴阳。在自然界总体上，达成的妥协是，"天有五行御五位，以生寒暑燥湿风，人有五藏化五气，以生喜怒思忧恐。"（《素问·天元纪大论》）这已经是一个天地人相应的模式，寒暑燥湿风是属于天的。所以，同篇接着说："神在天为风，在地为木；在天为热，在地为火；在天为湿，在地为土；在天为燥，在地为金；在天为寒，在地为水。"五行自己内部不便成对，却和五气成了对。若问：这里还只说寒暑燥湿风五气，为什么后来成了六气呢？《内经》中没有成说。我想，后来增加的"火"，就埋伏在上文中。

为什么要五六凑十一呢？这是用天人相应思想弥合阴阳、五行二者之间的矛盾的结果。

《汉书·律历志》说："天六地五，数之常也。天有六气，降生五味。夫五六者，天地之中合，而民所受以生也。故日有六甲，辰有五子，十一而天地之道毕，言终而复始也。"

读者可能不明白天六地五是什么意思，这是从天干地支来。干支二者，干为阳，支为阴。天干本来有十，地支本来有十二，可是，在一甲子（即六十花甲，古人先是用它记日）中，甲只出现六次，子却出现五次。其中的数学道理本来很简单，因为十和十二的最小公倍数是六十。在这一循环中，天干只能循环六次，地支只能循环五次。古人则认为这是妙不可言的天意，关乎人的生命。所以阳经有六，阴经有五。府有六，藏有五。不如此就违背天数。《难经》的作者，未能站到这一高度说清问题。

我不知道未来的科学，能否证实这一理论。但是，一定要冲破五行说，又不满足阴阳说的两两成对，加上三焦这一无形之府凑成五藏六府，只是出于天人相应的哲学要求，是无疑的。

最后，还是两两成对的阴阳说占了上风，手经上补上手厥阴，于是凑够了十二经。

至此，读者必然会问：消除了心包、三焦等多余的构件，似乎有理，可十二经这一成说该怎么办呢？

这真是个难题。拙见以为，比较省事的办法是回到五藏五府配十条经脉去，比较麻烦的办法是用西医已知的胰腺和肾上腺去代替心包和三焦。

这样做大体上可以比较通顺地说过去。

如果认为运行气血的经络就是西医所谓循环系统，十二经等说无必要保留。

附：1949 年后关于三焦的争论

1949 年后，讨论三焦的文章不多，却也是众说纷纭，仅举两家。

庞近宜说："在《灵枢·营卫生会篇》中，主要说它的营卫运行……并未说出它的确切部位和形态。在《难经》25 难、38 难中，则明显提出三焦是'有名无形'。从此二千几百年来，各家对三焦之有形无形，争论纷纷。到了近代有认为三焦属于'淋巴系统'的，也有人认为古人对三焦的认识是属于空想的。"

庞氏认为："三焦是有形的，凡藏府与藏府之间，组织与组织之间，

凡其空隙之处，皆是一气相通，即为三焦之形。"（庞近宜．我对"三焦"的认识．中医杂志，1962（3）：10）

刘继安认为："三焦是上连于肺，下连于膀胱，外为躯干，内为肠胃，在胸胁腹里之内，包罗十一藏府的一大府。正如《古本难经图注》所云：'三焦者，托于内而护于外之一大囊也。'这使我们不能不想到胸腹膜这样一个组织器官。"［刘继安．试探"三焦"．中医杂志，1962（3）：6］

近来，曾有同行寄讨论三焦的文章给我，说《内》《难》明明说三焦有形，有的人非说三焦无形，实在用心叵测！我只好答复说：据我所知，《内经》没有说三焦有形无形，现存最早讨论三焦的经典《难经》只说三焦有名无形，足下所言未知何所本？

看来，真正用心读过重要经典的中医同行也不多。

第七讲 望闻问切、视触叩听 和仪器检查

——诊法的认识论、信息论意义和中西医结合

中医四诊为望、闻、问、切，西医四诊为视、触、叩、听，其实，叩是为了听。中医也有叩诊，西医也有切脉，中医切诊就是触诊，西医自然有问诊。如此说来，中西医诊法完全可以统于中医的望、闻、问、切。双方结合很省事，上面三句话就说完了！

确实，关于中西医诊法结合的问题，不是很难。两家都认为诊断需要先靠感官收集信息，在认识论方面是一致的，这样就没有根本分歧，很容易找到共同语言。

本讲就先从诊法的认识论和信息论意义说起。

一、诊法的认识论和信息论意义

诊法是为了获得诊断信息，诊断是在获得信息的基础上，对疾病的理性认识过程，亦即运用逻辑思维处理所得信息的过程。

与认识其他事物一样，医家诊病并无特殊法门，就是依靠感官、语言和大脑。

人体的感觉器官，就是眼耳鼻舌身。语言是人类特有的信息交流方式，尽管当代心理学和生物学家说，动物乃至低等动物，也有语言，但和人类的语言很不相同。

感官当中，什么最重要呢？从接受有声语言的角度看，似乎耳朵最重要。不过，当让人们在耳聋和瞎眼二者当中必选其一时，大概多数人会选择耳聋，看来，感官当中，还是眼睛最重要。视读文字和其他视觉语言——哑语等，更说明眼的重要性，视觉为人类以及多数高等动物最重要

之感官。当代生理教科书说，人体获得的信息中，90%以上要通过眼。

感官之外，获得信息的天然途径中什么最重要呢？语言最重要。这不仅因为高级语言为人类特有，还由于语言可补充或在一定程度上代替任何感官，所以，语言比感官更重要。

通过语言所获得的信息，已经说话人大脑的初步处理，不是原始信息。对医生来说，有些已是诊断术语。不过，不管说话人对信息的处理正确与否，它对一位知识渊博的医生来说，都很有意义。

所以，无论中西医，在诊断过程中，都应该竭尽语言之能事。换言之，问诊为任何手段不能代替。

进而言之，医患交谈，寓治疗于诊断之中。交谈时，医生的仪表、气质、人格、表情、动作乃至非医学知识，无不与患者互相作用。所以，应该知道，在问诊时，口舌之外，还有信息交流。

虽然如此，假设没有大脑，便无所谓感官和语言，所以，大脑是一切信息过程的中枢。感官信息过程，只是大脑功能的一部分。从高等生物来看，感官可以看作大脑的延伸或派出器官。从生物进化过程来看，大脑是感觉器官进化的结果。

至此，出现了两个问题。

第一，既然感官是大脑的延伸，即大脑能够延伸到或延伸为感官，我们为什么不再进一步延伸感官呢？

答案是：人类早就设法延伸感官了。在医学方面，西医曾经和正在使用的各种物理、化学仪器，包括体温表、听诊器、血压计、各种高新尖的物理检查仪器和各种实验室检验检查手段，就是医生感官的延伸。为什么发明这么多东西？认识论和信息论的主要原理说，主体对客体所含信息掌握得越多，认识就越深入、越全面。感觉或认识工具的介入，是人类认识能力的革命。

那么，物理、化学仪器是否可以完全取代人体感官呢？不能。因为，至今为止，任何仪器所得信息最后还要通过人体感官输入大脑。因为眼是最重要的感官，当代仪器一般输出视觉信号。在笔者看来，仪器不能取代人体感官，不仅因为感官获得信息最方便，更由于，直接靠感官所得信息最可靠。加之感官加人脑，能够随时矫正、核对某些假信息，这是至今为止，所有物理、化学仪器——包括电脑技术，还不具备或不完全具备的功能。

从理论上讲，笔者赞成并提倡仪器介入医生的诊断过程。从当前我国的实际状况看，笔者对使用某些昂贵的仪器持保留态度。目前，各种中西医院，大量引进各种"先进"仪器。中西医生，热衷于对病人做各种检查检验。究其目的，多数出于经济考虑。这样一来，仪器的使用，违背了医学的最初或根本目的。

第二，既然大脑是感官进化的产物，我们为什么不将大脑延伸呢？

答案是：已经有了延伸大脑的仪器，这就是电脑，即便在我国，目前也几乎无人能够离开这一人类发明创造的怪物了。

不要认为只有亲自使用电脑的人，才离不开这一怪物。试看没有多少文化的老太太去超市购物，目前幼儿园里的某些教学手段和进城打工的农民计算并领取工资等，都离不开电脑。计算器也是简单的电脑，至于稍微高级些的手机更是相当高级的电脑，其他家用电器中也几乎都有电子芯片。

总之，不管你喜欢不喜欢这一怪物，它都将成为医生的工具。中医和中西医结合界，已经利用这类工具介入诊法、诊断和治疗过程。

电脑技术对医家的挑战，主要还不是由于它的发明，使以往不可想象的人体感觉器官仿真装置，已经成为或在不远的未来成为现实，而是它对人脑的威胁。电脑在处理比较简单的理论或逻辑思维问题时，往往比人脑的效率高不知道多少倍，而且不会出错。如果它能克服人脑的主要缺点，最终就有可能统治创造了这个怪物的人类，也就是统治人脑。在最近的未来，电脑就有可能对医生这个职业构成威胁。

上文强调语言的重要性时，实际上已经涉及大脑。在诊断过程中，大脑的作用是对各种渠道所得信息进行逻辑处理。这里再一次特别提出大脑，是为了强调它处理信息的作用。

但是，人脑有它的局限性。

第一是，人脑学东西太慢，不能像电脑那样极其快速地输入大量信息。比如磁盘上的一本书，可以在几秒钟内输入电脑，而且电脑立即可以回答某一句话在什么地方，某一个字出现多少次等。人脑学习太慢这一缺点，造成许多人知识量不足或知识结构有缺陷。

第二是，大脑的记性不好，而电脑永远不会忘记。

第三是，大脑有感情，特别是常常考虑利害得失，因而会执拗地拒绝正确的信息，而电脑没有感情，也不考虑利害得失。

上述局限性，导致大脑处理信息时的严重缺陷。

大脑如何处理信息呢？

靠它预先具备的理论体系，亦即个人的知识结构。人脑掌握的理论体系，恰如电脑的软件程序。如果某种信息的意义为程序所无，则此种信息不为电脑接受。即这种信息不能输入，勉强输入，也无反应。对医生来说，此类信息或视而不见，或充耳不闻，或即使闻见却无法认识其意义。不仅如此，大脑中预先形成的理论体系——即逻辑处理程序不同，对同样的疾病信息，处理的结果会不同。亦即，对同一信息，诊断价值或诊断结果不同。所以，同为中医或同为西医，面对同一病人，诊断可以不同。中西医之间有所不同，就更是理所当然的事。知识愈多，就像电脑的软件程序愈大、愈多，可处理的信息以及处理信息的方式愈多、愈快，认识对象就愈全面而深刻。一位好的中西医结合医生，就像具备中西医理论体系两套软件的电脑，而且实现了两套软件的兼容。从信息论、认识论角度看中西医结合——包括中西医诊法结合，意义在此。

总之，人脑的局限性，主要是它已有的理论体系的局限性。对医生而言，知识越渊博，局限性越小。从信息论的角度讲，中西医结合就是把中西医理论体系两套软件输入大脑，并且实现二者兼容，这样必然能最大限度地克服医生的局限性，这就是为什么提倡中西医结合。

人脑还有一个缺点是：它往往由于各种原因犯不应该犯的错误。电脑很容易克服大脑这种缺点，它很难犯不应该犯的错误。

如此说来，电脑不是已经超过人脑了吗？

就人类总体而言，电脑不会超过人脑，因为它终究是人类大脑的产物。具体到某些个人，就不是这样。目前，一台比较简单的电脑容纳的信息（即知识）量和逻辑程序，也比很多普通人——甚至自称专家的人更多、更大、更高效。知道这一点，作为一个医生，就应该尽量增加自己的知识。显然，中西医结合是增加知识量的捷径。很多只需要记忆或简单推理的知识，最好尽量交给电脑，而下力气加强运用知识的能力。对医生来说，努力做到中西结合，最有助于加强运用知识的能力。

好！从认识论和信息论角度讨论中西医诊法结合，到此为止，以下讨论具体问题。

二、关于望诊

古人云：望而知之，谓之神。

按：《内》《难》之说不同，摘引如下。

"见其色，知其病，命曰明；按其脉，知其病，命曰神；问其病，知其处，命曰工。"（《灵枢·邪气藏府病形》）

"望而知之谓之神，闻而知之谓之圣，问而知之谓之工，切而知之谓之巧。"（《难经》）

1. 望诊的奥妙和特异功能

不知道读者是否相信"特异功能"，笔者是不相信的。有意思的是，中国正史上，唯一的——至少是最早的特异功能记载，是关于扁鹊这位传说中的医生的——他的眼有"透视"功能。前些年，中国突然冒出来的一些人，自称具备的特异功能，大多是"透视"功能。看来，即使"特异功能"，也没有脱离感官。

很多老于临证的医生，有过一眼就得出明确诊断的经历。本人也有过多次这样的"巧遇"，不但立即做出确切诊断，而且立即断其生死，他人或视为神奇。笔者先郑重声明，这完全不是有什么"特异功能"，而是观察和逻辑思维运用得多了，有时形成了便捷通道而已。倘医书读得比较多，便知古人也有一眼断病或断生死的，有时，甚至不必直接看到病人就能做出准确诊断。更多的例子不举，说一个我做学生时听到的例子，我相信，这个例子是真的。

某专家喜欢考下级医生的诊断能力，一天，他出了一个怪题：让某病人坐在不大透明的蚊帐里，青年医生包括实习医生排队从床前走过。而后回到办公室，各人写出自己的诊断。其中真的有一位青年医生做出了正确诊断，他写的是：严重主动脉瓣关闭不全。这个例子中，医生甚至没有直接看见病人，为什么竟然做出正确诊断呢？故事先讲到这儿，道理请大家思考。

举这个例子的意思自然不是说，望诊可代替其他一切手段。望而知之的能力，不是一日之功，也不是多数病种都能单靠眼睛就能做出诊断。意思是说，我们应该认真锻炼自己的观察能力。上文已经说过，眼睛是人类最重要的感官。应该从基础做起，不断地积累经验和知识。笔者不相信扁鹊的特异功能，更不相信前几年很多人鼓吹的特异功能。

不过，再好的观察能力，再加上你的丰富经验，诊断某些病还要借助仪器。比如早期肺癌、部分早期胃癌、部分白血病，就非借助于 X 光或显微镜不可。目前很常见的肝炎，特别乙肝，如果是轻症，也是非借助仪器就不能确诊。有时，在化验结果出来之前，医生想不到这个病。

至于各种内窥镜，如观察耳、鼻、咽、喉、肛门、阴道等处的设备，仍然是裸眼直接望诊，就是扁鹊和华佗再世，也会欢迎这些手段。具备扁鹊透视特异功能的人，毕竟至今还没有真的出现过。至于，近年普及的光纤内窥镜，其可靠性，常要打折扣。但现代科技，扩大望诊范围的用意可嘉。较大的中医机构，大概没有不引进现代影像学仪器的，许多中医甚至更热衷使用它们。单纯接受这些手段，也有结合的意义，但最好是有意地让它们尽量为中医服务。

总之，我们不能不承认仪器能够延伸医生的感官——特别是视觉。

自中西医结合的角度谈望诊，仪器的重要性已经说够了。

下面主要说一下传统中医望诊的意义。

从纯专业角度讲，中医望诊主要望形神、气色和舌象。不过，医生在实际诊断过程中，不光是望这些。中医讲望、闻、问、切，是讲医生诊察病人的顺序如此。一位熟练的医生，应该做到在和病人谈话（即问诊）前，通过几秒钟的扫描，大体了解病人的一般情况：包括性别、年龄、体型、营养发育、生活水平、职业类别、家庭环境、性格类型、心理状态等。电脑至今做不到这一点，大约很长的时期内还做不到。如何提高这种能力，一言难尽，需要实际锻炼和用心体会。特别是心理状态，由多种因素决定，对诊断和治疗都很重要。仪器无助于提高这种能力——有检测心理状态的仪器，但似乎都不是为治病服务。

2. 望形神

望形神属于对病人的一般扫描，西医自然也望形神，但不如中医重视。中医首先把人看作形神统一体，形和神大体没问题，极少有重病者。

什么是形呢？这里不单单指形体或形态构造。《内经》说："形乎形，目冥冥……神乎神，耳不闻。"（《素问·八正神明论》）有人问我："形不足者，补之以气，精不足者，补之以味"，这里的"形"怎样理解？这个形，显然不是指形态构造。这里形不足，不是指大骨枯槁，大肉陷下，而是指形象。比如正常的身材匀称、五官端正、步履轻盈、运动自如，病态的身体畸形、口眼歪斜、步履艰难、瘫痪震颤、身体蜷缩等。当然，形体构造的严重缺陷，也是形不足。看出宏观的形态或形体异常不难，不是医生，也能看出多数明显异常。

医生的水平应该更高一些，这就需要多读书、多用心、多锻炼。能掌握中西医关于形体和形态异常的诊断意义，自然最好。比如，看到典型的鸭行步态，就能诊断为先天性髋关节脱位，纯中医就做不到；看到身体肥胖，就想到气虚，西医没有这种认识。

体型方面，大体分长短胖瘦。不过，除非极特殊体型，没有重要诊断意义。中医说胖人多气虚，多痰、多湿，为什么？正像机器，负荷长期过重，必然动力不足。况且，多余的臃肿组织亦妨碍藏府机能。心肺长期超负荷，脾之运化机能亦不足，故多痰、多湿。瘦体型，大多较好。有明显营养不良，则属于病态，故慢性胃肠道疾病患者，大多消瘦。若没有消化吸收不好而一向体瘦，也可以有阴虚火旺。五短身材者，多胖，中年之后，中风（即西医所谓脑血管意外）之机会多于长而瘦者，患癌瘤机会则少。笔者的经验，典型高血压和慢性气管炎患者，均少见癌瘤，大约与体型有关。然胖与胖又有不同，凡胖而皮肤似有张力者，即不好，提示有水湿，西医称之为钠水潴留，易见高血压。反之，胖而松软，且不臃肿，即为体质使然，无大碍。其他望形的内容不再一一说明。

什么是神呢？就是精神和神志状态。

神清气爽的人，不会有大病。如果你能让患者欢天喜地地回家，即使有病也能好一半儿。

神志不清或神经错乱，一般是重病，不难看出。有一个比较常见的病，似乎需要说一下：歇斯底里常常需要与昏迷鉴别，除去了解一下有否精神刺激之外，只需掰一下眼睛，若患者用力闭眼，就是歇斯底里。其余神志和精神异常，需要进一步详细检查，不再属于望诊。

3. 望面色或气色

面色望诊，也不必多讲。有特异诊断价值的面色，不很多。如果很明显，如黄疸、严重贫血等，非医生也知道有病。严重慢性心肺病，烟酒过度，比较严重的肝病、脾胃病和肾病，都有相对特殊的面容。学好教科书，注意练习观察，一望便知病情大概。

笔者不重视面部分区配合五藏的望诊理论，书本上或别人讲的东西，大家可以自己体会。一般来说，以下理论基本可靠。

面色淡白者，多阳虚（包括气虚）。为什么？因为皮肤供血不足，提示全身循环不好，面红则反之。

面色黑润者，多强壮而耐力好。一般脾胃壮旺，肾气充实，肌肉发达。

面苍者，多阴虚阳亢，故多见消瘦而神躁。

面部苍白虚肿，至少有局部水湿，往往伴有全身钠水潴留，故必非正常。

4. 望舌

最专业的中医望诊是望舌，没有舌象的病历，不能算是中医或中西医结合病历。

舌为人体极重要之器官，又是内藏中唯一很容易外露的器官，中医极重视舌象，很有道理。

自西医看，舌的宏观构造极特别又最无特征。粗看人舌，不过是一块形状不规则的肉而已。但舌的功能十分奥妙，它几乎可以前后左右上下，做到三维的三百六十度的随意运动。它可以刮，可以削，可以擦，可以插，可以剔，可以卷，可以屈伸，可以振动，可以弹，等等，其运动的复杂、敏捷和精细程度，连人的手也难以相比。所以，支配舌的运动中枢，在大脑中所占比例很大。以电脑类比，舌在人的神经系统中，所占的软件和硬件部分都很大。在两栖动物中，舌已经主要不是消化器官，它集感觉、运动、消化于一体，与呼吸也有一定关系。把舌全部去掉（包括舌骨），人很可能会死，因为没有舌，人的吞咽、吐唾和呼吸功能都会严重受损。舌的功能，在人体发挥到极致，主要和人类的语言进化过程有关。作为感觉器官，它的味觉作用不很重要，但是，作为消化器官，它不可少。

这样重要的器官，又特别容易外露，所含的诊断信息必然很多。中医的舌诊，值得重点发扬。

数十年前，西医也比较重视舌象。那时候，西医看病，一般也看舌象，现在，基本上不看了。普通外国人，对西医放弃观察舌象，也感到奇怪。

在笔者看来，花几秒钟看一下舌象，多数情况下，比一摞化验单，甚至最先进的核磁共振结果更有诊断意义，在指导中医治疗方面，尤其如此。

所以，中医望诊中，舌象最有意义。

比较难办的是，近几十年来的舌象研究专业性很强，内容又很多，在这里都做个交代，不大可能。笔者列出下述关于舌诊研究的简明结论。

大多数学者认为：淡白舌形成的主要原因是机体的气化功能低下，镜面舌主要和免疫功能低下有关，红光舌主要与钾及微量元素缺乏有关，舌尖红刺状物和舌根芒刺与机体应激能力有关，炎症特别是呼吸道、消化道炎症往往使舌尖生成红色刺状物，齿痕是体液滞留在舌上的表现，特别是消化系统疾病引起的水钠潴留，更易从舌反映出来；舌下瘀血丝，舌面舌下条纹线、瘀斑斑点、舌"肝缨线"的出现，都表示有血瘀，舌血瘀只是人体整体瘀血的局部反映。

注意！上述结论不一定完全正确，除进一步研究之外，还要自己在实践中体会。

下面所讲基本上是个人见解，或者说是笔者赞同的见解。

大体而言，舌苔表示当前消化道气化（即代谢）状态，舌质表示内脏的物质基础及其功能状态。

为什么说舌苔主要表示消化道功能状态呢？因为除去语言功能外，舌主要是消化器官。任何疾病，在影响脾胃运化机能之前，舌苔不应该明显异常。然而，几乎所有疾病，发展到一定程度，都会影响消化机能，因而在舌苔上有所反应。

为什么很多疾病先要影响消化功能呢？

从生物进化过程看，消化系统是最早形成的。按说，它是维持人体生命活动的最基础的系统，然而，在高等动物中，遇见紧急情况时——疾病为其一，为了保证更高级的生命活动，以便适应，往往要暂时牺牲消化功能。人的大脑调节的原则之一是：高级中枢抑制低级中枢，这是为了首先保证高级生命活动。比如，专心致志的读书，可以忘了吃饭或不饿了，就是大脑皮层对消化中枢的抑制的结果。中医说：思伤脾，就是这个意思。有了病，不是大脑在积极思维，但是，人体为了抗病，也往往暂时或在某种程度上牺牲消化。

此外，人体的抗病能力，要以消耗正气为代价，特别是外感病，常常迅速损害消化功能。人体要驱逐邪气，就要先集中调动正气，这一过程，西医叫作加速代谢的异化过程，这时，同化过程则受到抑制，而同化过程的第一步是进食并消化。人体一般不能同时加强代谢的同化和异化过程，有病时，常常牺牲同化过程，以保证异化过程。加之，外感病往往直接间接波及消化系统，舌苔就常常出现异常。

维持消化吸收功能的基本条件是：消化道通畅，消化道动力——使食物向下运动并逐渐粉碎的过程——正常，消化液分泌正常。保证消化功能正常，自然首先要求消化道血液供应和神经功能正常。

一般疾病，不存在消化道梗阻或严重麻痹，一般也不存在严重血液供应异常，如果存在上述问题，舌象必然严重异常。这里主要讲一下消化液分泌、消化道吸收和舌苔的关系。

消化液分泌的正常状态是：越是上端越以向消化道内分泌为主。十二指肠之上，几乎不吸收而只向消化管内分泌，回肠下段和大肠则以吸收为主。消化液分泌正常，消化道黏膜吸收功能才可能正常。舌苔是上消化道黏膜的特殊分化，其变化和上消化道大体一致。不少疾病，在影响消化道动力状态的同时，也影响消化液分泌功能。舌苔正常的一个重要前提是唾液冲刷正常，舌苔又是上消化道黏膜不断更新或增生的结果。机体为抗病而加速异化代谢过程时，多见消化道蠕动减慢或紊乱，上述分泌和吸收机能常常首先受损，上消化道黏膜的更新或增生也会受到抑制，于是出现厚苔。至于苔的颜色则还与某些共生的细菌有关，这大体是厚苔的主要原因。剥苔、苔少、无苔一般不会在发病两三天出现，通常都见于虚证。

有一种中西医都认识的病，叫糖尿病，对消化功能的影响与其他多数疾病不同。此病的早期，不是抑制食欲和消化吸收，而是相反。典型糖尿病早期，若见舌苔厚而黄，患者必多饥、多食、多尿，与热病见黄厚苔时患者食欲不振相反。

总之，疾病发展到稍严重程度，十之八九要影响消化机能。试看外感初起，病在表或肺卫时，舌苔薄白，即舌象仍正常。这时患者的饮食消化吸收，就大体正常。假如病初舌苔即严重异常，则病初必有呕恶不能食，提示此病大概不会止于表证，而会迅速传变。此所以吴又可有急证急攻之说。至于舌苔的颜色、厚薄、干湿、滑涩、剥脱等，则表示寒热虚实燥湿的程度。

舌质或舌整体异常，则表示不仅消化机能异常，多数已有其他藏府受损。正常人的舌象自有差异。其大略是：凡口大、牙大、舌大，必然是整个消化系统强壮；反之，则相对弱小。舌体的诊断意义，主要看其胖瘦、老嫩。胖和嫩主虚，但病浅；老和瘦，虽多主虚，但病深。舌质暗，主缺氧、瘀血或寒积。为什么？因为舌质的血液供应状态，大致上代表着内脏、特别是消化道血液供应状态。如此便可理解凡心肺功能受损，全身缺氧，舌质必然缺氧。据此便可推断，这是舌淡、舌红的诊断意义。无论人体何处，凡血供充足而又不是瘀血，必然温暖，所以，血多处必热，反之必寒。舌淡主虚、主寒；淡而胖大，又多齿痕，必属气虚；舌红未必属实，但必然有热。舌苔舌体舌质合参，误诊机会很小。

西医亦有某些典型舌象，如，猩红热常见杨梅舌，严重维生素 B 族缺乏的舌象，略如杨梅，此类病今已少见。

据不同部位的舌象判断对应藏府的病理状态，有比较高的价值，但不能逆推——无某舌象则某藏府正常。

然而，并非所有大病，必见舌象异常。如早期癌瘤、原发高血压很高时，舌象可完全或基本正常。为什么？因为这时消化机能和其他藏府功能，尚未明显受损。反之，亦非舌象异常必有大病。正常人舌象统计，约有 15% 不正常者。故单一舌象异常，不能构成诊断的充分条件，即舌象不是诊断病证的充分特异指标。不过，凡见舌象严重异常，就应该特别重视，追查有无重要疾病。

三、闻诊和听诊

闻和听——即直接用耳鼻诊察，古时就远不如望和切重要。当代中医多数会用听诊器，闻诊的意义就更小了。郑声谵语，属危重情况，主要不靠耳鼻进一步诊断。呼吸急促、语言不清容易掌握，唯中气不足或大气下陷所见的语怯，为西医所忽略。此种征象，参以西医听诊，则更有把握。中气下陷之重证，患者有喘而不同于心肺疾病之喘，此时最好参考西医听诊。

西医无中气升陷之说。拙见以为，下陷之证，正如字面所说，就是平滑肌张力不足以及相应韧带过于松弛而致内脏下垂。膈肌和其他呼吸肌张力不足，便有似乎喘的表现。消化道张力不足，就是补中益气证的病理。西医也知道，即便正常人，随着年老，全身均呈下垂趋势。这是人类直立之后，为克服地心引力，必有的结果。中医所谓下陷证，不过是出现过早，或局部下陷过重。

当代中医基本上都会使用听诊器。

可惜，许多医生迷恋所谓先进仪器，不屑再使用听诊器。笔者曾经遇见过几个病人，跑了许多大小中西医医院，却漏诊了先天性心脏病或风湿性心脏瓣膜病，还有几个病人漏诊了高血压，这真是当代医学界的耻辱。

关于脉诊对高血压的诊断意义，请参看本讲附二。

所以，凡发现结代脉，必须听诊。有呼吸困难或下肢水肿者，更要听诊并检查血压。除彩色超声之外，一切所谓先进仪器，包括 CT、核磁共振、放射示踪，都不能诊断出心脏瓣膜病，更不能诊断出高血压。彩超对心脏瓣膜病的诊断意义，也不能完全代替听诊，它对高血压，则没有诊断意义。

四、问诊

要想做一位好医生，极重要的一点就是要耐心听病人诉说病情或病史。假如病人思路清楚，病史又比较典型，耐心听完病史之后，其他检查往往就是例行公事。而且，不仅第一次要耐心，每次都要耐心。因为，较复杂的病证，一次不容易说清。第一次，甚至不能打断病人的诉说，除非是病人讲得过少。

耐心听病人诉说，不仅是诊断的需要，还表示医生尊重病人，又尊重自己的职业。不敬业的人，怎么能成为好医生呢！

求医又不想让医生知道病情的人，不会有的，只有极个别羞于启齿的情况，才觉得不好说，但还是想说。这时，医生的态度，即是否耐心——表示尊重、认真而又诚恳，就是关键。

病人不会信任草率又不诚恳的医生。病人的信任，不仅是获得可靠病史的前提，还直接关系到治疗效果。假如疾病因心理因素导致，这种信任就是疗效的决定因素。

具体问些什么，中西医书上讲得很多。敬业的医生，自然会经常复习，不必细讲。

中医有简明的问诊歌诀。但是，大家熟悉的歌诀，主要是针对外感特别是伤寒的。这里试着编一套新歌诀，力求做到简明扼要，又能中西医结合，供参考：

> 问病史，要耐心，表示尊重又认真。
> 病人诉说莫打断，等他说完再插言。
> 先问饮食和二便，续问精力和睡眠。
> 内伤多由情志起，委婉询问要自然。
> 外感病，病史短，一问寒热二问汗。
> 三问头身何处痛，耳聋口渴俱当辨。
> 久病反复必曾治，前医诊治要了然。
> 遗传病，多顽固，家族病史闹清楚。
> 地方病，多流行，病人来处要弄清。
> 职业病，有特征，病人职业要问明。

儿童不善述病史，细问家长方可知。

老年病，多复杂，从头细问为定法。

妇女特有经带产，婚育情况要了然。

目前常见高血压，心脑肾病多相关。

癌瘤危重人人知，避免漏诊要重视。

诊病第一靠病史，问诊重于实验室。

熟练问诊可治病，是为临床第一功。

五、切诊

切诊包括切脉和切尺肤、切腹部，有了西医物理检查，后二者已经不重要，下面只讲切脉。

《内经》作者认为，按其脉，知其病，命曰神，足见那时很重视脉诊。这大约是为什么至今一些病人和某些医生，认为脉诊很神秘，视脉诊为医家水平的代表。《难经》作者，将切脉放在四诊之末，把诊脉看作一种技巧，这基本上是还了脉诊的真面目。

中医认为，诊脉不仅能知道病情的表里寒热虚实，还能够知道病在何藏何府。对脉诊的准确定位价值，不但西医理论不能接受，古今中医界也有很大分歧。

近代著名中医杨则民，对脉诊有全面而独到的见解，建议读者参看杨氏遗著《潜厂医话》。

拙见以为，从纯技术角度看脉诊，它的直接意义是循环功能的一个重要指标，而循环功能又是最重要的全身代谢状态的间接指标，所以，脉诊有着重要意义。由于这个指标很容易获得，加之古代条件下，医家在不少情况下很难通过直接接触得到诊断信息，又没有其他手段测知人体代谢情况，脉诊的价值就更大。为充分利用脉诊，有些发挥超出了它的真正价值，这是可以理解的。

现在看来，脉诊的可靠价值为：

1. 与其他很容易得到的信息合参，断生死，即人活着还是死了，至今西医仍然奉行循环停止的死亡标准。

2. 没有其他信息合参，也可断病危。任何疾病最后致死，必然严重损害循环功能。

3. 多次脉诊，用以断病之变化、进退。

4. 脉搏大体和心跳同步，故脉诊可粗略判断心律和心率。

5. 主要脉象（最好与其他信息合参）的诊断价值是基本可靠的。

当代西医仍然重视脉搏，视之为生命指征，故至今西医病历首页上必有脉搏。只是，过此以外，西医诊断就不借重脉诊了。

不过，一位聪明而有经验的医生，总会充分利用脉诊的价值，即便他并非完全按中医理论去做。

在临床实际工作中，很多时候，医生的责任，并非做出准确诊断，而是对病情危重程度迅速做出判断。病情危重医生还不知道，常是发生医疗事故、医疗纠纷的主要原因。要想迅速对众多病人的危重程度做出准确判断，必须方法简便。一位理论知识扎实而且经验丰富的医生，能够在一两分钟之内判断病情是否危重，这时不需要也几乎不可能借助任何仪器。在没有监控系统时，这是医生的硬功夫。现在有了监控设备，医生仍然需要这种功夫，因为监控提供的信息还是很有限，比如，精神和神志状态就不是监控能随时发现的，休克前期，也不容易通过监控发现，这时，脉诊就是重要手段之一。医生应能在一两分钟之内，单靠望闻切和极简单的问诊，就知道病情是否危重。熟练的医生，做到这一点，有时不用一分钟。在三种场合，需要医生的这一本事。一是病房值班巡视，二是急诊室，三是战场救护和突发事件中多人受伤抢救。

实际临床工作中，脉诊还具有诊脉之外的意义。诊脉是医患接触的特殊方式。这时，双方都要调整精神和心理状态。它拉近了双方的心理距离，同时给医生一个短时期静心思考的机会，医生应该充分利用这个机会。

一般来说，诊脉不应超过五分钟。问诊虽然要耐心，也不是时间越长越好。总诊察时间，以二十分钟左右为好。非初诊病人，而且前次疗效好，可以在几分钟内完成复诊。三五分钟打发一个初诊病人，必然使人感到草率。不过，时间过久，也会使患者局促不安，失去合作的耐心——他会怀疑医生到底想干什么，对医生的能力也开始不大信任。若时间允许，处方施治之后，倒可以再谈。这时虽然不一定只谈病，却仍可获得新的信息，有利于下一次诊治。

附一：四诊客观化研究中的认识论和信息论

洪钧按：此文曾刊载于《中国中医基础医学杂志》1999 年 8 月第 5 卷

第 8 期第 3 页。

摘要：四诊客观化使物质工具介入诊断过程，不仅是传统诊法的质的飞跃，而且使中医进入信息时代。但客观化并不能改变主体认知定势，问诊不宜仪器化。四诊仪只体现"功能相似"，不是"整体优化"模型，而且没有增加信息通道容量，不能多层次、多部位反映病理本质，已实施的研究以脉象、舌象研究为主。脉象仪的理论和实用价值均不如舌象仪，脉象的意义仍不宜超出循环系统。

关键词　四诊客观化；认识论；信息论

本文主要从认识论和信息科学角度谈谈关于中医四诊客观化的研究思路。

1. 四诊客观化的认识论和信息论意义

四诊客观化的操作含义是让医生通过工具——四诊仪器获取诊断信息。这样一举改变了传统中医诊断过程"主体（医生）—客体（病人）"的"二项式"认识关系，变为"主体—工具—客体"的"三项式"认识关系，其意义是重大的。

当代认识论认为："在认识系统的基本结构格局中，中介工具系统（特别是其中的物质工具），是主体和客体相关的变量。劳动工具系统是主客体相互作用的结晶，也是相互作用水平的客观标志。主客体的分化、主客体的相关，以及认识活动基本格局的形成和发展，都是从代表着新质的相互作用水平的工具系统出现和发展开始的。"[1]

四诊仪的出现，一下子使中医进入信息时代，无疑是中医发展史上的一场大变革。所以，该思路的具体提法是否宜改为"四诊仪器化"等无关紧要，"仪器化"是否等价于"客观化"[2]，直观感觉（望、闻、切）是否便"不客观"，也不必深究，值得深究的是以下三个问题。

1.1 "客观化"与信息量

"客观化"的目的含义是使四诊信息获得"公正"的权威性，换言之，即消除诊断过程中直观感觉加人脑处理结果的不确定性。然而，信息的定义之一便是"用以消除不确定性的东西"[3]。传统四诊也可获得同类信息，为什么"客观化"的信息更能消除不确定性呢？显然是"客观化"的四诊比传统四诊获得了更多的信息。这并不难理解，因为当代精密仪器对信息的定性更明确，定量更细密，反映动态变化更全面。正是在这个意义上讲，"客观化"是中医诊断的一大进步，是现代化的重要标志。

1.2 "仪器化"与主体认知定势

主体认知定势是说在认识过程中，人的观念构架对信息是有选择的，其中起作用的有价值取向、情感意志和知识结构。这种定势并不会因为工具（仪器）的介入而失去作用，相反，它会融入仪器之中。愈是复杂的、智能化的仪器，愈是带有其创造者的认知定势，一位"纯中医"和一位"中西结合医"会造出区别较大的四诊仪。所以，我们不能认为使用仪器就等于客观、公正，也理解了为什么有人反对"客观化"。他们的价值取向、情感意志和知识结构受到仪器的冲击，便会认为现代仪器还不如天生的认识工具——他们的眼耳鼻舌手再加上大脑管用。这种事例并非极少见，也并非仅见于中医界。

笔者认为，研制四诊仪尽管不可能完全克服认知定势，但应尽量减少价值取向和情感意志的负影响，并选择最优知识结构来模拟。

1.3 问诊客观化或仪器化的得失

广义的认识工具包括语言，因之包括已有概念、范畴、逻辑规范等，本文暂不这样看，即不把直接问诊视作工具化或仪器化了，现代认识论也更强调物质工具的认识价值。

问诊是医生与病人之间通过语言进行信息交流，当代西医尚未推广仪器问诊，中医有无必要这样做呢？然而，病人所述自觉痛苦确系是最不"客观"的东西，至少与色、脉、舌诊感知途径不同。即便如此，笔者仍认为，在可预见的未来，问诊不宜仪器化。这个诊断过程，还是保持"二项式"方式好。问诊不是获得病史的单向信息过程，而是医患间的多通道、多信息（包括某些感情）双向交流和反馈。问诊中始终含有治疗信息，其中医生的仪表、气质、人格、心理状态与非医学知识结构等要素产生的心理效果均非仪器所能代替。

可是，现在确已有许多中医诊断系统问世，其中大都含有问诊程序，对此应如何看，待下文讨论（见标题4）。

2. 四诊客观化思路的局限性

上文已从仪器研制角度讨论过认知定势问题，若从总的中医科研思路来看，"四诊客观化"的总提法便未摆脱中医认知定势[4]。这不是说该思路不可取，而是说它具有明显的局限性。假如当代世界只有中医和现代信息技术，没有四诊之外的（即西医的）疾病认识理论和手段，欲促使中医诊断进步，自然应该从四诊客观化入手。现既有其他诊断手段，中医诊法就没有必要仅限于四诊。[5]

从信息科学理论看四诊客观化思路，可以肯定它最终不能促成诊断信息量的质变。[6]其原因有三：

2.1 诊断过程的信息源是病人，信宿是医生，双方都是复杂的高级事物——大系统。人及其环境所包含的信息有许多尚未被中医认识，单单做到"客观化"不能全面反映有关运动规律。四诊仪只是模拟了传统诊法，体现了"功能相似"的原则，却不是"整体优化"模型。[7-9]

2.2 四诊过程的信息通道容量太小，"客观化"并没有增加信道容量。

2.3 四诊只通过有限的部位和层次探测对象信息，不能反映多层次、多部位病理本质。

总之，四诊客观化思路只是对传统四诊的模拟，其理想结果与传统四诊所能达到的水平在理论上是一致的，不能促成诊断信息的质变。

3. 已实施的四诊客观化研究评价

已实施的四诊客观化研究，以脉诊和舌诊为主，尤以脉象研究为多。这种研究在一定程度上突破了该思路的初衷，变为脉象和舌象生理、病理实质研究，采取了中西医结合或多学科研究方法。

笔者查考近数十年的研究成果，深感脉象研究难尽人意。脉象仪虽最成熟，但它在反映循环节律、频度方面远不能代替心电图，在反映循环动力方面甚至不能代替血压计，更勿论其他循环功能检查。即便最简单的用以断生死，它也不如心电图可靠。再考虑到为获得一个脉象指标所付出的经济代价，则脉象仪的性能价格比太小，难以推广。再回顾西医也曾详细研究过脉象，但最终未能把它作为临床检测推广项目，便可知脉象并不能很全面、深刻地反映疾病信息。换言之，脉象中待发现的诊断信息不像期待的那样多。至今为止的研究结果表明，脉象的生理和病理意义仍不超出循环系统。据脉象推理，一旦超出该系统，不确定性便大增，即信息量减少。

仔细复习中医文献，也能看出脉象的诊断意义日趋缩小，仲景辨脉以断病之表里、寒热、虚实、进退，温病家辨证便不大重视脉象。至于藏府辨证据脉象定病位的理论则始终不统一，而且恐怕最终不能经实验证实。

总之，对脉象的信息价值不可期望过高。舌象研究至今不很过关，但不久的将来即可过关是无疑的。笔者认为，舌诊研究的意义较脉诊为大，这不仅是因为舌象所含疾病信息较多，[10]更因为西医基本上忽略了舌象。

研究它将给当代中西医体系输进很多新信息。

4. "四诊客观化"与中医诊断系统关系前景

"四诊客观化"思路最初并非为了与中医辨证论治系统（电脑软件）相匹配，中医专家系统的开发在该思想提出之前便已成功。不难发现，"四诊客观化"完成之日，便是中医辨证论治系统实现全自动化之时，这无疑是当代信息科学技术应用开发最成功的典范之一。此类系统虽仍被称作"电子计算机中医辅助诊断（辨证论治）系统"，但在理论上，用户（病人或非中医）已可以不通过中医而自病自医，因为不必再求助于中医医生获得四诊信息了。这样一来，"名中医"们的地位有可能被仪器取代。这类系统既可以是单病域或多病域的，也可以是全病域的，于是，中医医生这个职业也将受到威胁。若我们承认目前距离中医智能机器人的出现也为时不远，则当代信息科技确已对中医职业构成威胁，这也许是中医现代化论者始料未及的。[12]

然而，全智能西医机器人的出现还很遥远，至今尚无大病域或全病域西医诊断（不含治疗）系统问世。[11]怎样理解这种现象呢？关键是中医体系所含信息量及信息探测手段有限。其观念结构已封闭，逻辑规范已固化，当代信息科技处理此类体系甚至比人还有效。西医则不同，这并非因西医排斥信息科技，实际上西医运用信息科技更多也更早。但由于西医体系信息量太大，其观念结构是开放的，逻辑程序又复杂多变，随时都有大量新信息渗入。西医获得信息的途径和方式几乎是无限的，当代智能技术还不足以容纳这个体系。一台 CT 机或伽马刀中，电脑软件的信息量便超过中医专家诊断系统，故全智能西医机器人现在还无法实现。

现在回到问诊客观化或仪器化问题上来。本文既认为在较长时期内问诊还不宜仪器化，自然赞同电脑系统仍应视为辅助诊治手段。但应承认，这种辅助手段是划时代的新工具，中西医均应欢迎。笔者预测，至多只需30 年的时间，电脑辅助诊断系统，必将成为每一位中医医生必备的工具，届时将全面改变中医的医、教、研活动格局、程序和形式。

5. "四诊客观化"对当代信息科技的刺激

四诊探测和分析仪器均属人体感官和大脑的仿真装置，故四诊客观化要求高性能的仿真技术。这是当代信息科技的研究目标——智能机器人的感知和思维功能向人类看齐并超过人，但目前有关仿真技术还不满意，四诊客观化对这一领域提出了高要求，是一种积极刺激，最后满意解决该问题尚须依靠医学界专家与人体感官仿真工程专家共同合作。

实现了四诊客观化和辨证论治信息科学化的中医，是否从此取得免疫力，对西医的存在和进步再无反应了呢？显然不会。撇开社会需要对中医发展的影响不说，只要看上文提到四诊客观化研究，竟自然而然地变成脉象和舌象生理病理实质研究，便知中西医之间不可能被信息科技隔离。目前已开发的中医诊断系统，有不少同时输入了西医知识或信息，信息科学技术将促使人们更清醒地认识中医在整个人类医学体系中的位置和发展方向。

参考文献

［1］徐孺英．横断学科简论［M］．济南：山东大学出版社，1990.

［2］夏甄陶．认识发生论［M］．北京：人民出版社，1991.

［3］费兆馥．中医诊法学［M］．上海：上海中医学院出版社，1989.

［4］秦笃烈等．中医计算机模拟及专家系统概论［M］．北京：人民卫生出版社，1989.

［5］李兴民．中医诊断学要搞"拿来主义"［J］．医学与哲学，1982，（4）：23.

［6］季钟朴．关于中医"证"的研究思路［J］．中西医结合杂志，1985，6（5）：366.

［7］郭振球．略论中医辩证学的系统优化问题［J］．医学与哲学，1989，5：28.

［8］韦力．试论信息方法的应用对中医学创新的影响［J］．医学与哲学，1990，（1）：24.

［9］周学智．中医控制工程研究中的几个问题［J］．医学与哲学，1982，（4）：19.

［10］张开宿．中医电子计算机诊断系统的若干问题［J］．医学与哲学，1990，（3）：30.

［11］湖北中医学院．电脑中医的研究方法［J］．医学与哲学，1982，5：17.

［12］陈泽霖等．舌诊研究［M］．上海：上海科学技术出版社．

附二：中西医结合谈高血压脉诊心得

高血压有简便经济的西医诊断手段，即血压计，但是，测量血压总是不如诊脉更简便。况且，脉诊是中医四诊之一，多数中西医结合大夫看病时，诊脉也必不可少，而门诊病人不一定个个测血压。所以，如果脉诊有助于诊断或排除高血压，就会大大减少高血压漏诊的可能性，也是对脉诊的发扬和提高。

出于上述考虑，笔者多年来在临床实践中潜心探求脉诊对高血压的诊断意义，而且略有心得。下面简单谈一下个人的经验和见解。

1. 典型的高血压脉象

单从西医理论知识出发，多数人会推断高血压患者的脉象应该是洪大有力的，至少应该有力，实际上并非如此，只能说部分患者呈现有力的脉象，而且多数不洪大。

据笔者的经验，典型高血压脉象表现为两个极端。

第一种极端表现是：脉象"洪大弦急"或"洪大弦硬"。

先说一下上述两种脉象用词上有无不妥，主要是"急"和"硬"两个字的用法和含义。这两个字都不是很标准，但是古今名医都有人这样用。"急"是"紧"的意思，"紧"是当代28脉之一，故"急"改为"紧"可能更好。"硬"有两种含义，一种是常人说的不柔软，弹性又不好，另一种是很有力的意思。"紧"强调弦，"硬"也有"弦"的意思，但更强调不柔软。实际诊脉中，很难区分"紧"和"硬"。

其次需说明的是，这种极端脉象是复合脉，虽然很典型——指下易了，却不能用一种单纯脉象来描述或代替——心中难明。笔者认为，这种脉象最好如上表述，因为它符合传统脉诊术语规范，也符合中医措辞习惯，而且比较容易掌握。

再说一下上述脉象的辨证意义。

洪大之脉，必然轻取应指，故属于浮脉，洪大只是从另一个角度形容。在传统脉诊中，脉大可虚可实，虚者为多，洪大之脉则属实无疑。今教材谓洪脉主气分热盛，大约从伤寒白虎汤证来。其实，并非只有外感可见洪脉。弦脉主肝胆病、痰饮等，故见上述脉象即可断为肝胆气实。又，内伤见此种脉象，必非寒证，极可能有郁火，所谓气郁或气实化火也。实际上，见此脉的患者，大多面红、神躁，舌红苔黄，自觉内热，大便干燥等。故此类患者除肝胆气实外，多有郁火上蒸，于是中医治则即可确定。

第二种极端表现是：脉象"沉细弦硬"或"沉细弦紧"，大体上相当于伏脉或牢脉，用上述四个字或四种脉象限定比较好，这样至少便于掌握。

这里不必再讨论用词，此种极端脉象就是：轻取不见，重取有力，弦细而长。更有甚者，脉可附骨，需要用力重取，而且越重取越有力。故诊脉时必须重取，否则就会漏掉高血压而根据脉沉细断为严重气血虚弱或里寒证等。

有无中间状态的比较典型的高血压脉象呢？自然有的，即弦硬或弦紧有力之脉，也有的不见弦象，更不见弦硬，而见滑而有力。

至此，需要特别提请读者注意的是：凡见上述脉象，特别是前两种脉象，即可断为高血压。见第一种脉象者，血压多很高，脉压差多较大。见第二种脉象者，血压也大多很高而且舒张压相当高。换言之，浮取弦而有力，多收缩压特高；沉取弦而有力，多舒张压特高。如果经验较多，由脉搏的力度可以得出比较准确的血压数值。当然，高血压表现为脉象沉细的患者例外，此类患者大多病程比较长，状况也比较差。见中间状态脉象者，反而大多血压不很高。到底血压多么高，还是以血压计为准。

于是，见上述脉象一定要测血压，因为脉象给了我们明确的提示。

2. 典型高血压脉象的现代认识

为什么高血压出现上述脉象呢？

比较容易解释的是脉象异常有力，显然这是由于寸口处桡动脉内血液对动脉壁压力高于常态。

关于两种极端脉象的弦紧和弦硬原因，一方面是血液对血管壁压力更大之故，另一方面很可能是由于桡动脉有异常痉挛，或是因为桡动脉硬化。

至于同是高血压，有的脉象洪大，有的脉象沉细，可初步解释如下。

脉象洪大者，必然主动脉口径大于常人，而且直到寸口桡动脉，其口径还是大于常人，至少比脉象沉细者明显大。患者必然是阳性体质，病前一向身强力壮，精力充沛。他的心脏应该较大，收缩力很强，虽然血压高，长时期内血液循环仍然比较好。这种人如果发生脑意外，应该多见脑出血。脉象沉细者，则与上述体质相反。

3. 六脉皆无的高血压

笔者的经验中，高血压而六脉皆无者只有三次，但其理论意义不可忽视。简单说来，这也是体质使然。此种患者的体质应该是脉象沉细患者体质的进一步发展，因此不仅摸不到他的桡动脉搏动（即脉搏），其他较小的表浅动脉也往往摸不到搏动。

顺便提及，锁骨下动脉狭窄较重的患者必然六脉皆无，但此种患者必然同时见上肢没有血压，故与笔者所说的高血压而六脉皆无根本不同。

4. 六脉平和的高血压

脉象完全正常而血压高者，也不是很少见。如果能设法测出循环系统，特别是体内各处动脉的压力，此种患者动脉压变化，自然远离常态。但是，桡动脉的压力，很可能接近正常，这大概是为什么指动脉压（早已有这种自动测量仪器上市）有时不能代表肱动脉压。其中原因应该是：血压在大动脉中递减的程度也有明显的个体差异。

5. 枪击脉（或称冲击脉）和高血压

这种脉象原是西医术语，传统中医脉象用语中，似乎没有和它完全或基本对应的。此种脉象大多也提示高血压，但主要是脉压差很大，且收缩压高而舒张压可以在正常范围，甚至偏低，常见于动脉硬化的高龄人，多数患者很瘦。

综上所述，可以得出两个初步结论。

一是切脉与测血压所得信息的性质和意义有相通之处，但也有很不相同之处，二者不可互相代替，但可以互相补充。二者之间的异同，提示我们进一步认识血压和脉象，即有必要进一步研究。

二是重视脉诊对高血压的诊断价值，简单说来，切脉可以断定患者有高血压，但不能排除高血压。

最后，由于目前高血压十分常见而且危害极大，一定要在重视脉诊诊断高血压的同时重视测血压。

要珍视血压计这个很简便经济的工具，希望一切临床大夫在重视脉诊的同时重视血压计。测血压也几乎是举手之劳的事，万勿轻视。脉诊经验不足者，更要重视它。除了血压计之外，一切高新尖、花钱多的检查化验手段都不能诊断或排除高血压，只有完全不花钱又最传统的脉诊足以诊断某些高血压，尽管它不能排除高血压而且不能给出血压的具体数值。

第八讲　中西医病因学会通

——重辨病与重辨证的病因学根源

提到病因学，很自然地会想到因果关系。

无论古今中外，凡人类思维能力达到一定水平，都知道因果关系的重要性。没有因果关系常识，人类不可能维持日常生活，且莫说医生诊治疾病。

科学的发展更需要发现因果关系。

爱因斯坦说："西方科学的发展，是以两个伟大的成就为基础，那就是：希腊哲学家发明的形式逻辑体系（在欧几里得几何中），以及通过系统的实验发现有可能找出因果关系（在文艺复兴时期）。在我看来，中国的贤哲们没有走上这两步，那是用不着惊奇的，令人惊奇的倒是这些发现（在中国）全部做出来了。"（许良英等译．爱因斯坦文集．北京：商务印书馆．1976．第1版，第1卷．574．）

我对爱因斯坦这段话的理解是：中国古人在科学技术上有许多发明创造，不可能没有逻辑思维并通过逻辑思维发现因果关系，只不过那时认识到的不是建立在系统实验基础上的因果关系。

其实，这是不必说明的问题。但是，在中医界，近来的确有人说中医没有或基本上没有逻辑思维。没有逻辑思维，不可能发现因果关系，至少不可能发现需要连续推理的因果关系。所以，说中医没有逻辑思维真是奇谈怪论。不过，中国古人确实没有创造出古希腊人亚里士多德完成的那种形式逻辑体系，中国古人也没有完成欧几里得那样的几何学。读者中有很多人熟悉这两门科学，必然清楚它们如何研究和体现逻辑思维。

医学科学自然也需要发现因果关系。

那么，医学科学是否都是系统的因果关系知识呢？

笔者以为，至少其理论体系如此。因为，所谓理论，就是要先形成概念，而后进行推理构造的。比如，手指的伸屈是最简单而且直观的常识。倘问：手指何以能够伸屈？就要知道它有管伸屈的两种肌腱。至于详细说屈伸的道理细节，也无不以解剖上的依据来解释，也就是要进一步推理，这就是关于手指屈伸的因果关系知识。解剖和生理为什么不能截然分开，道理在此。

一切科学，都要解决是什么和为什么的问题。对大体形态和一切细微构造的认识，可以算是关于是什么的知识。不过，了解那么多构造细节，显然是想知道为什么，故认识是什么和为什么的过程并无截然分界。只知道是什么不能算是真正认识，只有说清为什么，才能更深刻地认识是什么。人类和动物思维的最大不同，就是他总想弄清为什么，而不满足于表象和经验。

其实，凡是稍微复杂些的概念，都暗含着为什么。

比如中医说："五藏者，所以藏精神魂魄者也；六府者，所以受水谷而行化物者也。"（《灵枢·卫气》）

这个定义或概念，不说五藏六府几斤几两，多大多长，倒是更本质的认识。中医关于藏府病的病机、治则等都要从这个基本概念出发推理。

这就是中医的因果关系知识。

不过，对医生来说，最直接的或最切近临床的因果关系知识，是病和病因的问题。

显然，诊断是为了治疗，既然疾病是病因造成的后果，医生诊断的主要目的应该是找出病因，去除病因，疾病应该痊愈。所以，尽管去除始动病因不意味着机体必然迅速恢复常态，有时再也不能完全复原，中西医理论在这方面也有明显差异，关于诊断和治疗的因果关系理解却是一般人能够接受的思想。

简言之，任何疾病都应该有原因，所以，中西医都有病因学。

一、中医病因学发展略史

《内经》之前，曾经有过鬼神导致一切疾病的思想，那是巫医盛行的时代。《灵》《素》作者，坚决反对鬼神，故自中医体系形成，其病因学就是唯物主义的。不但如此，《内经》时代基本上完成了中医的病因学说，即我们常说的六淫、七情。

关于致病外因，拙作《内经时代》曾略谈其发展过程，谨摘要如下。

"九篇大论"之外的外邪说以《素问·生气通天论第三》最系统，即所谓"春伤于风""夏伤于暑""秋伤于湿""冬伤于寒"。该篇总结外因为风、寒、暑、湿四种，已是受五行说启发，相当进步了。其中秋（金）为什么不和燥联系，从而使外因与五行合拍？这是用定型的观念苛求旧说。试想金和燥是很难挂钩的，又何况与四时难相应呢！若综看其他各篇所讲病因则更零乱。

古人最早重视的外因是风。

《灵枢·刺节真邪第七十五》说："邪气者，虚风之贼伤人也。"类似说法有好几处。故我们若解"身半以上邪中之也，身半以下湿中之也"（《灵枢·邪气藏府病形第四》），这句话中的"邪"只能解作"邪风"。风之外，较早认识到的是寒、湿。到把暑也列入时，可能已经受五行说指导了，所以，对更早的说法不能用《素问·生气通天论》来强解。如《灵枢·百病始生第六十六》说："百病之始生也，皆生于风雨寒暑，清湿喜怒。"这里还内因、外因并论，很不规范，讲病因病机时也不符合五行学说。《灵枢·口问第二十八》说："百病之始生也，皆生于风雨寒暑、阴阳喜怒、饮食居处、大惊卒恐。"也应该看作早期病因说。《素问·阴阳应象大论第五》说："喜怒伤气，寒暑伤形。暴怒伤阴，暴喜伤阳。"《素问·调经论第六十二》说："夫邪之生也，或生于阴，或生于阳。其生于阳者，得之风雨寒暑；其生于阴者，得之饮食居处，阴阳喜怒。"可知阴阳思想先统率病因，这些认识仍和后来规范化的解释不能完全一致，我们只能用发展的思想去理解。早期的病因说，外因不出风雨寒暑，这是一般气候变化，和五行关系不大；内因不出饮食、男女、喜怒，也不是阴阳五行化的认识。上面三处把阴阳作为病因，指的就是那房室之事。到《素问·阴阳应象大论第五》这篇大论中，外因即满员够了五个，再到七篇大论最后固定为六淫，五运六气的外因说就是这样完成的，以此为标准通解《内经》则必不能通。

《内经》定型的病因说，见于《素问·天元纪大论》："天有五行御五位，以生寒暑燥湿风，人有五藏化五气，以生喜怒思忧恐。"此即五淫、五情说。同篇又在五淫中加入火，形成六淫。《灵》《素》中从无七情说，此说受儒家影响，《礼记·礼运》说："喜怒哀乐爱恶欲，七者弗学而能。"医家参考此说，提出喜怒忧思悲恐惊七情说。后人将惊恐合一，忧思合一，以便与五藏相配。

《金匮要略》中已有不内外因致病，宋代人陈无择作《三因极一方论》，内因、外因、不内外因的三因说最后定型。

此后，中医病因说的最大发展是疠气或戾气说。

按：疠与戾音同义近，疠强调厉害，戾强调乖张。关于此说，用词最好统一。此说是吴又可提出来的，他在《瘟疫论》开篇提到的是异气、疠气。不过，其书下卷专门有"杂气论"一文，似乎应该统一用"杂气"。拙见以为，还是用"戾气"为好。因为这个词此前无人用过，意思又接近"疠气"，最便于表达瘟疫的暴虐和传染性。

疠气和戾气这两个词，都不见于《内经》，但是，在唐代及以前的医书中，疠气已比较常见。不过，在明末人吴又可之前，从来没有人指出它根本不同于六气或六淫。吴氏的发挥，是中医学史上的重大贡献，而且不仅在病因学方面。

中医定型的三因说价值如何呢？其科学性是不容置疑的。

六气或六淫是环境气候的异常变化，这种变化总结为六淫也不很准确。七情太过，指人的心理或精神状态异常，就是当代西医开始重视的社会和心理因素，这是中医病因学长时期领先的方面。不内外因，总地来讲还分属内因或外因。其中属于外因的因素，常常是发病的决定因素，如外伤与人体抵抗力基本无关。

所以，列出不内外因，还是很有意义，西医就没有这种说法。

不过，总的说来，中医病因学体系还是自然哲学性的，是对生活常识的哲学概括。科学理论不能停留在这个水平上，否则，很多问题将永远得不到解决。

二、西医学的病因学体系

大约150年前，西医的病因学体系还远远不能和中医相比。那时，无论是对病因的具体认识，还是总体把握，中医都远远领先。西医的病因学主要是近100多年来形成的，可见西医发展之快。

当代西医怎样总体把握病因呢？

有的专著分为四类，即：

（1）物理性原因；（2）化学性原因；（3）生物学原因；（4）社会和心理原因。

中医学院用的病理学教材分类为：

外界致病因素：（1）物理因素；（2）化学因素；（3）生物因素；（4）人体必需物质的缺乏。

机体内部因素：（1）机体的防御能力、免疫能力不足；（2）机体的反应性；（3）遗传特性。

为什么西医病因学体系分类如上呢？这是因为，西医建立在近现代科学体系之上。从生物医学模式看问题，西医不过是物理、化学和生物学在人类生命现象方面的应用。当代科学虽然分支越来越多，大门类不过三门，即自然科学、社会科学和思维科学。其中，自然科学又不出三大门类，即物理学、化学和生物学。于是，若从自然界找原因，任何原因都不出物理、化学和生物学的范围。近三四十年来，西医发现单从自然界找病因，已经远远不足。人类自己组成的这个社会，给人类生命造成的麻烦越来越多，所以疾病的社会因素日益受到重视。与社会因素不可截然分开，但又不能完全归于社会的另一类致病原因，为心理因素，也就是中医早在2000年之前提出的情志因素。当代西医特别列出此类因素，是因为随社会发展，心理因素的重要性日益突出。

因为宇宙间已知的一切现象和事物，都不出以上几个方面，上述分类已将一切自然和社会原因包罗无遗。

还应该指出，近代和近代之前的西医，不是没有社会和心理病因概念，但那时对此类病因重视不够。近30年左右才得到足够重视，这是西医病因学的重大进步。

西医说的四方面病因，重要性次序如何呢？随着社会发展水平和人类社会面临的卫生保健问题变化，上述原因的重要性也有变化。大约五六十年前，生物学原因是最重要的病因。那时，感染性疾病，特别是传染病，不但经常大规模流行，而且死亡率很高。自20世纪50年代末，感染性疾病被迅速控制。现在虽然还经常要处理此类疾病，但对人类生命威胁最大的不再是此类疾病。由于社会和心理病因的重要性日益增大，目前死人最多的病种如癌瘤、高血压、心脑血管病、糖尿病甚至艾滋病（AIDS）等都首先是社会或心理原因所致。表面上属于物理原因的车祸、战伤、其他外伤日益增多，也和社会发展分不开。

不过，上述分类也有缺点。比如，遗传病的原因自然应归于生物性，但和微生物病因致病的机理完全不同。中医的三因分类法，在总体把握病因时，有其方便而实用的一面。

按西医理解，中医所谓六淫，都属于物理性原因，而且只是其中的一部分，它们主要是为了解释外感或热病的。所以，应该承认，中医对致病外因的认识是不够的。

三、中医病因学的缺点

古人不可能认识到维生素缺乏等营养不良因素，也不可能认识缺碘和其他微量元素缺乏等化学因素。环境物理因素中的大气压力、紫外线、放射和地球磁场变化等，古人也不可能认识到。

不过，这里要说的主要不是这些问题，而是即便从传统角度看，中医病因学也有明显缺陷。

1. 病因种类太少

按上文所说，找出病因是为了治疗，治疗的首要目标应该是去除病因。假设如此，中医讲六淫、七情，共 13 个病因，如果能发明一方或一药各针对一个病因而且真的有效，只用 13 个方子或 13 种药物就完全解决了问题。那自然是很理想的，学中医会非常容易。

显然问题不是这样简单。

问题在哪里呢？

关键在于，中医说的病因是不全面的，外感方面尤其如此。

先说说六淫当中还有多余的病因。

2. 六淫中多余的病因

对此需要不厌其烦地多说几句，要说明的是六淫只是四淫。

学过中医的都知道外感六淫，六淫是什么呢？中医认为是不正常的六气，即环境气候的异常或突然变化。

不知道是否有人怀疑过此说的科学性，我的看法是，六淫只是四淫，即寒暑燥湿，风和火都是多余的。

乍一听拙见，不少人可能会感到不解，或根本听不进去。其实，只要有起码的自然和生活常识，就不会认为，环境气候的变化还会有火这个因素。

火、暑并存，从理性上不能接受——烧伤除外，这时"火"属于不内外因。

与寒相对的只是热，热改为暑无不可，添上火就是蛇足。

多了一个不应有的因素，只能造成混乱。

六淫中不应该有风，大概最难被不少学过中医的人接受。

他们刚入中医之门时就听先生说：风为百病之始。

于是，很难发生怀疑。

《内经》多次提及"风为百病之始"，说明那时对风的重视，也说明把"风"看作第一病因，根深蒂固。主要经文如下：

"故风者，百病之始也。清静则肉腠闭拒，虽有大风苛毒，弗之能害，此因时之序也。"（《素问·生气通天论》）

"是故风者百病之长也，今风寒客于人，使人毫毛笔直，皮肤闭而为热，当是之时，可汗而发也。"（《素问·玉机真藏论》）

"凡十二经络脉者，皮之部也。是故百病之始生也，必先于皮毛，邪中之则腠理开，开则入客于络脉，留而不去。"（《素问·皮部论》）

"黄帝问曰：余闻风者百病之始也，以针治之奈何？"（《素问·骨空论》）

"雷公曰：小子闻风者，百病之始也；厥逆者，寒湿之起也，别之奈何？"（《灵枢·五色》）

以上是《内经》论风为百病之始的全部有关经文，足见那时很重视风这个病因。

确实，风几乎每天都要刮，当代天气预报也每天要报，它对我们的日常生活也影响很大，对航海、航空甚至航天更有重要意义。

不过，就医学来说，风就是寒，或者说它的暗含之义是寒。

或问：风不是也影响热燥湿吗？

不错，在天气变化中，风可以改变寒热燥湿每一个要素，正因为如此，风本身更不能作为特殊病因。

为深入说明这一点，先引一段过去的看法。

"读者久已习惯外感六淫说，其实，六淫中不仅风是多余的，暑与火也应合并为热（或者火归于暑）。所谓风、寒、暑、湿、燥、火，实际只是寒暑（热）燥湿四因，即温度和湿度异常变化。中医论外因，不考虑微生物，环境气候影响于人体者只有温度和湿度。温度异常即寒和暑，湿度异常即燥和湿。《伤寒论》主要讨论温度异常特别是温度突然下降——寒对人体的损害。

"风几乎与寒并列，有深远的历史认识根源。气候因素中，除阴晴雨雪外，最便于耳目和体表感知的便是风，而且比阴晴雨雪还要常见，因而，风曾被视为最重要的病因。从当代高度认识风使人得病，不过是因其使空气流动而使人感到凉爽或寒冷（对湿度亦有影响），即实际上还是寒——环境导致全身或局部温度突然降低，引起机能紊乱。

"古人很难说清这一点。仲景大约已经认识到风不宜与寒并列，但不很彻底。寒热燥湿过度或突变，均能使人得病，其中因寒得病者最多。仲景书名《伤寒论》，用意很清楚。"（马堪温，赵洪钧．伤寒论新解．北京：中国中医药出版社，1996：111—112）

总之，六淫中不剔除风和火，中医外感体系无论如何也理不通顺。

拿伤寒来说，太阳病分中风与伤寒。实际上，中风是表虚，伤寒是表实。不能说表虚是中风的缘故，因为虚不是由邪气决定的，而是由正气决定的。不能说中风表必虚，中寒表必实。即便在表可以这样说，也不能说凡六经虚证都是风邪直中，因为寒邪直中三阴大多属虚（正夺才能直中）。况且，若虚实由邪气决定，则凡直中的六经实证都是伤寒，虚证都是中风。这样，就要彻底推翻《伤寒论》。

尽管不少古人也指出过，中风与伤寒不可凿分，但是，至今伤寒学家理不清风寒，还说中风与伤寒是两种不同的病因所致。所以，必须不厌其烦地说明，为什么外感六淫只是寒暑（热）燥湿四因。

空气流动——风，虽然可改变寒热燥湿任何一方，但是，寒风只能从寒处来，热风只能从热处来，如此类推。如此说来，似乎风可寒、可热、可湿、可燥，其实不然，无论风从何处来，暗含之义都是寒。

风暗含之义是寒，由生活常识便可说清，大热天有风便凉快。原始人就应该知道（其实动物就知道），太热时找风凉处，很可能他们会用原始的、取之自然的扇子。现在有了电扇，大概没有人不知道吹电扇过久，会受凉感冒，引起局部酸痛，关节炎，甚至突然死亡。为什么？就是因为大环境（天刮风时）或小环境（吹风扇时）的风都造成人体快速散热，结果等于受寒。故人体全身受风就是全身受寒，局部受风就是局部受寒。更因为人会出汗，吹风引起的局部或全身体温下降就更明显、更突然。人体不能适应这种突然变化，就会得病。为什么风会引起人体快速散热呢？除了空气流动本身会带走热量外，当人体有汗，特别是汗多时，由于空气快速流动，使汗液快速蒸发，会更快地带走热量，这就是物理学上说的蒸发生冷。

如果一经点出蒸发生冷和空气流动会加速热量散失，读者就明白了风寒原本一因，说那么多生活常识便为多余。

由于对风的误解根深蒂固，笔者只好不厌其烦。

火与暑应统一于热，或者火热统一于暑，上文已讲过，很好理解，不再多说。

伤寒的病因统一于寒（这里取狭义伤寒说），温病的问题就好说清。见下一个标题。

3. 六淫或四淫不足以形成精确的病的概念

如果取狭义的伤寒概念，即把新感寒邪所致视作伤寒，中医的外感分病在书本上似乎清楚了。

然而，如果不取戾气说，问题还是没有解决。

传统理论认为，伏邪也是寒邪侵入，温病的病因还是包括寒邪。

那么，温病的病因也是寒热燥湿。

加之，新感与伏邪很难判断，伤寒与温病仍然很难分清。

如果取广义伤寒概念，温病就包括在伤寒之内，于是所谓外感，等于伤寒。这样的概念显然太模糊了。

总之，问题还不仅仅由于中医认识到的病因太少，更由于不能根据中医的病因学说，形成特定或准确的疾病概念。换言之，中医学不能以病因为准严格限定或区别疾病，外感方面尤其如此。

以外感六淫而言，按它们诊断，只能形成疾病的类概念，所以，伤寒、温病等所谓六气或六淫致病，都是类概念，尽管中医又分伤寒为中风、伤（中）寒，分温病为风温、温热、温疫、温毒、暑温、湿温、秋燥、冬温、温疟等，它们仍然是类概念。彼此之间没有以病因区分的严格界限。一种"病"可因不同原因导致，如温疫的病因，若不取戾气说，而取时气说，则非时之六气都可引起温疫。反之，一种原因可导致多种病，如春温和暑温都是冬季所受寒邪引起。按病因辨病为中医所短，在外感方面，尤其如此。究其所以，乃由于中医对病因的认识不全面。中医治外感，不可能针对病因施治，道理在此。

病概念的不准确、不细密、不全面，使古人很为难。为多一些病种，又拿四时作为限定病种的因素。其实，四时不过是六淫的季节属性。作为另一套标准，又增加了多余的因素，进一步造成混乱。春温和风温在临床上很难区别，所以，连温病学家对这种命名方法也不满意。

简言之，风温、春温（古人也认为二者相同）都可剔除，它们是没有必要的病名。暑温、冬温亦无必要保留，只有湿温和秋燥（秋字也是多余）是必要的。

古人说不清这一点，说燥为阴邪而近于寒，这是违背生活常识的。谁不知道要保持干燥要靠火热呢？问题在于温病家一定要把干燥和秋季联系起来，而秋季是天气要逐渐冷了。其实，生活常识告诉我们，春天最干燥，至少在长江以北如此。即便南方有的地区春天多雨，秋天略燥，也不能把燥湿和季节混同。

病因太少的结果，一方面是没有以病因为准的精确的"病"的概念，另一方面是以其他因素用来命名疾病。除了上举把季节和六淫混同，还借助别的标准分病。

如五迟、七极、五萎、百合等，均无确切含义。

更有的疾病命名或分类达到烦琐的程度，如痔积可以有20多种，没有什么实际意义，倒弄得非常混乱。

其中也有略有意义的，如疟疾分为寒疟、温疟、疸疟、疟母等，其实，这是中医说的"证"，即疟疾有不同的"证"。

4. 关于七情

情志太过会使人得病，毫无疑问。

问题是，七情病因说，是为了迁就儒家经典，必然与从五行来的五藏不能一一对应，于是要把惊恐合一、忧思合一。

即便如此，也不能说某种情志太过，就使人得一种病。

实际上，中医也不是这样对情志病进行诊断和分类的。比如，内伤病中最常见的气郁和气滞，不会只由于忧思或愤怒引起，也不仅表现为肝脾病。

特别是，喜伤心之说，很难说通。因为一般而言，喜属于良性精神刺激，它不是有害，而是有利，故俗话说：人逢喜事精神爽。

至于人类情志到底有多少种，不良心理状态是否有致病的特异性，则需要严密的观察和实验研究。

四、病因学的中西医会通

病因学的中西医结合，以外感病因学统一为主。

寒热燥湿致病是生活常识或直觉承认的，西医不否认这一点。

以感染性疾病而言，即便是西医传染病专家，一旦突然受寒，也立即会想到自己很可能要感冒了，这时并不需要复述一遍微生物病因学。半个多世纪以前的西医教科书中，也常常提到气候因素的致病作用。新近的西医教科书，日趋忽略气候因素，这是不全面的。不承认气候因素，就无法解释某些传染病的季节性。更不能解释，突然受寒很容易感冒这个直觉常识。怎样统一中西医认识呢？拙见如下：

制约外感病发病的因素有三：①人体抵抗力，即正气；②致病微生物；③气候异常或气候环境条件突变。

一般情况下，人体抵抗力是决定因素。但是，当微生物致病力很强时（即出现了人群易感性很强的微生物），微生物就是决定因素。这时，多数发病者体质并不衰弱，也常常没有明显的气候异常。

最多见的情况是，气候环境条件突变改变了微生物与人体和平共处的状态，使所谓条件致病微生物致病，其中最多见的又是受寒。这时，应该说气候环境条件突变是发病的决定因素，西医看作诱因不妥。

气候环境条件突变不如微生物重要的关键是：气候因素只在发病之始起作用。因为，在正常生活条件下，人体会迅速脱离不利的气候环境。可是，一旦发病，即便气候突变的因素不再存在，微生物仍然会继续起作用。假如人体不能在表证阶段痊愈，病情就会复杂多变，持续较长时间。换言之，微生物一旦致病，就会在疾病全过程中起作用。这时作为诱因的气候环境条件突变因素，一般早已不存在了。因此，总地说来，西医对外感病因的看法更本质一些，自然，中西医结合来看，就更好。

不过，有必要再次强调人体抵抗力的重要性。任何烈性传染病，都不可能使人群的所有成员得病。在基本生活条件得到保证时，就更是这样。不病的人不一定具有特异免疫力，中医叫作"正气存内，邪不可干"。

反之，在人体抵抗力过于低下时，本来不致病的微生物，也会使人得病。这时，可以没有气候异常因素起作用，中医称为正夺，即正夺是发病的主要矛盾方面。

西医的病因学，在认识正气方面有重大缺陷。

重视正气因而有扶正祛邪法，是中医病因病理学和治疗学的特色和至今保持的长处。

真正意义上的中医病因治疗，只有补虚一法（见十八讲），治外感尤其如此，这是中医的优势所在。

有的读者可能不赞成这一点，这里先说明一下。

比如最常见的外感：受了风寒，在正常生活条件下，人们会增加衣服，或进入室内等温暖处躲避，或烤火取暖，或钻入热被窝儿——即温覆，这时，人体不再受寒。但是，有些人还是继续恶寒并且有头痛、身疼、肢节烦疼等，即表现为太阳病或伤寒表证。治疗此证用辛温法，可以认为是针对寒因。尽管不再受寒，中医则认为是寒邪还存在于"表"。如法治疗不愈，就可以传变为阳明病、少阳病等，这时就表现为热证或寒热夹杂，治疗就不再用辛温，中医说这是寒邪化热了。治伤寒却用寒药，足见中医的外感病因治疗只限于初起。换言之，中医治外感主要不是针对六淫。

其实，中西医结合看辛温治伤寒初起，也并非为了驱寒。

假如伤寒初起即表现为虚证，自然要用温补法治疗。伤寒第一法，也是中医第一方的桂枝汤，就是以温补为用的。此外，无论伤寒温病，也无论外感内伤，凡见虚证，就要用补法，而且，在虚实夹杂情况下，一般先治虚。

总之，中医所说的外感病因，至少在直觉上很容易消除。比如受寒后取暖，受热后取凉。自当代高度看，外感病因消除后，仍然表现为病态，是由于以下两方面原因。

一是微生物继续作怪。这是西医非常重视，而中医没有的认识。假如是致病力比较强的微生物作怪，病不愈的主要原因就不是正气虚弱，治疗的重点就放在消灭微生物上。这时，中医不是不用抗菌药——如黄芩、黄连、银花、连翘等，但说它们是散热解表或清热解毒的。

二是正气虚弱。这是中医非常重视，而西医认识不足的。当正气虚弱比较严重时，非重用补法患者就不可能痊愈。比如，西医所谓大肠杆菌败血症，即属此例。此菌与人体共生，是人体必需的。为什么会致病呢？出现此种情况，无一不是由于严重正夺。这时，即便有体外实验对大肠杆菌有效的药物，也会无效。停用一切抗菌药物，只用中医补法常常疗效很好。

气候异常的极端，不是引起感染性疾病，而是这些物理因素直接致病，即冻伤、中暑、脱水和受潮。中西医对此类疾病的认识大体一致，西医更准确严密。

可见，中医治外感，始终抓住正邪斗争状态，而且特别重视正气。

所以，严格说来，中医的病因治疗，只有补虚一法。

情志或精神因素致病，对当代人越来越重要，这虽然不是一个纯医学问题，当代医学界，却应给予足够的重视。中医有重视此类因素的传统，也有相当可靠的调整心理和精神状态的药物和非药物疗法，应该发扬光大。

五、因果关系和中西医结合

西方科学（当然包括医学）建立的两大方法之一，就是通过实验找到因果关系，凡是找到因果关系的问题，就意味着已经解决或即将解决了。

不过，到目前为止，科学方法最擅长解决的问题，是单一因素问题。以上讨论的感染性疾病，大多不是单因素问题。所以，西医花了很长时间，至今解决得仍不理想。在这方面，西医最成功之处是，对多数病毒性疾病和部分细菌性疾病，发明了免疫预防手段。这说明，此类疾病可以认为是准单因素现象或过程。即，微生物是发病的决定因素。反之，有些疾病永远不可能找到终生免疫手段。比如，普通感冒甚至流感，在理论上就不可能有持久的特异免疫方法。因为，此类病的病因是和人共生的，发病是共生的平衡状态因环境剧变或人体抵抗力低下所致，即便不是共生的，此类病因也常常发生变异。相对稳定的人体，不能随时对它们保持特异免疫力。

西医运用科学方法最成功的事例，是19世纪末20世纪初，对维生素缺乏病的彻底解决，这是最能发挥分析研究之长的疾病。

除维生素缺乏外，凡是人体营养要素不足所致疾病，西医都解决得很好。为什么？因为此类疾病的原因是单一的，因而正是分析研究容易找到的。近年来，西医在微量元素缺乏病方面的进步，也是基于同样原理。

在这方面，中医必须承认西医之长。

然而，一旦疾病不属于单一因素现象或过程，就会暴露西医的缺点，如果影响疾病的因素很多，西医解决它们就还要花很长时间。

对这些问题，中医往往有所长，中医复方治疗，常是多环节作用于机体。

至于外感病以正虚为主时，中医的认识就更为本质。

对某些根本不明病因的问题，西医就直接承认无特效疗法治疗，这时，中医至少是一种可供选择的方法。在当今世界上，只有中国有这种方便的选择。中医在国外开始普及，只有10年左右，而且不是所有国家。

六、重辨病与重辨证的病因学根源

说清中西医病因学的异同之后，为什么西医重辨病、中医重辨证，就很容易理解了。辨病和辨证都是诊断，病和证也都是概念。为什么中医的诊断要重辨证呢？原因很简单，就是中医即便诊断出病名，也不能诊断出特定或单一的病因，因而不能指导治疗。诊断的目的自然是为了治疗，不能指导治疗的诊断就没有用处。所以，中医只能辨证。相反，西医诊断出的病——特别是外感病，大多能做到限定单一病因，因而能够针对病因治疗。

从概念角度讲，中医的病名或关于病的概念都是类概念，因而对对象的认识是不准确、不精密的。认识限于这个水平，要想解决问题——对医生来说就是治疗，针对性就不强，效果不会好。实际上，中医具体治的也不可能是类概念的病。

西医诊断的最终目的，是获得疾病的准确或精密概念，因而找出针对性强、效果好的疗法。目前，对大多数外感病可以找出准确的病因，这就是为什么西医重辨病。

从人类认识因果关系来看辨病与辨证，更容易说清楚问题。疾病是病因的结果，要纠正结果的最佳办法自然是消除病因。西医学确实认识到了大多数疾病的原因，它要辨病论治就是必然的。假如引起疾病的原因是单一的，西医学的治疗效果必然很好。中医的病因学，特别是外感病因学，漏掉了疾病过程中对疾病形成影响最大的微生物，因而无法从这一因果角度进行治疗。

读者很可能要问：既然中医诊断一般很难找到病因，为什么辨证论治很有效呢？

对此要从两方面说。

一方面，以外感为例，上文已经说过，决定外感发病的因素有三，而中医认识到其中的两种。假如发病的决定因素是中医认识到并且强调的正气虚弱，那么中医的辨证就是更准确地认识了病因，扶正祛邪的疗法就更有效。不过，大约半个多世纪之前，多数情况不是这样。那时，致病微生物常常是发病的决定因素，西医学的辨病治疗一般更有效。

另一方面，即便辨证没有认识到发病的决定因素——一般也是始动因素，辨证论治也有病因治疗。不过，这时针对的不是始动因素，即不是针对的微生物，也不是针对的寒热燥湿。我们可以把疾病过程看作一个连续的因果链，不从始动因素入手，针对中间因素切断因果链也应该有效，只是一般而言不如从始动因素入手效果好。多数辨证施治，是切断中间过程的因果链，假如能够做到同时切断几处，效果必然好。

那么，辨证施治中有无针对微生物之类始动因子的药物或方剂呢？有的。不过一般是暗含的，中医使用这些药物或方剂，不是认识到这些病因，而是按中医辨证论治使用的。

至此，我想对中医重辨证、西医重辨病的病因学根源说得比较清楚了。

不过关于如何认识"辨证施治"和"辨病施治"的问题，还是比较复杂，将在第十四讲讨论。

七、因果关系分析法与中西医

1. 实验因果分析法与自然哲学因果分析法

东方人不是认识不到或不重视因果关系，无论古今中外，凡人类思维能力达到一定水平，都知道因果关系的重要性。中国人显然也很重视因果关系，特别是中医，早就形成了比较系统的病因学说。

那么，站在科学方法论高度看问题，中西医的因果分析方法有何异同呢？

两家相同之处是都知道因果关系的重要性。要解决"果"——在医学可以泛称为"病"，必须或最好找到致果之因。换言之，只有认识到致病之因并且能够除去病因，病才能好。不同之处是，近现代西医的因果分析法与近现代科学方法一致，是建立在系统的实验基础上的，应该称之为实验因果分析法，而中医的因果分析法基本上是自然哲学性的。

试看中医的三因说，归根结底还是内外因说，就是直接借助自然哲学形成的。西医分病因为物理性、化学性、生物性、社会和心理性等，就是直接借助于实验科学形成的。

2. 疾病现象的因果关系分析与中西医

按照致病因素多少，疾病现象可以分为：单因素疾病或准单因素疾病、三因素疾病、多因素疾病三类。以下分别讨论。

（1）单因素或准单因素疾病现象与中西医

所谓单因素疾病，就是说导致某种疾病的因素只有一个。

为说明这一点，不妨举地方性甲状腺肿（地甲病）为例。

我们知道，导致此病的因素是环境缺碘。

中医早就认出了这个病，早就使用海藻治疗，而且疗效比较好。地甲病主要流行于远离海边的山区，我们的祖先能够发明海藻疗法，非常令人惊奇，可能是看到海藻对甲状腺肿有效，中医又用它治疗其他肿瘤或积聚，效果就不会满意，这说明，古人对地甲病病因的认识还相当模糊。换言之，处在自然哲学因果分析水平上的中医，不可能真正认识此类疾病的原因，因而不可能消灭之。

真正消灭地甲病，必须知道它的准确病因是缺碘。善于使用系统实验因果分析法的近现代西医，很容易认识到此类病因。而且，一旦认识到这一准确病因，采取普遍食盐加碘的方法进行预防，此病就迅速被消灭了。

准此，凡是属于单因素现象的疾病，与现代科学同步发展的现代医学都已经基本上解决了。

如：多数地方病（包括地甲病）、各种维生素缺乏、各种矿物质缺乏，包括微量元素缺乏等，都是在19世纪末到20世纪中叶基本上解决的。

也许有必要说明，很多单因素疾病不是一旦病因明确，有了根治或预防手段，就会立即被消灭，也不是单靠医学界消灭。

比如：就是这地甲病，在我国是最近才基本上消灭的。食盐加碘必须通过立法程序才能基本上保证实施，而发现地甲病病因大约是一个世纪以前的事了。

1. 再如：维生素 B_1 和维生素 C 缺乏（脚气病和坏血病），曾经分别是东方和西方的典型流行病或地方病，它们的理论解决都和战争有关。前者是日本人在19世纪末发展海军时解决的，后者的初步解决也受益于西方海战。孙思邈对脚气病的观察相当详细——几乎和近代西医没有区别，疗效也比较满意。但是，直至20世纪50年代初，脚气病在上海等大城市还比较常见。目前，西医还大量使用这两种维生素，但是，已经不是用于防治脚气病或坏血病了。这是由于生活水平提高的本身，已经不会再出现维生素 B_1 和维生素 C 缺乏。

还有必要说明，严格而言，地甲病等也不是绝对的单因素疾病现象，而应视为两因素或准单因素疾病现象。因为，同样处在缺碘环境中，是否发病，还有人体这个因素参与。不然，我们就无法解释，为什么在地甲病流行区，不是所有的人——往往也不是多数人发病。反之，在非地甲病流行地区，也偶尔可以见到轻症甲状腺肿，其始动因素就不是环境缺碘，而应该是患者摄碘能力不足。

不过，地甲病的始动因素是碘摄入不足，应无疑义。只是从这个角度看，可以认为此类疾病是单因素疾病现象。

我们不能要求古人对病因的认识达到现代水平。中医的病因学说，在很长的时期中是遥遥领先的，而且至今仍有比较方便的长处。不过，一旦认识需要深化，找出准确的致病因素时，自然哲学的因果分析法就明显不足以彻底解决问题。

（2）三因素疾病现象——热病和中西医

值得重视的是，在人类疾病史上，还有一大类疾病属于三因素疾病现象，这就是曾经危害人类极大的热病。

热病，即中医所谓伤寒、温病和某些杂病，在西医指感染性疾病或狭义上的传染病。

说热病属于三因素疾病现象，是鉴于此类疾病发病与否以及如何治疗要考虑到：人体抵抗力（正气）、致病微生物和气候变化（六淫）三个方面。中医只明确认识到正气和六淫两个方面，特别强调正气。近现代西医虽然三方面因素都看到，强调的却是致病微生物。

应该说明，中医虽然没有认识到致病微生物，但治疗过程中也使用抗微生物药。所以，可以认为，中医对热病病因的认识，暗含着微生物因素。

在发现致病微生物之前和之初（大约 1940 年之前），西医对付热病没有一种比较满意的治疗办法，其疗效远远逊于那时的中医。微生物病因学以及相应的免疫学比较成熟，特别是抗生素发明之后，西医的防治手段突飞猛进，后来居上。不过，一旦正气不足是发病的主要矛盾时，西医的不足仍然很明显，而中医至今仍然表现出优势，可见正确认识病因的重要性。

值得重视的是，西医的免疫预防和其他有关预防手段，使不少热病这种三因素疾病现象，成为单因素或准单因素现象。多数曾经危害人类很厉害的病毒性疾病，以及部分细菌性疾病被消灭或基本消灭，主要受益于免疫和有关预防手段，如天花、麻疹、乙脑、猩红热、疟疾、伤寒、鼠疫、霍乱等被消灭或基本消灭即是。

正是由于上述单因素疾病和三因素疾病被消灭，或受到严格控制，人类的疾病谱才在 20 世纪 60 年代左右发生根本变化。

2. 多因素疾病现象与中西医——当代医学界面临的挑战

多因素疾病或现代流行病非常重要，故不与单因素和三因素疾病并列讨论。

导致疾病现象的因素，并不都像地甲病之类那样简单，也不像热病虽然属于三因素疾病现象，其外因却属于自然因素，而且不少热病可以变为准单因素现象防治，特别是现代流行病，致病原因常常很多，发病环节也很多。

爱因斯坦说："当一个复杂现象中，起作用的因子数目太大时，科学方法在多数情况下就无能为力了。"（许良英等译．爱因斯坦文集．北京：商务印书馆，第1卷．1976，574）

于是，当代医学界遇到了严重的挑战。

这一挑战的严重性，还不仅仅由于致病因素多，更由于有关因素多数不是外部的自然因素，而是人类组成的社会和人自身的心理因素。

因此，当代西医提出要改变医学模式，生物医学模式已经不适应现代社会需要，就是认识到社会、心理等因素已经成为人类致病的主要因素。

高血压、动脉硬化及其相关的心、脑、肾血管病、糖尿病和癌瘤等是现代流行病，它们都是多因素疾病现象，即便具体到一个病人，发病原因和发病环节也几乎都不是单一的。除多因素致病之外，现代流行病的另一个特点是病程很长，致使预防和治疗都很困难。更值得提出的是，社会、心理和遗传因素往往是发病的始动因素，而且是主要因素。如果说，遗传因素至少在理论上可以在生物医学模式内解决，社会和心理因素则不可能在生物医学模式内解决。

新模式内是否可以最后解决社会和心理因素呢？

目前，现代医学界正在努力解决各种多因素疾病现象。此种努力，不能说没有成就，但是，前景很不令人乐观，想彻底解决是不大可能的。无论是从中医看还是从西医看，彻底解决的希望都不大，即不可能像消灭地甲病那样彻底消灭现代流行病。

不过，中医应该而且能够在防治现代流行病方面发挥优势，这不仅由于中医早就重视社会和心理致病因素，还由于中医有些比较可靠的调整心理状态的药物和非药物疗法。

总之，中西医必须协同作战，对付现代流行病这类多因素疾病的挑战。

参考文献

[1] 许良英等译．爱因斯坦文集．北京：商务印书馆．第 1 卷．1976：574.

[2] 马堪温，赵洪钧．伤寒论新解．北京：中国中医药出版社，1996.

[3] 同［1］．第 3 卷：184 页.

第九讲　辨病论治和辨证论治

——病证概念和"证"实质研究

　　什么叫"辨病论治"？什么叫"辨证论治"？什么叫作病？证的概念是什么？为什么西医要"辨病论治"，而且一般能够"辨病论治"？为什么一般来说中医只能"辨证论治"？把这些问题解释得自己满意，就不大容易，让别人听得明明白白就更有些困难。关于这些问题，至今为止，书上没有满意的答案，也没有人讲得很清楚。大家可能觉得这种现状很奇怪，但这是事实。前几年就曾经围绕着"辨证论治"和"证"概念，进行了一番大争论，至今还没有完全停止。笔者也曾经就此写了几篇文章，做了较为详细的探讨。

　　"证"概念的争论，源于对中医"证"概念的本意认识不清，此种认识不清，主要是由于在特定的历史背景条件下，出现的"特色"论，给人一种满足感，影响了对证的深入的理论探讨。"证"的概念在中医发展过程中不断演变，自《伤寒论》开始，其内涵即开始放大，有病证并提的趋势。此后，愈至晚近，中医愈重视辨证，证的概念也愈宽，故"证"早已是中医临床思维的核心对象。舍去证的概念，不讲辨证论治，意味着中医自我否定。

　　显然，要说清"辨病论治"和"辨证论治"，最好先从"病"和"证"的概念说起。

一、中西医结合论病证

　　早期的中西医结合重视临床方面，辨病论治与辨证论治相结合是20世纪60年代以来中西医临床结合的主要模式。近来，对此种模式以及由此而来的"证"实质研究方向发生了争论。下面先讨论一下病和证的概念。

（一）病的概念

病比医学还难定义。

由于医学始终是为了对付病的，这里顺便说一下关于医学的概念。

《内经》说："道上知天文，下知地理，中知人事，可以长久。"（《素问·气交变大论》）

换成现代语言定义中医，就是：中医是研究人体生命现象与自然和社会的关系，从而保证健康长寿的学问。

注意！这个定义，很接近下文将提及的西医的生物—社会—心理模式的医学概念，故中国古人对医学的认识曾经是很先进的。

后世中医又说：医乃仁术。

换成现代语言应该是：医学是救死扶伤的技术和艺术。

关于西医的定义，可以有两个。

一个是：医学是非生命科学和生命科学，在人体生命现象上的应用。

这基本上是生物模式的医学概念。

较新的说法应该是：医学是非生命科学、生命科学和社会科学在人体生命现象上的应用，这是生物—社会—心理模式的医学概念。

当然，还有别的关于医学的定义。

比如：医学是人类同疾病做斗争，提高健康水平争取长寿的知识体系。

尽管不少人不赞同功利主义的科学观，却很难否认医学从始至终都是为了对付"病"的，即为了解除疾病导致的人类痛苦的。或者说，有病才有医学。

所以，也可以最简明地把医学定义为：医学是防病治病之术。

总之，"病"是医学的初始概念。

此类概念很难定义。

笼统地或一般地讲什么叫病，近乎讨论思辨概念。

医学发展之初，不是先有了病的概念才研究治病方法。相反，古人是在设法缓解具体病痛过程中创建了医学。抽象地讨论疾病的概念，是医学发展到近现代阶段才出现的，至少西医如此。

1. 西医的疾病观——重视病因

西医怎样一般地认识病呢？曾经有过很多不能令人满意的说法。比较晚近的说法，是把疾病和健康一起讨论。如果能定义健康，疾病就自明了。可是，健康同样是很难定义的概念，这说明类似阴阳学说的辩证思想，在理解"病"这类概念时是必要的，孤立的"病"和孤立的"健康"的概念都很难定义。

定义健康，要考虑到人的肉体、精神、人与自然、人与社会四个方面。可以大体上定义如下：

健康是人的生命活动，在肉体和精神两方面，不但内部和谐，而且与自然和社会完全相适应的状态。

据此，人体内部不和谐或与外界不完全适应的状态就是疾病。

显然，这一定义在临床上很不容易把握。

近年来，提出了"亚健康"概念，结果使疾病概念更难说清了。因为，很难想象有绝对健康的人，但是，又不能说所有的人都是不健康的。

总之，西医关于疾病的一般概念大多也近乎哲理，只是《内经》时代的中医用阴阳思想说明病。

显然，上述近乎哲理的概念，说不清"辨病"和"辨证"的问题。

笔者认为，对说清"辨病"和"辨证"最有用而且中西医都遵循过的是下面所说。

西医说："疾病是致病因子作用于机体，引起机体构造和/或功能异常的生命现象。"

中医关于"病"的概念也同样重视病因，伤寒、温病、内伤等本义都是按病因定的病名。不过，最好先不说这些中医概念，因为没有进一步说明，无法说清。

西医如何讨论病呢？

简言之，无论什么病，必然有原因。机体构造和功能异常既然是某种原因导致的，那么，除去致病的原因，机体就能恢复常态——病好了。注意，这当中暗含了两个观念，一是致病因子来自机体外环境，二是疾病的起因始终不变。或者，尽管起因还存在，却不再作用于机体。

其实，这个概念，也不适用于某些疾病。比如，维生素缺乏类或微量元素缺乏疾病，就不是一个多余的外部原因作用于机体，而是机体缺少了必需补充的东西。至于很多疾病起因就在体内（真正的内因只有遗传因素），上述疾病观就更不准确。

那么，为什么西医很钟情于致病因子说呢？主要是因为 19 世纪中叶至 20 世纪末这 100 多年中，西医首先攻克了维生素、矿物质和其他重要营养缺乏疾病，此类病虽然不是人体没有的外因所致，却是单一因素引起的现象。而后，西医又集中攻克了大多数感染性疾病，那时的主导思想，就是找出致病的单一因素。特别是微生物种类很多，西医为此付出了很多人力物力，其疗效又常常相当满意，使西医形成了一种根深蒂固的思维模式。

西医至今习惯于这样认识疾病。比如，目前对肝炎的诊断即属此例。知道肝脏发生了炎症，不能算诊断明确，还要弄清是哪一种病毒在作乱。现在已知道，不同病毒所引起的肝炎，临床表现有所不同。总之，尽管至今治肝炎还没有特效药，预防手段也不满意，西医还是不懈地寻找肝炎的准确病因。对流感的诊断更是这样，每发生一次较大规模的流感，病因学诊断都要达到分子学水平才算准确。尽管这不是对普通医生的要求，世界卫生组织和各国的防疫部门却要随时做出病毒学的鉴定。

显然不能否定这种疾病观，它在人类认识并战胜许多感染性疾病，和部分非感染性疾病方面很有成就。但是，不能不指出，这种观念确有局限性，它不能解释为什么疫病流行时，不是所有的人都发病，多数情况下也不是大多数人发病。也不能解释许多人身上有致病微生物，却不得病，其中有些人没有特异免疫力。所以，其中必然漏掉了某种因素。

当前，危害人类生命的一大类疾病叫癌瘤，西医至今仍在集中力量寻找致癌原因，不过，总的来说成绩不够满意。为什么？这涉及科学方法问题。至今为止，分析方法仍然主要对认识单一因子过程或现象特别有效，对多因子过程或现象则力不从心。由于当代软科学理论和信息技术的发明，当代科学很有可能在不远的将来解决多因素问题。在医学方面，中医的思路和方法是应该借鉴的。

2. 中医的疾病观——注重阴阳思辨

中国人关于病的概念，最初是很形象、很直观的。试看我们最熟悉的疾病两个字，病框的本意指人躺在床上，病框本身就是一个字，而且是"病"的本字。《说文解字》的作者许慎说："疒，倚也，人有疾痛也，像倚箸之形。"段玉裁似乎认为病框只能解作倚，爿字不能理解为床。笔者认为，中国人早在汉代之前已不像日本人那样睡榻榻米，而是睡在床上，病框就应该指床上躺着一个人。《说文解字注》的贡献很大，段玉裁对病框理解却很难服人。甲骨文已经证明，病的本字就是病框，对此不必多说。但要知道，它是个会意字，因而不是独体字，凡会意字至少要用两个字素组成。独体字的初文，大多象形。病这种复杂而又抽象的概念，不可能用一个独体象形字来表示，最初就是通过人睡在床上来表示，当然，不可能表达得全面而抽象。疾病二字又加上新字素，特别是加上丙字，我看是把天干配五行的思想拿来而且代替了疢字。

早在许慎之前，凡表示疾病或重要症状的字，大都有病框。至今，我们最熟悉的是"疾""病""痛""疼"四个字。

矢是箭的象形字，故"疾"表示躺在床上的人受了箭伤。在疾字中，矢同时有表音作用。疾的发音，近于箭和镝。许慎说：矢，式视切；疾，秦息切，与今读音略异。

病当中的"丙"字，应该是从天干配五行而丙属火的意思来，故"病"可以指烧伤，也可以表示这个人在烤火，也可以是正在接受灸法，说是患了伤寒病，也不算牵强。《内经》说："今夫热病者，皆伤寒之类也。"故"丙"字也可以理解为在发烧。总之，意思宽泛了。"病"中的"丙"字同时表音。

痛是个形声字，和它接近的是"疼"。它们的表音部分很好看出。这样含义和发音很接近的两个字，很可能像吾、我那样，因为不同的方言形成的。

许慎说："疾，病也。""病，疾加也。"疾加重叫作病，故病字应该后起。《说文解字》中还有疢、瘏、瘣、疴、痛、瘟、瘵、瘨、癙、瘵、疕等字泛指病，可见，造字的古人曾经通过很多字素结合表达病，而终于表达不清。至今最常用、最为人熟悉，含义也最广的病字，很可能与认识热病有关，今商务版《古代汉语词典》就解疢为热病。

至此，也许有必要提一下《尔雅》。

《尔雅》说：痛、瘏、虺颓、玄黄、劬劳、咎、领、瘎、瘉、鳏、戮、瘝、癵、痒、疧、疵、闵、逐、疚、瘬、瘥、痱、瘵、瘼、瘽，病也。

又说：痡瘏、痩，病也。

又说：伦、勚、邛、敕、勤、愉、庸、瘅，劳也。

显然，《尔雅》对病的概念把握不准确。第一句把引申义的使动用法如咎、闵等和病的本义相混，第三句则把瘅和它的病因混同了。

总之，现存最早的词典和字典，都不能给我们一个关于病的满意的概念。

那么最新的标准词典呢？

《新华词典》说：（病）"指生物体发生的不健康现象，也指发生病。"

这样解释，明显有逻辑上的毛病——循环定义，等于没有解释。

到《内经》时代，中国古代医家的抽象思维能力已经很强，但是，《内经》没有给疾病下一个通俗或具体的定义。

中医也曾经想先定义"平人"，即健康人，而后定义疾病。说："平人者，不病也。"（《素问·平人气象论》）

说正常人便是无病的人，属于循环定义，是无意义的。

《内经》中还有用阴阳说定义平人的论述。说：

"阴阳匀平，以充其形，九候若一，命曰平人。"（《素问·调经论》）

这句话是讲脉诊的，不能算对平人的定义。

好在《内经》还有进一步论述。说：

"凡阴阳之要，阳密乃固，两者不和，若春无秋，若冬无夏，因而和之，是为圣度。故阳强不能密，阴气乃绝，阴平阳秘，精神乃治，阴阳离决，精气乃绝。"（《素问·生气通天论》）

有人说，这段话是探讨男女关系的，也许本义如此，不过后人多认为这是关于健康和疾病的一般论述。

于是，"阴平阳秘""阴阳匀平"、阴阳和，是"圣度"，即理想的健康状态。"阴阳离决"，是生命结束的状态，二者之间是疾病状态。后世习惯上称为"阴阳失调"或"阴阳平衡失调"，这显然是一种哲理性的疾病概念。

阴阳是否能够维持绝对平衡呢？《内经》这样说：

"上古有真人者，提挈天地，把握阴阳，呼吸精气，肌肉若一，故能寿敝天地，无有终时，此其道生。"（《素问·上古天真论》）

这就是道家修炼的理论依据。其前提是"天地"的阴阳循环"无有终时"，所以，这种推论有漏洞。先秦思想家，认为天地是有开端的。《素问·天元纪大论》就说："太虚寥廓，肇基化原，万物资始，五运终天，布气真灵，揔统坤元。"

按阴阳思想，有始必有终，则有生必有死。修炼家可以说"道"无始无终，但是，这样的"道"只是抽象的绝对本体，具体的人不可能无始无终，所以只能说，平衡是相对的，不平衡是绝对的。相对的平衡，有一个"正常"范围，在此范围内，属于健康，出此范围，即为病态。

3. 中医病因学略评

为了说清病证问题，有必要回头再说一下中医病因学。

我们的祖先，也清楚因果关系，他们也力求找出病因。然而，在古代条件下，人们不可能发现微生物这类病因，微量元素，维生素就更难发现。那么，古人怎样认识疾病的原因呢？这就是我们熟知的六淫七情说。

六淫七情能致病毫无疑问，直觉或生活常识足以证明这种观念。比如，每一个有生活常识的人，一旦突然受寒，马上就会想到要感冒。这时，当代西医传染病专家也不必用微生物病因学来推断。

然而，六淫病因学说确实也漏掉了一大类在暗中起作用的病因。

所以，中医认为，六淫致病时，起始原因是变化的。病的起因是寒，最初也是寒象，后来却常常出现热象。如何解释呢？阴阳转化思想有了用武之地——热可化寒，寒可化热。由此可见，若没有阴阳思想，我们的古人就无法创造辨证论治体系。中医最基本的"证"概念，都是成对的，便知它们来自阴阳思想，西医则没有这类概念。

至此，读者也许能够初步理解，为什么西医要辨病，中医要辨证了。

病的抽象概念，和具体治疗没有关系，必须探讨一下可以做出具体诊断的病。

笔者做医生之前，就听人说"病怕无名，疮怕有名"，这句俗语是在强调明确诊断的重要性。患内科病而无名，就是医生诊断不清，自然施治盲目；患外科病——疮而有名，必是严重的疮，所以，医家和病家都有这两怕。

毫无疑问，治疗是基于诊断的，对医患双方都很重要。

到底怎样诊断呢？中西医走到这里开始分道扬镳了。

（二）证的概念

明清以来，整理出了作为纲领的"证"的概念。"证"本意有两个，一是辨证论治时所得之"证"，是对患者当时的病位、病性或病理的综合判断，即病的目前正邪斗争反应状态，也就是医生要治的对象。二是作为纲领的"证"，是中医的最基本的病性或病理概念。

近年来，关于什么是"证"的争论特多，大有愈争愈晦之势。这说明，中医界和中西医结合界，正在重新认识自己。总的来说，这是件好事。

多数人认为，"证"受到特别重视，主要是由 1949 年后特别重视"辨证论治"而起。下文主要从中医角度讨论"证"的概念。

大约因为"证"走入误区，近来有人提出，用"审机定治"取代"辨证论治"，似乎"辨证论治"原来就是误区。

其实，所谓审机，就是辨证。古人最重病机者，无过刘完素。他在代表作《素问玄机原病式》——主要论《素问》病机十九条中说："大凡明病阴阳虚实，无越此法。"

"证"的概念，实际上是关于临床思维的对象是什么。本文先从中医临床思维的对象说起。

1. "证"是中医临床思维的核心对象

所谓临床思维对象，就是医家要治的对象，亦即中医诊断的目的。中医治病治什么？人们可以说治的是"本"，是"因"，是"人"，是"病机"，等等。但是，怎样求本、求因、求人呢？就是靠辨证。岐伯论病机说"诸胀腹大，皆属于热"，即是在辨证。笔者已经说过，中医临床要治的，就是疾病当时的正邪斗争反应状态，也就是辨出来的"证"。辨不出"证"来，中医无法施治。这种"证"的概念，固然不是从中医初创时，就清楚而且成熟了，但是，在《内经》中已表达得相当清楚。试看经文。

"调气之方，必别阴阳。定其中外，各守其乡。内者内治，外者外治。微者调之，其次平之。盛者夺之，汗之下之。寒热温凉，衰之以属。随其攸利，谨道有法。万举万全，气血正平，长有天命。"（《素问·至真要大论》）

其中难道不是有了后世所谓"八纲""八法"的主要内容。

张仲景怎样论"证"，留待下文。据笔者所知，自仲景而下，流传至今的方书，没有一家论病、论治不辨证，而且愈至晚近愈讲究辨证，也许《肘后方》之类的土单验方集是例外。我不相信当代中医主张按图索骥，从《肘后方》那样的书中，任选一方治病而不治"证"。

其实，说明中医必须辨证才能论治，很容易。比如，辨不出寒热虚实，就得不出温清补泻治则；辨不出气滞血瘀，就得不出理气活血治法。中医岂能不辨证！

总之，不承认中医临床思维的核心对象就是"证"，就意味着中医自我否定。古人有这种思想的只有吴有性，他说："能知以物制气，一病只有一药之到病已，不烦君臣佐使品味加减之劳矣。"那是西医的基本思维方式。

2. 从词义或字义说"证"

有人说"证"概念走入误区的原因之一，是擅改字义。根据是，《汉语大字典》说"证"乃"證"的简化字。又引吴有性的说法，谓"证"乃"證"的省文，"症"乃"证"的变文。此三字形异实同，此乃大半无根据的说法。请看《说文解字》，其中"證"与"证"完全是两个字。

"證，告也。从言，登声。"

"证，谏也。从言，正声。读若正月。"

不过，清代人段玉裁的注解中说："今俗以证为證验字。"显然，我们不能把清代的俗用法推广到汉代或以前去。吴有性是明末人，那时"證"已常省作"证"。至于"症"，既已加上特殊符号，更不能说与另外两字实同。"症"作为专用字，字义最准确，外延最小。我意以为，辨证论治的"证"字，原是"證"。试看明代人王肯堂作《證治准绳》，清代人唐宗海作《血證论》可知。

总之，"证"字的本义是证据、据以验证之义。不过，字的本义不能否定其引申义。科学研究中常常创造新词义，比如"藏府"二字，先秦人不会一见它们，就往肚里想。看看"证"在中医史上的演变，更能说明问题。

3. 中医"证"的概念演变

洪钧按：本标题直接采用一篇旧作《"证"概念的演变——从中医说"证"概念》，此文曾刊载于《中国中医基础医学》杂志。

摘要："证"概念的争论，源于其不断演变而多歧，《内经》中的"证"字义为证验。自《伤寒论》开始，"证"的内涵加深，外延也开始放大，有病证并提的趋势。此后，愈至晚近，中医愈重视辨证，"证"的概念也愈宽。舍去"证"的概念，不讲辨证论治，意味着中医自我否定。

明清以来，整理出了作为纲领的"证"。

"证"的含义有四个。

最浅层的"证"的概念，就是症状；辨证论治时所得之"证"，是对患者当时的病位、病性或病机的综合判断；纲领"证"是最基本的中医病性或病理概念；"证"还可以代替病。

近年来，关于"证"概念的争论特多，有关见解常常非常玄奥且众说不一，大有愈争愈晦之势。

大约因为"证"走入误区，近年有人提出，用"审机定治"取代"辨证论治"，言下之意是用"病机"取代"证"[1]，似乎"辨证论治"原来就是误区。

还有的人，不承认"辨证论治"是中医特色，说他们从来没有证的概念，看病时从来不讲什么辨证论治。假设如此，不但持续数十年的"证"实质研究要全盘否定，流行半个多世纪的中医辨证论治特色说也要彻底推翻。看来，很有必要自纯中医角度讨论一下"证"概念及其演变供各方面参考。

1."证"的最浅层概念

为使问题简化，本文先从最容易取得共识或最容易说清的"证"说起。

试看当代《中医内科学》教材目录列有咳嗽、自汗、盗汗、心悸、不寐、呕吐、腹痛、泄泻、便秘等等，显然这些都是症状或病人的主诉，这无疑是最容易说清的或最浅层的"证"概念。就是说，疾病过程中，机体的一切机能和形态异常引起的自我感觉和他觉异常都可以称作"证"。统编《中医内科学》无疑代表着主流中医界的共识和权威。洪钧认为，对上述目录所列不必做什么玄奥的、学究式的解释。简言之，这些"证"就是症状。

可能有人说，上举目录所列不见"证"字，其实目录中还有哮证、喘证等。显然是因为哮、喘各一个字，才加上"证"字以便念起来顺口，而咳嗽、呕吐等都是两个字，习惯上不再加证字，实际上还是证。

看看《中医妇科学》和《中医儿科学》的目录，情况和《中医内科学》也差不多。

其实，把症状称作"证"和病一起来讨论是中医临床奠基作的传统。试看《金匮要略》的目录有：肺痿肺痈咳嗽上气病脉证并治、胸痹心痛短气病脉证并治、痰饮咳嗽病脉证并治、黄疸病脉证并治、惊悸吐血下血胸满瘀血病脉证并治、呕吐哕下利病脉证并治。即便自纯中医角度看，以上所列也只有肺痿、肺痈、胸痹算是病，其余 都是症状，也就是证。

2.《内经》和《难经》中的"证"

当代《中医内科学》目录中的"证"就是症状，不等于中医典籍中最早出现的"证"字，也是我们今天理解的症状。

今《内经》中，只有一个"证"字，见于"七篇大论"的《素问·至真要大论第七十四》，全句是："气有高下，病有远近，证有中外，治有轻重，适其至所为故也。"[2] 文中气、病、证、治并举，王冰注此句就以表里证解"证有中外"。不过，今学界公认唐代之前的《内经》没有七篇大论，故可以说，唐代之前《内经》中没有"证"字，不过这不等于说那时的《内经》完全没有"证"概念。比如《素问·阴阳应象大论》说："阳病治阴，阴病治阳，定其血气，各守其乡，血实宜决之，气虚宜掣引之。"[3]其中就提到了血实、气虚，只是没有加上"证"字而已。

《难经》第十六难专讲辨证，说："持其脉须别其证。"其中不用"辨"字，而用"别"字，而且只讲五藏病的内外证。"辨"和"别"义通，当代汉语常用"辨别"一词。

文中所说"证"，指什么呢？试看其论肾：

"假令得肾脉，其外证面黑，善恐善欠；其内证脐下有动气，按之牢若痛；其病逆气，少腹急痛，泻利下重，足胫寒而逆。有是者肾也，无是者非也。"

对照其余四藏的内外证，外证指面色和表情，内证指切腹所见的动气和疼痛部位。总之仍指症状，但不是各病的全部症状，也不是病性判断，而是重在医生诊察（特别是切腹）所见。

3. 仲景的"证"概念

《伤寒论》出现以前，已有《平脉辨证》（见仲景自序）专书，"辨证"成为中医术语约从此始，"证"也从此受到空前重视。

今《伤寒论》各篇，均冠以"辨××病脉证并治"。所以，说仲景首创辨证论治体系，毫不勉强。辨证论治的本意就是仲景的本意，即辨病、辨脉、辨证、辨治。把"辨治"改为"论治"，也很通。现在常用"辩论"一词，古时"辩"与"辨"可通用。

"证"在《伤寒论》中是何含义呢？请综看其中含有"证"字的条文。

"太阳病三日，已发汗，若吐、若下、若温针，仍不解者，此为坏病，桂枝不中与也。观其脉证，知犯何逆，随证治之。……"（第16条）

"证象阳旦……病形象桂枝。"（第30条）

"太阳病，桂枝证……"（第34条）

"太阳病，外证未解，脉浮弱者，当以汗解，宜桂枝汤。（第41条）

"二阳并病……若太阳病证不罢者，不可下，下之为逆，如此可小发汗。"（第48条）

"下之后，复发汗……无表证……"（第61条）

"中风，发热六七日，不解而烦，有表里证，渴欲饮水，水入则吐者，名曰水逆。五苓散主之。"（第74条）

"伤寒中风，有柴胡证，但见一证便是，不必悉具。凡柴胡汤病证而下之，若柴胡证不罢者，复与柴胡汤……"（第101条）

"……柴胡证仍在者……（第103条）

"……此本柴胡证……"（第104条）

"……此非柴胡汤证……"（第123条）

"结胸证，其脉浮大者，不可下，下之则死。"（第132条）

"结胸证悉具，烦躁者亦死。"（第133条）

"……外证未去者，柴胡汤主之。"（第146条）

"……假令纯阴结，不得复有外证……"（第148条）

"……柴胡汤证具，而以他药下之，柴胡证仍在者，复与柴胡汤。"（第149条）

"太阳病，外证未除而数下之……"（第163条）

"病如桂枝证……"（第165条）

"问曰：阳明外证云何？答曰：身热，汗自出，不恶寒反恶热也。"（第182条）

"伤寒呕多，虽有阳明证，不可攻也。"（第204条）

"二阳并病，太阳证罢……"（第220条）

"阳明中风……脉但浮，无余证者，与麻黄汤……"（第232条）

"得病二三日，脉弱，无太阳、柴胡证……"（第251条）

"伤寒六七日……无表里证……"（第252条）

"病人无表里证……"（第256条）

"……柴胡汤证罢……"（第267条）

"少阴病……以二三日无证，故微发汗也。（第302条）

笔者不避烦琐之嫌，将有"证"字的条文全部引出。

分析上述经文中的"证"字，含义已开始变化。与脉并提的"证"应指我们今天所说的除脉象之外的各种症状。此外，不少证字也指症状，不必一一指出。但是，桂枝证、柴胡证的说法，已不是指单一的症状，而是指适合桂枝汤等治疗的脉象证候群。用当代术语说，这种症候群代表了疾病的特定病理状态。"柴胡汤证罢"等说法，准此。"有柴胡证，但见一证便是，不必悉具"。其中的两个证字应该不同。前者含义即如桂枝证之证。

仲景还有外证的说法，这是未清除的内难术语。表里证之说，已和内外证不同，特别是表证，已与太阳病等价。

仲景书中已有病证并提的趋势，如"太阳病证""太阳证""柴胡汤病证"等，于是证可以代病，病证可以混用了。

再对看《金匮要略》也常常病证和症状并提，则不必讳言中医的病和证概念都不精确，特别是"证"的概念多歧。

《伤寒论》六经病纲领中，只有"阳明之为病，胃家实"是病性判断，其余都是列出一组脉象或症状。完全按《伤寒论》辨证，多数情况下只能死记硬背地有是证用是方，即知其然不知其所以然，不是对证和方有了理性认识。比如："有柴胡证，但见一证便是，不必悉具"很好遵循，却不能据以理解柴胡证的病机是什么？柴胡汤的药理、功用是什么？为什么但见一证便是？就是伤寒第一证——桂枝汤证也是到了宋代才有许叔微首次说："脉浮而缓表中虚，有汗恶风腠理疏"（见《伤寒百证歌·表里、寒热、虚实歌》），揭示桂枝汤证的本质是表（寒）虚。

不过《伤寒论》毕竟为辨证论治和证概念深化打下基础，中医辨证论治体系的进一步完善，乃至八纲这套重要"证"概念的提出，都和宋元明清直至近代医家不懈地研究《伤寒杂病论》分不开。

4. 巢元方的"证"概念

隋代人巢元方作《诸病源候论》，后人证候并提成一词，应从此来。

巢氏所谓"候"，常非指单一症状，而有病或证的意思，他论"伤寒内有瘀血候"说："夫人先瘀结在内，因伤寒病，若热搏于久瘀，则发热如狂；若有寒，则小腹满，小便反利，此为血瘀。宜下之。其脉沉结者，血证谛也。"[4]此说综合仲景三条经文而成。是一个辨证过程，最后得出"血（瘀）证"。

所以，说"证"即"证候"，亦无不可，已有教材这样用。拙见以为，古人极少这样用，莫如尽量统一使用"证"字，以免术语混乱。

5. 宋元以后的"证"概念

自仲景而下，特别是宋元以来，流传至今的方书，没有一家论病、论治不辨证，而且愈至晚近愈讲究辨证。

也许《肘后方》之类的土单验方集是例外。我不相信当代中医主张按图索骥，从《肘后方》那样的书中，任选一方治病而不治"证"。

其实，说明中医必须辨证才能论治，很容易。比如，辨不出寒热虚实，就得不出温清补泻治则；辨不出气滞血瘀，就得不出理气活血治法；辨不出表里，就得不出解表攻里治则。中医岂能不辨证！

读者试随手取一本宋代以后的方书，稍事浏览便知辨证之重要，笔者真的随手取了两本书。

其一为李东垣的《内外伤辨》，书名即辨证之义。该书卷上目录为：辨阴证阳证、辨脉、辨寒热、辨外感八风之邪、辨手心手背、辨口鼻、辨气少气盛、辨头痛、辨筋骨四肢、辨外伤不恶食、辨渴与不渴、辨劳役受病表虚不作表实治、辨证与中热颇相似。

其二为徐灵胎的《杂病源》，目录为：阴阳、命门、君火相火、六要、表证、里证、寒热、寒热真假、虚实、治法、气味。

单看以上目录，即知中医舍"辨证"便不能论治，"证"概念自然十分重要。

又无意中取出徐氏的《杂病证治》，书名就是辨证论治之义，其中论每一病的次序是：内因、外证、辨证、辨脉、辨治、用药、选方等。

可见，若说中医不该辨证论治，而要审机论治，岂非要遍改或废掉大半古医书！再看徐氏论暑、湿、燥、火病竟直称暑证、湿证、燥证、火证，则病证通用矣。

由此可知，在证概念深化的同时，其外延也更加宽泛，于是病证二字可以混用，因而常常以证代病。于是中医称看病为"临证"，具体的病可称"汗证"（以自汗、盗汗为主证的疾病），外感这样一大类病被称作"感证"，难治的病被称作疑难杂症（证）。此种放大"证"内涵的影响早已波及民间，笔者常遇见朋友或乡亲（自是年稍长、阅历稍多者，但不一定读过书）问：先生今天看了几个证儿？再过二十年，普通人大概不会再这样发问。近来那么多人争论"证"是什么，原因恐怕是人们不熟悉旧时中医怎样说话，又没有认真读些古书。至于那些说自己从来没有证的概念，也从不辨证论治的人，大概从未读过中医古书，也没有受过现代中医教育。换言之，他们完全不懂中医。本文不厌其烦地讨论"证"概念及其演变，也许对一些人认识"证"有所帮助。

6. 纲领的"证"的提出

延至明代，出现了由博返约、提纲挈领而又深入浅出的成套中医术语。其中在"证"概念方面，对后世影响最大的是后来发展为"八纲"说的"两纲、六变"说。

先后指出"八纲"内容的明代医家有楼英、张三锡、孙一奎、张景岳等人。由于《景岳全书》流传甚广，他的"两纲、六变"说影响深远。他说："凡诊病施治，必须先审阴阳，乃为医道之纲领。阴阳无谬，治焉有差。""六变者，表里寒热虚实是也。是即医中之关键。明此六者，万病皆指诸掌矣。""阴阳既明，则表与里对，虚与实对，寒与热对。明此六变，明此阴阳，则天下之病固不能出此八者。"[5]此说至清代程钟龄总提为"寒热虚实表里阴阳辨"[6]，成为近代人祝味菊提出"八纲"说的源头。"八纲"和"辨证论治"一样，于20世纪50年代至70年代，由于政府提倡并广泛组织"西学中"，在中国医界大普及，至今为中医熟知。

今人称"八纲"为辨证的总纲，是正确的。试看六经、藏府、经络、气血等辨证方法能离开"八纲"吗？

正如有人发挥"八纲"说："中医证型无不是多个生理、病理概念的组合。辨证愈细，加入组合的概念愈多。但无论怎样组合，中心词总是寒热虚实（气滞、血瘀、痰饮积聚等亦可纳入广义的虚实），这说明寒热虚实是最基本的中医病理概念。"[7]

总之，作为纲领的"证"，又和"辨证论治"时辨出来的"证"概念不同了，"证"概念容易把人引入误区，看来不很奇怪。

7. 证概念的定义

怎样定义"证"概念呢？应表达如下：

"证"的最浅层概念，就是症状；辨证论治时所得之"证"，是对患者当时的病位和病性的综合判断；作为纲领的"证"，特别是阴阳虚实寒热，是最基本的中医病性或病理概念；"证"可以代替病。

读者很可能问：为什么前一个"证"当中没有病因判断？简单的回答是：中医施治的对象，常常不包括中医所说的病因。

"证"的后两种含义，基本上不见于西医理论。有人可能不赞成用"病理"二字，笔者认为，从最宽泛的意义上讲，用这个词，没有什么不妥。

或再问：作为纲领的"证"，是中医最基本的病性或病理概念，这不是还没有说清"证"的概念吗？是的。不过，进一步说清，只能是怎样自西医角度说明，阴阳表里气滞血瘀寒热虚实燥湿逆陷厥脱积聚等，是何种病理生理和病理解剖含义，这正是"证"实质研究的主要目的。

西学中研究"证"，无可非议。成绩满意与否，是具体思路与方法问题。不可因结果不理想，而否定此方向。中医讲发扬，也应该研究它们。发扬之前，最好先弄清前人关于"证"的本义。不然就会一误再误，愈争愈不明白。

参考文献

[1] 成肇智．用"审机定治"取代"辨证论治"．山东中医药大学学报，1999，23（6）；410—411.

[2]《黄帝内经·素问》第1版，北京：人民卫生出版社，1963；529.

[3]《黄帝内经·素问》第1版，北京：人民卫生出版社，1963；48.

[4] 巢元方．诸病源候论．第1版，北京：人民卫生出版社，1991；267.

[5] 张介宾．景岳全书·传忠录．第1版 上海：科学技术出版社，岳峙楼藏版影印本，卷一，1988；18—20.

[6] 程国彭．医学心悟．第1版，北京：中国中医药出版社，1996.12.

[7] 马堪温．赵洪钧．伤寒论新解．第1版，北京：中国中医药出版社，1996.370.

二、关于证实质研究

关于证实质研究，由于近20年来有关中西医结合研究积累的相关文献太多，专业性又很强，做一个简单的综述也很困难，更因为对这个问题需要重新认识，找到新的思路和方法，所以此处不想多讲。

比如，证实质研究应该看作病理研究，然而，不少权威却否认"证"是病理概念，这暴露了很多人没有吃透中医。"证"不属于病理范畴，还能用什么西医理论和手段去研究呢！

又如，中医辨证的依据无例外的是整体宏观指标，辨证结果自然是整体宏观综合判断。西医早已有许多可供选择的整体宏观手段和指标，研究证实质应该重视而且一开始先从宏观方面着手，这样才能基本上保证初步研究不犯大错误。然而，许多人热衷于高新尖的手段和指标，一开始就想从分子学的水平说清证实质，结果逆向综合时常常自相矛盾，更不要说用以深入阐述传统理论。

在总体把握上很不足，具体研究就难免误入歧途。总体把握是大方向把握，把握不准，就用得着一句古话：差之毫厘，谬以千里。结果是中西医结合界自己对以往20年的工作也很不满意，于是招致本来就对中西医结合有异议者的各种非难。

需要说明，所谓"吃透中医"不是要求有关人员达到"纯中医"理论家那样的水平。既然是在探讨中西医结合，学习中医时永远是随时联系西医。笔者所谓"吃透中医",就是要求首先在基本理论方面,对中医把握是全面而准确的。为此,有必要系统地重新研究经典,对新一代学者尤其如此。否则,无论西医水平多么高,都不可能在中西医结合方面做出突出成绩。

不过,在如何看"证实质研究"方面,笔者的态度是明朗的,那就是:证实质研究必不可少,新一轮研究势在必行,已经做过的工作成就也相当可观,只是距离理想结果比较远。

或许还须指出,对中西医结合有异议者的中医理论水平大多也不能令人满意,因而多数有关文章对"证"实质研究的批评也没有切中要害。

洪钧按:欲进一步了解拙见的读者,请参看《赵洪钧医论医话选》中的《中西医结合论阴阳》一文。

三、辨证论治特色论——中西医结合看"辨证论治"和"辨病论治"

洪钧按:本标题照用了一篇旧作《中西医结合看"辨证论治"和"辨病论治"》,此文发表于《中国中医基础医学杂志》2005年第1期。

摘要:"证"概念的争论,源于对"辨证论治"的认识不清。此种认识不清,主要是由于在特定的历史背景条件下,出现的"特色"论,给人一种满足感,影响了深入的理论探讨。

辨证论治,不是理论。在辨和论两方面,中西医并无不同,都是运用理论,处理所得信息。中西医诊断,都有辨病。中医关于病的概念,在外感方面只有类概念,这种概念不足据以施治。中医制法立方的依据是"证",辨不出证,就无法施治。西医临床思维,也离不开类概念。但西医的理想诊断,首先是病因确切。施治要招,是消灭病因。病因不明,治疗就是盲目的。中医辨出之"证",不必或没有病因要素。中医施治,主要不针对病因,而是针对病证。

辨证论治是运用中医理论,靠四诊所得信息,做出诊断并定出治则、方药的思维过程。其核心步骤或最终目的是辨出"证","证"是中医具体施治之对象。

本文的题目是一个老问题了,似乎没有什么新东西可说,其实不然。

试看近来对"证"实质研究的反思,集中在对"证"概念的争论,大有进入误区,不能自拔之势,足见最初没有说清什么是"辨证论治"。换言之,"证"概念进入误区,是由于对"辨证论治"的认识还没有走出误区。粗查文献也可知，当初有关文章太少，深度也不够，今天有必要重新认识这个问题。

鉴于"辨证论治"最初就是和"辨病论治"中西医结合讨论的，现在仍然以结合讨论更容易说明问题，所以本文题目不是为了勉强结合。

或问："证"的概念还不统一，怎么能说清"辨证论治"呢？笔者以为，直接从"证"说起，不是不可以。但是，有一个参照系，总是更方便些。况且，"证"概念的争论，就是由于引进这个参照系，才发生的。换言之，倘至今没有西医，大概不会有"证"概念的争论。

辨证论治的大普及，始于特色论的出现。本文从这一提法的出现说起。

1. 辨证论治特色论的出现

20 世纪 50 年代末，通过批判一些人的错误思想之后，确立了保护中医药的政策。自上而下，号召并组织西医学中医，中西医之间开始全面交流。交流的主要热点，就是"辨证论治"，很快就出现了"辨证论治"中医特色说。

中医理论家们，最初说不清什么是辨证论治。

最早撰文介绍的秦氏说："'辨证论治'是中医普遍应用的一个诊疗规律，从认识证候到给予适当的治疗，包含着完整的极其丰富的知识和经验。"[1]任氏则说："中医的辨证论治，是注意于生体病变的全身证候，务使生体的生活机能恢复其正常状态，也就是说要把病体整个病理机转一变而为生理机转。"[2]

以上两说显然不能令人满意。但是，秦氏有一句话很重要，即"辨证论治不是中医的最高理论"。[1]在此提醒读者，辨证论治不但不是中医的最高理论，也不是一般的理论。它不是理论，故不是规律。近来还有人说"辨证论治是中医理论的精华"[3]就是错误理解。辨证论治本身不是理论，它只是对理论的运用。旧时要求中医病案包括理法方药四部分，故辨证论治需要运用全部中医理论。

秦氏还有一句话，可以说明中医界那时很担心人们的误会。他说："中医辨证是不是光靠症状？这是一般所想提出的问题。"[1]看来，最初中医担心的是，西医把辨证论治理解为西医的对症治疗，所以，着力说明具体的辨证论治方法和过程。

总之，一开始西医不了解辨证论治，中医不能用西医容易接受的术语和理论说明辨证论治，又不愿意说辨病为中医所短，有意无意地忽略了其中的辨病内涵。

西学中学者中，最先提出特色（特点）说的是孙氏，他说："辨证论治是中医诊断学和治疗学的基本原则。以证为对象进行治疗，反映了中医在诊断和治疗学上的特点；现代医学则是以病（病源）为对象进行治疗的，也可以说是'辨病论治'。中西医在诊断和治疗学体系上存在着重要的差别。"[4]

可见，熟悉"辨病论治"的西学中，很快从较高水平上看到中医特色，这就是最早的辨证论治特色说。

特色说一出现，立即有人提出辨证与辨病相结合，并补充说："中医虽然也讲究辨病，虽然通过辨证也联系到病因病原，但不同于西医的辨病论治。反之，西医虽然也在一定程度上，重视纠正全身的机能状况，但其诊断关键和治疗中心，究属还是着重在消除致病因子。所以，用辨证论治和辨病论治，来概括中西医诊断和治疗体系的不同，一般来说是有其代表性的。"[5]又有人说："中医的辨证论治是针对机体各个部分，以及整体的功能状态与病理活动，给予综合的评定，提出恰当的处理。"[6]

就当时的背景和认识水平来看，上述看法并无明显错误但没有说深说透。

当时有人对上述看法提出商榷，认为："不能用'辨病论治'和'辨证论治'来区别中西医之间的差异。"[7]他们认为，西药对病、中药对证再加上对症治疗的"高级复合治疗"只不过是中西医疗法的机械凑合。据笔者所知，商榷者只此一家。

笔者不赞同商榷者的看法，商榷意见也没有阻止"辨证与辨病相结合"的思路实施。随着结合思路轰轰烈烈地实施，"辨证论治"特色论很快普及并得到确认。可以说，这一思路一直持续到今天，而且是证实质研究的先声。

到目前为止，辨证论治仍被视为中医特色之一。由以上简单回顾可知，辨证论治特色论是西学中先提出来的。

辨证论治是否中医特色呢？是的。笔者对此毫无异议，但是，特色不等于内涵。

又须知，特色说的出现有特殊的背景。特色（最初用特点一词）从一开始就暗示，它等价于完美的优势，因而没有给批评和讨论留下余地。人们普遍感到满足，实际上留下不少问题。

2. 特色论遗留的问题

上文已指出，辨证论治特色论者的看法没有明显错误。但是，特色论意味着要把"辨证论治"当作整理和发扬中医的重点或方向，本来应该对它做一番深入的理论探讨。由于当时的背景和学者人数还少等原因，大家匆匆往"辨病与辨证临床结合"的方向走，遗留了一些理论问题，现在有必要加深认识。

从本质上看，遗留问题主要还是怎样认识"病"和"证"。以下谨就有关问题逐一说明浅见，但本文不直接讨论"证"，而且浅见以为，应该先从中医角度说清"证"，详说见另文。

2.1 怎样认识病的概念？

一般地讨论病，在中西医都是很抽象的概念，本文暂不讨论。

在一般的病概念之下，还有大体上三个层次的病的类概念，如西医内科病有感染性疾病一大类，此类下又有病毒、细菌、立克次氏体等至少三类，细菌类下又有球菌和杆菌感染性疾病两类。中医分病为内伤、外感，外感中有伤寒、温病，伤寒下有六经病等。至此，中西医的病都是病的类概念。

注意！提出病的类概念，对深入讨论辨证与辨病很有用处。

2.2 对病认识到哪个层次才能施治？

凡就诊者，自己已经认为有了病，医家的责任是弄清他得的什么病，以便治疗。

人们可能认为，只有得出西医所谓确切诊断，如肠伤寒（即病因、病位、病理都明确）时，才能治疗，而且很快就能得出这种诊断。实际上，不是这么容易。医生的思维和处理过程，常常不是这样简单。中医辨病诊断过程先不说，以西医而论，50年前，确诊肠伤寒一般需要两星期。确诊前莫非不治！很多情况是，西医也要先做出类诊断，并开始治疗。所以，病的类概念也是重要的。临床思维一般不是直接得出确切诊断，而是先做出类诊断。从大类到小类，逐步逼近具体的病。比如，大体确信是球菌感染时，治疗的针对性就已经很强。当然，西医诊断的最终目的是得出确切诊断，特别是确定病因，这是西医临床思维的基本方式。但往往闹不准，况且有的病至今原因不明，医生治不治？

2.3 中医怎样辨病？

在辨病方面，中医基本上只有类概念。比如先辨内伤、外感两类中是哪一类。假如是外感，再辨是伤寒或温病；若是伤寒，再辨是何经病。至此，所得还是病的类概念诊断，而且是中医所说的"病"。再辨，就是辨"证"了。因为最终目的是辨出"证"，上述过程都叫辨证。

应该指出，中医辨完病，还完全不能据以施治。这与西医不同，西医辨病到一小类，往往可有针对性比较强的治法。有人会说，不是可用小柴胡通治四时感冒吗？现在也有那么多非处方药。这仍然不能否认，中医必须辨出证，才能施治。

2.4 为什么中医辨病只有类概念？

这是由中医病因学决定的，特别是在外感方面，伤寒、温病之别，也不是因为病因根本不同，因此，中西医诊断之不同，在这方面最明显。或问，中医不是也有疟疾诊断吗？是的。中医一般能认出这个病，但是对其病因的认识，仍然不出六淫。所以，要承认辨病是中医所短。

2.5 这样我们方可理解中医为什么要辨证，因为无法由特定的病因来区分众多的病。中医辨完病，对其特殊性的认识，还不能决定治则。辨证是短于辨病逼出来的，这主要得益于阴阳思想。

2.6 所以，辨证得出的诊断中一般不包括病因，外感尤其如此。初病时，可以勉强说有病因诊断，一旦传变，"证"就和病因的性质没大关系了。比如，风寒暑湿都可见温病卫气营血证。初始的寒因，却导致里热燥实的大承气汤证，等等。

2.7 中医不认为病因始终不变。如伤寒大承气汤证，风寒变成里热燥屎。所以，也可理解为，一旦传变，初始病因就不再起作用，诊断只以眼前脉证为据。现在我们知道，风寒暑湿等"诱因"消除之后，病仍不愈，是微生物在作怪，却不能这样要求古人。

2.8 西医认为病因不变，而且存在于疾病的始终。

2.9 中医对能认出的、与西医诊断相同的"病"，如疟疾等，也要辨证论治。

2.10 西医也有类似"证"的概念，如休克、心衰、败血症等，意指它们可因多种病因引起。但西医诊断证的时候，还是要弄清病因，如感染中毒性休克、大肠杆菌性败血症等。中医对西医的"证"，还要按中医理论辨证。所以，两家的证，仍是不同概念。

2.11 西医辨病的终极目的主要是病因，论治的核心对象自然是病因，而且一治到底。

2.12 "证" 是中医制法立方的依据，从理论上讲，中医辨不出证来，就无法施治。

要而言之，辨证论治与辨病论治之不同，不在 "辨" 上，也不在 "论" 上。中西医诊断，都要辨和论。二者的根本不同在于最后辨出的对象不同，施治的主要目标不同。

至此，还没有说完特色论遗留的问题，以下继续说，但着重中西医互补，故另立题目。

3. 辨证论治与辨病论治的互补性

3.1 由于历史原因，中医的外感病因说限于六淫。六淫是否病因呢？是的，但是中医漏掉了更为重要的微生物病因。西医把六淫看作诱因，特重视微生物病因，对正气则比较忽略。所以，在人体正气、微生物和六淫这三个制约外感病的因素中，中西医认识各有长短。

3.2 西医认识众多的微生物，固然好，但是，若闹不清病因或闹清之前，就无法施治或者说没有病因治疗。换言之，治疗是盲目的。

3.3 中医不能仔细区分众多的感染性疾病，固然是其所短，但是，有一定数目的症状和脉象等，中医总能辨出证并立即施治。

3.4 辨证论治，治的不是病因，至少不是初始病因，而是 "证"。病初可勉强说有治因的成分，如伤寒用辛温，温病用辛凉。过此以往，所治便与始因无关。

3.5 以病因治疗为主的西医方法，常常很有效。但是，有时病因诊断确切，治疗却无效。此种情况，主要是西医对疾病的认识忽略了一个方面，即正气的作用。中医辨证，则始终抓住正邪斗争状态不放。当正夺为疾病的主要矛盾方面时，辨证论治往往更有效。

3.6 中医方法中有无西医所说的病因治疗呢？有，不过是暗含的。辨证论治的要妙，不在它暗含有抗微生物病因治疗。如，中医有抗疟、抗痢疾杆菌等特效药，但还是要辨证论治。所用方药，可以没有抗微生物作用，却可治好病。

至此，大体说清了 "辨证论治" 与 "辨病论治" 的遗留问题。不必满足于中医也辨病，西医也辨证或中医重辨证，西医重辨病的模糊的特色说了。中西医的互补性，也大体说清。

关于内伤病，中西医对病因的认识并无本质不同。全面讨论，过于复杂，本文从略。

4. 辨证论治的定义

上文涉及一些西医诊断理论，但是，定义西医辨病论治，不是本文的主要目的。不过，得出辨证论治的定义之后，辨病论治的定义基本上就自明了。

辨病也好，辨证也好，都是诊断过程。治疗是基于诊断的，但西医的诊断和治疗之间，逻辑联系不如中医紧密。中医辨证论治是一个逻辑性很强的过程，如虚寒用温补，实热用寒下等。

怎样用比较简明的语言，给辨证论治下一个定义呢？笔者认为应表述如下：

辨证论治是按照中医理论，靠望闻问切所得的信息，做出诊断并定出治则、方药的思维过程，其中包括辨病，但此所谓病，属于类概念，不能据以施治，故其核心步骤或目的是辨出"证"，"证"才是中医具体施治的对象。

不知读者如何看以上表述，关于"证"概念的其余拙见，见另文。

参考文献

［1］秦伯未．中医"辨证论治"概说．江苏中医，1957，（1）：2—6.

［2］任应秋．中医的辨证论治体系．江苏中医，1957，（4）：19—21.

［3］危北海．有关证的实质研究．中国医药学报，1998，（4）：6.

［4］孙士荃．辨证论治和机体反应性问题．中医杂志1962，（1）：2—5.

［5］蔡景高．辨证和辨病的结合．中医杂志，1962，（9）：31—33.

［6］朱良春．辨证与辨病相结合的重要性及其关系的探讨．中医杂志1962，（4）：16.

［7］郁存仁．刘雨亭．高益民．危北海．关于"辨证论治和机体反应性问题"一文的意见．中医杂志1962，（4）：14—15.

四、辨病和辨证初探

辨证论治，不是理论。在辨和论两方面，中西医并无不同，都是运用理论，处理所得信息。中西医诊断，都有辨病。中医关于病的概念，至少在外感方面只有类概念，这种概念不足据以施治。中医制法立方的依据是"证"，辨不出证，就无法施治。西医临床思维，也离不开类概念，但西医的理想诊断，首先是病因确切。施治要招，是消灭病因。病因不明，治疗就是盲目的。中医辨出之"证"，不必或没有病因要素。中医施治，主要不是针对病因，而是针对病证。

辨证论治是运用中医理论，处理四诊所得信息，做出诊断并定出治则、方药的思维过程，其核心步骤或最终目的是辨出"证"，"证"是中医具体施治之对象。

上文说过，古今中医书中找不出关于病的精确概念，只有阴阳失调这样一个近乎哲理的概念。

在这个概念之下，就是我们常说的外感、内伤、伤寒、温病等病的概念了。不过，医生看病时，显然不能说：你的病是伤寒，就按伤寒处方吧。为什么呢？因为诊断到这一步还完全不能据以治疗，只辨出外感或内伤，对具体治疗更没有什么意义。

那么，中医诊断到什么地步才能施治呢？

就是要辨出证。

西医方面也有许多不直接指导治疗的病的概念，比如感染性疾病或传染病等，这是把具体的病归类的结果。

西医诊断到什么地步才能施治呢？

就是要辨出具体的病。

怎样才算辨出了具体的病呢？就是辨出病因、病位、病理等，特别是病因。因而可以说：辨病就是辨病因。

至此，似乎说清了辨病和辩证，特别是西医的辨病更清楚些。中医的辨证，还没有讲深、讲透，因而不好理解。

五、"辨证"和"辨病"的认识论和逻辑学意义

笔者以为，说一下"辨"字的认识论和逻辑学意义，对深入理解"辨证"和"辨病"是必须的。

有了上述理论准备，再讨论"辨证"和"辨病"的认识论和逻辑学意义，可以先这样提出问题。

知道一个人不健康或有病，能够施治吗？

显然不能，因为这种病的概念太宽泛了。

那么，知道一个人得的是外感病或西医说的感染性疾病，能够施治吗？

显然还不能，因为这时知道的还是关于一大类疾病的概念。

再进一步，知道一个人得的是中医所谓伤寒或西医所谓细菌感染性疾病，能够施治吗？

显然还不能。

看来"辨证"和"辨病"的最终目的不是得出上述概念，不过这不等于说这些概念没有用处。中西医都是用这些大概念统率小概念的，不然，教科书就无法编写了。

下面再说有关认识论和逻辑学的问题。

"辨证"和"辨病"都要"辨"。

"辨"字意义很清楚，就是"辨别"或"辨认"，即用已有的知识认识未知的事物。

专业哲学书和心理学书，讲认识论很复杂。为了本讲的需要，笔者把认识过程简化，大体分为四个水平或阶段，即感知、表象、概念和按已有理论用概念推理。

最低的认识水平是感知，尽管不同动物感知到的对象的信息多少很不一样，却是一切动物都有的认识能力。

表象属于相当高级的认识，没有高级视觉的动物，不能形成表象。

概念是只有人类才有的认识能力，有了概念，对事物就有了理性认识。不少人认为，动物也可以有概念，我们不必纠缠，动物至少不会形成抽象的病的概念。

按已有理论用概念推理更是人类才有的认识能力。

"辨证"和"辨病"就是按已有理论用概念推理的认识过程。

稍微高级一些的动物，都有某种程度的辨认事物的能力，很多高等动物的某种辨认能力，甚至比人类高得多。但是，除了人类之外，一切动物都不会形成概念，比如，它们不会有"人"的概念，更不会有"病"和"证"的概念。

动物认识的局限性，更在于它们不可能透过现象认识本质。人类在钓鱼、打猎时常常使用某些手段迷惑猎物，一般说来，那些手段不会迷惑住人，但动物总是上当。所以，动物即便有概念，也不清楚、不准确，更不能通过现象看本质。

那么，概念有哪些种呢？

大体上可分为三种，即普遍概念、类概念和具体概念。

在思维过程中，什么概念最重要呢？

对此不可一概而论。

假如研究的是哲学，讨论的往往是普遍概念。比如"气""物质""矛盾""阴阳""变化"都是普遍感念，而且很抽象，研究它们往往要靠思辨。对这些概念把握得越普遍或全面，说明水平越高。

数学方面和哲学类似。

理论自然科学也有些类似，比如，物理上的自由落体、匀加速运动、匀速圆周运动、质能守恒定律等就是普遍概念而且能用公式表达，它们的出现，是物理学的重大进展。

应用科学则不同，上述三方面理论科学为它们提供了普遍概念，它们的使命是使用有关普遍概念解决应用问题。

不过，应用科学还要有自己的普遍概念、类概念和具体概念。

对医学来说，病显然是最重要的普遍概念。

不过，辨出这个病来，不能据以治疗。

那么，辨出病的类概念来呢？

比如，辨出了"感染性疾病"。

显然，仍然不足以具体施治。

不少西医大夫，常常拉大网。凡是怀疑感染，就用上几种抗生素和其他抗菌药施治，似乎只要感染原因落在这个网里，就会有效，实际上会出现很多问题，见下文。

故只有辨出具体概念——即含有对象特定本质的概念，如浸润型肺结核，才能具体施治。

西医治疗此病的主要手段，就是抗结核药，尽管也常常用维生素 B_6、鱼肝油、钙剂等，都是辅助性的。

须知，抗结核药治疗结核病，不完全是锁钥关系，故不像卤水点豆腐那么灵。不但不很灵，抗结核药对某些非结核菌也有作用，更有副作用，这是医生不想要的。只是，完全实现一把钥匙开一把锁——即发明除了对抗病因外，没有任何其他作用药物，非常困难。可以说，在外感病治疗上，西医至今没有这样的手段。希望西医朋友时刻记住这一点：一切抗生素治疗感染，都不是百分之百的锁钥关系，要时刻注意不想要的那一部分作用会有害处。

以上说的是西医辨病。

至此，中医为什么要辨证，就好说了。

中医自然有病的普遍概念。

不过，辨出"阴阳失调"显然不能具体施治。

辨出内伤和外感这种略为具体的类概念呢？

显然还是不足以具体施治。

同理，辨出伤寒或温病，仍然是类概念，无法具体施治。

上文提及，伤寒和温病的取名，是以病因为准的。

为什么不能直接针对寒温施治呢？

伤寒一律用热药，温病一律用凉药，不是说得通吗？

显然不是这样，合理的解释只能是寒温不是真正的病因，至少不是热病的全部病因。

再往下辨，伤寒分为六经病，温病分为卫气营血证。

于是在温病那边，已经辨出证来了——虽然还不很具体。伤寒这边还是病的类概念，仍然不能具体施治。

简言之，中医没有可以直接指导治疗的具体的病概念。

于是，只好辨证。

六、中西医结合论治疗

一旦说清中西医辨病和辨证的问题，讨论中西医治疗就比较容易了。

1. 西医治疗学的长处和不足

西医怎样治病呢？很简单，凡是弄清病因的，主要针对病因治疗，即使用所谓特效疗法，其余就是对症治疗和支持疗法。对症疗法有无中医辨证论治的意思呢？答案是基本上没有。支持疗法有无扶正的意思呢？应该是有的，但还不能称为辨证论治。这种治疗学或治疗思想有无长处呢？当然有。

集中对病因进行治疗的长处是：假如该病是典型的单因素或准单因素现象或过程，这种治疗思想就非常有效。西医对这些问题解决得非常好，比如对维生素缺乏、微量元素缺乏、缺碘、缺铁等，解决得很成功，甚至，一旦弄清病因，这些病就基本上消灭了——因为同时有了可靠的预防手段。感染性疾病可看作准单因素现象，西医解决得也比较好。特别是预防方面，有很多成熟而可靠的手段。

反过来看，西医治疗思想的短处有二：一是凡病因不明，就只能对症治疗，一般再加上支持疗法，于是疗效不好。二是对多因素所致疾病，疗效不好，有时出现很多副作用。比如对癌瘤的化疗和放疗，效果不能令人满意。多数情况下，笔者不赞成化疗和放疗。不过，也不能说西医处理此类疾病毫无长处。比如高血压病（按：严格而言，高血压是症而不是病），西医疗法至少简便、经济而且有效。中医没有高血压概念，其疗法也有效，却很不方便，也不经济。

西医有无"证"呢？也有，如休克、心衰、过敏、水电解质和酸碱平衡紊乱、弥漫性血管内凝血等，就是西医的"证"。西医怎样处理这些问题，不是本文要讲的。但是，有一点可以肯定，西医处理这些"证"时，同时重视病因治疗，即治证的同时还要辨病因，治疗病因。

2. 中医治疗学的长处和不足

中医怎样治病呢？就是治辨出来的"证"，它主要不是针对病因治疗。从理论上讲，它不针对中医的病因，更不用说西医的病因，它针对的是病性、病理（有人称为机体反应状态）或正邪斗争状态。中医有无对症治疗呢？也有试看经方加减，就是对症治疗。

辨证论治当中，是否有西医的病因治疗呢？有的不过那是暗含的，不是中医理论的本意。很多情况下，中医疗效不能从其中有所谓西医病因治疗得到满意的解释。

即便对西医的"证"，中医治疗时，也要再按中医理论辨证。

讨论至此，对是否要中西医结合论治，或辨病论治与辨证论治相结合是否可取长补短，应该没有疑问了。

可否举一个例子呢？例子不胜其多，举简单的。

疟疾是中西医都能明确诊断的病。西医疗法不再说，中药也有常山、蜀漆等自西医看来有明显抗疟作用的药物。但是，中医治疟一般不是单用这些药，而是往往不用这些药。其代表方，在实验室中可以没有抗疟作用，却可治好疟疾，即中医对疟疾还是要辨证施治。即便在引进西说，知道疟原虫之后，仍然不是只用常山、蜀漆治疗。西医的所谓特效疗法治疟疾，无效的情况并不很少见。那么，中西医结合治疗，不是更好吗？

再举一个更简单的例子。比如牙痛，西医诊断为牙周炎或根尖周围炎。目前治疗习用抗生素加止痛药，有效没有？大都有效。不过，无效或疗效不满意的情况也不很少见，而且常见现副作用。中医治疗时就要辨证。假如是实火，可用清热泻火法，治以复方。为简便，可以单服生石膏或芒硝治好。有些病人自己服用大量凉白开加白糖，或者多吃几个梨子，也可以很快就好。自西医看，这些"土方"既无抗菌作用，也无止痛作用，不应该治好炎症而且迅速止痛。但是，自中医看，它们能泻实火，自能治好。对牙痛这个病或证，单用西医或单用中医都治不好时，中西医结合一起治，不既是实用选择，又是理性选择吗？

为什么中西医结合治疗，能提高疗效呢？

从上述举例可知，中西医方法是从不同环节上纠正疾病状态。

至此，基本上说清了中医为什么要辨证，西医为什么要辨病以及辨病与辨证相结合的好处，希望本讲对一切研究中医的同好都有所帮助。

附：表证实质初探

摘要：表证至今仍是临床上最常处理的问题之一，但是，近数十年来的"证"实质研究和中医基本理论研究，都不大重视表证。一些医生没有表证概念，热病初起便大用清热制剂，造成许多偏差。复习并分析中医文献，得出表证的必见症或诊断标准就是恶寒、头痛和/或身疼。按中医理论，除急则治标外，有表证当先治表。"虽有表证，实无表邪"之说，至少自中医看来根据不足。

西医承认表证事实，却没有表证概念。但是，由已知的西医病生理，可以大略说明表证的病理实质。恶寒和发热是由于免疫过程中，吞噬作用产生致热源，引起体温波动所致。头痛、身疼是由于血流重新分配，导致大脑、脑膜、躯干肌肉、关节筋膜供血不足，酸性代谢产物堆积的缘故。

西医也承认，任何微生物都不能必然使人得病。感染而不病，是外感的第一种状态，即最好的状态，这时无证可辨。多数人感染后仅出现表证状态即愈，故表证是比较好的抗病状态，医家应力求在表证阶段促使病愈。

表证之后，仍可有剧烈体温波动，为什么一般不再见恶寒、头痛和/或身疼并存？本文未做解释。

表里之辨在中医原是非常重要的，试看八纲中无气血而有表里就足以证明它曾经比气血辨证还重要。然而，在近20多年来的证实质研究中，表证似乎无足轻重。

1. 被冷落的表证

中医理论分疾病为内外伤两类，内伤病均属病在里，所以，表里之辨只适用于外感病。

当代社会的疾病谱发生了大变化，外感病不像半个世纪、一个世纪以前那样重要了。这似乎可以说明，为什么表证在当代中医和中西医结合基本理论研究中不大受重视。然而，关于表证的研究之少，仍足令人诧异。

笔者粗查近 40 年证实质实验研究文献，竟未见一篇正面或专门研究表证的文章，专就表证进行非实验探讨的文章也很少。

须知，表里之辨的重要性完全没有降低到可以忽略不计的程度，相反，当代基层医生处理的问题仍然以外感为多。处理外感自然先要辨表里，患者也多在表证阶段即已就诊。可叹的是，很多人没有表证概念，外感初起便大用特用抗生素、激素以及中药清解方或制剂。倘患者发热较高，不少医家竟不知双黄连、清开灵之外，中医还有何法，如此造成的不良后果成为当代医界（特别是中医界）的一大耻辱。西医滥用中医清解制剂，或情有可原，中医岂可如此孟浪。因此，本文之作，并非完全出自理论兴趣，主要目的是希望帮助一些同道纠正上述常见的临床偏差。若此文能引起更多的表证理论研究，则抛砖引玉者尤感欣慰。

2. 表证与里证

表证与里证的关系比较特殊，我们不可能用几个症候说清里证。原因是，初看表证与里证概念对称，似乎外延也会对称，实则二者的外延极不对称。里证的外延远比表证大，说清二者的外延本来是个难题。古人采用了先限定表证外延的办法，于是问题简化。但是，真能把握表证的传统概念并结合现代医学弄请其实质并非易事。

笔者曾经说过："表证……是八纲中外延最清楚的概念，里证则外延不清。我们应把里证视作负概念，非表证便是里证。"

"现代西医承认表证事实，但至今没有满意的理论解释，故表证是值得研究的课题。"

"里证外延不清，不宜选作实验研究课题，而应通过逻辑处理。非表证就是里证，因为从逻辑上说这正是里证的来路。"[1]

笔者至今对上述拙见不悔，所以尽管自己不具备实验研究的条件，仍想根据对有关文献的理解和临床体会探讨一下表证的实质。

3. 表证外延的演变

古人所谓表证，原意即谓邪在人体表层。《内经》说：

"寒气客于皮肤，阴气盛，阳气虚，故为振寒寒栗。"（《灵枢·口问》）

"风从外入，令人振寒，汗出头痛，身重恶寒。"（《素问·骨空论》）

"虚邪之中人也，洒淅动形，起毫毛而发腠理。"（《灵枢·刺节真邪》）

"热病先肤痛，窒鼻，充面。"（《灵枢·热病》）

综合上述经文，已可得出《伤寒论》的表证概念。

仲景说："太阳之为病，脉浮，头项强痛而恶寒。"这就是我们常说的太阳病纲领。但伤寒学家又说太阳病也有里证，于是这个纲领似乎又不能算表证纲领。笔者不想把这个问题弄复杂，故先放下太阳是否有里证之说，因为我们至少可以说太阳病纲领重在表证。

读者多知道，仲景又提出了太阳伤寒和中风两个代表证，即后人说的表实证和表虚证。下面列出《伤寒论》中的代表经文：

太阳中风，阳浮而阴弱。阳浮者热自发；阴弱者，汗自出。啬啬恶寒，淅淅恶风，翕翕发热，鼻鸣干呕者，桂枝汤主之。（第12条）

太阳病，头痛发热，身疼腰痛，骨节疼痛，恶风，无汗而喘者，麻黄汤主之。（第35条）

太阳病，或已发热，或未发热，必恶寒，体疼，呕逆，脉阴阳俱紧者，名为伤寒。（第3条）

上举三条经文中竟无项强。对此怎样解释呢？首先，笔者的临床经验和自身感受都可肯定，热病初起确有项强者，而且并非脑膜炎或破伤风等。不过，项强确实不如恶寒、头痛、身疼等常见。若说这是为行文顺口之故，虽非全无道理，仍有替仲景掩饰之嫌；若说古今疾病表现有别，同样不能完全服人，我们宁可存疑。不过有一点可以肯定，《内经》和《伤寒论》所讲的表的范围已包括头项、四肢和躯壳。在《伤寒论》中，膈上属太阳，因而表还隐含着肺。

到温病理论形成，表证的概念又发生变化。

叶天士说："伤寒之邪留恋在表，然后化热入里，温邪则热变最速。未传心包，邪尚在肺，肺主气，其合皮毛，故云在表。"[2]

吴塘说："凡病温者，始于上焦，在手太阴。"又说：

"太阴之为病，脉不缓不紧而动数，或两寸独大，尺肤热，头痛，微恶风寒，身热自汗，口渴，或不渴，而咳，午后热甚者，名曰温病。"[3]

总之，温病家径说温病起于肺，肺主气，属卫，合皮毛，故也有表证。这样一来，头项、四肢、躯壳不属于表。

于是，温病初起的头痛便不好用皮毛受邪来说通。至于微恶风寒，也不很通。既然是温邪致病，为什么还要恶风寒呢？莫非，温邪一犯人体先寒化吗？又说温邪化热最快，莫非温邪本属风寒吗？否则何必化而成热呢！

温病与伤寒之别，给后人限定表证带来了困难，我们不妨看看当代诊断学怎样说表证：

"表证是指外邪从皮毛、口鼻侵入人体，正邪相争于表的外感病初发阶段。病程短，起病急。临床表现有发热与恶风寒齐作、头痛、鼻塞、咳嗽、脉浮、舌苔薄白等，凡是具有上述症状的即可称为表证。"[4]

这一限定同时照顾到伤寒、温病两家之说，虽然有待推敲，总算没有大错。同书中关于表里的发挥却容易造成混乱。如说：

"表里之区分并非绝对。如躯壳为表，藏府为里。以躯壳而言，则皮肤为表，骨肉为里……又如经脉，太阳、阳明为表，少阳为半表半里，三阴为里。其中又分表里，如太阳为表中之表，阳明为表中之里。里亦分表里，太阴为里之表，厥阴为里之里等。"[5]

此种发挥确有古今人提过，但表里之区分与表证里证完全是两回事。表里辨证的核心问题是辨清表证，因为除非紧急情况（急则治标时），外感病必须先治表。急则治标之后，仍然要再治表，凡是表不解，热病必不愈，不唯不愈，还会变证百端。上述关于表里的相对区分无助于认识表证，倒可能引起概念的混乱。

4. 表证的诊断标准

大多数人不必学医就有过多次外感表证的切身体会，按说，认识表证是个很简单的问题，然而，生活经验并不直接导致理性认识。只有在理论上弄清的东西，才能更好地总结经验体会。学过中医的人常常忽视表证，可见理论不是很容易掌握好。为深入说明表证，我们试看一下怎样规定表证的诊断标准。

拙见以为，今诊断学教材综合伤寒、温病两家之说并非就算得出了表证诊断标准。

教材所列表证的临床表现有：①发热；②恶风寒；③头痛；④鼻塞；⑤咳嗽；⑥脉浮；⑦舌苔薄白（即舌苔正常）。我们不能说必须七者全备才能断为表证，也不能说它们的诊断价值一样大。此外，本文认为教材所列的表证临床表现不够全面。

据笔者的读书和临床体会，表证临床表现的诊断价值依次为：

①恶寒；②头痛；③身疼；④发热；⑤脉浮；⑥舌苔薄白；⑦病初起。

以上七个表现没有列出教材所说的鼻塞和咳嗽，却多了身疼和病初起。为什么不取鼻塞呢？很多人都会说鼻塞和喷嚏是感冒（最常见的外感病）的最早信号。拙见以为，在鼻塞和喷嚏时还不能说已发生外感，况且鼻塞和喷嚏也不是外感特有，咳嗽没有列入的道理略同。

"病初起"是外感表证暗含的诊断标准，这一点似乎无人提出过，故把它明确列出。

为什么加上身疼？读者大概会同意这样做。外感初起出现头痛或身疼的机会大约差不多。有的人具其一，有的二者全备，不学医的人也有这种经验。

那么，是否一定排除鼻塞和咳嗽呢？也不是，它们应视作或见症。

是否笔者所列七个临床表现都是必见症呢？也不是。浅见以为，发热、脉浮和舌苔薄白也不是表证的必见症。如果再略去暗含的病初起，表证的必见症就是：①恶寒；②头痛和/或身疼。

此外都是或见症。它们出现得愈多，愈有助于诊断表证，但必见症则缺一不可。而且但有必见症，没有任何或见症，也足以诊断表证。

读者很可能批评这个标准不重视脉象和舌象，回答是：脉象和舌象可能比鼻塞、咳嗽重要，却不如发热重要，不过，本文也不把发热看作表证的必见症。表证患者见典型脉浮、舌苔薄白者也许不到百分之六十，有些正常人（没有自觉症状）脉总见沉象，舌苔不正常（即不薄白）。这些人患外感初起脉不浮，舌苔不薄白。这时可以怀疑有旧病，做进一步诊断，却不能否定表证。总之，古人说有一分恶寒就有一分表证，有一分头痛和或身痛便有一分表证是正确的。更准确的说法应该是：外感病有一分恶寒、头痛和/或身疼，便有一分表证。

为什么不把发热作为表证的必备条件呢？因为，西医所说的发热就指体温高于正常，而中医所谓发热主要指患者自我感觉。自然，在外感病，这时必已体温升高。其实，恶寒时体温已在上升，即恶寒暗含了西医的发热。所以不一定把发热作为必备条件。

那么，表证若失治或误治可以持续多久呢？仲景所论有十日以上者。笔者经验所及，有持续（有其他兼变证）近一月者。所以，表证虽然多见于外感初起，但初起并非诊断表证的必备诊断条件。或者说，病程较久不能排除表证。

5. 表证与表邪

中医原意，表证就是邪在表所致（有兼变证亦不否定尚有表邪）。伤寒表证，就是邪在表毫无疑问。温病上受，首先犯肺，逆传心包。似乎温病初起，邪就在肺。若问，既然在肺，何以先见卫分证？创此说的叶天士也只好说肺主气，其合皮毛，故有表证。

我们最好理解为温邪犯肺时，也犯皮毛。否则，温病不应有卫分证，叶氏不必用汗法，吴氏不必用桂枝汤。至于陈平伯论风温，直说"邪在表也"[6]，则温病初起邪在表，毫无疑义。

然而有人据杨栗山之说，撰文论"虽有表证，实无表邪"[7]，使表证病机难明。拙见认为，栗山之说，不过是一偏之见。试问，即便温邪由里透表，则邪至表时何无表邪？

本文并非着重说表证之邪在何处，读者认为温病无表邪亦无不可。鄙见以为，温病家对传染病受病途经的认识，接近西医。西医虽然也承认皮肤是人体免疫的第一屏障，却不认为微生物一犯体表就得病，问题是不可因而忽视表证。因为，果然无表邪，即便有表证，解表便无助于驱邪，何必解表！表证之说即为多事，本文岂非无病呻吟。

6. 西医对表证的描述

半个多世纪以前，西医对许多外感病疗效不好，那时医家常见外感病的自然病程，对外感病的临床表现观察很细，有关描述颇近于中医。目前，很难看到旧时的西医书。不过，仔细读一下当代西医书，仍然能发现有关表证的描述，只是没有表证概念。下面抄几段有关描述。

流感："临床上可有急起高热，全身症状较重而呼吸道症状并不严重，表现为畏寒、发热、头痛、乏力、全身酸痛等。"

其他呼吸道病毒性疾病："鼻病毒是人类普通感冒的主要病因……发热、畏寒、头痛、咳嗽、全身酸痛者，可予以退热镇痛药物对症治疗。"

流行性出血热："起病急骤，有畏寒、发热、头痛、腰痛、眼眶痛、羞明、视力模糊、口渴、恶心、呕吐、腹痛、腹泻等。"

肝炎："多数起病缓慢，可有畏寒发热，主要症状为乏力、食欲减退、恶心呕吐、肝区胀痛、腹胀、便秘或腹泻等。有些病例有明显的上呼吸道症状，类似感冒。"

伤寒和副伤寒："病程第一周，起病大多缓慢，发热是最早出现的症状，常伴有全身不适，乏力食欲减退，咽痛与咳嗽等。病情逐渐加重，体温呈阶梯上升，于五至七天内达 39℃ ~ 40℃，发热前可有畏寒而少寒战，退热时出汗不明显。"

流脑："上呼吸道感染期，约为一至二日，大多数病人无症状………败血症期，患者突然高热、畏寒、寒战，伴头痛、食欲减退及神志淡漠等毒性症状。"

以上所抄均见陈灏珠主编《实用内科学》，人民卫生出版社 1999 年第 10 版。

据以上描述，得出西医所谓传染或感染性疾病初期，十之八九有中医所谓表证是无疑的。此时诸病最常见的症状就是畏寒（往往同时提发热）、头痛、身疼等，即上文所说的表证必备症状。也就是说，西医完全承认表证事实，而且很多疾病的病因此时就在人体表层，可是西医没有表证概念。

7. 自西医看表证实质

如何自西医角度解释表证呢？大体上说清这个问题并不困难，它主要涉及免疫与免疫相关的体温调节以及相关的代谢病理。

今中医院校所用的病理教材中，有关于头痛、身疼和周身不适等症状的粗略解释。笔者以为其说法大多错误，故不引用。

西医认为，在外感病免疫过程中，抗原就是致病微生物，表证阶段，尤其如此。这时以非特异免疫反应为主（有典型特异免疫反应者，即对该病有了特异免疫力，不会病），即各种吞噬细胞吞噬微生物后，产生的致热原作用于体温调节中枢，引起体温波动，出现恶寒和发热。所以，恶寒及其暗含的发热很容易解释。

然而，免疫及相关的体温波动存在于外感病始终，为什么恶寒、头痛和/或身疼是表证的特有症状呢？上述解释未能说清。

西医也知道，除个别病种外，自外感病中期开始，患者一般即不再有恶寒与头痛、身疼并存的表现。这里不再抄西医书，看来，尽管西医的免疫及有关病生理如此复杂，它在总体把握认识热病现象时却有明显的不足。以下试提出笔者关于表证实质的西医解释。

（1）任何致病微生物，包括鼠疫杆菌、霍乱弧菌都不能必然使感染者发病。带菌而不发病者，必然因为其正气足以抗邪，西医明确肯定这一点。以乙脑为例，西医就说"大多数患者症状较轻或呈无症状的隐性感染"[8]，有典型脑炎表现者仅少数人。接触且感染微生物而不病，可看作外感的第一种表现，在中医，这时无证可辨。

（2）另有较多数人感染后症状较轻，即不表现为典型病例。所谓症状较轻，在此类病即出现中医所谓表证后便痊愈。若非有较大规模流行，这些病人往往被认为患了感冒。读者应知道，几乎所有传染病轻证都类似感冒，典型病例的前驱期也类似感冒。读者可查一下感冒症状群是否中医所说表证。

（3）无症状感染状态自然最好，但他们不被视为病人，一般也不会就医。所以，表证状态是比较好的机体抗病状态，也是最先表现的状态，医家应该力促在表证阶段结束病程。

（4）为什么表证状态最足以抗病呢？因为外感初起机体尚无消耗，人体抗病的能力最强。

（5）为什么表证必见恶寒、头痛和/或身疼呢？这是由于免疫及其必然伴随的体温变化导致血流重新分配所致。为升高体温，血流优先供应内脏（心、肺为主）和躯干肌肉，以快速产热。皮肤血流锐减。为减少散热，皮肤血流减少的同时又紧闭汗腺。患者自觉恶寒，恶寒的极端是寒战。这时肌肉供血也相对不足，肌肉快速耗氧，酸性代谢产物堆积，便有全身酸痛。血流重新分配的基本原则是：凡肾上腺能神经支配的末梢血管灌注区都增加。至于此时大脑的供血情况，笔者曾经观察过颅脑开窗手术后的患者，一旦发热，颅骨缺损处即见膨出，显然这是由于脑内充血，颅内压增高，故头痛、头昏。至于这是脑供血状态如何，还有待实验研究。关节、筋膜等本来血供不佳的部位则应以缺血为主，故骨节烦疼。

（6）以上是典型的表实证状态。表虚者，反应不如此严重，但原理一致。

（7）典型表证，特别是表实证，同时又是机体的一种应激状态。肾上腺髓质以及所有相关内分泌器官，参与反应。机体血流重新分配，免疫反应加强，代谢的异化过程加强，都不单单是微生物毒素或吞噬细胞碎破产物作用于机体的直接结果。

（8）恶寒和发热是体温升高过程不同阶段的自我感觉。恶寒时体温必然在上升，一旦不再恶寒，体温就升至顶点。一旦自觉发热，便将出汗，随之体温下降。从恶寒、寒战，到发热出汗，是正邪斗争的一个回合。胜负如何，当再辨证。

（9）寒热是外感病的第一症状，也是最重要的宏观或整体病理反应。

中医称外感病为热病或寒温，就是抓住疾病最主要的表现而言。西医症状学以发热为第一症状，尽管发热也见于内生疾病，却说明发热是中西医都最重视的外感病症状。发热既是自觉症状，也容易为他人感知。在微观诊断手段发明之前，宏观地掌握发热的病理意义非常重要。对热病或外感来说，尤其重要，总之，体温升高为抗病过程必不可少。除非过高热而且过久，高体温必然促进免疫过程、增强免疫能力。这已为西医病生理证实，只不过强调不够，故治表证不可以退热为首务。

（10）麻黄汤治表实，是为强化表证反应（主要通过麻黄素的类肾上腺素作用），代价是快速消耗机体能量。桂枝汤治表虚，是补充能量供消耗。可能也轻微加速消耗。故伤寒家治表证，全在调动机体抗病能力。

（11）温病家治表证，用桂枝汤时，与伤寒治表虚意略同。用辛凉法解表时，近乎西医用抗生素加退热药。

（12）凡苦寒药，包括西药抗生素，用量过大，都会减缓代谢，同时削弱免疫过程，故用清热药剂当适可而止。伤寒家治表证用之颇慎重，温病初起即大用清热方，亦为传统所忌。

（13）那么，为什么表证之后不再见恶寒与头痛和/或身疼并存呢？至今尚难用现成的西医理论解释，显然我们不能认为这是体温不再剧烈波动的缘故。中医的少阳证有寒热往来，却不见头痛、身疼，就很难说清为什么。此外，表证后还可出现寒战、战汗（战后不厥逆必大汗，中医称战汗）、高热而厥逆（即中医的热厥），均不一定伴随头痛、身疼。本文暂不解释。

参考文献

[1] 赵洪钧. 八纲辨证研究中的逻辑问题. 医学与哲学，1994（10）：25.

[2] 南京中医学院编. 温病学. 上海：上海科学技术出版社，1978.314.

[3] 吴瑭. 温病条辨. 第一版，北京，人民卫生出版社，1963.13—14.

[4] 北京中医药大学主编. 英汉对照中医本科系列教材，中医诊断学. 第一版 北京：学苑出版社，1998.465.

[5] 南京中医学院编. 温病学. 第一版，上海：上海科学技术出版社，1978.375.

[6] 匡萃璋. 论"虽有表证实无表邪". 中医杂志，1990（1）：11—13.（2）：10—12.

[7] 陈灏珠主编. 实用内科学. 第十版，北京：人民卫生出版社，1999.281.

第十讲　西医要引进八纲学说

——最有活力的中医建构理论

中医早就重视八纲，对八纲进行中西医结合研究，也有 40 多年了。但是，说八纲是最有活力的中医建构理论，西医应该引进八纲学说，大约还是空前的。

同道们都知道，阴阳是八纲的总纲。为什么不说阴阳是最有活力的中医建构理论呢？这个问题很好。笔者的本意也是说阴阳是最有活力的建构理论，因为第二讲已从更广泛的意义上讨论过阴阳学说，而且，笔者有意强调八纲的价值，希望它更能引起读者的注意。

本讲后附上笔者的两篇旧作，相信它们对读者有参考意义。

《八纲辨证研究中的逻辑问题》曾发表于《医学与哲学》1994 年第 10 期，有关内容在本讲中略有重复和补充。

《八纲补苴》主要从纯中医角度探讨"八纲"的缺陷，同时讨论了中医最基本的"证"，即怎样更全面地掌握最基本的中医病理概念，所以，对本讲是重要的补充。

一、八纲的源流

八纲的形成、发展过程，特别是这个术语的提出和普及，有必要简单介绍一下。

八纲理论源远流长。

作为辨证用语的阴阳、表里（外内）、寒热、虚实均可见于《内经》，其中甚至有相当集中的论述。《素问·至真要大论》说："调气之方，必别阴阳。定其中外，各守其乡。内者内治，外者外治。微者调之，其次平之。盛者夺之，汗之下之。寒热温凉，衰之以属。随其攸利，谨道有法。

万举万全，气血正平，长有天命。"

这段话不仅涉及八纲，而且涉及八法的主要内容，还提到气血。

《伤寒杂病论》中已很自觉地运用八纲辨证，特别是《伤寒论》，就是靠六经和八纲辨证形成的论治体系。其中六经辨病位，八纲既用以辨病位（表里）也用于辨病理。

自东汉至北宋末，中医呈现横向发展，即以积累具体疾病和药物方剂知识为主。仲景学说，不大受重视。医家虽然没有忽略辨证，但理论研究不多。

南宋和金元时期，出现了中医理论研究高潮。河间与易水两大学派之争，引发学者们对《内》《难》和《伤寒杂病论》的重新认识，特别是对《内经》和《伤寒论》的研究，深化了对辨证学说的理解。河间、易水之争，延续到清代。温补学派是易水学派的延续，李时珍、张景岳都是旗帜鲜明的温补派，温病学派则是河间学派的发展，吴有性、喻嘉言、徐大椿等则是反温补派，这两个学派的代表人物对"八纲"的出现曾经做出重要贡献。

迄至明代，中医整理在求大求全的同时，又出现了由博返约的趋势，脉学、辨证、治法和方剂学中都整理出提纲挈领的理论术语。八纲、八法、八脉（或十脉）等都发端于明代。

先后提出"八纲"内容而且特别重视的医家有楼全善、张三锡、孙一奎、张景岳、程钟龄等人。

楼全善结合脉象说："脉之浮沉、迟数、虚实、洪细、滑涩，所指阴阳、表里、寒热、血虚、气实，皆诊病之大纲"（医学纲目·阴阳藏府部. 世界书局印行，1937，卷二：46）

张三锡认为："夫医上自炎黄秦汉，下迄唐宋辽金元，其书汗牛充栋……仅得古人大法有八：曰阴、曰阳、曰表、曰里、曰寒、曰热、曰虚、曰实。而气血痰火，尽赅其中。"（医学准绳六要·张三锡. 医学六要·序·转引自日·丹波元胤. 中国医籍考. 北京：人民卫生出版社，1983：796）

孙一奎著《赤水玄珠》，开篇即说："是书专以明证为主。盖医难于认证，不难于用药。凡证不拘大小轻重，俱有寒热虚实表里气血八个字。"（孙一奎医学全书·赤水玄珠·凡例. 北京：中国中医药出版社，1999：15）

明代大医张景岳的认识，更进一步，提出两纲、六变说，认为：

"凡诊病施治，必须先审阴阳，乃为医道之纲领。……六变者，表里寒热虚实是也，是即医中之关键。明此六者，万病皆指诸掌矣。"（景岳全书·传忠录．上海：上海科学技术出版社，岳峙楼藏版影印本，卷1.18—20）

清代人程钟龄著《医学心悟》，专有"表里寒热虚实阴阳辨"一节。说："病有总要，寒热虚实表里阴阳而已。病情既不外此，则辨证之法亦不出此。"（程国彭．医学心悟．北京：中国中医药出版社，1996：12.）

张景岳、程钟龄这两位医学家的著作流传很广，对后世的影响尤其大。其中，程氏的著作简明扼要，许多医家拿它作为授徒的教材，因而阴阳六变和病有总要之说渐次普及。

近代医家祝味菊最先提出"八纲"这个术语，他说：

"杂病种类繁多，古人以为不出八纲范畴，明八纲则万病无遁形矣。所谓八纲者，阴阳、表里、寒热、虚实是也。"（祝味菊口述，陈苏生整理，农汉才点校．伤寒质难．福州：福建科学技术出版社，2005：86）

20世纪50年代中期，提倡西医学中医，"八纲"成了中医先生们向"西学中"们传授心得的重点。这个术语很快写进各种有关教科书和中医入门书，"八纲"成为中医界无人不知、无人不重视的理论术语。

今八纲中没有气血，孙一奎的辨证大法中有气血而无阴阳。读者应知，气血辨证是很丰富的。怎样看气血和表里问题，请参看本讲所附《八纲补苴》以及第十一讲"气血与气血辨证"。

二、八纲是中医辨证的总纲

中医有几套辨证纲领，即大家熟悉的藏府辨证、经络辨证、六经辨证、卫气营血辨证、气血辨证、三焦辨证等，但上述纲领都不能和八纲辨证并列。

为什么这样说呢？

读者稍微仔细查一下其他辨证纲领，就会发现，它们都离不开八纲，特别是不能离开寒、热、虚、实。

这是为什么呢？因为藏府、经络、六经、卫气营血和气血都属于病位判断。这些地方发生的病理变化是什么呢？中医最主要的是要说清其寒热、虚实性质。

古人已经认识到阴阳不能和表里寒热虚实并列，如张景岳有"两纲"

"六变"之说，今人亦多遵之。但是，"六变"中，虚实又较表里、寒热为重要。须注意的是，用阴阳辨证时，不能有阴实或阳实之说，而要用阴盛、阳盛术语，这是由于"实"就是邪气盛，而阴阳只侧重于对正气的判断。长时期来，习惯于阴虚、阳虚的说法，是否应把阴虚和阳虚改为阴衰和阳衰，它们是否完全等价，有待斟酌。古今人都知道，无病无阴阳盛衰（阴阳失调就是中医关于病的概念），同时无病无虚实。寒热表里等则没有这么普遍，所以，八纲的逻辑问题相当复杂。请参看本讲末所附《八纲辨证研究中的逻辑问题》一文以及下文中的有关论述。

三、虚实寒热是最重要的中医病理概念

在八纲当中，什么是最重要的中医病理概念呢？

阴阳虽为纲中之纲，具体到中医病理概念这一层次，我们却不能说它是最重要的。撇开它同时是中医的基本生理概念不说，还因为单辨出证属阴还是属阳没有多大指导治疗的意义，因为对病证的特定本质还没有具体认识。那还只是在医学哲学层次上认识疾病。

《内经》说"阳盛则热……阳虚则寒"（《素问·疟论》），"阳虚则外寒，阴虚则内热，阳盛则外热，阴盛则内寒"（《素问·调经论》）。

所以，表里（外内）、寒热、虚实是在阴阳思想指导下进一步发展而形成的相对具体因而有特定意义的概念。

其中，表里是最概略的病位判断，寒热、虚实是最重要的病理性质判断。辨表里之后，还必须辨寒热、虚实。所以说，寒热、虚实是最重要的中医病理概念。

中医将疾病分为外感和内伤两类。一般而言，表里之辨只在外感病中是必须的，也就是说，它不是对一切疾病都适用，寒热、虚实则适用于一切疾病。因此，寒热、虚实是最重要的中医病理概念。

中医还有燥湿、上（厥）逆、下（脱）陷、气滞、血瘀、痰饮、积聚等病理概念。除燥湿外，它们都可以纳入广义的寒热、虚实。这样讲，不是说辨证越笼统越好，而是为了说明八纲的理论统率作用。中医病理应该向具体而细密的方向发展，因为，概念的具体而细密，标志着学科的进步。血瘀、积聚等常常是看得见摸得着的病变，西医很容易接受它，甚至西医也有近似的概念。为使中医病理概念更精密，应勇于结合西医病理概念。不过，八纲的统率作用，对新概念的出现总是有指导意义，西医则有必要考虑如何接受并发扬本身没有的八纲学说。

四、八纲的逻辑问题

其实，上文也是在讨论八纲的逻辑问题。所谓逻辑讨论，就是先弄清概念，再弄清概念之间的关系，以便确认其推理是否严密有效。

1. 关于阴阳辨证

阴阳辨证至少有以下四种不同的含义。

（1）在伤寒辨证中，辨病在三阳还是在三阴。比如说：发热恶寒发于阳，无热恶寒发于阴，见《伤寒论》第 7 条，就是辨病在阴还是在阳的总纲，古今中外的伤寒学家，都有人把这一条看作《伤寒论》的总纲。这基本上是病位判断。

（2）一般性地将病理性质分为阴阳两类，如说：阴阳是八纲的总纲，表证、热证、实证属阳，反之属阴，此说可见于今教材《中医学基础》等著作。

（3）总体判断人体的阴阳盛衰，这是最为近来阴阳研究重视，却又比较难说清的问题，关键是整体的人怎样分阴阳。或者说，阴阳在整体水平上到底指什么。

经典中有许多分法，如背为阳，腹为阴；藏为阳，府为阴；上为阳，下为阴；外为阳，内为阴；气为阳，血为阴；四肢为阳，胸腹为阴，等等。显然，总体阴阳盛衰不是指上述阴阳的盛衰，也不是它们的总和。

查一下阴阳研究所用的动物模型，以阳虚模型为主，这种模型表现为怕冷、萎靡、活动少、进食少、一般体重增加等。看来，阳虚模型实际上是一种全身功能特别是能量代谢低下状态。

所以，总体的阴阳盛衰应以能量代谢状态为依据。能量代谢亢进为阳亢，反之为阳衰。

从中医角度把握它，用得着气化学说，即阳化气、阴成形。阳虚即化气功能低下，成形功能相对亢盛。然而，自西医看，导致能量代谢低下的因素很多，说某一种或某一对因素是阳虚的本质是不正确的。特别是，只靠一个微观指标来衡量或解释是不可能的。

此类研究误入歧途的原因很明显。既然所研究的是整体阴阳盛衰——自西医看是整体的代谢亢进或低下，就不应该去找单一的引起代谢异常的微观原因来解释。西医显然知道，有多种原因可以引起整体代谢亢进或低下。

现在，多数学者把皮质素阳虚动物模型说成是肾阳虚，这样虽然缩小了对象，还是难以做到用一两个微观指标来解释。

此类研究思路还有另一个误区，即模型的西医原理是清楚的，结论本来不必在实验后才得出。换言之，不少实验是多余的重复。

笔者的上述看法，不是有意贬低有关研究的意义，而是提醒研究者首先重视理性思维，弄清中医的概念的本意到底是什么，再动手研究。

（4）亚整体阴阳病理判断。其中值得指出的有两点：一是不少作者不清楚阴阳判断是彻底的二分法。事物一旦分阴阳，就不能再有另一种和阴阳不平行的分法与之并列。中医其他成对的概念，都是从属于阴阳的。比如心有病，一旦分为心阳虚和心阴虚，其他心虚证不属于阳虚就属于阴虚，心气虚和心血虚只能从属于心阳虚和心阴虚。现在的问题是，此类逻辑混乱在中西医结合论述和中医理论探讨文章中——包括中医教材中都可看到。在此有必要强调指出。

2. 关于表里辨证

对此有三点需进一步说清楚。

（1）表里是特殊的二分法概念，阴阳分类法都是二分法。但在八纲这四对概念中，只有阴阳、寒热是内含和外延都对等的二分法概念，表里二者在辨证概念中是相对而不对等的。二者中，表证的外延清楚，里证的外延不清楚。表证是正概念，里证是负概念，里证的外延远比表证大。在外感病中（表里之辨，只用于外感），除了表证，其余都是里证。从逻辑上讲，里证等于非表证。这就是为什么，表证可以用几个症状限定，里证不可能用几个症状限定。

（2）表里证都是中医特有的概念，但我们要特别重视表证，它不仅是临床事实，而且被西医忽视。它的理论意义和临床意义都比较大，应首先进行研究。

（3）表证状态是比较好的正邪斗争状态（即机体对致病因子的反应状态），也是绝大多数感染性疾病的必经阶段，医家应争取在表证阶段结束病程。

3. 关于虚实辨证

《内经》关于虚实的命题是"邪气盛则实，精气夺则虚"（《素问·通评虚实论》），后人更多说："邪气盛则实，正气夺则虚。"一字之改，就明示正气等于精气。所以，必须限定，精气包括先天（即来自父母者）之气，也包括后天（即来自脾胃消化吸收水谷）之气。

近20多年来证的实质研究，以虚证为主。如何选择实验指标，基于对虚实的理解。邪气盛为实，判断邪气盛的指标，很难选择，暂不论。判断正气夺，一定选择微观指标也不是明智之举。正气夺首先是个整体判断，任何正气不足都属于虚。

正气指什么呢？既指人体生命物质，又指其功能。正气既指从父母获得的真气，也包括饮食所化的谷气、津液、营气和卫气。先天真气发育为藏府、血液的特定构造和功能，这些特定的构造和功能需要饮食之气的支持和补充。

古人没有关于正气的确切的微观概念，也没有微观的病理解剖知识。所以，古人得出正气夺，只能从宏观观察，而且主要通过宏观功能状态来判断。即宏观的代谢低下必然属虚（但亢进未必属实，因为实不是对正气的判断）。有明显的宏观消耗表现，自然也属虚。

所以，第一步应先找出虚证的宏观指标。因为这一步很难犯错误，而且支持宏观指标的微观机制多数是已知的，进一步选择微观指标时，盲目性就很小。

4. 关于寒热辨证等

在六变中，寒热是典型的相对概念，本讲所附"八纲辨证研究中的逻辑问题"一文已有比较全面的说明，此处从略。

最重要的是寒热虚实四纲。本讲所附《八纲补苴》一文，又提出燥湿逆陷也很重要，至少燥湿可以和寒热虚实并列。

至此，基本上完成了将八纲引进西医的理论准备。

五、西医要接受八纲

为什么西医要接受八纲呢？理由有三：

其一是因为八纲确实是非常有效的认识疾病（中医学称为辨证）的理论。

其二是八纲所把握的对象是真实存在而且非常普遍，却为西医所忽视。如上所说，八纲中的寒热虚实是病理判断，西医至今基本上没有这种概念。

西医有冷休克、热休克、冷脓肿、热脓肿等说法，故略有寒热的概念。至于虚实，西医虽有（全身）抵抗力低下、器官功能低下或亢进等概念，但与中医虚实概念不同，而且，西医习惯上不是先辨功能低下或亢进。

就是表里辨证，西医也有引进的必要。这样做同样是因为表里证的概念不但是临床事实，而且中医的学说有总体把握、简便易行的长处。特别是"表证"，在八纲中外延最清楚，却为西医所无，应予优先考虑引进。

其三是西医已知的很多解剖、生理和病理现象，也属于对立统一的阴阳现象。引进阴阳等学说，有助于深刻理解西医知识。

六、西医怎样接受八纲

第一步是要将中医的学说全面地、原封不动地拿过来，既然西医没有这种学说，引进新说就是对西医的补充。此后便是要进一步研究它，实际上，近年来中西医结合工作者，在这方面已经做了不少工作，只是尚无人积极主张西医要引进八纲。笔者的意思是说，即便不讲结合，西医也有引进八纲学说的必要。不过，只要是研究，拿来的同时就在考虑如何结合。这里说原封不动地拿来，是强调继承的重要性。

当然是完成结合更好。具体到八纲学说，就是怎样用当代生理和病理来解释它、充实它，看它对病理生理学有哪些补充和启发。

目前中西医结合"证实质"研究的主要方向是所谓"客观化""微观化"。其实，不一定局限于这个方向。像八纲这样的问题，倒是需要反过来看看它对我们重新把握西医知识有哪些作用。

七、西医学说中的阴阳原理

西医从不讲阴阳原理，其实，西医知识中广泛体现了这一原理。

首先，人从群体到个体就是对立统一的，如无男便无女、无生便无死、无老便无幼、无左便无右、无上便无下。即以简单的左右肢体而论，一方的缺失虽不意味着另一方功能完全丧失，却将导致全体功能丧失大半。比如，一侧全瘫的人，完全不能坐起，更不要说站立、行走。

其次，人体各系统之间，首先是神经系统与其他系统之间的对立统一。

具体到各系统，对立统一现象同样举不胜举。以神经系统为例，大脑两半球、中枢与外周、脑与脊髓、大脑与小脑、感觉与运动、随意与植物、交感与副交感、肾上腺能与胆碱能神经等等，都是对立统一的。

再如内分泌系统，在构造方面的垂体前叶和后叶、甲状腺和旁腺的左右叶、肾上腺皮质和髓质；在机能方面，内分泌系统与神经系统、垂体与其他腺体、其他腺体之间、激素与促激素、肾上腺皮质素与髓质素、糖皮质素与盐皮质素、雌激素与雄激素、激素与抗激素，等等，都是典型的阴阳关系。

内分泌系统与阴阳证型的关系非常密切，相当于代谢闸门的甲状腺功能亢进，无疑属于阳亢，反之属于阳衰。近年研究皮质素动物模型曾出现争论，有阳虚或阴虚（虚字宜改为衰，以免与虚实之虚相混）两种见解。其实，两种见解都可能正确，关键是因为用药种类或剂量不同，观察时间不同，个体反应不同（随机分组不一定消除个体差异）可分别表现为不同程度的代谢亢进或代谢低下。

器官方面，心与肺、心与肾、心与肝、肝与胃肠、甚或口与肛门等，也都互相依存，互相影响。

微观方面，如细胞与细胞核、细胞膜的双层构造、核与核仁、染色体的双链结构、作为第二信使的环核苷酸等也无不是对立统一关系。

西医关于人体的其他生理和病理学说，也提供了大量对立统一现象：如摄入与排出、同化与异化、合成与分解、兴奋与抑止、能量代谢与物质代谢、感染与免疫、抗原与抗体，甚至最简单的伸与曲、收缩与扩张、呼与吸等。

内环境的细胞内液与细胞外液、血液与细胞间液、其中的各种缓冲对、各种离子在体液中的对立统一分布等，尤其体现了阴阳关系。

阴阳对立统一学说对理解许多西医理论非常重要，比如，若不承认阴中有阳、阳中有阴，我们就无法理解为什么男性体内有雌激素，女性体内也分泌雄激素，为什么糖皮质素也会影响盐代谢以及皮质素与髓质素的关系。

阴阳思想认为，自然界的构造和过程是阴阳对立统一的。其他学界的学者，也有人很推崇这种思维模式，认为阴阳思维模式与客观对称性结构的同构性，使中国古代科学家在认识这类自然现象时，表现出惊人的睿智与高度的预见。上面所举例证中，有的理解为对称关系或更恰当。

当然，并非一切生命现象均属阴阳现象。解剖生理中各系统之间、内分泌系统的主从关系和生物化学中的三羧酸循环等多层次、多因素主从结构和循环过程，就不都是阴阳关系，中医学还要借助于五行学说推演医理，原因也在于此。

八、西医病理生理和寒热虚实——中西医基本病理概念的结合

为什么西医要引进寒热虚实呢？

其一，八纲中最重要的是寒热虚实四纲。

其他一切中医辨证纲领，包括八纲中的阴阳表里都离不开寒热虚实。即无论病属阴、属阳、在表里、在六经何经、在藏府、在经络、在气血、在卫气营血、在三焦等，都属于病位判断（六经、卫气营血暗含时序之意）。要想知道疾病的病理性质，必须再知道它的寒热虚实，所以说，寒热虚实是最重要的中医辨证概念。后世中医还有气滞、血瘀、痰饮、积聚（基本上都属于实）等更具体一些的病理概念，但是，处理这些证时，一般还要辨清其寒热和虚实，所以，寒热虚实是最基本而且最重要的中医病理概念。

其二，西医基本上没有寒热虚实概念，所以，这套中医基本概念极有待于西医引进，因而它尤其显得重要。

西医怎样引进寒热虚实呢？最简单的办法是把它们和西医基本病理概念结合，看看是否能产生新的、更有助于认识疾病的概念。

西医的基本病理概念是什么呢？有关专著和当代教材对此看法不很一致，但出入不很大。笔者以为，把以下概念视为西医的最基本的病理概念比较恰当。即：

①炎症；②供血障碍；③代谢障碍；④肿瘤。

笔者把许多作者所说的"局部循环障碍"改为"供血障碍"，应该是更准确。比如，临床上常做出"脑缺血""冠状动脉供血不全"等诊断，就是使用供血一词，而不使用循环一词。循环在西医中是一个有准确含义的系统生理概念，近年有了"微循环"概念，实际所指，还是局部有效血液供应状态。

不少作者把缺氧作为基本病理概念，也有待商榷。缺氧固然可以发生于任何层次，但不是任何原因都可以直接导致。缺氧的直接结果是引起代谢障碍，所以，暂时把它归入代谢障碍。又，供血障碍已暗含了局部缺氧，再列缺氧为基本病理，就发生重复。

另有不少作者，把变态反应看作最基本的病理概念，似有不妥。比如，西医有过敏性鼻炎、皮炎等诊断，这些诊断的病理核心词仍然是"炎"——炎症。再如，肾小球肾炎也是过敏所致，但是，其基本病理变化还是炎症。所以，变态反应——至少反应亢进即过敏——不能视为最基本的病理概念。

西医还有"机体反应状态"这样一个很宽泛的概念，变态反应就是异常的反应状态之一。是否把它看作最基本的病理概念，还有待斟酌。

　　有的作者把发热看作基本病理概念，也有待商榷。发热固然是任何原因都可以导致的病理现象，但它不是可以出现在各种层次，而是全身症状，西医不能做出肺发热、肝发热等诊断。

　　西医还有休克、心衰等类似中医"证"的病理概念，它们显然可以和寒热虚实结合，不过，把它们看作西医基本病理概念也不妥。

　　总之，所谓基本病理概念，应该是此类病理变化可以发生在人体任何系统和器官，一般而言，也可以因为任何病因导致。

　　这样说，可能不准确，但是，不影响西医引进八纲。绝大多数西医病理概念，都可以和寒热虚实相结合，只是开始最好找出最基本的西医病理概念来结合。

　　以上所说的西医基本病理概念到组织层次为止，为什么不到细胞层次呢？

　　本文为讨论西医怎样引进中医的病理概念，到这一层次是比较恰当的。况且，标准的西医临床诊断模式是：病因＋器官（偶或系统、组织）＋病理解剖＋病理生理（包括功能状态）。比如：病毒性肝炎、细菌性心内膜炎等。所以，基本病理到组织层次已足够。

　　那么，中医的寒热虚实也是组织层次上的概念吗？回答是：中医固然没有明确的组织概念，但可以认为它暗含有此种概念，至少是不排斥这一概念。寒热虚实至少可以适用于整体和器官水平，推演到组织层次还相当可靠。比如，下文将提及的体表软组织炎症，在中医看就有典型的寒热虚实之分。

　　这样一来，我们就可以直接通过概念组合，形成新的中西医结合的基本病理概念了，它们是：

A 寒性炎症　　　　　J 寒性代谢障碍

B 热性炎症　　　　　K 热性代谢障碍

C 虚性炎症　　　　　L 虚性代谢障碍

D 实性炎症　　　　　M 实性代谢障碍

E 寒性供血障碍　　　N 寒性肿瘤

G 热性供血障碍　　　O 热性肿瘤

H 虚性供血障碍　　　R 虚性肿瘤

I 实性供血障碍　　　Q 实性肿瘤

因为虚实可以和寒热组合，所以还应该有：

R 虚寒性炎症，S 实热性炎症，等等。

读者可能会问：这不是在做概念游戏吗？答曰：不是。只要承认上文关于中西医基本病理概念的分析是准确的，而且双方的内涵确实不同，这种概念组合就一定是有意义的。换言之，它们确实是中西医结合的基本病理概念。

读者若不信上述理论分析，不妨看一个最简单的临床实例。

中西医结合看体表软组织慢性炎症，多为虚寒性炎症，最典型的如阴疽。中医用的典型方子叫阳和汤，也有灸法。西医有最简单的物理疗法湿热敷和红外线照射，效果常常很好。为什么呢？单说这样改善了局部血液供应是不够的。把病理看成虚寒性炎症，局部加热的疗法何以有效就很好理解了。局部血运改善就是热疗法的结果，此外，局部温度提高本身还有多方面促进炎症恢复（非均指消散）的作用。阳和汤的功用是温阳补血，散寒通滞，简言之，属于温补法，它和灸法用于虚寒证，自然有效。反之，对某些急性炎症，西医要冷敷，用中西医结合理论就很好说清其所以然。

如果认为上述例子太简单，可再举肿瘤治疗为例。西医既有肿瘤的冷疗法，也有热疗法。中西医结合看这两种疗法，就需要使用上举新概念，热疗法对寒性肿瘤效果才好。

若问：上举中西医基本病理概念的外延之间，有无交叉之处呢？答：应该有。但这不影响它们的组合，因为各自的内涵是互不交叉的，正如西医（中医也一样）的基本病理概念的外延之间也有交叉一样。比如，炎症必有代谢障碍和供血异常，但它们还是不同的概念。

读者知道，中医的基本病理概念之间是可以组合的，如虚寒证、实热证等。西医的基本病理概念之间是否能组合呢？当然能，尽管西医并不总是完全自觉地这样做。我们显然可以将炎症分为充血性、缺血性、出血性（西医已有这种组合），这就是炎症与供血障碍组合的结果，而且组合之后对认识炎症既有理论意义，也有实践意义。

不过，西医的基本病理概念之间，似乎不能完全自由组合。比如，尽管慢性炎症的结果之一是癌变，却没有炎症性肿瘤之说。这种现状，很可能说明，西医的基本病理概念，至今还有待深化认识。

读者还知道，西医讲病理有急性、慢性之说，而且广泛用于临床。这种二分法和寒热虚实之间是否会相混呢？答案是：它们的外延有很多交叉，但不完全等价。急慢性之说，是一种时间判断，与寒热虚实这种非时间的、功能状态判断有暗含的联系，却不完全相同。

西医的基本病理概念，还运用其他二分法分类（亦即深化），如代谢障碍分为亢进和低下、肿瘤分良性和恶性等。这种分类是否与寒热虚实相混呢？答案也是否定的。寒证不一定伴随着代谢绝对低下，热证也不一定均属代谢绝对亢进；良性肿瘤并非均属寒证，恶性肿瘤并非均属热证。不过，寒热与代谢之间确有内在联系。下面会对此进一步探讨。

总之，至此我们总可以承认，中西医基本病理概念之间，可以而且应该互相组合形成中西医结合的基本病理概念了。

九、关于寒热虚实的进一步解释

现在的问题是：我们可否对寒热虚实做出西医解释，从而预先比较清楚地把握组合后的概念呢？

这个问题，在20世纪60年代初就有人开始研究，而且既有理论探讨，也有实验研究。近20年来的实验研究尤其多。不过，就笔者所知，直到最近，此类研究的理性把握仍然不够。

以下试参考前人的研究成果，较粗略地谈一下笔者的看法要点：

1. 我们首先应该肯定，寒热虚实是中医特有的基本病理概念。所谓中医以辨证为特色，其实是中医论治首先把握病理变化的性质，而不很重视病因。这种特色的形成，既有方法论上的原因，也由于古人不可能很细致地认识病因。早期的有关研究，把八纲均视为机体典型反应状态，不但有失笼统（没有明确它们是病理解剖或病理生理概念），而且没有特别指出寒热虚实的重要性。

2. 所谓"证"，到寒热虚实（后来又加上气滞、血瘀等）这个层次，就纯粹是病理概念，而且，寒热虚实是最重要或最基本的病理概念。中医辨证显然是为做出诊断，就其目的和结果而论，也是像西医一样对疾病做出以下五方面判断，即：

（1）病因；（2）病位；（3）病理解剖特性；（4）病理生理特性（即局部或/和全身的正邪斗争状态）；（5）功能状态。

只不过因为中医有不同（并非指完全不同）于西医的思维方法，加之古人对病因、病位、病理解剖的认识和分类不可能像当代西医这样细致（这也是它必须借助特色思维方法的原因之一），所以其病因只能是内因、外因、不内外因；其病位就是在表里、在六经、在三焦、在藏府、在气血等；其病理解剖只能是模糊的炎症、积聚、肿瘤、供血障碍、萎缩等等，其病理生理特点亦即正邪斗争反应状态，就是它特有的寒热虚实状态。

中医辨证最重视的就是弄清寒热虚实状态。

严格而言，多数中医诊断（即辨证结果），不包括病因判断。

3. 寒热虚实这套病理生理概念，是仅就总体而言呢，还是可以推演到局部呢？就中医得出这套判断的途径看，它主要是从活体整体的客观和主观感知而来。不过，古人显然承认全身状态以局部状态为基础，否则，整体表现为热证时，就不必再追究热在表、在里、在脏、在腑、在气、在血、在膈上膈下等了。

总之，寒热虚实是既适用于全身，也适用于局部的病理生理概念，就辨证或者说诊断目的而言，中医还是想弄清它们在哪个局部。

从西医角度看寒热虚实四纲，各自指什么病理生理状态呢？

西医没有明确的寒热虚实概念，并不等于不能用已有西医知识对它们进行解释。

以下将寒热与虚实分别探讨。

（一）寒热的西医解释

关于寒热，早在40多年前就有人认为是指人体的产热状态。寒证是产热不足，热证是产热过剩。这种似乎仅仅由字面推论而来的看法，原则上是可以接受的，可惜，此后进一步研究时理性或逻辑把握不够。笔者认为，不必借助新的实验，也可以进一步认识其本质。我们已有的书本知识和临床经验会给我们很多帮助，就是实验研究，一般也是为了证实或证伪实验者的看法，预先连猜测性结论也没有的实验是很少的。笔者的看法，虽非纯属猜测，也有待实验证实。

进一步认识寒热，应分为以下四种情况：

（1）绝对产热不足：如中医所谓少阴虚寒证或西医所谓冷休克、西医所谓甲状腺功能低下（古代中医没有认出甲减可以理解，不知为何认出了甲状腺肿，却没有认出甲亢）等都是很典型的，这时机体产热远远低于常态。纠正这种状态的主要方法自然要用热药，读者须知，用姜、桂、附、参等热药治疗典型甲减也有明显效果。尽管西药简单经济、疗效迅速，但是，一旦单用西药疗效不好时，加用中药仍会提高疗效。

（2）相对产热不足：这时机体总体或局部产热并不低于常态，但是，产热虽较正常为多，却仍不足以促使病愈。中医有表寒证之说，虽恶寒却已在发烧，这时要用辛温药解表，就是认为产热仍不足，尽管产热已超出常态。

目前，临床上最常见的而且连不少中医也常忽视的相对产热不足病态，是中医所说的虚热证，此证的体温可以是低热，也可以很高而且持续或反复多日不退。医生常常只知道用超大剂量的多种抗生素加激素，中药也只用苦寒清解方剂，效果都不好，死人也常见，这就是因为不知道什么叫相对产热不足（暂不论虚实）。这时，单用西药已难治愈，需用中医的甘温法甚或辛温助阳法。服药后一般会体温一度更高，随之速退或渐退而病愈。传统西医不是完全不承认，正气虚弱时，用抗生素无效或效果不好（加用激素退热常常使病情复杂）。但是，它没有针对这种情况的成熟且成套的理论（即理法方药）。结合中医理论，显然是必要的，而且能够融为一体。

（3）绝对产热过盛剩：指机体产热不但超出常态，而且会危及整体，不利于病愈。如体表软组织化脓性感染炎症剧烈时，要用冷敷（目前青年大夫已少见此种情况），表面看来就是要控制产热。其实，凡属感染性疾病出现绝对产热过剩，处理的原则都相同。内部感染不可能使用冷敷，但用药目的也是控制产热，最典型的方子有调胃承气、白虎、黄连解毒汤等。在伤寒如阳明病热实证（与少阴虚寒证正相反）、在温病如邪在气分留恋、在内伤如常人所谓上火（面红耳赤、口舌生疮、牙齿剧痛、大便干燥、小便短赤等，医家谓之实火），在西医如典型甲亢、重症痢疾初期及一切严重感染的脓毒血症期患者反应强烈者，都呈产热过盛剩状态，这时中医称为实热证。

（4）相对产热过盛剩：指机体产热并未高出常态，但患者自觉发热，医生可察知其为热证。此种情况与相对产热不足形成对照，一般不见于外感病，也不单用清热药或补益药治疗。在中医均属内伤虚热证，如西医所谓淡漠型甲亢、某些阴虚型肺结核或肝病等，这时典型的中医治法为滋阴。

从西医看来，上述各型热证显然不仅仅是单纯产热多少的问题。体温的高低、产热多少的同时，必有相应的神经调节、体液调节、免疫过程、血液循环以及代谢物质基础等方面的变化，体质因素（包括遗传因素）也在其中起到相当重要的作用。古人只能从整体水平推断，发热现象是最容易观察和体验到的指征，于是形成寒热学说。近年来证的实质研究，就各相关病理，进行了大量分析研究，上述看法对重新认识实验结果会有帮助。

（二）虚实证的西医解释

怎样从西医角度进一步认识虚实呢？

在解释寒热时，实际上已涉及虚实。绝对产热不足的寒证，肯定属虚；绝对产热过剩的热证，肯定属实；相对产热过剩的热证，多兼虚；相对产热不足的寒证，则既可兼虚，也可兼实。由分析寒热可知，虚证在理论上应比实证多见。不过，虚实并非总是与寒热相关。

从中医角度看，虚实比寒热还要重要。曾有古人说过："万病不出乎虚实两端，万病不越乎补泻二法。"确实，很多病可以不辨寒热（即不表现出寒热），但几乎没有不表现出虚实的。

虚实问题，比较复杂。

中医的气血辨证，对虚实的认识、特别是虚证进了一大步。先总体探讨一下虚实。

1. 关于实证

中医说："邪气盛则实。"当邪气有形时，如水肿、积聚、燥屎、瘀血、痰饮，结合西医术语，可称为"器质性实证"。无有形实邪者，称为"反应性实证"或"功能性实证"。

因为有形实邪多数是西医也有的病理概念，所以，对"器质性实证"，不必再做西医解释。但自中医看，这类实证，多数不是纯实证，而是虚实夹杂证。怎样辨认夹虚的"器质性实证"，特别是"大实有羸状""大虚有盛候"，为中医辨证的难题。

"反应性实证"或"功能性实证"，指无形的邪气盛，表现为剧烈的正邪斗争状态。从西医看，必然呈现绝对的代谢亢进。在外感病中，如白虎汤证、调胃承气汤证、黄连解毒汤证等，凡西医认为，发热过高且持续不退，机体反应过于激烈者即是。这种情况下，目前西医最常用的手段是皮质激素（加抗生素），目的是抑制机体反应性。至于物理降温（现在应用不如数十年前广泛），也是对抗过分的代谢亢进，但不如皮质激素针对性强。感染性疾病，使用皮质激素有严格的适应证，使用不当，会使病情复杂，这种适应证，即"反应性实证"。

皮质激素直接抑制的主要不是产热代谢，它主要是抑制了与产热相关的免疫反应。所以，在感染性疾病中，"反应性实证"表示免疫反应过于剧烈。

在非感染性疾病中，免疫反应过于激烈，也是皮质激素的适应证。这也是中医所谓"实证"，因多可见有形实邪，故不都是或不纯属"反应性实证"。

躁狂型精神病，也是典型的"反应性实证"，这时不仅仅有精神错乱，还必有代谢异常亢进。电休克、胰岛素休克疗法之所以有效，就是由于抑制了代谢。中医治疗也用大承气、下瘀血汤等攻法。强镇静药物，也不仅仅是抑制了大脑异常活动（即大脑代谢剧烈），而是同时抑制了全身代谢的异化过程。对抑郁型精神病，不应该使用上述疗法。

同理，酒醉时的躁狂型精神病样表现，用中毒说来解释，并不准确，而应该看作大脑代谢过分剧烈（当然不仅仅大脑）的缘故，即也是一种"反应性实证"或"功能性实证"。这时用镇静药，不是最佳选择，但也有效。只是，一旦进入深昏迷状态，就如乙醚麻醉过深一样，治疗原则就相反了，这时中医手段受到限制。

2. 关于虚证

正气夺为虚。照字面理解，人体的一切组织受损、器官功能不全、营养物质不足和调控机制紊乱而见不足都属于"虚"，这种理解应该大致无误。所以，虚证必然远较实证多见。为了稍微简化起见，先把组织水平上的虚证略去，因为器官功能不全的病理基础是组织受损。

虚证可分为：营养不良性虚证、器官衰竭性虚证和调节紊乱性虚证。

（1）营养不良性虚证：热量摄入不足、低血糖、低蛋白、低血脂、维生素缺乏、矿物质缺乏、脱水、微量元素缺乏等等，凡营养不良都应该表现出虚证。据已有西医知识，绝大部分也表现为虚证。理想治疗方法，自然是缺什么补什么。此种虚证过重时，亦可见有形实邪，这时便是虚实夹杂、以虚为主的真虚假实证。

（2）器官衰竭性虚证：此所谓器官，不限于中医所谓的藏府，也不限于西医所谓内脏器官，而是按西医理论所说，由组织构成的具有特殊功能的一切器官。当然，内脏器官最重要（调节器官暂时不归入此类）。西医最常说的器官功能衰竭，是心、肝、肾、肺功能不全。这些功能不全，首先是虚证。待虚证过重，又可见有形实邪，即虚实夹杂证。当有形实邪成为主要矛盾时，中医有峻攻法治疗。但峻攻的结果，不能出现大虚而需峻补，故中病即止，而后静养或平补。衰竭急症，无不属大虚，自然要峻补。给氧、输血、输蛋白、给能量、强心剂等都是补法。当然，不是所有西医手段都可归入攻补。消化器官（肝脏已提及）功能不足，西医习惯上不叫作功能不全或衰竭，这大约是因为消化系统的消化管和消化腺，是一连串的器官。不过，消化吸收功能紊乱，基本上是虚证，而且和营养不良有内在联系。

（3）调节紊乱性虚证：调节紊乱不是都见于虚证。

此类虚证指：①调节紊乱导致全身代谢低下，特别是能量代谢低下；②导致器官功能衰竭。

调节机能指神经—内分泌—体液系统的功能。

最早的阴阳研究动物模型，是用皮质素造成的，就是直接造成调节紊乱的模型。因为调节过程从来不是单向过程，更不是单因素过程，必然给实验结果分析、综合带来一些困难。由于肾上腺皮质是垂体—甲状腺—肾上腺轴心系统的最底层的一部分，皮质素造成的逆向紊乱会很复杂。加之使用的是单一人造激素，其结果即使单从西医分析也很难确定。再考虑到性腺和胰岛等也会介入这种紊乱过程，结果的不确定性又会增加。总之，因为此模型的介入因素太多，所以不是理想的模型。

接近单因素的调节紊乱虚证模型，是甲减模型，可看作是准单因素调节过程紊乱虚证。

这一模型的西医原理是已知的，而且已经到了分子水平。从中医看，此模型也是典型的阳虚证，中医的温阳补气法可以在相当程度上对抗此种紊乱。这大体上能说明，甲状腺分泌不足不是导致甲减阳虚证的唯一原因。但是，仍然不能排除中医治法有促进垂体分泌促激素的作用，即最终仍然通过甲状腺起作用，不过，中医治疗方法的有效性，是无疑的。

按西医理论，内分泌腺中只有性腺不是维持生命所必需的。假如完全破坏一个生命必需的内分泌器官，中医手段还能对抗这种破坏，理论意义就更大。

临床所见虚证，实际上都有调节因素介入，这里所讲的是调节紊乱为始动因素或主要因素的虚证。在外感中，病初即见虚证，必然病前就是虚人。其中，一部分人是体质性的虚证样调节。如伤寒桂枝证，中医说其人腠理疏（即卫气不固），从西医看属于神经调节不均衡的交感兴奋型体质。这种不均衡，自然属于阴阳失调。平衡脆弱，很容易被破坏，即是虚证。外感日久，必有消耗，调节的物质基础被削弱，虚证就不仅因调节紊乱所致。

内伤是直接干扰调节致病。所以，精神病或心理性疾病，尤其多见虚证。除躁狂型精神病和中医所说的气滞证之外，都属于虚证。气滞日久，虽可化火而见热象，一般却不可完全按实火治。气滞日久，多化为虚证。道理很简单。恶性精神刺激长期不消除，饮食、睡眠必不好，假如再兼酒色且且克伐，岂有正气不夺之理。

附一：八纲辨证研究中的逻辑问题

八纲辨证研究是近 40 年来，中医基本理论研究中，最受重视而且很有成就的领域，近 10 多年来有关实验研究报告达到很高的水平。笔者发现，其中涉及重要的逻辑问题有待澄清，以下略述浅见。

一、关于阴阳与其他六纲的概念层次关系

八纲是四对互相矛盾的概念，古人已认识到它们之间不是同一层次的并列关系。张景岳称阴阳为纲领，表里寒热虚实为六变。程钟龄指出阴阳统率表里寒热虚实，便是强调阴阳高于其他六纲。

阴阳属于什么概念呢？笔者在此强调指出，八纲中的阴阳属于医学哲学层次的概念，是一切生理病理现象的纲纪，并不特指某种或几种现象。

有些人不清楚阴阳概念的哲学本质，试图通过一次实验，一劳永逸地证实阴阳学说，结果造成认识混乱。如 cAMP 与 cGMP 的发现曾被人们误以为揭示了阴阳的真正物质基础而轰动一时，其实，阴阳作为哲理，是普遍规律。若不想承认古人归纳出的这一原理，把它当作演绎出发点或解释性理论，而想再从头通过实验研究归纳证明它，则需要无穷次实验，得出无穷个论据，cAMP 与 cGMP 不过是无穷论据之一，以往发现的大量宏观和微观论据并不比它意义小，它的意义是在分子层次上增加了一个实验论据。我们承认这是一次认识的深化，然而，须知生物化学中已有许多离子层次上的论据。当然，这样说不是否定有关研究的价值。

还有的研究不自觉地出现概念偷换，如"关于阴阳的实验研究"，实际上研究"阴虚"和"阳虚"等。"阴虚"和"阳虚"不仅是两纲合成概念，而且其中的阴阳，已非八纲中的阴阳。近来学者普遍认为"关于阴阳的实验研究"中所用的动物模型是肾阳虚，于是其结论更不足以总体说明阴阳了。遗憾的是，这种混乱的根源在当代中医教科书和权威著作中。其中未能说清"阴证""阴虚"与"亡阴"等有关术语中的阴阳概念有何不同，特别是没有认识到八纲中的阴阳是医学哲学概念。

其他六纲是阴阳衍生的概念，它们的外延虽较小，也只有表证的外延最清楚，可以作为分析实验研究的选题，通过有限指标证实。欲就"寒热"进行分析研究，必须另加限定，如"寒体与热体的实验研究"即研究体质的寒热。欲分析研究虚实，必须再用表里、上下、气血、藏府等至少一个概念加以限定，否则无法选定一个或一小类特定的证进行临床观察、实验设计和操作。

若对这六纲进行整体综合研究，可以不必另加限定，但必须采用大样本，进行多指标同步测试、动态观察、相关分析并举，而且预先清楚临床上的基本证型，当代信息科学理论和技术手段使此类研究成为可能。

二、关于八纲之间的概念合成

将八纲进行各种组合（古人正是这样做的），便产生一系列次级、因而相对具体的概念，如虚寒证、实热证、表虚证、里实证（阴阳与虚实组合时，阴阳概念已特化或偷换，上文已论及）。再进一步组合，如表寒虚证、里热实证、表里俱热实证、半表半里证等等，便接近一个临床辨证实例而很自然地与治则相联系，这基本上是张仲景的功劳。总之，中医证型无不是多个生理、病理概念的组合。辨证愈细，加入组合的概念愈多，但无论怎样组合，中心词总是寒热虚实（气滞、血瘀、痰饮积聚等亦可纳入广义的寒热虚实），这说明寒热虚实是最基本的中医病理概念。有的学者把八纲均视为"机体典型反应状态"，不很准确。

寒热与虚实相比，以虚实更重要。虚实二者，以虚更重要。《内经》说"邪之所凑，其气必虚""邪之所在，皆为不足"，即知古人也更重视虚。

值得注意的是，八纲之间并非任何两纲均可自由组合，阴阳便不能与表里寒热组合，没有表阳证、里阴证、阳热证之说（虽有阴寒之说，其阴指里），这是因为这种组合并未使新概念增加信息量或实际上与逻辑上均不可能。以表为例，表阳证是同义语的反复，表阴证在逻辑上不可能。总之，不同质的概念组合才能加深内涵，产生新概念，特别是一个概念不能与它衍生的概念再组合。我们可以称之为概念组合伦理原则，理论研究、临床观察和实验研究中均应注意概念要恰当匹配。

阴阳为什么不能与其他概念平行或组合呢？这是由于事物一旦分阴

阳，就涵盖了一切二分法。进一步再分（八纲均属二分法），只能分别隶属于阴阳，即比阴阳要低一个层次。举例来说，肝病分阴阳是允许的，但再分肝血病和肝气病，则必须分别属于肝阴或肝阳，而不能与之并列，因为气属阳、血属阴是既定的。现在将肝阳与肝气并列或认为肝血病是肝阴病的进一步发展，都是思维上的混乱，因此，有关概念颇待斟酌。

三、关于表里的概念和推理

表里由普通名词变为中医术语进入八纲。辨表里的本意指判断病在表还是在里，但是自从外感学说提出"表证"概念后，它成为八纲中外延最清楚的概念，里证则外延不清。我们应把里证视作负概念，非表证便是里证。

有人可能欣赏逻辑学上定义概念的方法，给表证下一个抽象定义：六淫侵袭体表造成的病证。这种定义无益于认识表证，故中医通过症状描述限定它。

不过，伤寒表证（太阳病）的概念并非完全由经验归纳而来，至少脉浮、项强主要从推理来（推理过程从略）。该两脉证与现代表证临床表现的符合率均不超过50%，得不到统计学支持，对它们的诊断价值要有正确认识。由此我们需注意，对古人描述明确的证，也要经过临床验证。

现代西医承认表证事实，但至今没有很满意的病理解释，故表证病理是值得研究的课题。

里证外延不清，不宜选作实验课题，而应通过逻辑处理。一旦表证研究清楚，非表证就是里证，因为这正是里证的来路。

四、关于寒热的逻辑问题

在八纲中，寒热是最典型的相对概念。中医把寒热视为完全针锋相对的病理过程，传统理论中用于辨寒热的指标（脉证）完全是同类指标的两极值，故实验研究可以选用同类指标而按其值阈判断寒热，这种情况与表里虚实不同。

自西医看来，推理上有困难的是为什么感受寒邪会发热并可以变为热证。古人只能用热化（即阴阳转化）说来解释，并认识到体质因素对是否化热及程度有重要影响，这一点应受到当代临床和实验研究的足够注意。

另一个问题是对有发热的寒证做出现代病理解释，中医病机推理不能满意地说明此种现象。这既然是事实，便可选作研究课题。现代医学基本上没有病理上的寒热与治则上的温清之说，引进这些概念进行研究，对中西医都有好处。

五、虚实问题的逻辑纠葛

虚实在八纲中最重要，然而，对虚实的概念至今有争论。关键是虚实与表里寒热不同。在传统理论中，虚实既非针锋相对，也不是一方为正概念，另一方为负概念。限定一方，不等于就能通过逻辑处理解决另一方，也不能用同类指标的不同值阈去判断。

目前公认的虚实命题是："邪气盛则实，正气夺则虚。"

这个巧妙的命题初看很清楚，细想有很多疑问。如：邪气如何度量？正气难道只有不足而无亢盛？阴盛或阳亢莫非均因邪气引起？"相火妄动"是否实证？热病大承气汤证难道只有邪气盛而无正气夺？少阴病何以有急下证？如何看虚实真假？为什么同一热病患者可用寒凉攻邪方治愈，也可用温补扶正方治愈？笔者以为，全面弄清虚实在逻辑上需把握以下要点。

1. 邪客是实证的必要条件，但非充要条件。

2. 正夺是虚证的必要条件，也是充要条件。

3. 邪气盛的概念多歧。无形之邪气盛，必因正气与之激战，而表现机能亢进之象；有形之邪则均属邪盛，但未必见机能亢进。

4. 凡病必夺正气，不能想象病后反正气较病前更充实。故严格而言，凡外感均属虚实夹杂，凡内伤必有正气夺。临床辨证强调主要矛盾方面，邪盛为主，即断为实；正夺为主，即断为虚；双方相当或分处不同部位，即为虚实夹杂。

5. 除极端状态（大实或大虚危证），用偏于扶正或偏于攻邪之方法均可愈病。病愈并非全凭治疗，乃人体从不同方面得治疗之帮助。今人如何施治，取决于对不同学派的理解及经验。

以上是中医式的逻辑分析。实验研究的任务是将这种近乎哲理的概念具体化（即客观化、精确化），当代医学手段用以判断正气夺否有许多指标可采用。有形实邪的具体所指，也可通过西医手段扩大其范围。机能是否亢进，也有成熟的方法测试（并非见亢进就是实证）。最难解决的是邪气的度量，因为即便毒性强且量多并非肯定见实证。所以，还要结合中医理论综合判断。

六、八纲辨证与模糊逻辑

八纲是一套模糊概念。八纲辨证基本上是模糊推理，不过，模糊概念并非模糊推理的必然前提。比如，若"有一分恶寒，必有一分表证"是确定的，则由恶寒推出表证，便不模糊。但八纲辨证大多不是这么简单，《伤寒论》有一条经文说："太阳病，或已发热，或未发热，必恶寒，体痛，呕逆，脉阴阳俱紧者，名为伤寒。"这是古人把辨太阳伤寒尽量精确化的努力。意思是说，据恶寒等脉证推断为伤寒太阳病（表实证）是确定的。不过，我们明白了模糊逻辑便不能这样看，而应把这个脉证群，看作太阳伤寒的最大似然模型或条件概率模型。

传统八纲辨证，据四诊所得脉证推理。为使推理尽量可靠，得出每一纲的诊断都需要一群条件，这是中医在不自觉地运用模糊逻辑，当代证的实质研究应充分认识到这一点。一般说来，单因素或单指标实验研究（均属分析研究）只能得出或然结论，甚至完全无诊断意义。现代研究采用了许多微观的、定量的指标，但不等于它们有特异诊断价值。追求有特异诊断意义的单项或少数指标，不应该是证的本质研究的主要方向。有的专家已经提出进行"多学科、多途径、多指标、同步测试、相关分析"研究，于是，模糊逻辑有了用武之地。不过，笔者认为，模糊逻辑更适合于对八纲进行综合研究。

附二：八纲补苴——兼论中医基本病理概念

摘要：自阴阳、六变说演变而沿用至今的八纲说，有明显不妥。只适用于外感辨证的表里，应从八纲中剔除，反之，适用于各种疾病辨证的燥湿应纳入六辨。作者认为，作为总纲的证，就是中医最基本的病理概念。此类概念应该是对疾病的基本病理性质的判断，而不应该是关于病变部位的判断，所以，中医最基本的病理概念应该是寒热虚实燥湿。八纲中的阴阳，强调阴阳盛衰判断，不强调阴阳部位判断，也可视为基本病理概念，但有待斟酌。

八纲之说可追溯至明代，其中以张介宾阴阳、六变说对后世影响最大，他说："六变者，表里寒热虚实是也。"[1]六变加阴阳，即后人八纲说之张本。自近代始，八纲术语沿用至今。中医无人不知，似乎不见多大不便，更无人认识到即便改称"两纲六变"，仍有明显不妥。今试为补苴。

1. 八纲补苴

八纲之说不妥在哪里？不在阴阳两纲，因为阴阳为万物之纲纪，生命之本始，治病之根本，自《内》《难》以降多方发挥，至今未见不通处，六变则不然。

张景岳非常重视阴阳六变，这确实是他的一大贡献。清代大医程国彭更提出"病有总要，寒热虚实表里阴阳而已。病情既不外此，则辨证之法亦不出此"[2]。中医能由博返约，提纲挈领又深入浅出，实与《景岳全书》和《医学心悟》的普及有大关系，故本文完全没有贬低前人的意思。

《景岳全书》开篇就说："阴阳既明，则表与里对、虚与实对、寒与热对。明此六变，明此阴阳，则天下之病固不能出此八者。"[3]

真的万病都不出此八者吗？显然不是。

很多遗传病、地方病以及中医理论体系之外的病（比如外伤所致残废、时下的无症状乙肝等）都不适合用八纲辨证认识并处理。这还不是阴阳六变说的缺陷，因为在景岳时代，中医还没有关于这些病的成熟理论，问题是六变说漏掉了当时已经比较成熟的重要理论，却纳入了不宜纳入的概念。

我认为，至少应该在六变中加入另外一对辨证概念而形成八变。

这对概念就是燥湿。

这样，六变成为八变，八纲应改为十纲。

读者可能认为拙论是多此一举，我则认为这是重大理论问题。

拙见以为，假如医界不愿意改变"八纲"这个约定俗成的术语，那么，无论从实用上讲还是从中医理论内在联系上讲，都应该从中拿出表里而加入燥湿。这样一来"六变者，寒热虚实燥湿是也"。八纲者，阴阳寒热虚实燥湿是也。

为什么要这样做？理由有三。

（1）既然要包容天下之病，你的纲领就必须适用于已知的各种疾病，而表里只适用于辨外感，怎么能入纲呢？或说内伤病也有表证，我只能说如此高论非我所知。

（2）反之，燥湿证可见于各类疾病。燥湿在此与寒热一样，非病因之义，乃病证之义。外感六淫原有燥湿，燥因致燥、湿因致湿是无疑的。风寒暑温火可否导致燥湿呢？内伤病可否导致燥湿呢？对此不必罗列文献，相信多数读者一点便透。联系一下温病家以及明清杂病学说，便知燥湿证不仅见于外感也见于内伤，而且是常见证（尽管比寒热虚实少见）。既然如此，八纲或六变中岂可没有燥湿！

（3）作为万病总纲，应该选关于病理性质判断的概念，而不宜选病位判断的概念。表里之说正是最粗略的病位判断，所以它们不宜入纲。可能有人说阴阳也有病位的意思，这不差，但八纲中的阴阳更强调病理性质，何况它又是纲中之纲呢！

或问：你还想在六辨中加入什么？还应该加入逆陷，逆者上逆，陷者下陷。本来陷字换为脱字更好，因为上脱下脱已有特定含义，暂用陷字。

单为修改或补充八纲学说，本文的任务基本完成了。

不过，拙论最初并非为补充八纲或两纲六变旧说，而是在思考什么是中医最基本的病理概念过程中发现的。所以，还有必要从另一角度讨论一下六变。自然，这也有助于深化八纲学说或两纲六变学说。

2. 试论中医最基本的病理概念

无论为整理中医体系、发扬中医特色、促进中医与当代科学技术结合，还是搞中西医结合，当代医家都应该首先弄清中医的最基本的病理概念。

我们常说辨证论治是中医的一大特色，那么，中医最基本的证到底是什么呢？

最基本的证应该是关于病变性质的最基本的概念，而不是关于病变部位的概念。因此，藏府、经络、六经、气血等都不属于最基本的证的概念。表里从八纲或六变中剔出，也是因为它不宜作为最基本的病理概念。

把中医关于病变性质的最基本的概念，称作中医最基本的病理概念，并没有远离中医，却和西医理论接近了。

中医关于病变性质的最基本的概念就是寒热、虚实、燥湿等。

为什么说寒热、虚实是中医的最基本的病理概念呢？

旧作《伤寒论新解》中曾有如下说明：

"中医证型无不是多个生理、病理概念的组合。辨证愈细，加入组合的概念愈多。但无论怎样组合，中心词总是寒热虚实（气滞、血瘀、痰饮、积聚等亦可纳入广义的寒热虚实），这说明寒热虚实是最基本的中医病理概念。"[4]

不过，上述引文中把气滞、血瘀等也纳入广义的寒热虚实有些不妥。

但提出寒热虚实是最基本的中医病理概念是正确的。

辨证之目的是论治，中医治病大法有温清补泻，就是从病理的寒热虚实来。

现在把燥湿加入六变，就应逆推中医治病大法还有利湿、燥湿与润燥，但习称的"八法"中无润燥、利湿等，因此，这套术语也有待修改补充。简言之，新的治病大法应参考十剂说。十剂说的大缺点是没有温剂和清剂，但其中有湿燥二剂，而为八法所无。古人已习称此二法为润（燥）法、燥湿或利湿法，我们照用即可。

燥湿证虽不如寒热虚实证多见，但从概念上讲，它们是平行的或并列的，不能互相包容或代替。燥湿必须进入六变，与寒热虚实并列，原因在此。

那么，阴阳可否看作最基本的病理概念呢？拙见以为，中医有时提阴阳盛衰即可。比如，说苦寒药伤胃阳，辛燥药伤胃阴，不需进一步说明，这时阴阳可看作病理概念。不过，一讲阴虚、阳虚等术语，就是阴阳与虚实结合的概念，不能再看作最基本的病理概念。总之，此处还有待斟酌。

如此纠缠于概念是否有用呢？回答是肯定的。任何学术的进步，都首先表现在基本概念的不断清晰与准确。用时下流行的话来说，所谓基本概念就是在各该门学术理论体系中，建构作用最大的东西。满足于基本概念不清，必然导致体系日益混乱，那样就无从谈整理，也无从谈发扬，大概更无从谈结合。道理很简单：以其昏昏，焉能使人昭昭；不能知己，焉能知彼。不知己又不知彼，焉能结合。

再说一下气滞、血瘀、痰饮、积聚等概念。

这些概念比寒热虚实燥湿更为具体，有的已和西医接近。近年来出现大量活血化瘀研究，说明它们很有生命力。我们应该提倡此类概念的深化和准确，而不是再让它们回到八纲或六变去。实际上，气滞、血瘀后来被纳入气血辨证体系。从理论上讲，气血辨证比表里重要。景岳时代气血辨证尚不成熟，否则气血可能进入六变。当然，按本文的看法，气血也不宜进入六变。

部分积聚属于肿瘤，加之体表肿瘤也为中医承认，所以，肿瘤也是中西医共有的概念，显然两家对此应力求有更多的共同语言。

最后猜测一下景岳为什么取表里而不取燥湿入六变，这大概是当时外感病威胁人类生命最为严重，医家最常处理外感病，因而重视表里的缘故。

参考文献

［1，3］张介宾．景岳全书·传忠录．［M］上海：上海科学技术出版社，岳峙楼藏版
　　　　影印本，卷一：18—20．

［2］程国彭．医学心悟．［M］北京：中国中医药出版社，1996：12．

［4］马堪温．赵洪钧．伤寒论新解．［M］北京：中国中医药出版社，1996：370．

第十一讲 气血与气血辨证的研究

——血气与气血的概念分析

和"八纲辨证"一样，气血辨证也是两分法的辨证方法。

气血可否进入"八纲"呢？若习惯上已经进入，亦无不可，而且其理论意义比表里重要。但是应该清楚，气属阳、血属阴，气血不能和阴阳并列。气血能否和寒热虚实并列呢？也不能。因为气血不是病理性质概念，气血辨证同样离不开寒热虚实等。就是说，无论辨出病在气还是在血，必须进一步辨清病理的寒热、虚实等。气血不像表里那样由生活常识就知道它指部位，也不完全类同西医的形态或解剖概念，它有系统的意思。我们常说病在气分或血分，就是这种意思。

不过，应该特别指出，气血虽然不是病理性质概念，却和其他一切病位概念不同——气血是无所不至的。所以，无论内伤外感，也无论不内外因致病，都用得着气血辨证。其他病位辨证，也几乎都要或可以再和气血组合而形成更精确的概念。比如温病学说的营卫，略同气血。以伤寒而言，表虚就是表气虚。温病辨证虽然主张卫之后方言气，营之后方言血，实际上还是气血，不过是再分得细一步而已。至于藏府经络，更离不开气血。

总之，气血辨证确实是中医辨证理论的一大发展，因为它使用的是较八纲、六经等为更具体的医学概念，更能深刻地认识生理和病理的本质。气血无所不至，藏府、经络、四肢百骸、五官、九窍乃至皮毛爪甲，即全身的一切生理、病理变化，无不通过气血实现，所以，气血辨证适用于认识一切疾病。郁、滞、瘀、逆、陷等病理性质概念，就是专为气血辨证而设的。

需要强调，气血关系也是对立统一关系。气离不开血，血也离不开气。古人说：气为血之帅，血为气之母，也是此意。

那么，到底如何把握气血呢？

一、气血辨证理论中的气和血

气血辨证中的气和血到底指什么呢？

《内经》说："人之所有者，血与气耳。"（《素问·调经论》）这应该是很早的说法。据此，我们只能说：血指血肉之躯，气指肉体的功能或机能——包括精神和心理。换言之，这里的血，不仅仅指血液之血。气也不是营卫之气，更不是呼吸之气。

试看孔子说："君子有三戒：少之时，血气未定，戒之在色；及其壮也，血气方刚，戒之在斗；及其老也，血气既衰，戒之在得。"（《论语·卫灵公》）

至今我们还常使用"血气方刚"这个成语。这里，血气的意思指整个生命活动状态。如果分开讲，即如上文所说：血指肉体，气指生理功能——包括精神和心理，这是孔夫子时代血气的含义。

由于没有脱离肉体的功能，也没有毫无功能的肉体，故气血是对立统一的。

但需指出，《内经》中，气血并提时，"血气"二字远远多于用"气血"。《素问》中，"血气"约47见，"气血"约6见。《灵枢》中，"血气"约84见，"气血"约13见。故一般说来，用"血气"的文字应该较早。但是，《内经》对气的发挥远多于血，这大约是为什么后世医家多用"气血"一词。这种用法的演变，说明"气"逐渐比"血"更重要，含义也更细密并且逐步引申发挥，不过，气血辨证中的气只能理解为功能。

古代的气血辨证理论到清代才初步成熟，气血理论发展迟缓，是受到阴阳、五行、天人相应思想抑制的结果。

再次说明，血气的关系是对立统一的。讲其统一时，强调气血互相依存、互相转化。气病稍重，必有血病，血病稍重，必有气病。讲其对立时，强调气血不同，病可始于气，也可始于血。气血同病时，又有偏于气、偏于血之不同。

一般来说，始于气的病较始于血者多。气病较浅，血病较深。所以，古人说"调气为上，调血次之"，因为调气、补气常易，调血、补血常难。

至此，我们已经可以进一步讨论气血辨证。

二、总体的气血辨证

这一步辨证是气血首先总体上与虚实寒热相结合，产生比较具体的概念。

主要有：气虚、血虚、气实、血瘀、气热、血热等。

对于"气虚""血虚"读者都比较熟悉，但还是有进一步解释的必要。

1. 关于气虚

既然把气解释为全身生理功能，气虚就是全身功能低下。于是治气虚就是强化全身功能，首选药物就是人参、黄芪。洪钧以为，人参、黄芪可以补益全身之气，其他补气药则各有侧重。凡以此二药为君的方剂，如四君子汤、参苓白术散、生脉饮、补中益气汤和十全大补汤等，都可以用于气虚。当然，最好是单用二者的方剂。古时最典型方剂是独参汤。现在有了人参多糖注射液和黄芪注射液，就是针对性更强的，强化全身功能或机能的方药。

2. 关于血虚

既然把血理解为血肉之躯，血虚就是全身的物质基础不足。换言之，血虚远远不限于血液之血不足。纠正血虚要首选当归、熟地，凡以此二药为主的方剂如四物汤、当归补血汤、两仪膏、八珍汤、十全大补汤都宜于治血虚，当然最好是单用当归或熟地的方剂。传统上似乎没有此类方剂，但是，这两种药单味使用的验案也比较多。现在有了当归注射液，就是针对性更强的补益全身物质基础的新制剂。目前还没有地黄注射液，应该开发。

3. 关于气脱

气虚证中，以气脱最危重。

气脱多因过劳、过饥、剧痛或久病不知调养所致，在西医即为虚脱、晕厥、休克，甚至突然死亡。气随血脱，则指大出血而致休克甚至死亡。

剧烈的精神刺激，特别是惊吓，也可以导致猝死。按中医理论，惊恐首先导致气下或气乱——气化紊乱。气乱过度，即可心跳骤停而死。从西医看，猝死的直接原因是心跳骤停（延髓生命中枢严重受损而猝死的情况相对很少见）。心跳骤停，就是气血运行骤停，于是气化或代谢骤停。所以，中西医对气脱猝死的认识是一致的。

暴怒、暴喜也可引起气脱继而死亡，直接死因与惊恐一样，具体病理过程，应该是各自不同，但都由于神经—内分泌—体液调节严重紊乱，应无疑问。忧愁思虑，一般不会引起猝死，但突然解除忧愁思虑，便是暴喜。

以上都是需要抢救的危重证，用药以人参为主。

4. 关于气陷

气陷是气虚的一个特型，有中气和大气下陷之分。中气下陷是脾胃气虚的一种，大气下陷的主证是肺心之气不足，补中益气和升陷汤即专为这二证而设。

5. 关于气逆

比较危重的气病还有气逆。厥和逆字义略同，中医又常厥逆连用，但这里的气逆不同于气厥。古人把凡应该下行却反而上行的异常气化现象，都叫气逆。应该上行，却太过的叫作厥。反之，下降太过为陷。治疗气逆的传统方剂有小半夏汤、半夏生姜汤、二陈汤等。张锡纯先生喜用代赭石，对胃气上逆疗效较好。最常见的妊娠早期反应——恶阻，呕恶最严重。洪钧治此证，常用二陈、小半夏与八珍或十全大补合剂，经验中无不疗效如神。盖凡严重呕吐，必然严重影响进食水，患者必然迅速正夺，故必须在降逆的同时补益。但是，严重的幽门梗阻，不宜单用中药，而应该中西医结合治疗。至于肠梗阻引起的呕吐，中医要用承气汤类，一般还要结合西医手段。请看旧作《医学中西结合录》中的有关验案。

6. 关于气实

习惯上很少用"气实"，但不等于没有此证。比如朱丹溪说"气有余，便是火"（《格致余论》）就是承认气可以有余。不足是虚，有余自然是实。临床上是否有典型"气实"证呢？显然是有的。如躁狂性精神病，就是一派功能过于亢进之象，中医治疗常用峻攻的吐下法。西医治此证有电休克、胰岛素休克，也是峻攻法，中西医治此证的原理就是强力拟制机体功能，西医使用强镇静药，也是此理。只是，此类疗法，不是祛邪，故不是最好的疗法。还有，酒醉后躁狂样表现，就是气实证，治疗原则是尽快祛邪——解毒酒精。恶性精神刺激如大怒也可以呈现机能亢进，这时祛邪就是消除怒气。大惊恐，也必然出现高代谢率——即机能亢进，这时消除惊恐就是祛邪。热病极期，如高热、神昏、谵语、肢体躁动，也可以看作气实证。这时用黄连解毒汤、承气汤类或白虎汤类等，就是抑制产热代谢的同时消灭病原体而祛邪。

7. 关于气滞与气郁

除气虚外，气病当中，最常见的是情志刺激导致的气郁或气滞证，二者只是用语不同。有的作者，称无形者为郁，有形者为滞。此亦无不可，病机是一致的。治此证最常用的方剂有逍遥散、舒肝健胃丸、天台乌药散、槟榔四消丸、枳实导滞丸等。较重时，也可以用小承气，常用药物有厚朴、枳实、陈皮、乌药、川芎、香附等。严重时，可以加用巴豆等。

习惯上认为，气滞和气郁是较轻的实证。不过，七情致病，本质上属于内伤，所以气滞和气郁是虚实夹杂。施治不能单用攻法，除情志治疗（即心理治疗）外，主要用理气解郁法。

按西医理解，精神刺激引起的毛病，很少查出器质性异常，因而叫神经官能症，其病理变化应该以神经中枢、特别是大脑皮层功能紊乱为主。正因为问题出在中枢，神经官能症可以出现各种各样的不适，最常见的有心、胃肠、性功能神经官能症，也有呼吸、泌尿官能症，严重的癔病，症状更可以千奇百怪。

按中医理论，神经官能症——即情志病，可以表现为虚证，也可以表现为较轻的实证，即这里讲的气郁或气滞证。

既然中西医都承认情志过度或精神刺激，是气病的原因，病因治疗就是消除情志或精神病因，也就是"心病还须心药医"。不过，使人们心情舒畅，不是单靠医生就能完全达到目的。中西医都有心理治疗，西医已有专业人员，效果还是常常不能令人满意。这不是说不必重视心理治疗，而是因为多数心理问题不可能完全靠别人帮助调整。

有必要顺便指出：实际上，一切疾病都有精神因素起作用。比如，稍微严重的外伤，立刻就有恐惧等因素。时间略长病不好，就会引起忧虑。简单的阑尾炎，病人也有恐惧和顾虑，只是这些疾病的始动因素大多不是精神性的。目前，以精神因素始动的疾病太多了。比如所谓慢性胃炎，在我的经验中，因为精神因素导致者十有八九，纤维胃镜是看不到这种病因的。其他多数慢性病，也大体如此。所以，每一个医生都应该具备心理治疗知识，随时进行心理治疗。很多情况下，药物只是辅助措施，尽管病人不这样看。医生声誉的越高，心理治疗效果越好，即所谓名医效应。

心理因素消除之后，病是否立即就好呢？大多也不是。像外感病一样，一旦造成机能紊乱，病因消除之后，还要进行调理。这时药物治疗才最有效。心理因素不能消除，疗效只能是暂时的。很多情况下，只能随着时间流逝，恶性心理刺激渐渐淡化，病就慢慢好了。

8. 关于气厥

气厥也是实证，一般因暴怒引起。中医认为病机是气血并于上，与西医认识无大区别。气厥若属于西医所谓歇斯底里，中医常用针刺强刺激，就是攻法。治癔病歇斯底里，西医有诱导疗法，就是通过言语，使患者倾诉或大哭一场以消除恶性心态。若属于脑意外，其病机按中西医理论，都是典型的气血病，而且病初常见实证。出血之后，自然更有实邪，即死血。西医治疗脑意外，曾用过放血法，也是按实证治疗。现在已不用放血法，但对中医所谓闭证（即一种特殊的实证），使用脱水降颅压、降血压也是攻实之法。至于手术清除死血，按中医理解也是祛邪法。

可见，气病的实证在西医看多属于神经系统疾病。这很容易理解，因为中医所谓七情太过或情志病，西医的说法是恶性精神刺激或心理因素致病。中西医结合在这里并无困难。

9. 关于血瘀

血瘀就是血分的实证，故使用活血化瘀乃至破血药，其中最典型的如下瘀血汤、桃核承气汤等就是削弱机体的物质基础，泻下药治肥胖也是此理。

10. 关于气热

习惯上不直接用这两个字，但无疑有此证。如温病气分大热，就是气热。用白虎汤等治此证，也是抑制机体的产热机能。伤寒家用调胃承气汤，也是抑制产热机能。

11. 关于血热

即所谓热入血分，这时用凉血方药就是削弱产热的物质基础，常用方剂有清营汤和犀角地黄汤等。

以上讨论了 11 种情况。

那么，有没有"气寒"和"血寒"呢？

逻辑上显然是有的，只是所谓"气寒"已经包括在寒证当中。试想一切寒证，无不表现为机体功能低下，故无必要单列此证，至于"血寒"也大多是机体的物质基础不足。既然是寒证（必有凝滞），就要用温通法治疗。代表方剂有四逆汤类，常用药有附子、甘草、干姜、桂枝、桂皮、葱白、人参、当归、川芎等。

三、藏府层次上的气血辨证

藏府层次上的气血辩证，就是把整体气血概念推演到藏府，特别是五藏。

于是，凡藏府气虚指的就是功能不足，而藏府血虚就是它们的物质基础受到损害。

从逻辑上讲，一切藏府都会有气血的亢盛和不足。但临床上，它们出现的机会却不是均等的。藏府的功能亢进、即气实证远比虚证少见。

比如心藏：既有心气虚，也有心血虚。治疗心气虚自然要补心气，如安神补心丸，自然也可以用参芪等。至于心血虚，常用的方剂是养血安神丸。当然，人参、黄芪等也宜于治心气虚，当归、熟地等也宜于心血虚。

肺藏则常说肺气虚，却无肺血虚之说，这是因为，肺血虚与肺阴虚等价。

肾藏也是这样，常说的是肾气虚，习惯上不说肾血虚，但肾阴虚应该和肾血虚等价；肝藏则是另一种情况，常说肝阳上亢、肝气横逆，就是肝藏实证，治疗需要潜肝阳，柔肝气。肝藏也有肝气虚之说，指的就是肝脏机能低下。脾藏常说脾气虚，一般不说脾血虚。这是由于脾主运化，常见功能不足。当然，如果表现为多食、多饥，也要抑制脾的功能，一般使用苦寒药克伐脾阳。

按说中医应该有成套的五藏补泻方。

但有的方子容易引起混乱。

比如泻心汤，由方名看应该治心气和心血实证，实际上不是这样，此方不过是针对心下这个部位（主要是胃）的火热。

葶苈大枣泻肺汤针对则是，痰水壅实之咳喘胸满。

再如龙胆泻肝汤，也是泻肝胆之火，而不是克伐肝气或肝血。

只有补益方大体上名副其实。

如安神补心丸、养血安神丸分别针对心气和心血不足。

补肺阿胶汤——补肺阴为主。

人参健脾丸补脾，但须知，四君子、参苓白术乃至补中益气，也可以补脾。

补肾的方剂则比较多，如六味肾气、金匮肾气、八味肾气、桂附肾气、济生肾气都是常用的补肾方药。只是传统上，没有泻肾方剂——曾经有过，但因为名不副实，被淘汰了。

肝藏则没有补益方剂。

总之，传统中医在藏府补泻方面，没有做到逻辑严密。对此应该进一步研究。

四、关于络病的气血辨证

气血辨证也可以推演到经脉和络脉，特别是络脉病。

络病一般都是局部问题，其含义略同西医说的局部供血不足。

试看网上有如下论述。

络病是指邪入别络、孙络、浮络、血络等而发生的病变。由于络脉是营卫气血津液输布贯通的枢纽，且细小广泛，功能独特，所以，一旦邪客络脉则易使气血运行和津液输布失常，主要发生络脉瘀阻、络脉绌急和络虚不荣三种病理变化。叶天士所谓"久病入络"即为络脉瘀血，络脉绌急是因各种原因引起的络脉收引挛缩，络虚不荣则因络中气虚无力，血行迟滞而停瘀。

简言之，络病就是西医说的局部供血不足，如此说来，络病和气没有关系吗？

答案是否定的。可以说，凡络病必有局部气虚，全身或主要器官的气虚也是导致络病的主要原因之一。

或问：既然络病就是局部供血异常，则这里的血就是血液，不是没有必要把血理解为血肉了吗？

答：这时把血理解为血液也可以，但是，缺血的局部血肉必然出了严重问题，而且一般表现为局部血肉不足。

总之，络病发生在非要害部位不要紧，若发生在要害器官就是当代西医常说的心脑血管病，也就是当代危害人类健康的主要流行病。

可见，络病特别受到重视，与引进西医知识有关。

西医防治心脑血管病的主要措施有抗凝、溶栓、降压、降血脂、血管扩张药和局部血管支架等，在这方面可否发挥中医之长呢？我认为，治络病中西医结合从而发挥中医之长还是大有用武之地，为此附上两个有关验案如下：

案1　重症冠心病

村民某女，80岁时患典型心绞痛重症，曾两次住院确诊。因住院疗效不佳，均出院就诊于洪钧用十全大补汤加味（同时用西药控制血压）迅速缓解。此后两年内严重发作四五次，均用上方疗效满意。又半年后，突然严重发作濒危：剧烈胸痛，面色苍白，全身冷汗，呼吸困难，脉微细欲绝，危在顷刻。我已感到无望，遂令病家急煎红参 30 克频服，服汤后约 30 分钟诸证缓解。此后病家即遵嘱自购红参每日煎服 20 克左右，病情逐渐好转，渐至心绞痛不再发作。如此维持 4 年半（较轻时不是每天服红参），虽心绞痛消失，但全身情况日渐不佳。至 2018 年夏 86 岁时，因全身衰竭去世，4 年半中共服红参约 15 公斤。

洪钧按：由此案可知，人参对冠心病也疗效较好。当然，中西医结合尤其必要。此患者后来极可能有了心肌梗死（病家拒绝去医院检查确诊），也有心衰。我让她每天口服地高辛半片，患者只在最后半年多不能下床。

案 2　人参和我的冠心病

我的心绞痛最早出现在 40 多岁，而后逐渐加重，从每年发作几次，到 60 多岁最严重时，每天发作数十次。但是，由于多次心电检查阴性，我也没有心衰，就没有服用过相关西药，我也不很相信那些西药的效果。只是，自 50 多岁开始我经常嚼服红参片（每天 2、3 克到 10 克左右不等，有时用红参泡水代茶饮）并断续服用人参归脾丸。服用它们不是自觉地用来治冠心病，而是为了改善睡眠和精力。终于 66 岁时（2011 年）发生了心肌梗塞（症状及心电图表现典型），还同时有焦虑症。我的心肌梗塞不太严重，没有心衰，也没有严重的心律紊乱，焦虑症倒是比较痛苦。自病自医治疗了一个多月，焦虑症未能控制，终于按冠心综合征住了医院。医院给予常规服药之外，就是心导管治疗。第一次在某医院下支架失败，那里建议我做冠脉搭桥手术。家属把冠脉造影视频拿到北京某医院，那里的专家说，我的冠脉出现了较好的侧支循环。尽管如此，我还是做了冠脉（前降支第一穿隔支）支架。此后我的心脏功能一直不错，加之做了常规西医治疗，故病情缓解不全是支架的疗效。换言之，不放支架结果也可能差不多，住院期间我还是间断服用红参。出院后焦虑症不好，于是自己要求住进了某院神经科按焦虑症治疗。住院一个月焦虑症得到控制，于是出院静养半年多。当然，其间同时服用冠心病西药和抗焦虑药。可喜的是，两年后再查心电图正常。

怎样解释这一结果呢？我觉得人参至少起了部分作用。因为由案 1 可知，人参对冠心病有效，其中的详细机理有待研究。

洪钧按：由以上两案可知，中医虽然没有抗凝、溶栓、降血脂等西医疗法，更没有心导管治疗特别是冠脉支架术，但是大补气血特别是补气药人参还是对冠心病有可靠的疗效。

五、关于血液之血瘀

这里血的概念，有了变化，血即指血液之血。

和气滞一样，血瘀是血病的实证。不过，此证多伴随正夺，故临床上多见于虚实夹杂，但一般不能用扶正祛邪的治法解决，其大法是活血化瘀。近20年来，有关研究甚多，可以说，这是继明清两代气血辨证理论的又一次大发展。

关于此项研究的起源，姜春华先生有如下说明：

"日本汤本求真著《皇汉医学》一书，重点提到了活血化瘀在临床上的意义，被那时我国西医余云岫否定了，写了本《皇汉医学批判》，说人体根本不存在瘀血，哪里谈得上治瘀血的问题。当时由于医学水平的局限性，加上主观成见，轻率地否定了从未研究过的东西，也是可以理解的。

"20世纪70年代初，我建议我校领导开创活血化瘀研究，组织临床、基础、药理等有关专业人员进行了一系列从血瘀诊断、临床疗效到药物机理的研究工作，取得初步研究成果。

"在1981年，将有关资料编成《活血化瘀研究》一书出版，对活血化瘀研究的深入开展起到了一定的促进作用。近年来海内外都兴起了活血化瘀研究的热潮，涉及众多学科领域，提出不少新的学术论点，可谓百花齐放。"（活血化瘀研究新编·序言. 上海：上海科学技术出版社，1988）

可见，活血化瘀研究，在国外始于1920年左右的日本。在国内，则始于1970年左右的上海第一医学院。

目前已有不少专著，其中最重要的是：

姜春华等编《活血化瘀研究》，第一版，1981年，上海科学技术出版社。

姜春华等编《活血化瘀研究新编》，第一版，1988年，上海科学技术出版社。

徐永敏等编《活血化瘀临床应用及研究》，第一版，1981，陕西科学技术出版社。

陈可冀、张之南、梁子钧、徐理纳等编《血瘀证与活血化瘀研究》，第一版，1990，上海科学技术出版社。

可以说，有关血瘀证的中西医结合，已经基本上完成。

第十二讲 《伤寒论》六经新解

——人体的一种理论模型

洪钧按: "六经"是伤寒学的重要理论,却是近千年来学者们争论不已的问题。

按说,把六经理解为人体的一种理论模型,问题就应该解决了。但是,很多人的思想还是把理论看作对实在客体的描述。当"模型"不能直观地描述客体时,人们就会以自己了解的客体为依据,对模型发生争论。假如,还有关于同一客体的其他"模型",争论就会更大。所有重要的中医和中西医理论分歧,都可以归结为"模型"争论,也可以上升为"模式"争论。如果我们把"模型"与实在客体之间的一致程度作为判断"模型"正确与否的唯一标准,那么,就意味着要在"模型"或"模式"之间进行抉择,这样做的后果是很清楚的。假如承认与客体不完全符合的"模型"会各有长短,问题就不仅仅是单纯地进行抉择了。笔者以为,这至少是"结合"的一种含义。

旧作《伤寒论新解》(马堪温、赵洪钧,1996 年中国中医药出版社第 1 版)第二章第二节标题即为"六经新解",本讲的正文照用了旧作原文。

为了更好地说清这个问题,这里再做一点考证和补充说明。

《伤寒论》本身并无"六经"这个术语,不过,六经之说根子很深。

今《内经》中"六经"凡 12 见,含义全部指经脉。

谨按顺序引列举四条经文如下:

"六经为川,肠胃为海,九窍为水注之气。"(《素问·阴阳应象大论第五》)

"愿闻六经脉之厥状病能也。"(《素问·厥论第四十五》)

"经脉十二者，伏行分肉之间，深而不见；其常见者，足太阴过于外踝之上，无所隐故也。诸脉之浮而常见者，皆络脉也。六经络手阳明少阳之大络，起于五指间，上合肘中。"（《灵枢·经脉第十》）

"是故虚邪之中人也，始于皮肤，皮肤缓则腠理开，开则邪从毛发入，入则抵深，深则毛发立，毛发立则淅然，故皮肤痛。留而不去，则传舍于络脉，在络之时，痛于肌肉，其痛之时息，大经乃代。留而不去，传舍于经，在经之时，洒淅喜惊。留而不去，传舍于输，在输之时，六经不通四肢，则肢节痛，腰脊乃强。留而不去，传舍于伏冲之脉，在伏冲之时，体重身痛。留而不去，传舍于肠胃，在肠胃之时，贲响腹胀，多寒则肠鸣飧泄，食不化，多热则溏出糜。留而不去，传舍于肠胃之外，募原之间，留着于脉，稽留而不去，息而成积。或着孙脉，或着络脉，或着经脉，或着输脉，或着于伏冲之脉，或着于膂筋，或着于肠胃之膜原，上连于缓筋，邪气淫泆，不可胜论。"（《灵枢·百病始生第六十六》）

引《素问》的两条是为了证明"六经"所指确系经脉。

引《灵枢·经脉》中也有"六经"字样，是推测确应有过六经之说，而且曾经很流行，古人没有删去这些痕迹。

引《灵枢·百病始生》是为了说明确曾用六经解释外感——特别是中风。

所以，《灵枢·百病始生》这一大段文字，应该是相当早的外感病理。和《素问·热论》对看，显然这里很不严密。不过，中医关于热病基本思想，特别是伤寒表证的概念，已经有了。

但显然又不是按照自太阳至厥阴顺序讲的——实际上没有涉及一条具体经脉。其中说得最清楚的是"伏冲脉"。查看下文可知，"伏冲"就是西医所谓股动脉。

该篇说："邪气淫泆，不可胜论。"

《素问·风论》说："风者百病之长也，至其变化，乃为他病也，无常方。"

据此，早期论风致病的传变没有规律。

到《素问·热论》，推论出严密的规律。即严格自巨阳至厥阴每天一传变，可是，偏偏其中没有六经字样，十二经之说倒是有。于是，只能理解为伤寒一日手足巨阳同病，以此类推。据此，伤寒传足不传手之说，没有经典依据。

那么《伤寒论》的太阳至厥阴，是否完全没有经脉的意思呢？

显然不能这样说。除外序言，今《伤寒论》中共有 19 个"经"字。

经文第 143、144、145 条三次出现妇人"经水"之说，即今所谓"月经"，此三经字，与经脉基本无关。

其余 16 个经字，都是经脉之经。

如第 8 条说：太阳病，头痛至七日以上自愈者，以行其经尽故也。若欲作再经者，针足阳明，使经不传则愈。

这是今《伤寒论》第一次出现"经"的条文，而且一下子出现 3 个。经字的含义，也完全应该是经脉。

"过经"连写的见于第 103、105、123、217、384 等条。

此外还有"到经"（第 114 条）"到后经""至阴经"（第 384 条）等，总之，单就伤寒本论而言，除了指月经的三处外，"经"字全部是经脉之经。

然而，按经文第 8 条所说："若欲作再经者，针足阳明，使经不传则愈。"

照此办理不能防止传变，于是古人也认为仲景所谓太阳至厥阴，有经脉之名，无经脉之实。

于是，必须给"六经"（即三阴三阳）以合理的解释。

六经是什么？本来可以一言而决它是由一阴一阳推出的哲学定理。生命现象都可分三阴三阳，六经并非人体特有。人体之构造和生理病理过程自可分六经，若分十二经便非六经。仲景只讲六经，不讲十二经。六经之经非经脉之经。

一、三阴三阳不是指经脉或经络

三阴三阳最容易使人与经脉说相联系，加之《素问·热论》确实是按经脉说推演的伤寒病理，更使人认为三阴三阳应该是经脉。况且，《伤寒论》中有许多"经"字，甚至有"经脉"字样。不过，古今学者也认识到，仲景的三阴三阳——六经说与《内经》的经脉说之间有许多矛盾。

比如，经脉说虽然同样有太阳到厥阴六个名词，但经脉的主体为十二条，再加上冲、任、督、带等，共有二十多条，实在难与六经合拍。为弥合这一矛盾，学者们便说，伤寒传足不传手。何以传足不传手？因为足经长，手经短，这种理解之不可靠一望而知。

这样说并不完全否认六经与经脉有关，今《伤寒论》经文中仍未完全清除经脉说，简述如下。

1. 第160条中有"经脉动惕"之说。《伤寒论》中，经脉二字连写的仅此一处。经脉何以会动惕？怎样动惕？讲不通，故这里的"经"字很可能是"筋"字（动惕实指应为局部肌肉抖动，略同瞤动和筋惕——见第38、82条）。其余脉字无例外地指脉象之脉，可切之脉。只有第86条"额上陷脉急紧"似乎是静脉。

2. 今经文中有针刺治法，理应遵经脉说，有关条文号为第8、16、24、29、108、109、117、118、119、142、143、153、171、216、221、231、267、340等共18条，其中第16、29、117、118、119、153、221、267共8条系指明烧针的不良作用。仲景不赞成烧针，也不以经脉说解释烧针的原理。第108、109、142、143、221计5条只讲刺期门，因其疗效不可靠，古人已淘汰之。第8条在理论和实践上均不可通。第340条讲病位时涉及膀胱、关元，只有第24条至今尚偶或用之。总之，针刺法完全可以而且应该从《伤寒论》中清除。或曰不然，试看古今伤寒学者，极少报道针刺治疗验案，可知针刺治伤寒效不佳。经脉学说不能应用于伤寒体系，并非仅为理论需要。

3. 今经文中有灸法，见第115、116、292、325、343、349、362共7条。其中第292条明言"灸少阴七壮"，第343条明言"灸厥阴"。伤寒病在阳，不用灸法，如第115、116条所示。在阴而且属虚寒者可灸，古今均有验案。所以，如何把有关条文纳入伤寒体系，尚有待解决。

前人一见三阴三阳便联想到经脉，是由于人们只知道经脉曾与三阴三阳相联系，以为只有经脉可分三阴三阳，而不知道三阴三阳作为公理可以规范一切生命现象。六经（即三阴三阳）不是经脉说的专用术语，更不是其附属物，而是比经脉更高级、更有普遍意义的概念。

其实，《内经》中已有关于三阴三阳的朴素说明。

《素问·阴阳离合论》说："今三阴三阳，不应阴阳，其故何也？岐伯对曰：阴阳者，数之可十，推之可百，数之可千，推之可万，万之大不可胜数，然其要一也。"

"帝曰：愿闻阴阳之三也何谓？岐伯曰：气有多少，异用也。"（《素问·至真要大论》）

"帝曰：何谓气有多少，形有盛衰？鬼臾区曰：阴阳之气各有多少，

故曰三阴三阳也。"（《素问·天元纪大论》）

现在的问题是，人们对十二经络中的三阴三阳术语印象很深，看见"经"字就联想到经络，无法理解仲景用三阴三阳说规范的人体生理病理与十二经脉生理之间发生了矛盾。

二、三阴三阳与藏府学说基本无关

经脉说与藏府说不可截然分开，但藏府说相对独立。持三阴三阳即经脉说者，认为伤寒病可在"经"，也可在"府"，有所谓"经证""府证"之说，然而只限于太阳、阳明病有此分界。至于藏证，仅厥阴篇一见藏厥。可见，经证、府证之说，只是随手拈来。

五藏是否可感风寒呢？请读《金匮要略·五藏风寒积聚》篇。诸藏病分中风、中寒、着三种，但脾无中寒；肾无中风，亦无中寒；心、脾、肺又无着。其中又涉及三焦、大肠、小肠，均极粗略。总之，仲景时代，曾有人欲以藏府为本建立外感学说体系，而终于失败。现有条文多不实用，今《伤寒论》体系与藏府学说基本无关。

遍查经文可知，《伤寒论》提到的人体构造基本上不涉及五藏六府意义上的藏府，其中常见的名词有头、面、颈项、额、胸、胁、腹、脐、膈、四肢、手足、皮肤、骨髓、眼、耳、鼻、舌、咽喉、心下、少腹等。除用以判定三阴三阳外，仲景并不考虑各器官的特殊功用。仲景常提到的藏府是"胃"，这个胃的功用近似藏府学说中脾、胃、大小肠功用之总和。《伤寒论》其他提及藏府的条文如下。

1. 第54、277、338条见泛指的"藏"字。

2. 第108、109条提及肝、肺、脾，用以说明"纵""横"两种病，这些概念均非伤寒所必须。

3. 第106、293、340条提到膀胱。

4. 第157条方解中提到"泻肝"。

5. 第124、159、282条提到中焦、下焦。

6. 第143、144、145条提到血室。

7. 第179、247条提到脾约。

8. 第230、243条提到上中二焦。

9. 第128、129、130、167条提到藏结。

10. 第386条提到"肾气"。

11. 第97条出现"藏府"。

以上各条涉及 5 种特定的病，即纵、横、脾约、藏结和热入血室，它们均属用藏府说建立热病体系的遗迹，应该而且可以从今伤寒体系中剔除。

试看经文中完全不见心包、胆、大小肠的字样，便知仲景实无须藏府说推演伤寒。经文中"心"字甚多见，但无一条暗含藏神主血脉者。最多见的是为指明正上腹——心下这个部位，其次是用以描述"心悸"或"心动悸"这一症状——轻者属患者自觉，重者可以观察到。

五藏六府意义上的藏府说与仲景所指三阴三阳基本无关，说明如上。即仲景论伤寒不需藏府说。相反，《伤寒论》却突出了不属于五藏六府的"膈"，因为它与六经关系密切。今经文中提及膈字的有第 122、134、141、221、324、338 条，第 122 条且有膈气虚之说。膈与胃相邻，但膈在六经学说中的地位远超过胃。膈是人体上下表里的分界，本身又分为少阳、厥阴两经。病在阳，但见胸胁胀满便属少阳即膈之外上受邪；病在阴，但见心中疼热、气上撞心、厥而时烦、四肢厥逆，便属厥阴——即膈之内下受邪。拙见以膈之外上为少阳，膈之内下为厥阴，不仅使六经全部落实于人体，而且使以往很难说清的少阳和厥阴病（尤其后者）含义大明。

三、三阴三阳病不是症候群或综合征

按仲景原意，六经病是病，不是证，更不是症候群或综合征。比如，太阳病就是指人体太阳部位受寒，引起太阳功能紊乱。生理上的三阴三阳，在形态上将人体分为六个不同而又相关的部分，这些部分的气血盛衰有六种状态，各有其特殊功用，它们受邪后自然各有特殊病理表现。总之，自中医说来，六经病是典型的病的概念而非症候群，西医所谓症候群或综合征，乃意指一种原因尚不明了的疾病。如席汉综合征后来被证明是垂体功能低下，梅尼埃征后来被证明是耳前庭半规管受损。伤寒既已知道病因，又已知三阴三阳病位，不存在症候群或综合征问题。

如果说，症候群意指六经病各有一组相对固定的症候，称作症候群为强调症候间的关系，那么这与中西医关于病甚至中医证的概念仍无本质区别。西医诊断某病，同样要靠一组症候。所以，症候群说不是使六经（纲领）概念更清楚，而是使之更模糊，综合征则相去更远。

可能有人会反驳，说中医重整体观念，为什么太阳病只出现太阳部位的症状呢？这不是曲解中医吗？笔者在上文中已说明，这是仲景将阴阳辩证逻辑的无穷多值固定为六值的一种成功的尝试。若只将阴阳做二值处

理，疾病便只有五种状态，无法进一步研究。若笼统地讲阴阳无穷多值，则更加无处下手分析，况且，六经病纲领经得起临床验证。

持症候群看法者，完全忽视了六经病与人体部位的关系。以六经纲领而言，阳明病胃家实、少阳病胸胁胀满、太阳病头项疼、太阴病腹疼下利、厥阴病心中疼热及气上冲心，等等，均明确了病位。即便发热这一全身症状（从西医看），在仲景看来，也因病位不同而各有特点。如太阳之发热恶寒、少阳之寒热往来、阳明之发热恶热不恶寒等均非单靠症候群（脱离六经生理）所能解释。至于脉象见浮属表，沉属里，微细属少阴病等，均从六经部位的生理和病理推出。

症候群说之不可通，还由于它仅有证的概念（假如有的话），而无病的概念，因而无法进一步辨证。比如，以六经为纲，太阳病之下可统率表实与表虚，表实证又分麻黄汤证、葛根汤证及青龙汤证等。若统以症候群视之，诸证均属平行概念，伤寒病就失去了统系。

六经病与症候群含义不同还由于它为判断伤寒传变提供了依据，比如，太阳病误下，见心下痞即传至阳明、见胸胁胀满即传至少阳、见腹疼下利即传至太阴，随之便有相应的治法。若统视作症候群，便无法掌握这些规律。即便将113方所主症候群都记熟，还是没有掌握伤寒理论体系。

总之，仲景之前有人以三阴三阳（六经）规范经脉，又因经脉内联藏府，故藏府也分三阴三阳，但均与仲景分人体为三阴三阳六部分出入较大。无论以经脉说视六经、以藏府说视六经，还是以症候群说视六经，均将失去伤寒辨证的客观标准，无法理出头绪。

补充说明：以上是旧作的原文，只有个别文字改动。

由于原文是《伤寒论新解》的一节，六经是什么已经在此前明确，故上文着重说六经不是什么，于是必须把六经是什么的拙见说清。

旧作是通过两个定理限定三阴三阳的：

定理7：（三阴三阳定理）头项、胸背、四肢、骨节，人之太阳也；胸胁、膈之外上、两耳，人之少阳也；面口、胃，人之阳明也；腹为太阴，血脉、咽喉为少阴，膈之内下、手足四末为厥阴。

定理8：（三阴三阳气血多少定理）人之常数，太阳多血少气，阳明多血多气，少阳少血多气，太阴多气少血，少阴少气多血，厥阴少气少血。

以上见旧作的第61—62页。

笔者以为，只有这样限定人之三阴三阳，所谓六经病纲领才能有根据。

比如，太阳病头项痛、少阳病胸胁胀满、太阴病腹满时痛、厥阴病四肢厥逆等，必须预先有定理7对人体三阴三阳部位的上述限定。

定理8是对三阴三阳气血状态的限定。仲景论病理，主要依据三阴三阳的气血状态。有了这两个定理限定，太阳病脉浮，少阴病脉微细，阳明病多见实热，厥阴病可见脉厥才能有比较满意的解释。

详细拙见，请参看旧作《伤寒论新解》第一章第三节。

关于六经的不同见解，读者在《中医诊断学》甚至《中医基础学》中就可以找到，这里不再介绍。

近代中医的有关见解，拙作《近代中西医论争史》中有概略交代，此处从略。

1949年后的有关争论有《近三十年六经研究综述》一文（作者王琦、陈庚，载山东中医学院学报1983年第7期），有兴趣者，可以参看。

第十三讲　杂病与负概念

——伤寒杂病新解

洪钧按：目前杂病已经不是重要概念。但是，由于《金匮要略》仍然是中医学院的标准教材，而且至今《金匮》学家等仍说不清到底什么是杂病，故不得不做些探讨。本讲原是旧作《伤寒论新解》的一节，以下全文引出。

为了帮助读者进一步弄清伤寒和杂病的概念，特别是为什么说杂病是负概念，本讲最后又做了尽量通俗的补充说明。

伤寒与杂病均见于《内经》，杂病且是《灵枢》中的一篇。但是，将伤寒的概念限定，把非伤寒称作杂病，始自北宋政府组织校正并颁行《伤寒论》和《金匮要略》，这样就决定了杂病的外延不可能明确。

一、伤寒概念演变

伤寒的概念有过几次较大的变化。《内经》说："今夫热病者，皆伤寒之类也。"什么是热病？"人之伤于寒也，则为病热。"以上均见《素问·热论》篇。这两句话，不是循环定义。换成不易误解的现代语言，上述概念的定义即是："热病是人体受寒发生的，以发热为主要症状的疾病。"热病是病名，寒是病因，热病的主要症状是发热，这一概念的内涵与外延都明确。中医最早关于热病的概念是狭义热病概念，即认为伤寒后只见发热或热证，不见发热恶寒的寒证或热证，更不见无发热的寒证。后来将因为果，伤寒变成病名，而且居于热病之上，这应该是仲景关于伤寒的概念。若用现代语言定义仲景所谓伤寒，应该是：伤寒是人体受寒发生的，以寒热为主要症状，既有热证又有寒证的疾病。

读者须注意，笔者用现代语言定义伤寒时，将其主要症状限定为"寒热"，而不仅为发热。伤寒不仅有热证，而且有寒证，这样便将伤寒的外延扩大。伤寒不仅见发热或发热恶寒，还有的见无热恶寒。仲景取伤寒而不取热病名书，用意在此。温、暑等热病不在《伤寒论》中讨论，是合乎逻辑的。但是，仲景之后，伤寒概念被进一步扩大，伤寒的病因不再限于寒。

《难经》说："伤寒有五，有中风，有伤寒，有湿温，有热病，有温病。"这个广义伤寒概念，受《素问》"冬伤于寒，春必病温"以及"风论""疟论"的影响，但《内经》无湿温之说。《难经》提出这一概念应从《素问·生气通天论》"因于湿，首如裹，湿热不攘"一句中来。这一广义伤寒概念，在认识热病方面有进步意义。因为湿、暑致病同样可发热，而且常比伤于寒即病者还要严重，但对伤寒概念的精确不利。

伤寒的病因到底是什么？《难经》中比较明确的是风、寒、湿三因。但是，热病、温病的病因却未说清楚，而且其中没有暑病。后来，《伤寒例》重提《内经》伏邪说，称冬伤于寒，中而即病者，名曰伤寒，不即病者，至春变为温病，至夏变为暑病。然而暑病后来又发生歧义，中医对暑病的认识始终不清楚，至少从未明确如西医那样关于中暑的概念。温病在仲景那里是否属于伤寒，不很明确。《伤寒例》的说法，是一种理论解释，但它肯定温病属于伤寒。

自两晋至两宋初，广义伤寒的外延继续扩大。《肘后方》把时行、温疫也归入伤寒。《诸病源候论》将伤寒与时气、热病、温病并列，热病的病因与温病重复。其间的总趋势是广义伤寒外延渐广，而狭义热病已不可分出。《千金》《外台》，均略同此说。

宋人朱肱著《活人书》，将伤寒之外延扩大至十六种病，但不包括中暑及瘴疟。

金元时代，河间学派以六气分外感病为六类或六门，说六气皆从火化，不承认伤寒有阴寒之证，无论狭义或广义伤寒均以火热概之。简言之，外感均属热证，伤寒自然是热病，故伤寒、热病混称由来已久。

明清时代，温病学说形成，除中风、伤寒外，原广义伤寒中的其他病种均归入温病。于是，外感热病分两类，伤寒与温病相对，温病概念明确，伤寒反而比较模糊。

近数十年来，论温病强调其传染性，温病一变而成为有传染性的外感病，无传染性者便是伤寒，因而伤寒的概念实际上又发生变化。

那么，仲景所谓伤寒，其实际所指是否包括后世——直至今日所谓温病呢？显然，仲景所指的伤寒既有热证，也有寒证，而且有明显的传染性，否则不会大批死人，故应该包括温病。不过，我们仍无法说明为什么仲景没有明言温病的治法。

二、杂病与负概念

伤寒概念之演变，受多种因素影响。从逻辑角度看，伤寒与杂病之分，温病与伤寒之分，均因使用概念划分的二分法所致。伤寒与温病均曾作为正概念，其外延相对明确。杂病一直是负概念，非伤寒、非温病就是杂病。

我们是否可以试将杂病改作为正概念呢？

单看宋以后杂病概念的来路，我们无法给它一个正概念，因为《金匮要略》论杂病的成说至今不废，所以，我们不必也不可能从正面讨论其概念。

或许有人认为，陈无择的三因说给正面限定杂病概念提供了可能，实则不然。陈氏之说确是一大进步，尽管其病因分类仍属自然哲学性的。其说将疾病分作两大类外感和内伤（不内外因仍不出外因），它们既不相容，又各自外延清楚。伤寒与杂病则不然，它们虽不相容，却只有前者外延清楚，所以，内伤外感之分和伤寒杂病之分是两回事。

中医分病概念不清，还与其病因理论过略有关。如风寒暑湿既可使人患伤寒，也可使人患杂病。这样一来，伤寒与杂病竟然无法从病因上区别，无怪吴又可把能够传经看作伤寒的特点。看来，中医不吸取西医的病因学说，就永远不可能正面说清杂病。

很多学者至今不明白，伤寒杂病之分所涉及的病因学问题和逻辑问题，他们想从正面限定杂病。如有人说，杂病是慢性病，那么，伤寒杂病之别主要是急慢之分了。读者试看《金匮要略》中的霍乱（今编入伤寒）、痉、湿、暍、中风（脑卒中）、疟病、奔豚、胸痹等均属急性病，而且有急于伤寒者，故其书大半论急性病，即卒病。

今教材说，杂病主要包括内科慢性病或内科杂病，似乎杂病有内、外、妇、儿之分。中医有内科之说，始自明代，教材的说法恐怕受西医影响，此且毋论。若杂病是内科病，《金匮》中的妇人、小儿、口齿病当如何解释？况且，有内科杂病便应有外科杂病，实际上没有外科杂病之说，因为没有外科伤寒或外科温病（妇人和小儿杂病可通，因为有妇人或小儿伤寒）。

还有人将杂病略同于内伤，有内伤杂病的含混说法，其实，也有外感杂病。

总之，关于杂病有各种错误理解。其中，一些学者将杂病略同于慢性病更是不应有的逻辑混乱。伤寒显然均属急性病，慢性病均应归入杂病，但不等于杂病都是慢性病，此种逻辑混乱还与一件难以确考的医史疑案有关。

三、关于杂卒疑案

仲景书曾经——今天也有时叫《伤寒卒病论》。什么是卒病呢？今本《金匮要略》中，卒病与痼疾相对，即急性病。谨引经文如下：

"夫病痼疾，加以卒病，当先治其卒病，后乃治其痼疾也。"

那么，仲景书名中的卒病是指伤寒呢？还是指其他急性病？此事难以确考。

宋代校书专家，径直认为"卒"字乃"杂"字之讹。仲景书原叫《伤寒杂病论》，是抄书者图省事，将杂字的繁写省笔，写成卒字。不信请看今《伤寒论》仲景自序中明明写着"为《伤寒杂病论》合十六卷"。于是，随着校书颁行，《伤寒论》＋《金匮要略》＝《伤寒杂病论》成为定谳。《伤寒论》论伤寒，《金匮要略》论杂病，自无疑义。

宋代校书专家的这种认识，不见于他们的校正说明，大约他们认为这是不言而喻的问题。当时的认识分歧，只在郭雍所著《伤寒补亡论》中稍有记载。

总之，按宋代校书专家的逻辑，杂病等于非伤寒，即伤寒之外的一切疾病。

那么，关于杂病是否再无可说了呢？换言之，字讹说是否完全无可争议？不是。

我们先从"杂"字的含义说起，在仲景时代，该字便有以下三义。

1. 颜色不纯。这是杂字的本义，见《说文解字》。《淮南子·说山训》："貂裘而杂，不若狐裘而粹。"引申为驳杂、不纯粹。

2. 混合、掺杂。《国语·郑语》："以土与金木水火杂，以成百物。"

3. 都、共同。《愚公移山》（见《列子·汤问》）中有："杂然相许。"

第1、3两义又引申为各种各样、多种多样，第1、2两义又引申为零乱、非正统、非主要、不入流、其他等义，显然，杂病之杂，在《内经》中表示不入流之义。刘勰著《文心雕龙》中有"杂文"一篇，便与《灵枢》有"杂病"属同一逻辑。这两个杂字取义相同。为文非经、非史、非子，不属于诗词歌赋，无以名之，称为杂文。为病非风、非寒、非温、非热，不属于疟痹痿厥，无以名之，称为杂病，这便是《灵枢》"杂病"专篇之取义。

然而，今本《金匮要略》远非仅载不入流的病，其中疟、风、痹、痿等，在《内经》中远较伤寒论述多而成熟。故可断言，《金匮要略》所论之病大多纯而不杂。

杂病外延大扩张的现象如何解释呢？这里不避考证之嫌，简介一下六朝隋唐大量出现杂医书的情况。

医书而冠以杂字，至隋代达到高峰。《隋书·经籍志》所载之医经中有《杂针经》，本草中有《杂本草》；医方中，书名带杂字的有近二十种，如《杂药方》《杂散方》《体疗杂病疾源》《疗脚弱杂方》《杂戎狄方》《疗百病杂丸方》《梁武帝所服杂药方》等。胎产书中有《杂产书》等，养生书中有《杂仙饵方》《杂酒食要法》等，神仙书中有《杂神仙黄白法》，等等。

唐代杂医书仍大体如上。这些书名中的杂字，大多仍取义各种各样、多种多样，与"诸""众"之义区别极小，少数取义不入流、零散。我们虽不敢肯定其中有主要论伤寒、热病者，但讨论范围无疑已等于或超过今本《金匮要略》。再看《宋史·艺文志》，医书类大增，几乎一本带杂字的也找不到，这只能说是仲景一杂百杂皆归之故。

所以，笔者以为，翰林学士王洙所见的那些蠹简，至少不全是仲景当年所论杂病方，而更可能是六朝隋唐各种"杂医书"，《金匮要略》是对这些杂医书的整理和校正。宋代之后，几乎再未出现新的杂医书，与宋政府校医书，杂病不再出《金匮要略》的范围大有关系。

杂病演变过程，在逻辑上有进步意义，不过，明显带有重伤寒、轻杂病的倾向，可知当时伤寒对人类健康威胁之大。

以上花了较大篇幅讲杂病，仲景所说的伤寒概念的外延如何呢？按今本《伤寒论》分析，其外延即中风与伤寒。经文中仅第 6 条提到温病，却无治法。痉、湿、暍等自唐代即不在六经各篇，仲景亦可能不视为伤寒。经过逻辑处理，本书将风统一于寒，伤寒不包括风、湿、暑等外因所致热病。

洪钧按：关于杂卒疑案，有兴趣者请参看《赵洪钧医论医话选》中的"杂卒考"一文。

四、伤寒与温病

怎样理解仲景时代伤寒为害如此严重呢？显然，那时某些伤寒有明显传染性。所以，后世将伤寒外延逐渐扩大（即分出了一些病种）是认识上的必然过程。这种认识过程到一定程度，就要再用二分法。吴有性首先把某些急性传染病——温疫，自伤寒分出，后人又将仲景所说的温病分出，强调温病初起即以热证为主且多易传染，于是狭义伤寒只剩下风寒。

读者至此必然质疑，问仲景以风寒为病因建立的体系，能否治疗当时已存在的温病？仲景是否讨论过温病治法，今已不可确考。不过，仲景关于伤寒的辨证论治体系，大部可用于治温病。要而言之，寒温理法之别有二：第一是初起治法不同，即伤寒解表以辛温，温病解表以辛凉。第二是伤寒治法重在扶正，温病治法重在攻邪。实际上，温病一旦不在表或由卫转气，便可照用伤寒里热、里实治法。温病下不厌早，可急下、数下，以及数日之法一日用之等说，在仲景法亦均可解。总之，伤寒六经辨证体系，为中医外感学说，提出一种理论模式。后人创立的其他外感辨证体系，虽各有成就，若拿它们和六经体系对比，便很容易发现，它们都远不能容下六经体系。反之，六经体系能包含其他体系的主要内容。

伤寒、温病、杂病之分，还涉及疮疡等外科病的归属问题。疮疡既可由外因引起，也可由内因发生，当代西医也不认为其病因全属致病菌。有时，人体抵抗力低下是主因。看来，杂病的判断与病因无关。换言之，三因皆可致杂病，广义的伤寒——伤寒加温病，仍不能穷尽外感。于是，宋人整理《金匮要略》，把疮疡痈肿、妇人病、小儿病、口齿病、自缢、中毒等都归入杂病，温病学成熟后（以吴有性提出"戾气说"为标志）多数疮疡归入温病。至于中医专科出现后，杂病愈分愈细，这是学术发展的必然，但杂病作为负概念仍有理论意义。

在古代，无论中外，热病均是人类健康面临的第一大敌。所以，中医学术进步一直以热病——即广义伤寒学为主干，其他方面的进步无不得益于伤寒学。曾经包治百病的针法渐渐衰落，成为一科，即与药物相辅的一种疗法。

五、小结

1. 伤寒有广义与狭义之分。广义伤寒包括狭义伤寒与狭义温病，病因涉及六淫。狭义伤寒即仲景所论中风与中寒，病因只有风寒。伤寒与温病可统称热病，但狭义热病不属于狭义伤寒，热病在河间学派那里曾等同于广义伤寒。伤寒无论广义与狭义均属正概念，风应统于寒，伤寒就是寒冷刺激引起的以寒热为主要症状的疾病。至于仲景所谓伤寒是否真的都是寒冷所致，是实验才能解决的问题—现在已证实其中有病原微生物的作用。对《伤寒论》进行逻辑处理，只能说伤寒的病因是寒邪。关于温病的病因，虽有吴有性划时代的"戾气说"，也只是假说，当代西医已经基本上完成了有关病因的实验证实。

2. 杂病最初指不重要、不入流的疾病，晋唐时期渐变为多种疾病的意思，宋代官方校正医书后，杂病一变为与伤寒相对的各种疾病，即非伤寒的意思。从此，杂病成为负概念，沿用至今。

附：关于伤寒、杂病概念的通俗补充说明

先说一下中医学中为什么会出现"伤寒""杂病"这样很难说清的概念。

最简明或省事的说法是：仲景原书就叫《伤寒杂病论》，它由两部分组成。一部分论伤寒，另一部分论杂病。宋人林亿等奉诏校正此书时，把它们分开了，即把论伤寒的部分改名为《伤寒论》，把论杂病的部分改名《金匮要略》，于是伤寒就是《伤寒论》中讨论的病，其他疾病都是《金匮要略》讨论的。即如本讲正文所说："随着校书颁行，《伤寒论》＋《金匮要略》＝《伤寒杂病论》成为定谳。《伤寒论》论伤寒，《金匮要略》论杂病，自无疑义。"

按今本《伤寒论》所示，伤寒就是人体感冒风寒即得之病，杂病是《伤寒论》所论之外的一切疾病，即非伤寒的意思。于是，杂病是负概念。

总之，伤寒、杂病之分，主要是赵宋政府校订、颁行《伤寒论》和《金匮要略》时，校书专家认识到《伤寒论》的重要性——仲景被称为医圣从此流行。他们看到，祖述大圣人之意的《伤寒论》的理论和实践价值，都高于《金匮》而且比较完整，就把"非伤寒"都归入了《金匮要略》——我们看到的此书确实比较零散。

"杂病"虽然是《灵枢》的篇名，很长时期内却没有受到重视。晋唐医家，积累了大量的经验知识。比如，孙思邈所作《千金方》和《千金翼方》，涉及的病种、方药，比仲景书多得多，他却没有杂病之说。

自赵宋开始，《伤寒论》和《金匮要略》被看作临床经典，至今没有人提出异议。于是，杂病的概念，不能按《内经》理解，只能说《金匮》讨论的是杂病。

不过，这样说，也有不尽然的地方。

首先，说仲景原书就是现在看到的或宋代颁行的《伤寒论》和《金匮要略》，没有充分的文献依据。《唐书》中载有《张仲景辨伤寒》，却没有《张仲景论杂病》或《金匮要略》。《伤寒论》采入了某些后世方剂，倒是有充分的文献依据——宋臣大都注明了。《金匮要略》不但来路蹊跷，其中编入的仲景之后的内容更多。

其次，今本《金匮要略》中有痉湿暍篇。痉湿暍都有太阳病，原来应该在《伤寒论》中，只是相对而言它们不如"风寒"伤人常见而且严重，就归入杂病。

不但如此，今《伤寒论》中的"霍乱篇"，本来应该独立出去，但此病那时相当常见而且死人很多，就收入了《伤寒论》（洪钧按：有的《伤寒论》版本不包括霍乱）。

关于《金匮要略》的来路，本讲正文有粗略的考证，不再讲。

自《内经》至今的伤寒概念演变也基本上说清楚了，不再重复。

然而，为什么宋代之后确实重伤寒，轻杂病，而且一直延续到近代，倒有必要说一下。

主要原因是，"伤寒"在古代是威胁人类生命最厉害一类疾病，古人不得不重视它，强调它，于是，强调到与其他一切疾病并列的程度。

为此举两个例子，说明人们常常需要这样认识事物。

比如，警察追着抓小偷，小偷却跑到人群里了。怎样抓住呢？这时，警察不大重视其他人。他扫描人群时，集中精神找那个与小偷穿着、身材和五官最接近的人。对其他人，警察只是一扫而过，因为他们都是"非小偷"。

再如，开着汽车去超市，采购完出来时，那里停了一大片后来的车子。为了找你的车，你的扫描就和警察抓小偷差不多，你对"非我的车"是不大重视的。

更好的例子是2003年"非典"流行时的做法，那时，很多医院对发热患者设特别门诊。尽管"发热者"不一定是——实则大多不是"非典"，医院和医生却重点盯住有发热症状的人，因为，"不发热者"基本上可以断定是"非非典"了。

最后，说一下负概念。

概念可以有正负。

概念用词和词组表达，是词和词组的思想内容。正概念就是词和词组本身，负概念则加上"非"字，如人和非人、人道和非人道、逻辑和非逻辑、学术和非学术、科学和非科学，等等。

负概念也是很有用的，日常生活中就常常这样表达。比如，出庭作证，证人说：他不是凶手——他是非凶手，就有决定性的采信价值。

但是，下定义不能使用负概念。因为定义是揭示概念内涵的逻辑方法，即指出概念所反映的对象的本质属性，必然要求正面限定有关概念，这时使用负概念几乎无助于认识事物。比如定义"人"，若说：人不是植物——人是非植物。对人的本质的认识意义就很小，因为"植物"之外的一切事物都可能是人。若说：人不是神（人是非神）——文章中常见这样说，那么神之外的任何东西都可能是人。于是，还是不明白人是什么。

负概念对医生和病人常常也是很重要的。比如，医生告诉病人：你的病肯定不是癌瘤——你的病是非癌瘤。对不少病人来说，就非常有意义——尽管医生完全没有做出诊断。

杂病作为负概念，其意义或价值虽然不像上面这个例子如此明显，却也有积极意义。伤寒固然重要，但医学不是只为了认识伤寒。伤寒之外的病，也有必要逐步认识——实际上那时已经认识很多了。凡是能独立的病，都不仅仅泛称杂病而已，故《金匮要略》中，有许多病。

大概需要再次强调，伤寒与杂病之分不是根据病因来的。伤寒固然都是外感病，却不等于杂病当中没有外感病。由于临床表现很典型，古人认识最清楚的外感病是疟疾、痢疾等，它们都归入了杂病。其实，严格按照中医理论理解，疟、痢也属于广义的伤寒，只是，全部内伤病都属于杂病，是可以肯定的。

至于急性、慢性之说，也和伤寒、杂病没有对应关系。

八纲辨证中的表里，也是一方（表）为正概念，另一方（里）为负概念。情况和伤寒、杂病差不多，即为了强调表证，故中医治外感一定要重视表证。

第十四讲　整体观念和局部观念

——整体特色说的误导和科学方法论

"特色"一词是近 20 年来最有时代气息的用语。此前，更常用"特点"一词，二者没有多大区别。特色或特点是对同类事物进行比较之后的发现，一般是褒义的评价。中医特色必然是相对于西医而言，只能是西医比较系统的传入中国之后才能有的认识。

须知，关于中医特色的认识，也是变化的，整体观念特色说是很晚才出现的。

一、中医特色说的演变

近半个世纪以来，凡是入过中医之门的人，都知道中医有两大特色，叫作"整体观念""辨证论治"。但须知，半个世纪之前，关于中医特色的说法，不是这样，而且不断演变。换言之，并非中西医接触之初，中医就发现了自己的"整体观念"和"辨证论治"特色。

"辨证论治"是中医的特色是没有疑问的，这一点甚至在中西医比较之前，就能够发现，至少在中医文献中，有许多确切无疑的表述。

至于"整体观念"之说，则是 1949 年后才在中医界取得的共识。此前，对中医特色或中西医长短异同的认识，不断变化。

最早进行中西医比较的，正是最早把西医解剖生理学等知识介绍给中国的人，即《全体新论》的作者合信。他的主要看法有两点：一是中医对医生的资格限制太不严，二是中医太不了解解剖。显然，这是站在西医方面的看法，是 1850 年左右的见解。

此后，早期汇通医家，还有别的看法。

19 世纪末，学者对中西医的评价是"中医失于虚，西医泥于实"，中医长于内科，西医长于外科，此说见于郑观应著《盛世危言·卷十四·医道》。

这在当时是确当之论，故不是郑观应一个人这样看。郑氏及其《盛世危言》都很有名，毛泽东少年时期就很喜欢这本书，他的医学思想必然受过郑氏的影响。

到 20 世纪初，这种评价又升华为"西医长于形迹，中医长于气化"。

最先提出这种看法的代表人物，是早期汇通医家唐容川，他在问答体著作《本草问答》中写道："问曰：神农尝药，以天地五运六气配人身五藏六府，审别性味，以治百病，可谓精且详矣。乃近出西洋医法全凭割视，谓中国古人未见藏府，托空配药不足为凭，然软否软？答曰：不然。西人初创医法，故必剖割方知藏府。中国古圣定出五藏六府……而实有其物，非亲见藏府者不能。安得谓古之圣人未曾亲见藏府耶！《灵枢经》云：五藏六府可剖而视之。据此经文，则知古圣已剖视过也。且西洋剖视，只知层析而不知经脉，只知形迹而不知气化，与中国近医互有优劣，若与古圣《内经》《本经》较之，远不及矣。"

看来，唐氏不认为古代中医没有解剖学，反之，他认为，中医早已超越解剖阶段，进入气化阶段，远胜于西医。

到 20 世纪 30 年代初，有两个湖南人正面批判西医重视局部的机械论倾向。

一位是湖南长沙人吴汉仙，他严厉批评细胞病理学，说：

"细胞之学，创自德医，气化之学，始于灵素。……凡人体中一发一爪，非有局部独立机能，必神经与器质互相联络，而始能为人体一小部分机能。然不顾局部病之出于全体的关系，则本末不明。局部治疗之弊，尚可言乎！……可知气化其本也，细胞其末也。拘执局部之病形，不顾全身之病变，其结果必至杀人不止。"

吴氏的文章原载王慎轩编《中医新论汇编》，目前很难见到，请参看拙著《近代中西医论争史》第五章。

这段话尖锐地批判了局部观念，比较明确地指出整体治疗的重要性。

不过，吴氏不大明白气化即西医所谓"代谢"的含义。

另一位湖南人曾觉叟说："中医之根本在气化，西医之根本在物质。"

看来，曾氏不知道所谓气化，就是物质的变化。

第三位是近代中医界杰出的理论家杨则民，他最全面而深刻地强调了整体的重要性，他说：

"中西医之不同，不在生理解剖，药理实验，而在整个之思想系统上矣。盖中医诊病为综合的统一观察，故重证候（全身），而轻言病所（亦称病灶），即言之亦疏涸而不详；外医为分析的、局部的观察，故重病所（局部）而轻言证候，即言之，亦仅为诊断疾病之用。中医为生物学的方法，视身体为整个的而不容分割，故局部病亦视为全身病之局部透现；外医为理化学的方法，故虽全身病亦欲求其单一之病源与病灶。……中医之思想方法，为《内经》之辨证法，而外医则为近世之机械论方法，二者决不相同也。"

杨氏的上述见解见其文章《内经之哲学的检讨》，此文可见 1948 年汪浩权编的《中国医药论文选》。

可见，杨氏是从哲学思想体系和科学方法论高度讨论中西医差异的。他明确指出，中医重"整体"，重"辨证法"；西医重"局部"，重"机械论方法"。只是，杨氏所谓整体，仍限于人体。

不过，杨氏的看法也不是无可挑剔。

比如，说西医"轻言证候"就说明他对那时的西医不是很了解。

杨氏写此文时（1933 年），西医几乎完全不是今天的样子。由于那时特效疗法很有限，物理和化学诊断手段也远远比现在少，特别是对热性病几乎没有特效疗法（磺胺和抗生素都没有问世），对热病的自然病程和临床表现描述得都非常详细。除脉象和舌象观察稍逊于那时的中医之外，关于症状或临床表现的描述，远非中医所能比。那时西医诊断（包括鉴别诊断）多半靠病史和直接观察所得为依据。

由于医学发展很快，很多病种现在很难见到，包括现在西医内科学的主编们，恐怕对那时很常见的热病的自然病程也有一部分没见过。近来有的权威著作，对某些疾病的临床表现描述不大准确，原因在此。2003 年出现的"非典"即所谓 SARS，就是一个例子。这个洋名字不是病名，而是所谓综合征。如果仔细看看 1950 年之前的《希氏内科学》，关于大流感的临床描述，就能发现，重症流感的一个主要症型，就是呼吸窘迫，即SARS。

所以，笔者经常建议初做医生的同道，看看 20 世纪三四十年代的临床西医书，这样不但对医学发展有深刻的理解，更能提高他们的诊断能力。

不过，据笔者所知，杨氏还是近代中医界对西医知之最多的，因而，也是思想最开放的。他的中西医理论和临床造诣都很高，他的遗著《潜厂医话》，有1985年人卫版。从中很不难看出，他的学问非一般人所能比。

总之，杨氏的很多看法大多是很超前的。那时，对东西方哲学、科学方法，特别是辩证唯物论了解甚多而且赞成的，在全中国也没有几个人。在那时的中西医界，他是唯一了解辩证唯物论的。

所以，杨氏的上述观点并未在近代中医界取得共识。

自1949年直至"文化大革命"结束，一直居于显位的中医理论家们，大多在解放前已是名中医，那时他们没有附和杨氏的见解。1949年，也没有明确提出"整体观念"是中医之长。

1957年，已是卫生部中医顾问的秦伯未，在一篇论述"辩证论治"的文章结尾，没有提出"辩证论治"特色论，却顺便批评有人否定五行学说，又顺便提出了中医的"整体观点"。

他的文章《中医"辩证论治"概说》，载《中医杂志》1957年第1期。

其中说："中医的最高理论，应该属于'阴阳''五行'和'营卫气血'等等，它经过长时期的指导临床实践，充分表达了中医的'整体观点'。"

这位权威顺便提出的看法特别受重视，中医界对"整体观点"特色很快取得共识。1960年，这一特色说写进教科书，见北京中医学院内经教研组主编《内经讲义》。这是人民卫生出版社出版的，第一版教材之一。其中说：

"古代医学家根据当时的自然科学和哲学（二者当时是不分的）的认识，确立了人与自然是一个整体的概念，认为人生活在自然中，必然受着自然界运动变化的影响。如《灵枢·邪客》篇说：'人与天地相应也。'这就明确地指出了人与自然是有密切关系的。这种人与外在环境统一的整体观，在《内经》里非常突出，它具体地贯穿在生理、病理、诊断、治疗等各个方面，尤其在摄生防病方面，起着主导作用。"

可见，那时的整体观主要指人和自然的统一。

顺便指出，最先指出"辩证论治"特色说的，是西学中的孙氏，而且是在正面论述中西医异同时提出的。他的文章《辩证论治和机体反应性问题》见于《中医杂志》1962年第1期。

他说："辩证论治是中医诊断学和治疗学的基本原则，以证为对象进行治疗，反映了中医在诊断和治疗学上的特点；现代医学则是以病（病源）为对象进行治疗的，也可以说是'辨病论治'。中西医在诊断和治疗学体系上存在着重要的差别。"

所以，发现中医的两大特色都和探讨"辨证论治"有关，特别是"整体观念"在1949年后取得共识，有当时特定的思想背景。

背景之一是，当时正在提倡向苏联学习，而苏联人特别推崇巴甫洛夫神经论学说的"整体观念"倾向。

巴氏学说，在1900年左右曾领导着世界生理学界。到1940年左右，其说与内分泌理论合流，成为神经—内分泌—体液学说。巴氏的贡献是很大的，但苏联人过分强调神经论。

背景之二是，"整体观念"和马克思主义的辩证法有某些相通之处，而当时正在号召中医学习辩证法。

辩证法用联系的、发展的观点即矛盾的观点看世界，认为世界上一切事物和现象都是互相联系、互相制约的，整个世界是一个有机联系的整体。

辩证法很容易使人联想到"辨证论治"并由此想到整体观点。

因此，尽管马克思主义经典著作中，并无"整体观念"这个术语。中医的"整体观念"特色，还是无形中受到保护，"整体观念"也尽量向辩证法靠近。数十年中，没有人对此种观念提出疑义，直到最近才有人提出温和的批评。

二、中医整体观念的含义

自从1960年把整体观念写进教科书至今，其含义简单说来还是三句话。

第一句话是：人体是一个统一的有机整体。

第二句话是：人与自然也是密切联系的统一整体。

第三句话是：治病要注重整体调整，不要头痛治头，脚痛治脚。

第一句话完全无可挑剔。且不说中医通过什么学说形成的整体观念，这种认识还是对克服早期西医特别是魏尔啸的细胞病理学的严重形而上学倾向很有意义。当代西医虽然已经不是只会"头痛医头、脚痛医脚"了，但在某些问题上还是有忽视整体的形而上学缺点，整体观念至今值得当代西医充分重视。

第二句话有可商榷之处，尽管不都是关于医学的。

其一：人与自然统一的中医传统表述是"天人相应"，这种思想与人同自然是一个整体有较大距离。不过，应该欢迎中医的认识进步。关于"天人相应"的含义，请看下文。

其二：强调人与自然的统一至少是不全面的，因为人同时也有与自然对立的一面，而且可以认为这种对立体现了人的本质。尽管后来中医提及整体观时，也说人与自然是对立统一的，关于对立的阐述却很不够。

人怎样和自然对立呢？

首先，只有人能自觉地认识到自己是相对独立于自然之外的，即自然界是人的环境。

不仅如此，和其他一切生物不同，只有人能够改造自然，把握自然，即便顺应自然也不是消极的，其他一切动物只能完全被动地顺应自然。

只有人能够反思。

只有人能够把知识用文字和其他信息形式保存下来，一个人或一代人肉体消失了，他们的知识却留下来了。动物则不然，除了通过进化和遗传的方式把本能传给下一代之外，只能在活着的时候"教育"下一代。

只有人对自然的作用不是等于零，其他动物对自然的影响都等于零。

在这个意义上说，人是和自然对立的，这是人的本质。

再如，若承认原子弹可以毁灭地球，人类就也可能毁灭太阳系。

从理论上讲，人类也可能造一个适合自己生存的新星球。

总之，不能不承认，人与自然的对立，而且，这种对立才体现了人的本质。

中国古人早就有"制天命而用之"的思想，这种思想发挥到极致，就是科学主义，至少很多人不赞同科学主义。不过，科学发展的主要动力是人类要尽力摆脱自然的束缚，即力求主动的改造自然而不是一味被动地顺应自然。

简言之，就是人要从自然束缚中解放出来，从必然王国进入自由王国。

科学技术如此受欢迎，多数口头上不赞成科学主义的人，却常常更快地采用新技术，是值得深思的。

试看，先富起来的名医们，有几个不热衷于新潮的家用电器和手机等信息技术发明便可知。

这是否意味着，人类正在努力尽量切断与自然的联系或控制自然呢？

比如克隆人，虽然至今在伦理上不能被接受，法律也禁止，几十年、上百年之后，就很难说。

其实，单从人类是世界上分布最广的物种这一点来看，已足说明人受自然束缚最小。至于人类飞出地球生活相当长时间，已经是事实了。

故科学特别是医学提出了很尖锐的、急迫的人与自然对立的问题。如果说，只要我们返璞归真，一切问题就解决了，恐怕不切实际。

第三句话更值得商榷，因为，从前两句话不能推出这一结论。

近现代中医提倡整体观念的目的，更多的是为了说明一切疾病都应该主要通过整体调整进行治疗，而不要或不应该在局部下功夫。

讲特色是为了强调长处，长期强调就难免片面。片面强调整体观念，不仅会出现上述疑问，还暗含着下述误导。

三、整体观念特色论暗含的误导

1. 误导之一是，强调整体而忽略局部。

受到保护的"整体观念"，暗含着对"局部观念"的否定，似乎"局部观念"肯定都是错误的，有了"整体观念"，就不必考虑局部问题。实际上，正是马克思主义认为，整体与局部的关系是对立统一的，否定局部也就否定了整体。人类认识事物的过程，有从整体到局部，更有从局部到整体。如果说，认识局部是为了认识整体，更进而言之，没有对局部的详细了解，就不可能真正认识整体，倒应该说，认识局部或许更重要。

有的对象，人类永远不可能真正或直观地认识其整体，这样的对象似乎只有一个，那就是宇宙。因为人类无法跑到宇宙之外去认识，只能在宇宙内部一点一点地认识其局部。现有的宇宙"整体"认识，极其抽象，很接近思辨。对其他天体，人类也不可能很早就有整体认识。即便对人类生活的这个星球，在人造卫星上天之前，对它就没有整体认识，至少连它大体上看起来是什么样子也是靠先认识局部推测而来。人类对太阳系的构造，至今还是基于局部认识推测出来的。对银河系的认识，猜测的成分更多，关键是对其局部认识还太少。局部认识不足，对整体的认识只能是比较笼统的猜测或直观印象。

总之，认识局部或局部观念也是重要的。

我们不必过多地讨论哲学概念和天体理论，即以中西医治疗学而论，中医的局部治疗方法也很多，如众多的外用药、中医手术、针灸术等等。有些疾病至今仍然主要靠局部治疗来解决，比如，老年性白内障，未来也许有可能通过全身调整治好，但是，局部手术方法至少已使用了近 2000年。

印度人在 2000 年之前就可以做白内障手术，至唐代，随着佛教传入中国。直到清末，还有"中医"会做这种古典式的白内障手术。

湘雅医学院的创始人，美国医生胡美（HUME）在他的自传体著作《东方医　西方医》（*Western Medicine　Eastern Medicine*）中，很明确地记载了，当时长沙有一位中医，做白内障手术效果很好，但此书没有中译本。

"文革"中，曾经发掘这一古典手术。其要点是：金针拨内障。即用类似小宽针那样的器械，从角膜外沿刺入虹膜睫状体后，把浑浊的晶状体，拨到玻璃体下边去。因为切口太小，不可能取出晶状体，因而也不必缝合戳口。这样，浑浊而不透明的晶状体就不再挡住瞳孔——有时可以泛上来，但一般不会再完全挡住瞳孔。据说，毛泽东主席的白内障手术，当年就是这样做的。当然，增加了无菌观念和麻醉，当时也被认为是中西医结合的成果。

准此，凡是局部病变为主的问题，在理论上就以局部解决为好。

还有不少疾病，起因可能是全身紊乱，但不久病变集中在局部，这时明确病位，重点解决，就是理所当然。至于自局部开始的疾病，控制在局部解决，更是理想的办法。

按照辩证法原理，解决问题要找主要矛盾，认识和解决主要矛盾，也不是只有"整体观念"就万事大吉。为说明这一点，无妨举几个看似极端的例子。

人体的哪个局部病重，死得最快呢？西医知道有两个地方：一个是心脏，另一个是延髓生命中枢，这两处严重受损会立即死亡。中医不是没有这方面的感性认识，它知道，针刺哑门和脑户过深会死人，也知道脉停不还为死。但不知道为什么会死，就是因为对局部认识不够。人体还有多处受伤稍重即可致死的部位，单有朴素的整体观念不可能知道这些确切部位，即使知道某些部位，也不能说清为什么。

此外，如果坚持认为全身调整足以解决一切疾病，那么，一切中西医手术都应该废除。严重外伤的创口和骨折等不必做局部处理，这显然是不切实际的。

2. 误导之二是，辩证法与形而上学、辩证唯物论与机械唯物论水火不相容。

辩证法与形而上学、辩证唯物论与机械唯物论也应该是对立统一的。辩证逻辑不能否定形式逻辑，辩证唯物论也不能否定机械唯物论，它们各有自己的适用范围。如果说，辩证法包括了形而上学，辩证唯物论包括了机械唯物论，那更不是前者对后者的全盘否定。

中医外感理论，是运用辩证法最成功之处。人体受寒却常见发热，假如没有阴阳转化观念，就没有寒热转化观念。那样，寒因只能出现寒证，热因只能出现热证，就不会形成中医外感理论体系。中医在外感病临床疗效方面，能在近 2000 年中领先于西方，就是得益于阴阳辩证法。但是，中医外感病因学说，毕竟很不全面。六淫学说，掩盖了微生物致病因素。没有对大量的微生物的详细认识，不能发明抗生素并大大提高疗效，更不能发明今天才有的众多预防手段。

中医理论，是否也需要形而上学呢？我看，对内脏器官功能的限定，就不能模棱两可。非此即彼的观念，是保证概念准确所必需的。治法治则的针对性，也不能模棱两可。中医的某些观念倒是过于绝对，如心脏绝对不能受邪便是。

生命现象，固然不全同于非生命的物理、化学现象。但是，理化原理——包括机械原理，显然包括在生命现象之中。不承认机械唯物论的适用范围，就无法解释当代那么多人造器官的有效性。试看，缺了一条腿的人，必须借助拐杖或安装假肢才能走路，就是典型地运用了机械唯物论。缺了牙齿安装假牙，也是如此。再以最最常见的眼镜为例，确非理想的视力矫正手段，但是，至今世界上还是有亿万人，离不开这一机械唯物论的产物。可能有人说眼镜的核心部件是根据光学原理制造的，但把它归入机械亦无不可，此类事例举不胜举。

3. 误导之三是，还原论方法与黑箱论方法、分析研究与整体观察不相容。对此，最好做专题讨论。

四、整体观念和科学方法

笔者以为，中医的"整体观念"，远远不足以抵消它对还原论方法运用的不足。因而，与其说"整体观念"特色是中医之长，不如同时说它正是中医有许多短处的原因。换言之，在西医对自身过分依赖还原论方法，分析研究太多，因而反省其方法论不足的时候，中医不应该为自己的"整体观念"特色而满足。

中医的"整体观念",并非是对局部进行了全面而细致的研究之后才确立的,说这种观念是朴素的,就是说它还是粗疏的、不成熟的。

还原论方法就是"白箱方法"。其出发点和目的有二:一是要想全面认识整体功能,必须首先详细认识对象各层次的构造,二是对整体现象和过程的解释要找到系统的因果关系。在构造上,认识向宏观和微观两方面发展,都是越细致越好。在解释现象和过程方面,找出的因果关系越准确越好。也就是说,它想把认识对象完全变成"白箱"。

中医欠缺的恰恰是还原论方法运用不足,还原论及其惯用的分析研究,是任何学科都不能超然视之的。

当代科学方法论,认识到整体大于部分之和。有的对象,目前还无法变成"白箱"。在巨系统中,因果关系的不确定性增大,因而产生了当代整体观念——控制论、系统论以及综合信息处理方法。

20多年来,中医理论家,也热衷于通过三论阐发中医理论的科学性。

单从方法论方面证明五行、藏府、经脉学说的科学性,意义不大。若能在当代科学方法论的启发下,给"整体观念"输入更多的信息,改造为当代"整体观念"才更有意义。达到这一目的之捷径,就是对西医的有关知识采取拿来主义。

五、人与自然——天人关系

中医"整体观念"还包括人与自然是一个整体。读者须知,这种"整体观念"在中医传统理论中的表述是"天人相应"或"人副天数"。这种思想在董仲舒那里被发挥到极致,中医接受了他的思想,甚至比他更进一步。

董氏提出:"人化天数而成……求天数之微,莫若于人。"(苏舆撰,钟哲,点校. 春秋繁露义证. 北京:中华书局,1992:218)即反过来由人体构造解释天地构造。假如,真的是"人化天数而成",他的逆推自然有理。问题是,他的大前提太大胆了,结果是,今本《内经》中,出现了很多牵强附会之说。这里不一一列举,谨把主要有关内容和扼要浅见附在本讲后。

总之,"天人相应"的"整体观念",不但粗疏,还导致许多谬误。满足这种观念,无益于当代中医认识人与自然的统一性。

实际上,"五藏六府"和"十二经脉"也是这种观念的产物。

所以,即便单讲人体的整体性,传统理论也有很多不足。

至于人与自然的关系，人当然是来自自然。现代人的生存，还要绝对依赖自然，而且，人体生命活动的节律性与昼夜、月相（即太阴月）和四时变化，保持着某种程度的一致。但是，天地（中医说的天地，不包括生命现象，特别是不包括动物，即不等于今天所谓自然）和人体之间毕竟有很大距离。近现代物理学、化学、生物学和医学就是为填充从天地到人这一大空白发展起来的。没有这些知识，无法真正说明人体与自然是一个整体的含义。所以，中医应该扬弃"天人相应"的"整体观念"，结合当代医学引进当代物理学、化学和生物学。

附：评《内经》中"天人相应"论述

"整体观念"的另一方面含义是人和自然是一个整体，不过，更准确地说，这种整体观念中医叫作"天人相应""天人合一"或"人副天数"。可以说，中医体系多半建立在这种思想的基础上。

今《素问》有不少篇单看题目就是讲天人相应的，如：

"上古天真论""四气调神大论""生气通天论""阴阳应象大论""天元纪大论""五运行大论"等。

阴阳、五行说也在很大程度上受天人相应思想统率。

阴阳说的本意是天地之道，即自然界的普遍原理，所以，推演到人亦有阴阳这一步，还不算典型的天人相应运用。

阴阳原理用于人体时，基于阴阳的经验性（即据阴阳之象）推理。说上为阳，下为阴；外为阳、内为阴；背为阳，腹为阴；四肢躯干为阳，内藏为阴；府为阳，藏为阴，等等，还是一种联想推理，不是天人相应的推理。

五行学说的第一步推理，即人有五行，也不算典型的天人相应，如《礼记·礼运》说：

"人者其天地之德，阴阳之交，鬼神之会，五行之秀气也。"

再进一步推理，五行的经验性，很难与人体生命现象相应，其中必然有很多牵强附会之处。这就不是推理，而是天人相应的附会。

《灵枢》说："天地之间，六合之内，不离于五，人亦应之，非徒一阴一阳而已。"就是天人相应的说法。

此说中，比较积极的一面，是讲人顺应四时和昼夜规律。如：

"天有四时五行，以生长收藏，以生寒暑燥湿风。人有五藏化五气，以生喜怒悲忧恐。"（《素问·阴阳应象大论第五》）

除此之外，多数说法只是出于理论需要，故牵强附会的倾向很明显。如：

"天不足西北，故西北方阴也，而人右耳目不如左明也。地不满东南，故东南方阳也，而人左手足不如右强也。"（《素问·阴阳应象大论第五》）

"唯贤人上配天以养头，下象地以养足，中傍人事以养五藏。天气通于肺。地气通于咽，风气通于肝，雷气通于心，谷气通于脾，雨气通于肾。六经为川，肠胃为海。"（《素问·阴阳应象大论第五》）

"黄帝问曰：余闻天为阳，地为阴，日为阳，月为阴，大小月三百六十日成一岁，人亦应之。今三阴三阳，不应阴阳，其故何也?"（《素问·阴阳离合论第六》）

"黄帝问曰：人有四经十二从，何谓也? 岐伯对曰：四经应四时，十二从应十二月，十二月应十二脉。"（《素问·阴阳别论第七》）

"经脉十二者，以应十二月。"（《灵枢·五乱第三十四》）

"黄帝问曰：余闻天以六六之节，以成一岁，人以九九制会，计人亦有三百六十五节以为天地久矣。不知其所谓也。"（《素问·六节藏象论第九》）

"夫自古通天者，生之本，本于阴阳，其气九州九窍，皆通乎天气。故其生五，其气三。三而成天，三而成地，三而成人。三而三之，合则为九。九分为九野，九野为九藏。故形脏四，神脏五，合为九脏以应之也。"（《素问·六节藏象论第九》）

"脑髓骨脉胆女子胞，此六者地气之所生也。皆藏于阴而象于地，故藏而不泻，名为奇恒之府。夫胃大肠小肠三焦膀胱，此五者，天气之所生也。其气象天，故泻而不藏。此受五藏浊气，名曰传化之府。此不能久留输泻者也。"（《素问·五藏别论第十一》）

"人生于地，悬命于天，天地合气，命之曰人。人能应四时者，天地为之父母；知万物者，谓之天子。天有阴阳，人有十二节；天有寒暑，人有虚实。"（《素问·六节藏象论第九》）

"天地之间，六合之内，其气九州九窍，五藏十二节，皆通乎天气。其生五，其气三，数犯此者，则邪气伤人，此寿命之本也。"（《素问·生气通天论第三》）

"黄帝曰：余闻天为阳，地为阴；日为阳，月为阴。其合之于人奈何？岐伯曰：腰以上为天，腰以下为地。故天为阳，地为阴。故足之十二经脉，以应十二月。月生于水，故在下者为阴。手之十指，以应十日。日主火，故在上者为阳。"（《灵枢·阴阳系日月第四十一》）

"黄帝问于伯高曰：愿闻人之肢节，以应天地奈何？伯高答曰：天圆地方，人头圆足方以应之。天有日月，人有两目。地有九州，人有九窍。天有风雨，人有喜怒。天有雷电，人有音声。天有四时，人有四肢。天有五音，人有五藏。天有六律，人有六府。天有冬夏，人有寒热。天有十日，人有手十指。辰有十二，人有足十指、茎、垂以应之；女子不足二节，以抱人形。天有阴阳，人有夫妻。岁有三百六十五日，人有三百六十节。地有高山，人有肩膝。地有深谷，人有腋腘。地有十二经水，人有十二经脉。地有泉脉，人有卫气。地有草冥，人有毫毛。天有昼夜，人有卧起。天有列星，人有牙齿。地有小山，人有小节。地有山石，人有高骨。地有林木，人有幕筋。地有聚邑，人有䐃肉。岁有十二月，人有十二节。地有四时不生草，人有无子。此人与天地相应也。"（《灵枢·邪客第七十一》）

"黄帝问于岐伯曰：余闻人之合于天道也，内有五藏，以应五音、五色、五时、五味、五位也；外有六府，以应六律。六律建阴阳诸经而合之十二月、十二辰、十二节、十二经水、十二时、十二经脉者，此五藏六府之所以应天也。"（《灵枢·经别第十一》）

"人与天地相参也，与日月相应也。故月满则海水西盛。人血气聚，肌肉充，皮肤致，毛发坚，腠理密，烟垢着。当是之时，虽遇邪风，其入不深。至其月郭空，海水东盛……其病人也暴卒。"（《灵枢·岁露第七十九》）

"月始生，则血气始精，卫气始行；月郭满，则血气实，肌肉坚；月郭空，则肌肉减，经络虚，卫气去，形独居。是以因天时而调气血也。"（《素问·八正神明论第二十六》）

"故阳气者，一日而主外，平旦人气生，日中而阳气隆，日西而阳气已虚，气门乃闭，是故暮而收拒，无扰筋骨，无见雾露，反此三时，形乃困薄。"（《素问·生气通天论第三》）

"夫百病者，多以旦慧昼安，夕加夜甚，何耶？……以一日分为四时……朝则人气始生……其时有反者何也？……"（《灵枢·顺气一日分为四时第四十

四》）

读过上述说法，我们固然对古人联想之活跃深感惊叹，但是，即便古人，也不会对这些太不严密的联想都表示认同。

实际上，在天地（即宏观的自然而且不包括生物）与人体生命现象之间，有一极大的空白或距离。中医没有真正的微观认识，不可能发现天人之间微观方面如何相应或一致，对自然的宏观经验知识，也比当代科学少得多。宏观的人体与天地构造之间，很难找到完全一致之处，二者的运动过程基本一致之处就更少。况且，即便一致，只能说人应于自然。宏观的自然规律是怎么来的，比如昼夜、潮汐、月象等，古人不可能说清。微观世界的构造和变化，就更不用说了。《内经》说："阴阳不测谓之神。"（《素问·天元纪大论第六十六》）就是古人承认闹不清有关变化的道理。

《素问·五常政大论》还说："根于外者，命曰神机；根于中者，命曰气立。"这是对植物和动物的一种定义，定义本身就承认其中的道理是变化莫测的。

读者已经学过物理、化学、植物学、动物学以及建立在这些学科基础上的生理学和生化学，人体与自然之间的这一空白，毫无疑问地应该用这些知识去填充，这样才能形成当代的"天人"整体观念。如果有关知识不足，"整体观念"就不可能完善。

第十五讲 运气学说和时间生物学

——《内经》体系终结和运气学说现代解读

了解运气学说并不难，但笔者仍不赞成当代青年中医同道花那么多精力学习这一学说，何况目前的名医们也大都对此说不大感兴趣了，即使善讲此说的人，也很少用它。问题是，此说的确曾经在历史上受到许多人重视，至今还有人有意无意地拿它向后学炫耀。故有必要略做介绍。

本讲的主要内容是照引了旧作《内经时代》的一节。

在照引旧作之前，先以问答方式就此说给读者几个要点。

问：什么叫运气学说呢？

答：运气学说是中国古代医家以干支、阴阳、五运、六气等为工具，推演出来的在 60 年中疾病发生、预防和治疗规律的学说。就寻找规律这一点来说，出发点是很好的，此说的理论体系也相当可观。但是，由于其中预设的假定太多，这些假定多数不仅违背常识而且不能证实，形成的理论又是典型的机械论、循环论和先验论体系，所以，不但现代科学思想不能接受它，古人也大多不接受，此说只在宋代受到官方保护，一度盛行。

问：为什么说它是循环论体系呢？

答：用一句话概括此说，就是：一切在人群中发生的疾病，都严格地表现为 60 年一循环。

问：为什么说它是机械论体系呢？

答：60 年的严格循环就是机械的，而且适用于全世界，读者认为世界疾病发生的规律会如此机械吗？

问：为什么说它是先验论体系？

答：除去以上所说的严格循环规律外，几乎其他所有假设也都是不想经过证实的。更有甚者，按此说治病，不需要望闻问切。所以，说它是先验论毫不勉强。

问：什么是干支、五运、六气呢？

答：干支指十天干和十二地支，五运就是五行，六气就是风寒暑湿燥火。

问：此说中有哪些不想证实的预设或假定呢？

答：最重要的假定是天干为阳，地支为阴，但同时天干和地支又各分阴阳，而且同一体系中有两种分法。本来干支并无阴阳属性，再有两种分法，就更不能证实而且自相矛盾。运气学说这样做，就是为了利用干支相配60年一循环（即六十花甲）这个框架，而且规定60年中阴阳循环交替。

7. 为利用五运六气，此说假设"天有五行御五位，以生寒暑燥湿风……五运相袭而皆治之，终期之日，周而复始"，又说"寒暑燥湿风火，天之阴阳也……木火土金水火，地之阴阳也"。五行生五气，已无法证实，再变为六行和六气，则无理可说，更勿论证实。

总之，运气学说中，只有"主运"之说是符合常识又是来自按五行分四时为五时的，其他都无法证实，其作者也不认为需要证实，否则，由于推运结果大多不符合实际，早该否定它了。

问：此说不可能被证实吗？

答：其实，凡是比较理性而且有当代常识的人，不必经过检验就能知道它不可能被证实。

首先，推运主要得出相关的两方面结果，即逐年的天气和疫情。此种预报是古往今来、天下万国无往而不适的，读者会相信南北半球、欧、亚、非、澳、南北美洲，寒带、热带和亚热带各地的天气和疫情自古以来完全或大体一样吗？

其次，决定推运结果的首要因素是年干支，而我国于公元85年开始采用干支纪年完全是偶然和人为的。即并非发现了干支的阴阳属性，而且六十年天气一循环才用它纪年的。换言之，即便有这样的周期，当初也不是对应这个周期纪年的。

再其次，历史上天花曾经盛行，至今却在全世界已经消灭了半个世纪，还能够推运预测它吗？又，2003年我国发生"非典"，读者认为推运能够预测它何时再次流行吗？

问：有人说推运测病，恰如八字算命，是这样吗？

答：我看差不多。如果说，在传统文化中还有一种预测理论相当庞大，那就是八字算命。这一预测理论的主要依据和推算工具，也是年月日时的干支，换言之，运气学说的近亲就是算命。

问：古代有人否定运气学说吗？

答：有的，而且正是北宋最著名的科学家沈括，他在《梦溪笔谈》里说：

"医家有五运六气之术，大则候天地之变，寒暑风雨，水旱螟蝗，率皆有法；小则人之众疾，亦随气运盛衰。今人不知所用，而胶于定法，故其术多不验。假令厥阴用事，其气多风，民病湿泄，岂普天之下皆多风，普天之民皆病湿泄邪？至于一邑之间，而旸雨有不同者，此气运安在？……随其所变，疾厉应之，皆视当时当处之候。虽数里之间，但气候不同，而所应全异，岂可胶于一定？"（沈括·梦溪笔谈·吉林摄影出版社，2003 年第 1 版第35 页）

显然，沈括不认为推运结果适用于普天之下，不但不能适用于普天之下，在一个县的范围内，也常常不适用，总之，此术"多不验"。

问：运气学说的不足之处这么严重，应该怎样评价它呢？

答：尽管如此，站在科学史的高度上，我们仍然应该赞叹运气学说的详细和庞大。据笔者所知，除了欧几里得几何学和亚里士多德逻辑学，近代之前，世界上没有比运气学说更庞大的体系，正如爱因斯坦所说：

"发明科学概念，并在这些概念上面建立起理论，这是人类精神的伟大的创造性。"

实际上，运气学说与真正的科学理论之间，只有一点区别——据以建立理论体系的概念有无比较坚实的经验基础。再就是，推运结果常常不符合实际——即理论未能得到实践证实，有的人还是不愿意承认它是不科学的。

以下是旧作原文。文中的《素问》篇名大都从简，如《素 66》即指《素问·天元纪大论第六十六》，其余依此类推。

一、七篇大论和运气说

《内经》全书以论运气学说的七篇大论（《素 66、67、68、69、70、71、74》）最为严密最为系统。各篇内容前后呼应，很少逻辑上的错误，文风亦较一致，故很可能出于一人或同时代数人之手。此外，《素问·阴阳应象大论第五》及《四气调神大论第二》亦属于运气学说系统。略述根据有五。第一，试比较《阴阳应象大论》与《天元纪大论》《五运行大论》两篇，内容重出者竟近一半，并且基本上是一字不差的重出。第二，讲"阴阳者天地之道也"的三种说法均见于这三篇，且一篇比一篇包罗的内容多。第三，七篇大论加此两篇大论，大论篇数为"九"，这不是巧合，而是编者有意凑够这个很重要的数。第四，《素问》全书中亦仅有这九篇大论中有"八卦"说的迹象，见《素5、67》。第五，《素9》中约半篇亦与运气有瓜葛，它和《素2》《素5》应是早期的运气说。《素9》推运用严格的360日法，推法简单。后七篇大论中则贯彻365.25日法，方法复杂许多。新说将旧说淹没，故《素9》竟不称大论。显然，《素2、5、9》成文早一些，它们是后七篇的张本。统观九篇大论，前五篇（《素2、5、66、67、68》）讲一般理论及推运法则，后四篇运用理论和法则具体推演运气并与病机、治则相联系。

　　七篇大论用了一套专门术语，又把假设的东西，说成是天地间真有的事实，故初学者倘无人指点，多觉莫名其妙或奥妙无穷。其实，运气学说完全是人为的、以假设为基础，单靠形式逻辑推演出来的一个封闭体系。何以见得？下面画出一个运气表，七篇大论便是这个表的说明书。只是原文用当时的术语，今人不先熟悉这些术语，觉得难读罢了（见运气简表）。

运气简表

干	支	岁气	中运	主　运	客　　运	客初气	司天客气	在泉客气	岁会、天符
甲	子	水	+土	太角—太羽	太宫—太徵	太阳水	少阴火	阳明金	
乙	丑	土	一金	太角—太羽	少商—少宫	厥阴木	太阴土	太阳水	
丙	寅	木	+水	太角—太羽	太羽—太商	少阴火	少阳火	厥阴木	
丁	卯	木	一木	少角—少羽	少角—少羽	太阴土	阳明金	少阴火	岁会
戊	辰	土	+火	少角—少羽	太徵—太角	少阳火	太阳水	太阴土	
己	巳	火	一土	少角—少羽	少宫—少徵	阳明金	厥阴木	少阳火	
庚	午	火	+金	少角—少羽	太商—太宫	水	少阴火	阳明金	同天符
辛	未	土	一水	少角—少羽	少羽—少商	木	太阴土	太阳水	同岁会
壬	申	金	+木	太角—太羽	太角—太羽	火	少阳火	厥阴木	同天符
癸	酉	金	一火	太角—太羽	少徵—少角	土	阳明金	少阴火	同岁会
甲	戌	土	+土	太角—太羽	太宫—太徵	火	太阳水	太阴土	岁会　同天符

续表

干	支	岁气	中运	主 运	客 运	客初气	司天客气	在泉客气	岁会、天符
乙	亥	水	一金	太角—太羽	少商—少宫	金	厥阴木	少阳火	
丙	子	水	+水	太角—太羽	太羽—太商	水	少阴火	阳明金	岁会
丁	丑	土	一木	少角—少羽	少角—少羽	木	太阴土	太阳水	
戊	寅	木	+火	少角—少羽	太徵—太角	火	少阳火	厥阴木	天符
己	卯	木	一土	少角—少羽	少宫—少徵	土	阳明金	少阴火	
庚	辰	土	+金	少角—少羽	太商—太宫	火	太阳水	太明土	
辛	巳	火	一水	少角—少羽	少羽—少商	金	厥阴木	少阳火	
壬	午	火	+木	太角—太羽	太羽—太羽	水	少阴火	阳明金	
癸	未	土	一火	太角—太羽	少徵—少角	木	太阴土	太阳水	
甲	申	金	+土	太角—太羽	太宫—太徵	火	少阴火	厥阴木	
乙	酉	金	一金	太角—太羽	少商—少宫	土	阳明金	少阴火	太一天符
丙	戌	土	+水	太角—太羽	太羽—太商	火	太阳水	太阴土	天符
丁	亥	水	一木	少角—少羽	少角—少羽	金	厥阴木	少阳火	天符
戊	子	水	+火	少角—少羽	太徵—太角	水	少阴火	阳明金	天符
己	丑	土	一土	少角—少羽	少宫—少徵	木	太阴土	太阳水	太一天符
庚	寅	木	+金	少角—少羽	太商—太宫	火	少阳火	厥阴木	
辛	卯	木	一水	少角—少羽	少羽—少商	土	阳明金	少阴火	
壬	辰	土	+木	太角—太羽	太角—太羽	火	太阳水	太阴土	
癸	巳	火	一火	太角—太羽	少徵—少角	金	厥阴木	少阳火	同岁会
甲	午	火	+土	太角—太羽	太宫—太徵	水	少阴火	阳明金	
乙	未	土	一金	太角—太羽	少商—少宫	木	太阴土	太阳水	
丙	申	金	+水	太角—太羽	太羽—太商	火	太阳火	厥阴木	
丁	酉	金	一木	少角—少羽	少角—少羽	土	阳明金	少阴火	
戊	戌	土	+火	少角—少羽	太徵—太角	火	太阳水	太阴土	
己	亥	水	一土	少角—少羽	少宫—少徵	金	厥阴木	少阳火	
庚	子	水	+金	少角—少羽	太商—太宫	水	少阴火	阳明金	同天符
辛	丑	土	一水	少角—少羽	少羽—少商	木	太阴土	太阳水	同岁会
壬	寅	木	+木	太角—太羽	太角—太羽	火	少阳火	厥阴木	同天符岁会
癸	卯	木	一火	太角—太羽	少徵—少角	土	阳明金	少阴火	同岁会
甲	辰	土	+土	太角—太羽	太宫—太徵	火	太阳水	太阴土	岁会同天符
乙	巳	火	一金	太角—太羽	少商—少宫	金	厥阴木	少阳火	

干	支	岁气	中运	主　运	客　运	客初气	司天客气	在泉客气	岁会、天符
丙	午	火	＋水	太角—太羽	太羽—太商	水	少阴火	阳明金	
丁	未	土	—木	少角—少羽	少角—少羽	木	太阴土	太阳水	
戊	申	金	＋火	少角—少羽	太徵—太角	火	少阳火	厥阴木	天符
己	酉	金	—土	少角—少羽	少宫—少徵	土	阳明金	少阴火	
庚	戌	土	＋金	少角—少羽	太商—太宫	火	太阳水	太阴土	
辛	亥	水	—水	少角—少羽	少羽—少商	金	厥阴木	少阳火	
壬	子	水	＋木	太角—太羽	太角—太羽	水	少阳火	阳明金	
癸	丑	土	—火	太角—太羽	少徵—少角	木	太阴土	太阳水	
甲	寅	木	＋土	太角—太羽	太宫—太徵	火	少阳火	厥阴木	
乙	卯	木	—金	太角—太羽	少商—少宫	土	阳明金	少阴火	天符
丙	辰	土	＋水	太角—太羽	太羽—太商	火	太阳水	太阴土	天符
丁	巳	火	—木	少角—少羽	少角—少羽	金	厥阴木	少阳火	天符
戊	午	火	＋火	太角—太羽	太徵—太角	水	少阴火	阳明金	太—天符
己	未	土	—土	少角—少羽	少宫—少徵	木	太阴土	太阳水	太—天符
庚	申	金	＋金	少角—少羽	太商—太宫	火	少阳火	厥阴木	
辛	酉	金	—水	少角—少羽	少羽—少商	土	阳明金	少阴火	
壬	戌	土	＋木	太角—太羽	太角—太羽	火	太阳水	太阴土	
癸	亥	水	—火	太角—太羽	少徵—少角	金	厥阴木	少阳火	同岁会

现在结合七篇大论，解释运气简表。

表中第一、第二两栏是天干、地支，始自甲子，终于癸亥，共60组相配。这是人所共知的"花甲"，它们原是用以纪年的。为什么用干支推运呢？《素67》说："首甲定运，余因论之。"首甲即第一甲——甲子。六十年虽有六甲，定运必从首甲。《素68》说："天气始于甲，地气始于子，子甲相合，命曰岁立，谨候其时，气可与期。"这句话说得更明白。如果进一步问，何以证明"天气始于甲，地气始于子"？只就《内经》无法回答。

干支相配，六十年运气一循环，是最简单的运气说。《内经》说这是有根据的："天以六为节，地以五为制。周天气者，六期为一备；终地纪者，五岁为一周。……五六相合而七百二十气，为一纪，凡三十岁；千四百四十气，凡六十岁，而为一周，不及太过，斯皆见矣。"（《素66》）

"七百二十气"，指三十年，每年有二十四节气，即 $30 \times 24 = 720$。那么，三十岁即已为一纪（30 是 5 和 6 的最小公倍数），为什么还要"六十岁为一周"呢？其实质是因为推运必须借助干支，干支相配只能六十岁一循环。运气不得不以两纪为一周，却说只有这样才能见全不及、太过，已经勉强了。再问真的"周天气者六期为一备，终地纪者五岁为一周"吗？这完全是为了把干支与五运（运气中的五行）六气相配，这样一配才能推出不及和太过。其余无理可说，无事实可证明。

　　表中把岁支气前移，紧挨地支，为第三栏。岁支气不如"中运"重要，把它提前便于查找。其配法本应六气配十二支，表上却是五行配十二支。

　　天干先配五运，见第四栏的"中运"。其配法是：甲己配土，乙庚配金，依次类推，即《素66》所说："甲己之岁，土运统之；乙庚之岁，金运统之；丙辛之岁，水运统之；丁壬之岁，木运统之；戊癸之岁，火运统之。"（《素67》）又重复了这种意思，不赘。"中运"的意思是"天气不足，地气随之；地气不足，天气从之，运居其中而常先也"（《素71》）。天干分阴阳（十干中依次单数为阳干，双数为阴干），故五运有阴阳（不及、太过之意）。表中用正负号表示阴阳。为什么天干分阴阳？因为"天有阴阳，地亦有阴阳……上下相临，阴阳相错，而变由生也"（《素66》）。地支分阴阳的道理同上，不如此不能生变化。中运以天干为主，又称"十干统运"。

　　十干为什么能统五运，说见《素67》。把天按二十八宿分为五色，天干地支四卦再依次排列便得出来了。此种配法颇牵强，读者可参看《类经图翼·五天五运图解》。但需知道，二十八宿说不是太古就有，此图出现应在汉代之后，故不是"大古占天之始"。

　　以上四栏逻辑上能说通，道理很难服人。第五栏"主运"就较熟悉了，它是说每年又分五运，按五行相生顺序分为五段。该栏的五运改用五音代表，以便分太少。根据是："在地为木……在音为角；……在地为火……在音为徵；在地为土……在音为宫；……在地为金……在音为商；……在地为水……在音为羽。"（《素5》）在此不得不引用《阴阳应象大论》，亦说明九篇大论应是一体。实际还是说每年自木至水分为五季，每季七十三日零五刻，木运自大寒日算起。这一行借五音代五运，本应是运气说的核心，因为它符合五运配四时的相生规律，但在具体推运时它并不重要。为符合阴阳交替说，五音又各分太少（即又分阴阳，或不及、太过之意）。然而，五运何以主时，连鬼臾区也未说清。他引《太始天元册》（《素66》）的一段话塞责黄帝。那关键还在于把一年分为五季与"土不主时"或"土王四季"相矛盾吧。王冰注文也不超出鬼臾区，只是引了《周易》。

至此，"主运"和"中运"有了矛盾。"中运"只有一个，"主运"有五个，而且一定要从"角"开始。二者怎样统一呢？就要开始第一次推运，看初运"角"是"太"（太过）还是"少"（不及）。《内经》中并未给出具体推法及理由，只是给出结果（见《素71》）。整理这些结果，便知这一行的规律，即连续五年从太角始至太羽终，又连续五年从少角始至少羽终。张介宾《类经图翼》之"五运主运图说"也只说"岁气分阴阳而主运有太少"。"太少相生图"是环状分布的，也不一定如此表醒目。

现在看第六栏"客运"。

《内经》并无"客运"之说，张介宾采《运气全书》《天元玉册截法》之内容补入。其法亦以五音代五运，但自本年"中运"之相应音开始。"太少与生，凡十年一主令而竟天干"（《类经图翼·五运客运图说》）。

以上六栏，除"岁气"外均从属天干，即所谓"天之五行为五运"。"主运""客运"之说，《内经》中均无明论，此两行均系张景岳据其他书补入。讲运气者多不免及此，故亦从俗。

中运又称"大运"，主一年之运，太过及不及交替出现。六十年内，中运的太过不及一共有十种情况。太过或不及各有什么坏处，《素69》全篇都是讲这个的，其中涉及一些天文名词。

五运与六气相合最后得出的结果不能都是太过、不及，还有的属于正常情况——平气，《素70》就把五运的不及、太过、平气共15种情况又讲了一遍。该篇的顺序是先说平气，再说不及，最后说太过。一共有15个专用名词。说完这些之后，又答疑一段：即解释"一州之气，生化寿夭不同，其何故也"？最后杂论司天在泉并与病机、治则相联系。若仔细对看《素69》与《素70》，会发现很多说法不一致。这两篇都是运气相合后得出的结果，在七篇大论中矛盾最突出。接看以后诸篇，则多不以此两篇为说。五运六气，反以六气为主，六气又以在天之气为主。这是定型后的运气说特点，也是运气说脱离实际的关键。

现在看第七栏"主气"。

"主气"就是地气，《素66》中称为"木火土金水火，地之阴阳也"。

它按五行相生之序主一年的六时（或曰六步气），每步主六十日又八十七刻半，即把 365.25 日均分六节的得数。每年从厥阴风木开始，然后是君相二火，至太阳寒水为终。《素 68》说："显明之右，君火之位也；君火之右，退行一步，相火治之；复行一步，土气治之；复行一步，金气治之；复行一步，水气治之；复行一步，木气治之；复行一步，君火治之。"即是讲六气完成一次循环。这里为何火分为二，《内经》本身也说不清。张介宾引《运气全书》文较合理，仍古奥。实则火一分为二才便于与阴阳和地支相配。

运气说能推演得很复杂，最关键的一步是要从五运引申出六气来。其用者亦知此不易为人接受，故《素 66、67》两篇中再三解释，然而只有"君火以名，相火以位"接触到问题的实质，不如此便不能"五六相合"。简言之，六气仍是五运，只为克服"不合阴阳"才把火一分为二，究其实质乃五行说要同由八卦而来的三阴三阳说统一。

每年六步气的起始时刻，在《素 68》中有很准确的说明，读者知道每日夜按百刻计时就很好算了，初气与初运起点相同。

主气极少用"木火土金水火"表示，而是配上三阴三阳，即："厥阴之上，风气（木）主之；少阴之上，热气（君火）主之；太阴之上，湿气（土）主之；少阳之上，相火主之；阳明之上，燥气（金）主之；太阳之上，寒气（水）主之。"（《素 66》）

六气分一年为六个阶段，已与"主运"难得一致，但为推运更复杂些，又有了"客气"之说。见第八、九、十栏。

客气即是在天的六气，其排列规律为先三阴后三阳。其道理，在《素67》中有一段说明，关键是："地为人之下，太虚之中。"《内经》以天枢为准分天地，我们可以用现代天地概念理解。太虚即天，地即地球——地球上下左右的六气，就是客气。运气说又把这种三阴三阳依次排列的六气推演于六十年，每六年循环一次。于是在"上"位的气逐年递变，称为"司天之气"（第九栏），在"下"位的叫作"在泉之气"（第十栏），剩下的四气称作左右四间气。这样一安排，推运就更复杂一些了。司天、在泉之说，见《素67》"厥阴在上则少阳在下，左阳明右太阴；少阴在上则阳明在下，左太阳右少阳……所谓面南而命其位，言其见也"。这是讲六年一循环的规律，六十年共循环十次。

每年的客气又都不是从"司天"或"在泉"起，其说可见《类经图翼·司天在泉左右间气图》。为便于和主气配合，表中把"客初气"提前紧挨"主气"，为第八栏。司天、在泉的重要性在于分主前半年和后半年。如《素71》所说："岁半之前，天气主之，岁半之后，地气主之。"这也许是每年客气的初气不能从"司天""在泉"起算的缘故。

好了，至此关于运气学说的基本概念和术语都简单做了交代，接着我们便可以推运了。推运的目的是想知道某年、某时的运气是太过、不及还是平，为便于区别程度，《内经》又把某些年份推运的结果另定了几个名词如下：

（1）天符：中运之气与司天之气相符。

（2）岁会：中运与岁支气相同。

（3）同天符：阳年中运与在泉之气合。

（4）同岁会：阴年中运与在泉之气合。

（5）太乙天符：既为天符，又为岁会。

表上最后一栏已标上这些名词，读者试对照一下是否与所规定相同。上五种推运结果都是好兆头，其中又以"太乙天符"最好，即所谓"三合为治"。这种年头儿人不会病，谁要是病了便是违背天意，叫你暴死。看来这些年头更可怕，说见《素68》。

《素71》基本上是讲具体推运的，其文字叙述很麻烦，若只想就某年、某时推推运，按上表查查是最简单了。但表内不能容下每年各步气的内容，故推运时尚须查《素71》。下面仅把《素71》推运记载的一例取出，译成现代语言。

原文："帝曰：太阳之政奈何？"

译文："黄帝问道：太阳司天主哪些年份？运气情况怎样？"

原文："岐伯曰：辰戌之纪也。"

译文："每逢辰年、戌年都是太阳司天，运气情况如下。"

原文："太阳、太角、太阴、壬辰、壬戌，其运风，其化鸣紊启拆，其变振拉摧拔，其病眩掉目暝。太角初正、少徵、太宫、少商、太羽终。"

译文："壬辰、壬戌年，客气太阳司天，客运起自太角，客气太阴在泉。运气属风木太过。气候变化的特点是：大寒前后，寒风怒吼，大地冻裂，年内多见狂风刮断、拔起树木。人们多病头眩晕，目不明。主运始自太角，经少徵、太宫、少商，终于太羽。"

以上是这两年最重要的运气特点。若欲知各步气的情况，尚需参看下文总结太阳司天之政的运气总规律及六步气中的规律。太阳司天，寒水用事，气化运行先天。总的特点是寒冷、多雨，民病多寒湿（上述两年再加风病），治疗上"宜苦以燥之温之"，养生方面要"食岁谷以全其真，避虚邪以安其政"，《素74》中对此又有扼要的总结和说明。该篇是对运气化的病因、病机、治则的全面总结。

至此又对具体推运做了扼要交代，还有不少名词、术语未解释，但不妨碍了解运气说和试用运气说。古人的解释仍以《类经》和《类经图翼》较高明，若不专门研究此说，不看亦可。单纯想推一下运，完全可以抛开古人的图说，按上表对号入座，然后再参考一下《素71》就行了。七篇大论中涉及的医理，无非是五藏补泻、寒热虚实的推演。

作者写此文的准确时间是夏历 1984 年岁在甲子，冬十二月二十七日申时。按运气学说，已在乙丑年，大寒后二十八日，属该岁初之气。循上表推运，得如下结果：

乙丑岁金（中运）不及，主运始自太角，客运始自少商；岁支之正位为土。客气太阴（土）司天，太阳（水）在泉。客气之初气为厥阴木。查《素71》太阴之政，乙丑、乙未年。

"其运凉、热、寒"。

初之气：除下雨迟些外，天气很好，但说"民病血溢，筋络拘强，关节不利，身重筋萎"。

不知可否以此为题目进行一下全国性调查研究，以证明运气说不妄，不过我自身及周围的情况均不能证实这一点。至于其中不可能提到心、脑血管意外病高发，肿瘤病恶化，交通事故增加便不可以求全于前人了。

上面推运从简。《素71》关于乙丑、乙未岁还有一段概括："热化寒化胜复同，所谓邪气化日也。灾七宫。湿化五，清化四，寒化六，所谓正化日也。其化上苦热，中酸和，下甘热，所谓药食宜也。"说明这段文字太烦琐，反而会入魔，使读者生厌，现仅说一下初之气何以天气好。主要是客气之初气与主气相同，这叫"客主加临""气相得（即客主相生、相同或客克主）则和，不相得则病"（《素67》）。要把运气推到底，可以把六十年每日的干支都排出来，把全部运气法则都用上，结果仍是一套机械循环。确有研究兴趣的人也不妨试一下，好在当代的有关教科书中，均已承认了这种循环的机械性，我们不必如宋代人那样编"运历"了。

二、运气学说造就了封闭体系

《内经》中的各种概念在运气学说中有什么没包括的呢？阴阳、五行、六气、三阴三阳、天人相应、寒热虚实、五藏补泻等等，都有了。我看主要的东西，有两种没有。一是极少涉及经络针灸学说，这不要紧，后来又从运气学说变种，有了"子午流注""灵龟八法"等针灸运气说。另一个最重要的东西，就是运气学说当中没有辨证论治思想。在运气学说当中，一切都是固定的套路，医家不用思考，不用检查病人，只要有了岁干支和节气（更精通的人再加日干支和时支），其余一切如气候、病因、主病、脉象、藏府标本虚实寒热、治疗法则就是现成的。它上自太古，下至无穷，天下万国，无所不适。可惜，只有一点不足：不问是否符合实际。故完全是一个先验的、机械的封闭体系，走到《内经》基本思想的反面去了。其中也提到"有者求之，无者求之"等，那是给附会家留余地的。张子和就说过："病如不是当年气，看与何年运气同；便向某年求活法，方知都在至真中。"（《儒门事亲·卷十四运气歌》）这种曲护运气，坚持谬误的说法应不为当代学者所取。要想使运气说与时间生物学相通，必须对前者进行彻底改造。

这一封闭体系对中医发展影响有多大呢？仅举以下几方面便可知：

1. 外感病因说至此终结：《素74》说："夫百病之生也，皆生于风寒暑湿燥火，以之化之变也。"这就是常识中的外感六淫。《内经》言"百病始生"的句子至少还有三处，均不与此同，把它们综合到一起也总结不出六淫。此说一出，别说均废，一直统治到明末吴又可"戾气说"出世，惜乎至吴鞠通又尽力把温病病因纳入了六淫体系。

2. 六淫病机说完成：《素74》中"病机十九条"把全身病症均纳入六气框架。此后虽有刘河间扩充其枝节，终不敢破六淫病机之体系。张子和的"六病三法"体系，则企图把内伤病亦纳入。

3. 藏府病机说告终：除十九条简述外，同篇还有较详细的推演，不再摘引。

4. 治疗原则完全运气化：如"木位之主，其泻以酸，其补以辛。火位之主，其泻以甘，其补以咸。土位之主，其泻以苦，其补以甘。金位之主，其泻以辛，其补以酸。水位之主，其泻以咸，其补以苦。厥阴之客，以辛补之，以酸泻之，以甘缓之。……太阳之客，以苦补之，以咸泻之，以苦坚之，以辛润之"，还有类似叙述。

5. 药性药味及性味补泻公式化：《内经》言味，多不出酸苦甘辛咸五味。独"七篇大论"为配六气说成"甘苦辛咸酸淡"（《素71》）。（《灵78》亦提"淡入胃"，显然与上文矛盾）。其中亦有五味说，但以六味说为主。从此，言药味则增一味淡。药性方面，所谓"寒热温凉平"，前四字《素74》有明文，这个"平"字亦由淡推演而来。

6. 脉学也想运气化，没有完成。流毒发展为太素脉，幸而不为医家重视。"七篇大论"基本不讲望、闻、问、切，论治病之道而基本不靠感官收集资料，这种体系再庞大，再严密，终究是空中楼阁，沙上之塔。

三、运气学说的思想渊源

运气说的基本出发点是"无代化，无违时，必养必和，待其来复"（《素70》）。这原是"道法自然"的同义语，亦不可完全理解为"不违背自然规律"，《素68》就认为有不生不化的真人。《内经》的运气说，《素2》是基础，其中尚以朴素的唯物思想为说，但继续发展是借用天文学的皮毛演绎出一套思辨规律。这也并非无本之木，更早的渊源不必举，我们先看一下《礼记·月令》便大致可知：

"孟春行夏令，则雨水不时，草木早落，国时有恐；行秋令，则其民大疫，飙风暴雨总至，藜莠蓬蒿并兴；行冬令，则水潦为败，雪霜大挚，首种不入。"

《礼记》的行何"令"，原意指政令，而不是四时颠倒，解礼者也不敢完全如此附会。

"月令"的意思大体是说政令不顺四时，则气象异常，人体、政局和当时的主要生产活动均会受影响。"九篇大论"之外亦有类似"月令"的名词。运气说创始人把月令思想搬到医学，推演出一套"严格"的规律，它出于蓝而胜于蓝了。赵宋时，运气学说为官方提倡，政府颁布"运历"，影响颇大。金元医家争鸣的主要分歧，就在对"运历"——被官方提倡的运气说的看法上。史书未载宋以前有"运历"之说，这说明运气学说完成不会太早，唐代人完成的可能性最大。王冰把"七篇大论"补入《内经》亦可作为证据，他本人就有可能是作者或作者之一。

四、七篇大论的成书年代

要断定七篇大论成书的上限，第一条证据是中国何时开始用干支纪年。这一点现经多方考定为始自东汉章帝元和二年（公元85年），七篇大论成书自应在这之后。

第二条证据是关于"七曜"的说法。史书中最早记载七曜的是《后汉书·律历志》，其中说："常山长史刘洪上作《七曜术》。……固（班固）术与《七曜术》同。"这是熹平三年（174 年）左右的事。

第三条证据是关于"九星"的说法，这应是唐代传入的印度占星术语。

第四条证据是全元起于 479 年左右注《黄帝素问》无"七篇大论"。

第五条证据是杨上善于 668 年左右编《黄帝内经太素》，亦无"七篇大论"，但有前两篇的部分内容。

第六条证据是现《内经》流行注本，王冰序称，从郭子斋处"受得先师张公秘本……兼旧藏之卷，合八十一篇"。宋臣新校正谓："窃疑此七篇（指七篇大论）乃《阴阳大论》之文，王氏取以补所亡之卷。"《伤寒论》序中提到《阴阳大论》，我们并不知是什么样子，宋人的这种猜测漏洞太大。

综上述六证可断论，"七篇大论"加入《内经》肯定在唐代，其成书时代不会早于唐中叶，北宋以前的医家博学如孙思邈者亦不谈运气亦是一证。

五、运气余论

欲深究运气说渊源发展，需从以下四方面探讨。

一为天文学史。中国一进入文明时期，天文历法便成为最高统治者垄断的东西，尽力使之为奴隶主、封建统治服务。以实测为基础的律历不断进步，越来越精确地反映日月星辰运行的规律，但仍不免要蒙上天命、迷信的外衣，其中所使用的术语是运气学说名词的间接来源。

如"太过""不及""平气"这三个术语原本是天文历法术语。平气的意思是把一回归年平分为 24 等分对应 24 节气，实际上，地球运行的速度略有快慢，故"平气"定节气法不合理，它不能反映"太过"或"不及"，这一点是隋代人刘焯最先发现的。天文历法上的这种术语，与五行生克根本无关，经迷信术数家一附会便大非原意了。

二为汉代谶纬书，这些书是阴阳五行化的儒学，与当时的迷信术数相糅合并进一步发展的结果，曾有过莫大的势力，其中应有与运气说关系很密切的内容。可惜这些书在两晋南北朝之间被禁绝殆尽，现在能见到的已很有限。

三为古代风角、星占、六壬、八卦、阴阳禄命、诸家相法等迷信术数演变，其中所用术语应是运气说的直接来源。试读《类经图翼》解运气处，其作者多引此类书籍为说，亦可知两家原不可分。但景岳先生不辨各家说的演变，故虽能讲通运气，但不能述其源流。

四为道藏文献。其早期著作始自东汉，粗成于唐代，与上三类内容亦颇有关。

六、运气学说、天人相应和时间生物学

近来，学者多强调运气学说的时间生物学含义。笔者以为，运气学说是天人相应思想发展到极致的结果。

可以说，整个中医理论体系，大都建立在天人相应思想之上。元气、阴阳、五行等学说不但也暗含天人相应之意，而且都为天人相应思想服务。由于古人对自然界的观察，以对四时气候变化的规律了解最清楚，就产生了生命现象应该和四时规律绝对一致的观念。中国文化的中心地带，四时变化分明。加之农业是古人的主要生产活动，必然强化了顺应四时的思想。四时的周而复始，必然使人产生生命现象的周而复始观念。这种观念，在解释农作物、大多数植物和多数低等动物的生命活动周期性变化方面，相当成功。古人就自然而然地把这种观念，用于解释并规范一切生物的生命现象。

这是运气学说具有时间生物学意义的认识根源。

以农业生产活动为主的中国古代，对气候变化，特别是水旱灾变现象必然非常重视。古人千方百计地，设法找出气候异常变化的规律。由于干支在古代历法中，是中国特有而且常用的工具，所以不但比较科学的历法中使用它们，其他一切术数，如占星观察星象、算命、风水等也无不使用它们，而且同时使用阴阳、五行等工具。变化这个时间性概念与干支这种中国特有的计时（包括年、月、日、时）工具相结合，就成为必然。

运气学说中疾病发生的规律，直接依附于气候变化规律。加之六十年这个周期，和人的生命周期相当接近，于是把四时周期放大，找出人生周期中的某些规律，就是运气学说和一切有关术数的基本出发点。

运气学说的时间生物学含义大略如此，它的基本出发点，无可非议，即它有其合理的内核。

本书无可避免地多次讨论"天人相应"思想。下面再提纲挈领地再从时间生物学角度，说明一下"天人相应"思想。

天人相应思想是一个很可贵的思想。古代西方，也有把人体看作小宇

宙的天人相应思想，但是没有像中医这样发展到极致。作为一般的天人观，这是中国古代的一大创论，是一种天才的发现。站在当代高度，似可对它做如下表述和评价：

1. 从根本上说，一切生物，包括人的生物属性来源于自然（注意！这里所谓自然不包括生物），又绝对地依赖自然，最后又回归自然。地球上的一切生物，依赖于太阳。生物从地上获得物质，却要从太阳获得能量。生命的出现，以太阳出现为前提，所以阴阳学说强调阳为主。近来发现一些低等生物可从地壳深层获得能量，仍不足以否定生命出现，特别是维持生命要依赖太阳。

2. 从根本上说，人体与其他生物一样，是与自然同构的。这种同构，在原子或元素层次上，生物是与自然统一的，或者说，生物必然包括在自然之中。不可想象生物体内有自然界所没有的元素，尽管可能有自然界所没有的化合物。

3. 随着生物进化，高等生物越来越相对独立于自然，但即使到了人，仍然要受自然规律的制约。最明显的，如人体生命活动，不可能不和自然界的日月运行（即四时、太阴月、日夜等）周期保持一定的同步。至今最明显的天人统一或同构现象，是人体交感和副交感神经交替紧张和天地的昼夜交替有一定程度的统一性。此外，最有说服力的此类统一现象，是妇女的月经周期与太阴月的大体一致。不过，人体生命活动变化和四时变化之间的关系，统一性还是很少。比如，很多动植物，是春生、夏长、秋收、冬藏的。却不能说，人也是这样。试看，某些哺乳动物，可以冬眠。但是，若动物必须冬眠，则不会出现人类。

4. 低等生物和大部分植物，对环境气候的依赖性很大。这些生物的生命现象与其所生活的环境的时相，必须对应，否则它们就要毁灭。一年生植物和某些动物，其生命周期不超过一年，稍有差错，它们就完不成一次生命周期。多年生生物，虽然不会在一个四时周期中结束生命，但也要和四时周期的生长化收藏保持一致，否则，不死也要病。这是在进化过程中，自然赋予它们的遗传基因所决定的。

5. 寻找自然界的同构性，不能直接从人和非生命现象的天地之间寻找。换言之，在人和天地之间同构性很少。古人企图直接用那时了解的天地构造和现象解释人，是《内经》中出现许多附会的根源。事物的同构性，应该在最接近的类别中去找。比如，人和单细胞生物的同构性只在细胞水平上，但是人的细胞还是和单细胞生物有极大不同。越是高等动物，和人的同构性越大。所以，达尔文说，类人猿才是人类的祖先。

6. 除人类以外，其他生物都是被动地依赖自然。日月运行造成的气候变化，在很大程度上决定着它们的生命活动。

7. 所谓生物全息论、宇宙全息论的基本含义，应该遵循上述要点理解。

8. 万物之灵的人，一方面是自然的产物，另一方面又是自然界的对立物。虽然至今人类能够"自由"活动的范围，比其他生物活动的范围都大，在茫茫宇宙中，人类"自由"活动的范围还是很小很小。

9. 人类企图改造世界，而且要改造属于自然的人体。这种与自然对立的努力，最终结果如何，尚有待探讨，但是在理论上，人类自造一个适于生活的环境，再进一步改造自身，几乎无限扩大可生存环境的可能性是有的。就是说，人类不但可能不受日月运行所产生的时相束缚，而且可能大大摆脱地球或太阳系这个空间的束缚。比如人类不再直接或间接从太阳获得能量，甚至改变现有能量获取方式，已不仅仅是科学幻想了。

10. 到目前为止，人类还基本上要顺应自然。医学方面的时间生物学，就是研究人类生命现象和年、月、日、时以及更长的自然周期性变化之间有哪些相关规律。基于天人相应思想建立的运气学说，确有时间生物学的含义，只是它把重点放在与气候相关的疫情和治疗原则预测上。它的致命弱点是，预测手段或方法几乎没有经验基础。

第十六讲　伤寒、温病和感染性疾病

——中西医热病学汇通

　　中医习称伤寒、温病为外感病，当代西医称此类病为感染性疾病，而且也将此类病归入外源性疾病，所以，从总概念上说，中西医对此类疾病已取得共同语言。至于具体治疗上，在基层医生和制药者那里已经不成问题。1949 年后上市的中西结合药物，至少在数百种。只要手中有中西医两种药，在一种药治不好时，基层医生对这类病从来都是中西药共用。总之，单就总概念和基层应用两方面来看，中西医热病学融会贯通，合为一体，已没有问题。只是，到中西医热病学理论体系这一层次，困难还较多。问题不是中西医理论可否融会贯通，而是一些中西医权威们，不认为目前已经具备了融会贯通的条件，有的人甚至根本反对这样做。

　　更难办的是，与某一具体疾病不同，中西医热病学融会贯通，首先还要解决中医内部伤寒学与温病学统一的问题。从温病学萌芽时起，就存在着温病与伤寒应否合为一体的争论。中医界至今还在争论，主导思想是不想合为一体。

　　但笔者认为，中西医热病学融会贯通不仅是必要的而且完全有了这种可能。

　　在正式讨论以前，有以下几个曾经提到过的一般看法需要再次交代。

　　第一，单就临床疗效而言，中医至今在一些病种或病人身上仍表现出优势。上溯 50 年或 100 年，中医的疗效则表现为全面优势。150 年前，西医开始成体系地传入中国，那时，还没有发现微生物病因，中医更在理论和临床上表现为全面优势。但是，在当今世界防疫和公共卫生活动中，中医没有作用或作用很小。

第二，中医的外感理论，至今仍有当代西医所忽略或重视不够的。

第三，中西医汇通之后，不等于不要再学习中医的有关理论。在可预见的未来，中医热病学说仍应该作为一个体系与西医并存。

现在进入正题。

一、关于伤寒学与温病学统一

伤寒学和温病学应该统一，是没有疑问的。在温病学说创立之初和创立过程中，学者强调寒温不同，是应该鼓励的，因为任何创新几乎都要冲破旧体系的束缚。对旧体系进行某些否定是必要的，有些矫枉过正也可以理解。可是，今天看温病学说，虽然在枝节上冲破了伤寒学说，但它终于没有冲破伤寒体系，更没有冲破中医体系。在参考西医这个基础上，完成二者合流，应是伤寒和温病学说的再一次飞跃。

没有西医对照之前，中医可以说伤寒与温病是两类性质不同的疾病。二者病因不同，病机不同，邪气侵犯人体的途径不同，辨证理论不同，治法不同。现在则不宜这样看了。仲景所研究的，显然也是感染性疾病或传染病，否则，仲景的 200 多族人，不会在 10 年内因病死亡 2/3 以上，其中，死于伤寒者占 7/10，显然，仲景时代已经有了温病学家研究的多数传染病。既然研究的对象全同，二者又同在中医体系之中，为什么不能统一呢！

有的朋友可能会说，温病学家与仲景遇见的病种（按西医概念而言）有些不同。拙见以为，下文将提到"伤寒例"，其中有温病、暑病、时行、冬温、寒疫、温疟、温毒、温疫等，这虽然是约仲景逝世 100 年后王叔和（通行说法）提及，说仲景时代有这些病，不算勉强。总之，温病之说，不但见于《伤寒论》，也见于《内经》，不能认为"温病"就是新病种。从西医观点来看，新病种只能在很封锁的民族中形成。即本来是不新的，因为封锁的解除，病种传到大的、不封锁的民族那里，就是新病种，热病尤其如此，故古代可以出现新病种。现代则极少可能出现新病种，因为人类交流、接触太频繁了。至今我们知道的，天花是马援征交趾传来，梅毒则是明末从西方传来，西方则从美洲传去。再可以肯定的新病种，大概只有艾滋病了。总之，微生物（主要是病毒）的轻微变异，引起局部传染病小流行，不能视为新病种。

仲景是否讨论过温病呢？认真学过《伤寒论》的人都知道，该书中有一条经文提到温病，而且还相当详细。引如下：

"太阳病，发热而渴，不恶寒者为温病。若发汗已，身灼热者，名风温。风温为病，脉阴阳俱浮，自汗出，身重，多眠睡，鼻息必鼾，语言难出。若被下者，小便不利，直视失溲；若被火者，微发黄色，剧者如惊痫，时瘛疭；若火熏之，一逆尚引日，再逆促命期。"（第6条）

文中提到温病、风温，还提到各种不正确的治法。可是，仲景没有提到正确的治法，也没有提到其他温病。《内经》中已有温病、温疟、暑病之说，至《难经》二十二难，说伤寒有五，其中包括温病、湿温却无风温，总之温病还包括在伤寒之中。仲景自序明确提到参考过《难经》，《伤寒论》的"伤寒例"中更多次提到温病，计有：温病、暑病、时行、冬温、寒疫、温疟、温毒、温疫，这与吴瑭所谓温病有九已相差无几。据此，仲景体系中应该包括温病治法。为什么经文中没有明训，以至于后人说仲景之书专为伤寒即病而设、仲景所论伤寒为狭义伤寒呢？为说清此事，另为专文，附于本讲后。

不过，温病学家从最早提出温病与伤寒不应同样施治的王安道，到最后完成温病体系的吴瑭，并不认为温病学是完全独立于伤寒学之外的新发明，只有吴又可是个例外。温病学家大多猜测仲景关于温病的论述亡佚了，他们的工作，不过是对仲景学说的补充。

1. 关于病因的统一

寒温病因学统一，涉及以下三个问题。

（1）病因种类

大家知道，吴又可的疠气或戾气学说，很快被中医抛弃了。当代教材讲戾气说，但不想真正继承吴又可的思想。对此，我们将在中西医热病合流探讨中重点说明。那么，中医的外感病因说仍然限于风寒暑湿燥火（其实就是寒热燥湿四因）。而外感六淫说是《内经》即已提出并定型了的。总之，温病学家并没有提出新的病因。

所以，伤寒和温病学说在病因学方面完全没有冲突，二者的统一不用再做什么工作。

那么，引起伤寒和温病的外因主要是什么呢？

广义的伤寒在仲景之前就包括温病，所以六淫都可以引起伤寒。

吴瑭说："温病者有风温、有温热、有温疫、有温毒、有暑温、有湿温、有秋燥、有冬温、有温疟。"（吴瑭．温病条辨．北京：人民卫生出版社，1963：12）显然六淫都可致温病。

不但如此，温病还包括温疟和温疫。引起温疟和温疫的病因是什么呢？读者试看自《内经》至晚清医书，除吴又可外，只有少数人偶尔提到疠气二字，却从无人说它不属于六淫。人们仍习惯地认为，风寒湿三因致疟。温疫则是非时之气所致，总之仍不出六淫。

吴又可对非时之气导致温疫的旧说，批判得淋漓尽致。所以，尽管非时之气可以看作很有价值的假说，却经不起严格推敲，请看吴氏的批判：

"春温、夏热、秋凉、冬寒乃四时之常，因风雨阴晴稍为损益。假令春应暖而反多寒，其时必多雨；秋应凉而热不去者，此际必多晴；夫阴晴旱潦之不测，寒暑损益安可以为拘，此天地四时之常事，未必为疫。夫疫者，感天地之戾气也。戾气者，非寒、非暑、非暖、非凉，亦非四时交错之气，乃天地别有一种戾气，多见于兵荒之岁，间岁亦有之，但不甚耳。上文所言，长幼之病多相似者，此则为时疫之气，虽不言疫，疫之意寓是矣。"（浙江省中医研究所．瘟疫论评注．北京：人民卫生出版社，1977：336）

《伤寒论》原书通论风寒暑湿，唐代的孙思邈作《千金翼方》时，把痉湿暍从中析出，后人更把它们归入杂病，于是，似乎伤寒病因只有风寒。为统一寒温，我们有必要走回头路，承认风寒暑湿均可引起伤寒，即伤寒需再回到广义的伤寒去。

不过，读者应该知道，从明代开始，伤寒学实际上只讨论风寒，而且认为，风寒不宜凿分，风应该统于寒。

（2）关于伏邪说

病因学方面，温病学不同于伤寒学的突出理论即伏邪说。不过，此说也不是温病学家的创论，而是源于《内经》。《伤寒例》同样多次提到伏邪说，我们不必考证此说是否仲景原文，因为即便是王叔和所集，也是早在温病学家之前的学说。

伏邪之说实际上是对外感六淫说的一大威胁。直觉不能接受风寒或六淫侵入人体，却不立即发病而潜伏半年再发为温病说法。吴又可对此说的批判非常精彩：

"风寒暑湿之邪，与吾身之营卫，势不两立，一有所中，疾苦作矣，苟或不除，不危即毙。上文所言冬时严寒所伤，中而即病者为伤寒，不即病者，至春变为温病，至夏变为暑病。然风寒所伤，轻则感冒，重则伤寒。即感冒一证，风寒所伤之最轻者，尚尔头疼身痛、四肢拘急，不能容隐。今冬时严寒所伤，非细事也，反能藏伏过时而发耶？更问何等中而即病？何等中而不即病？……何等中而不即病者，感则一毫不觉，既而延至春夏，当其已中之后，未发之前，饮食起居如常，神色声气，纤毫不异，其已发之证，势不减于伤寒？况风寒所伤，未有不由肌表而入，所伤皆营卫，所感皆系风寒，一者何其蒙懵，藏而不知，一者何其灵异，感而即发。同源而异流，天壤之隔，岂无说耶？既无其说，则知温热之原，非风寒所中矣。"（浙江省中医研究所．瘟疫论评注．北京：人民卫生出版社，1977 年第 1 版，332—333）

读者可能要问，西医不是也有微生物潜伏之说吗？为什么六淫不可潜伏呢？我想，喜欢思考悟性又较好的人，很容易对伏邪说发生怀疑。读一下吴又可的见解，更能有所启发。这样说并不是要彻底否定伏邪说，此说确是古人的一种天才假说，也说明古人确实发现有些热病不能用新感六淫来解释，那时，伏邪说是比较好的假说。不过，把伏邪说理解为传染病的潜伏期，自然也可以。确有不少传染病可以潜伏数月，这样理解，就是对"戾气"说的补充。

2. 关于受邪途径的统一

最早提出温病受邪不同于伤寒的人是吴又可，他说："邪从口鼻而入，则其所客，内不在藏府，外不在经络，舍于夹脊之内，去表不远，附近于胃，是为半表半里，即《针经》所谓横连膜原是也。"（同上第 10）

叶天士据以发挥，说："温邪上受，首先犯肺，逆传心包。"（南京中医学院编．温病学．上海：上海科学技术出版社，1978：314）这就是后人说的十二字纲领，今天看来这不是什么大发明。在古代，提出外感侵犯人体可以不通过体表（即皮毛），却需要极大的勇气和创新精神。所以，尽管至今还有人反对叶氏的这一纲领，仍应认为这是不同寻常的贡献。若从中西医热病学合流的角度看，叶氏之说实为中西医理论的一大接近。西医承认传染病可以通过皮肤（即接触）传染，但认为以呼吸道、消化道传染最多。风寒袭人由皮毛而入，是《内经》的成说。仲景没有说风寒不能由口鼻侵入人体，也没有说一定从皮毛侵入，所以，《伤寒论》并不排斥邪气从口鼻而入。我们说外感既可侵犯体表，也可从口鼻而入，伤寒学与温病学就没有不可调和的矛盾。

不过，说温邪上受，从口鼻而入，却又肯定它首先犯肺，也待推敲。为什么从口入，不是首先犯胃呢？至少，犯胃的机会与犯肺略等。犯胃之后该如何逆传，如何顺传呢？看来，我们带着怀疑的眼光去读书，就会发现问题。这不是专门挑刺儿，倘能多读书，则知叶天士本人便知古人也承认："口鼻均入之邪，先上继中，咳喘必兼呕逆瞋胀。"可是，一旦犯胃，病就在里，在中医体系中找不到胃与表有关的说法，故叶氏坚持首先犯肺、先上继中之说。那么，旧时很常见的"闹肚子"（常完全没有呼吸道症状）当如何说呢？

3. 关于辨证理论的统一

统一寒温的辨证理论也不是很困难。伤寒辨证以六经为主，同时暗含了八纲和卫气营血。伤寒家的三纲鼎立说，就是营卫辨证，所以，温病学的卫气营血辨证理论并非伤寒体系所不容。

叶天士说：温病"辨营卫气血与伤寒同，若论治法则大异也"。如此说来，营卫气血是伤寒和温病共有的辨证理论。不过，用营卫气血去统率六经是不大可能的。

我们最好先看一看，现有两家辨证理论有哪些是不相容的。

（1）叶天士提出，温邪上受，首先犯肺，逆传心包。肺主气属卫，心主血属营。又说，肺主皮毛等。吴瑭据此发挥，说凡病温者，始于上焦，在手太阴。伤寒起于太阳之说，就和温病起于太阴之说，表面上不相容。于是，藏府理论必须在新理论中贯彻到底。我们知道，仲景体系中不很需要藏府说。比如，伤寒出现神昏谵语，在仲景是典型的阳明胃家实证的表现。膈上瘀热证，按说应该是肺受邪，但仲景不这样看。小青龙汤证按说是典型的寒邪袭肺，仲景却认为是心下有水气。

（2）伤寒虽可直中，但总以由皮毛而入从太阳起病为多，故一般由表传里，伤寒一般先见表证，而且表证特别受到重视。起病应先治表，就顺理成章。温邪上受，首先犯肺，逆传心包，虽然使初起便有神昏者得到合理解释，可是温病也有表证就不很好说。好在中医原有肺合皮毛之说，叶天士找到退路。到吴瑭竟放弃肺合皮毛、主表之说，于是，无论初起用桂枝还是用辛凉解表，都没有根据。所以，即便自温病学本身看，其说也不能自圆。

（3）《伤寒论》有太阳膀胱蓄血证、桃仁承气汤下瘀血证等，但和温病热入血分用清营凉血的血分证含义不同。清营凉血法确是温病派的一大贡献，有必要将热入血分证纳入新的体系。

4. 关于治法的统一

叶天士说:"(温病)辨卫气营血与伤寒同,若论治法则与伤寒大异也。"所以,伤寒温病的最大不同,倒是在治法上。具体来说,温病不同于伤寒的治法有:①初病解表不用辛温,而用辛凉;②热入血分用清营凉血法;③有神昏用开窍法,此为伤寒古法所无;④息风止痉法;⑤滋阴养液法。此外如清气法、和解法在仲景已有,但温病家具体治法更细致,可补其不足。总之,新体系中应能容纳伤寒、温病两家治法。

吴瑭作《温病条辨》至今,近200年,其间温病学或广义的伤寒学有无重大进展呢?应该说没有。假如没有西医传入中国,中医热病学会不会融为一体呢?笔者认为至少是可能性很大。就目前趋势看来,寒温融合不是不可能,而是由于西医热病学的飞速进步,使得这种融合的必要性不那么迫切了,换言之,社会对传统的热病学进一步发展的需求不很强烈了。中医界再出现吴又可、叶天士等那样的创新人物,不大可能了。

为什么?因为西医热病学的飞速发展,不但在理论上解决了中医体系内不可能解决的问题,而且在临床上对多数病种的疗效超过了中医。至于预防方面,西医的发明更是中医体系不可能实现的。所以,中医的当务之急是与西医谋汇通,解决西医未能解决好的问题。站在中医角度上,首先是采西医之长,补自身之短。为全社会计,是认清如何以己之长补西医之短,这也是中医生存的空间所在。当然,最好是不断地发扬中医之长。但是,笔者不赞成不能知己知彼的发扬。比如说,曾经是中医之长的人痘术,今日已不必发扬了。

讨论过寒温学说合流的可能性之后,如果有人给当代青年学子编写一本寒温合流的教材,应该是可能的,有必要的,尽管不少人可能还会抱怀疑态度。

讨论过寒温学说合流的可能性之后,说上述这些话,是由于下面这个问题。

当前可否写一本,将伤寒学和温病学融为一体的书?回答是:可以的。笔者自信有这样的能力。而且,笔者可以使这种书没有西医痕迹。那为什么笔者不写,至今也没有别人写呢?还是如上所说,这主要是当代社会(包括医学界)对此类书的需求很不迫切,写出来的意义不大,也很不容易为学术界接受。不过,假如有人这样做,本人非常赞扬并支持。目前,中医院校还在同时讲授伤寒和温病两门课,课时都较多,给当代青年学生编写寒温合流的教材，应该是为人师长的责任。

通过以上所说，是否可以认为中医热病学融会贯通、合为一体了呢？不少人可能还会抱怀疑态度。笔者并不想使所有的人接受拙见，这个问题讨论至此为止。

二、关于中西医热病学的融会贯通

中西医热病学融会贯通，需要解决三个问题。一是对病因的认识取得统一，二是对发病原理取得共识，三是治疗原则的取长补短。

1. 关于中西医外感病因学的统一

其原则是，西医学说统一于中医。为什么？因为西医最成体系的感染性疾病病因学，是微生物病因学。它知道环境中的气候因素也起作用，但是没有形成风寒说、温邪说，特别是没有中医奉行至今的六淫说。中医则不但有六淫说，又有戾气说。

除了没有明确的免疫思想，戾气说具备了微生物病因说的全部要点。所以，把微生物病因说看作对戾气说的具体补充，就完成了中西医结合的微生物病因说。

怎样统一免疫学说呢？这并无难处，因为戾气说不排斥免疫说。吴又可已经指出，动物对戾气有天然的易感性，也有天然免疫性。即瘟疫流行时，人病牲畜不病，鸡病鸭不病，等等。至于人工免疫手段，是西医发展中的经验结果，完全可以纳入中西医结合的微生物病因学说中去。

总之，只要承认风寒暑湿燥火之外，还有微生物起作用，而且比六淫种类多很多，一般比六淫的致病作用和致病的特异性更明显，中西医结合的微生物病因学说就完成了。

剩下的问题是，怎样认识中医的六淫说，以及与此相关的四时发病因素。

六淫说应改为四淫说，即寒热燥湿是感染性疾病的环境条件。西医并不反对此说，在很多具体论述中也提及四淫因素。

四时对于外感的作用，实际上就是四淫说的放大，这样才好解释外感病的季节性。西医显然承认这一点，中医则强调过分。比如温病既用六淫定名，又用四时定名，结果风温与春温并存但所指不应是两种病，秋燥与湿温并存实则截然不同。中国全境内，燥最多见于春天而非秋季。把燥说成寒之渐，违背了常识。所以，四时对感染性疾病的作用，应该以西医所说为主。

至此，中西医结合的外感病因学就完成了。

2. 外感病发病学的中西医结合

这个问题的核心是，微生物病因是否是发病的决定因素。在具体问题上，西医承认任何微生物，包括鼠疫杆菌、霍乱弧菌都不能必然使人得病。但是，西医没有"邪之所凑，其气必虚"这样为中医重视的理论，反之，由于传染病曾经严重危害人类生命，西医知识的普及，给人的错觉是：微生物碰不得。实际上，很多致病微生物，平时就生活在人体中，"不致病"者就更多，岂止更多，实际上人体离开微生物就会死。特别是消化道内，细菌太少了也不行。还有不少致病微生物，几乎没有人能避免接触。比如，在当今社会中，几乎没有人不接触肝炎病毒，是否发病，就看抵抗力量如何了。对病毒类疾病，笔者的看法是：它们永远不能消灭人类，人类也永远消灭不了病毒类疾病。比如，目前已经消灭了天花。但是，人类获得的免疫能力，不可能保持很久。日后一旦有类似病毒出现，还有可能发生爆发流行。此外，还会出现新的病毒。

至于所谓条件性致病微生物，我们宁可把条件看作发病的决定因素。

至此，中西医结合的外感病发病学也完成了。

3. 外感病治疗原则的取长补短

在外感病的诊治方面，最典型地表现出"辨证论治"与"辨病论治"的中西医特色，将二者结合，就是取长补短。

这里仅就正邪问题略述拙见："辨证论治"时所得之"证"，虽然是标准的中医诊断，但是，其中一般不包括病因要素。换言之，中医诊断没有病因诊断，即便按中医本身的理论，只能说在病类诊断中有病因要素。此外，就是外感初起，可勉强说有病因诊断。此说可能会有人不赞同。

比如，有人可能问：伤寒不是伤于寒邪吗？温病不是伤于温邪吗？寒、温自然是病因，为什么说中医诊断没有病因要素呢？

答：按字面理解是这样的。不过，即便完全按传统理论理解，中医所谓伤寒，显然不是只伤于寒。即便是，我们能做出这个诊断就据以施治吗？用什么方子呢？故伤寒是一个很大的类概念，温病也是这样。所以，中医面对热病——比如：某处发生局部流行性感冒，请一批中医去治，结果会如何呢？必然是：伤寒家说是伤寒，温病家说是温病。那么，病因到底是寒邪呢，还是温邪呢？

总之，除非病人知道"着凉了""冻着了""冷风吹着了""热着了"，医家没有办法弄清起因。实际上，医生一般不必弄清起因，按眼前的脉证施治就是了。至于他已经发现流行，一般认为是瘟疫。但是，开手治法却不一定用辛凉。按吴塘所说，多数也可以用桂枝，这不是和病因矛盾吗！

然而，辨证施治却常常是有效的。

如何解释呢？

应该说，中医没有病因治疗，只有"辨证"治疗，它治的是"证"，即中医治则针对的是病的即时反应状态。

第八讲中还说过：严格而言，中医的病因治疗只有"治虚"一法，这正是目前中医最突出的长处。联系上文发病学的中西医结合，能很容易地理解。

按中西医结合后的发病学理解，此类病的发生，由三方面因素决定，即：①人体抵抗力；②致病微生物；③环境气候异常或突变。

气候异常或突变似乎很容易预防，但是，对群体来说，即便在当代生活条件下，也很困难。不过，这还不是关键所在。

关键问题是，当人体抵抗力低下——即中医所谓正夺是发病的决定因素时，治疗重点就应该放在提高抵抗力上。中医称之为"扶正祛邪"，也就是补虚法，这正是西医所短。

早在西医学中医之初，就有人报道西医治疗无效的败血症，可单用中医疗法治愈。为什么？因为这些病例无例外的是严重正夺。

到目前为止，西医尚无类似中医的扶正或补虚法。目前，以正夺为主的外感病，往往成为临床难题。此类病例，中西医结合的疗效尤其好。如果正夺严重，则除非同时"辨证施治"（可以完全停用西药），大都会死。这时单用中医方法，为什么能够治好，其道理应该是不言而喻。

反之，当致病微生物是发病的决定因素，而且已经发明了特效药，西医疗法效果就远远高于中医。

自然，无论从理论上讲还是从已有的经验来看，无论何种情况，中西医结合治疗都会取得更好的疗效。

附：寒温统一论

温病学说是对中医外感病理论一大发扬，说温病学羽翼仲景也好，补仲景所遗也好，都是一样意思。但是，一提寒温统一，有人就会有不同见解。当代中医界，已没有伤寒和温病派别之分，但是，学术上的不同理解仍然是统一寒温的阻力。

引起争论的主要原因，是统一的总趋势应是用伤寒学统温病，道理很简单：温病学家坚持温病不同于伤寒，而伤寒家认为温病在伤寒之中。主张自立门户者，自然不想统一。所以，关键问题就看《伤寒论》是否也讨论温病及其治法，或者说，仲景所论是广义伤寒还是狭义伤寒。

一、《伤寒论》是否论温病？

温病治法应有别于伤寒之说，始于唐代之前。孙思邈引《小品方》说："古今相传，称伤寒为难治之疾，时行温疫是毒病之气。而论治者，不判伤寒与时行温疫为异气耳。云伤寒是雅士之辞，天行温疫是田舍间号耳，不说病之异同也。考之众经，其实殊矣。所宜不同，方说宜辨，是以略述其要。"（《千金要方·卷第九·伤寒上》）

元代人王履断言：仲景书"本为即病之伤寒设"（王履. 医经溯回集. 南京：江苏科学技术出版社，1985：16），更为温病学说独立打下基础。他的看法还在《伤寒例》中找到根据："《伤寒例》曰：冬温之毒，与伤寒大异，为治不同。又曰：寒疫与温及暑病相似，但治有殊耳。"（同上：22）对《伤寒例》中的这两句话，如何理解，还有待斟酌。

明代伤寒学家，特别是方有执，大唱错简说，削去《伤寒例》等，专讲六经各篇及霍乱等，大约也是看到《伤寒例》与六经正文有矛盾。

或谓：今所见仲景书就是专为即病之伤寒而设，不论温病吗？

浅见以为，仲景不论温病之说大错。

《伤寒论》本来同时讨论风寒暑湿，现在见于《金匮要略》的"痉湿暍"篇本来是《伤寒论》原文。唐代大医孙思邈所见的《伤寒论》，就包括痉湿暍。孙氏将这些条文集中放在太阳篇之前（请查《千金翼方》卷九）。这一做法不仅为宋代林亿等人校正《伤寒论》所采用，他们更进一步把"痉湿暍"编入《金匮》，于是，《伤寒论》只论伤寒了。

显然，要统一寒温，必须让"痉湿暍"篇回到《伤寒论》去。否则，即便《伤寒论》不是为即病之伤寒而设，只要它专论风寒，就不能包括暑湿所致的温病。

《伤寒论》是否讨论时行和（或）温疫呢？这在六经和霍乱等篇，确实没有明确论述。不过，我们知道，仲景著书的建安时代，正值中国大疫流行，当时，"家家有僵尸之痛，户户有号泣之哀"，仲景所谓伤寒不可能不包括时行和温疫。试看对外感病有大创见的后世医家，如刘完素、张洁古、吴又可等，均生于乱世、大疫流行之际，则仲景所论不可能不包括温病，当代的温病概念就强调传染性。

查《说文解字》："疫，民皆疾也。"段玉裁注解说："郑注《周礼》两言疫疠之鬼。"大约当时"疫"仍是俗语，且求之鬼神，故仲景不言疫。时行或时气之说，亦应为后起，尽管今《内经》略提及疫疠。

总之，应该说，《伤寒论》包括温病，仲景所论应是广义伤寒。

这样一来，就有以下问题待回答。

1. 仲景何以不论燥火

《内经》外感病因说之主流是风寒暑湿四淫说，六淫之说，仅见于"七篇大论"。此在《内经》为后起，仲景极可能未及见此七篇。况且，火在外因，本属多余。就外感而言，暑即是火。至于治病的火法，仲景论之甚详。燥在《内经》中致病甚少，温病家虽有秋燥说，实指仍是寒凉。即以现代认识水平看燥，人无水固然不能生活，但除非落难在沙漠，天气干燥适少引起外感病，或有，亦不严重。

2. 暑湿致病是否也多起自太阳，而且可以出现六经病呢

暑湿自然可从太阳起病，亦可直中别经。以中暑（仲景称中暍——即日射病）而言，不但突然发病，而且可以抽风（仲景称为痉），也有恶寒、头痛之自我感觉。

3. 今太阳病纲领也可以统率暑湿吗

湿自太阳起病，应有头痛、恶寒、身重、脉濡，可算是比较典型的太阳病。中暑时，自然是先恶热，但恶热时，尚非典型中暑。凡中暑至心慌、倒地、全身苍白出大汗时，患者即有恶寒，唯脉象不见浮紧或浮缓，故今太阳病纲领不宜统率中暍。若中暑指热天贪凉所得，则初起的典型证不是太阳病，就是直中太阴病，可有今所谓典型表证。严重中暑，应该属于直中，按西医理解也是如此。

4. 暑湿也有六经病吗

仲景没有说伤寒起病必自太阳，故风寒暑湿均可直中别经。至于病后传变，脉证便与始因无直接关系。病在何经，宜用何方法，只以当时脉证为据。按中医理论，寒可化热，热可化寒，即四淫可在传变中互相转化。病性的寒热燥湿，只以当时表现为据，故暑湿也可以有六经病。

5. 四淫致病机会均等吗

显然不是，而以寒邪致病最多见。仲景以伤寒名书，用意在此。后人将"痉湿暍"移出，虽然在理论上犯了错误，给寒温统一带来困难，却非全无道理。

6. 暑湿致病可照用仲景方吗

仲景论治，只靠辨证，有是证即用是方。外感患者固然有的能说清最初之病因，知其初因固然好，即或不知，亦无妨。施治即据当时脉证。故无论何因致病，均可辨证用仲景方。

二、《伤寒论》中有无治温病方

王履虽然说《伤寒论》只为即病之伤寒而设，寒温施治不得相混，却不认为仲景方法不能治温病，他说："今人虽以治伤寒之法治温暑，亦不过借用耳，非仲景立法之本意也。……夫仲景立法，天下后世之权衡也，故可借焉以为他病用。虽然，岂特可借以治温暑而已，凡杂病之治莫不可借。"（王履．医经溯洄集．南京：江苏科学技术出版社，1985：16）后世温病学家确实照用或变通应用了很多伤寒方，尽管这不等于可反证仲景曾特别为温病立法。

主张温病不出伤寒的陆九芝说，伤寒入阳明便是温病。此说立论非常脆弱，别的不说，今《伤寒论》的阳明病就有部分寒证，这在伤寒学本身已是难以说清的问题，况且，阳明治法不能包括温病初起的表证。

看来，关键在于能否找出仲景治温病初起的方法。

许多古今学者，认为仲景原有温病初起治法。

持这种看法的古人有张路玉、钱璜、柯琴等，近代以来则以张锡纯、恽铁樵、陆渊雷等人为代表。最近有柴中元氏对此做了更为详细的论述，而且指出，仲景书中有多种治温病的方法。见其书《温病求真》（柴中元．温病求真．北京：中国中医药出版社，1996）。下面摘要列出"太阳六淫病初起有六型"（同上：576）和"谈《伤寒论》治温病初起之要方"（同上：621）二文所列方法已足，计有：

（1）辛凉解表法——麻杏石甘汤：见《伤寒论》第62条。

（2）润燥解表法——栝蒌桂枝汤和葛根汤：见《金匮·痉湿暍病》第11、12条。

（3）除湿解表法——麻黄加术汤：见《金匮·痉湿暍病》第20条。

（4）清热解表法——白虎加人参汤：见《金匮·痉湿暍病》第25条。

（5）苦寒清热法——黄芩汤：见《伤寒论》172 条。

试查对经文便知，以上所举不是任择所需，而确应是仲景原意。

以上五法，除黄芩汤稍勉强外，均有理有据。就是黄芩汤，在仲景前后也确为热病初起而设。它和阳旦汤（即桂枝汤）相对，原称阴旦汤，可见于《千金要方》卷九、发汗汤第五。千金之阴旦汤与黄芩汤小异，若论 172 条，用阴旦汤可能更好。细查孙氏书还有"阳毒汤""阴毒汤"（孙氏谓系仲景方）等，均为伤寒初起而设。则仲景治温病初起者可能尚不止以上五方。阴阳毒，可能原来也属于伤寒。

总之，仲景治伤寒初起解表法，不仅有治温病方，而且较后世温病学家所用者要多。

治表法既如此齐备，仲景书并非仅为新病之伤寒而设，就不言而喻了。

三、温病学派在哪些方面发扬了仲景学说

这里仅列举要点。

1. 戾气说冲破了六淫说，惜此说被后人淡化。

2. 温邪上受，自口鼻而入，补充了外感受邪途径，但不能完全代替或否认直中说。

3. 强调初起用辛凉解表。

4. 充实了卫气营血辨证理论。

5. 充实了温热病治法，此虽与药物种类以及方剂多有关，却不可否认温病学家的发明。

7. 对舌象、斑疹等的辨证意义认识，大进一步。

四、如何统一寒温

可以说，除戾气说外，温病学对仲景学说的发扬，并无完全与《伤寒论》不相容处。

最难处理的卫气营血辨证，也很容易以六经为经，卫气营血为纬合为一体。只有三焦辨证欲简适繁，虽然仲景偶提三焦，新体系中却不必采用此说。至于诊法和具体治法，融入仲景体系均无困难。

五、几个次要问题

1. 重用寒凉始于何时

学界多谓刘河间大唱六气皆从火化，专用寒凉，是温病家之先声。其实，此风早在唐代即有。孙思邈说："尝见大医疗伤寒，唯大青、知母等诸冷物投之，极与仲景本意相反，汤药虽行，百无一效。"（孙思邈．千金翼方．北京：人民卫生出版社，1994：97）足见唐代此风曾经盛行。

宋代局方虽好用辛燥，但局方治伤寒已多加凉药，宋代伤寒学家，亦多不谨遵伤寒初起必专用辛温的成法。

刘完素说："人之伤于寒也，则为病热。古今通谓之伤寒病……六经传受，自浅至深，皆是热证，非有阴寒之病。"（葛雍《伤寒直格·序》）此说无论从理论上看，还是证诸临床，都是错误的。无论寒邪初袭何经，因尚未化热，必见寒证。传变之后，方见热证。若化热不全，或不化热，即在阳明，也有寒证。况且，温病后期，也有寒证。河间与易水所争焦点之一，即河间派不承认热病有寒证，专主寒凉治热。易水则发挥内伤热证说，创用甘温。

2. 温病初起可否用柴胡、葛根、升麻等药物

温病学家大多甚恶人用柴胡等，实属门户之见。上述三味药，今人仍认为属辛凉，为什么不可用于温病初起？正如伤寒家好用辛温，不可排斥九味羌活汤、香苏散、香薷散、藿香正气等方一样，后世之辛温方，也是对仲景法的发扬。

3. 热病是否可放胆用清法和下法

当代中医已很少单独处理热病危急大证，这不仅因为热病大证已少见，而是因为凡大证必同时用西法，故大苦寒清热、大攻下逐邪之法已少用。然而，目前滥用清解法甚普遍，此种风气，大约受西医滥用抗生素影响。其弊端是，常造成正夺热盛或发热迁延不愈。笔者临证常为救此弊而用甘温或辛温法，盖过用清解不会出现伤阴耗津证，目前常同时输液，尤其难见伤阴，今日反多见伤阳而热病不愈，所以，中医界倒应该多宣传辛温或甘温治热之大法。至于下法，虽滥用不多，医家却需知道，凡热病而有下利便难治（只有痢疾初起是例外），前人所谓"漏底伤寒"也。此时若拘于温病下不厌早，或主痛下、屡下之法，即为大误。使用汗吐下法，均不可认为攻邪不伤正。反之，攻邪必伤正。汗吐下三法赅尽众法之说，只是一偏之见。便溏而下，或再重清热，即属误治。尽管今日多并用西医输液疗法，仍不可孟浪攻下。无里实的证，应慎用下法。今日宁可遵伤寒法——下不厌迟，即便宜下，也中病即止。

4. 如何准确认识温病家之疗效

《吴鞠通医案》伏暑门，有周姓一案，应是西医之典型肠伤寒病例。

吴氏治疗近一月，方粗安。其实，此病之自然病程，就是四周。温病创始人，治典型温病，疗效如此。等而下之者，疗效可知。笔者认为，遵仲景法，或许更好。惜今日此病甚少见，或有，亦不单靠中医治疗。

5. 寒温之间果然有天壤之别吗

书本上分寒温，已比较难，临床上分寒温常无明确标准。比如今所谓流感，伤寒家说是伤寒，温病家说是温病，倘非重证，用两家方法均可愈病。初起单用温病方或单用伤寒方，不辨证施治的大宗临床报道均有。由此可知，伤寒温病之分并非绝对，轻证施治而愈，并非全因药治。治无大误，机体从不同方面得助，均可促进病愈。况且凡轻证，本可不药而愈，此所以古人云"有病不治，适得中医"。反之，即在今日，术业不精者，轻证治重，重证治死，并非罕见。假如再有门户之见，尤非病家之福。医界内情，病家能知者甚少。西医误治，略同中医，此所以笔者每大声疾呼者也。

6. 温病初起可否用桂枝汤

吴瑭以桂枝汤为温病第一法，颇受后来温病家诟病。或说温病初起用桂枝汤，即可致死。此说不仅为门户之见，而且不真知温病治法。其实，凡热病初起，见恶风寒、头痛、身疼或重者，不必问其为伤寒温病，治以桂枝汤均非大误。伤寒有中风伤寒、表实表虚之说，以有汗无汗为鉴别标准。不过，表虚有汗用麻黄汤虽然错误而加重表虚，但出现危急情况者并不多见。无汗表实用桂枝汤虽然不对，出现意外的就更少，唯不恶寒时便不宜再用。柴中元氏已指出，叶桂即常用桂枝治温病初起，于是，桂枝汤可用于温病已不必多说。叶氏用桂枝汤时，每稍加凉药，此亦非首创，唐宋医家早已如此加减。

第十七讲　本草学和生药学

——本草、博物、中药和西药学

提到本草学，首先会想到李时珍（1518—1593）。在当代中国，凡完成初等教育者，大概没有人不知道李时珍。如果让他们举一位中国古代科学家，大概人们也会首先想到李时珍。

这种现象可以叫作李时珍现象。

一、李时珍现象的意义

中国古代知识分子，一讲历史，最先想到的应该是尧舜禹汤、文武周公、秦皇汉武、唐宗宋祖；一讲文化，就毫无疑问地先说孔孟之道。那时候，有些读书人不知道李时珍，也不足为奇。

李时珍的历史地位大提高，是近代以来，中国人认识到科学技术的重要性之后出现的现象。而且，最先提醒中国人抬举李时珍的是外国人，是西方人。更值得注意的是，西方人推崇李时珍，主要不是把他看作本草学或生药学家，而是把他看作达尔文那样的博物学家或自然科学家。

受到西方人推崇之前，李时珍不算被埋没。为《本草纲目》作序的王世祯是当时的文坛泰斗，他说李时珍为"北斗南一人"。然而，李氏这位天下第一奇才，生前一点也不显赫。或者说，他很不得志。27岁时，他被选举到太医院，正值治学的黄金年龄，可惜他在那里无法展其抱负，只待了一年就离开了。好在他不算穷，才组织家人和亲友于1578年完成了那本巨著，还有幸生前看到出版。

《本草纲目》首次问世，是胡应龙资助的。印行大部头的学术著作，非有人资助不可。可叹的是，明代朝廷没有资助他。王肯堂的《证治准绳》、张介宾的《景岳全书》和《类经》等也都是私人资助印行的，中国古代科学家，得到的官方资助实在太少了。这大概是为什么，所有做出划时代贡献的医学家，没有一个生前就显贵或富有的。

古时，即便在医学界，特别推崇李时珍的人也不多。普通医生，很多人一辈子不一定读过《本草纲目》。明清两代著名医家，如张景岳、徐大椿、叶天士等，都基本上不谈《本草纲目》。近代医学家，大多也不很看好李时珍，他们更重视临床，而且崇古的人很多。像唐宗海那样著名的汇通医家，就认为《神农本草经》比《本草纲目》高明。

所以，尽管《本草纲目》曾在古代的日本、朝鲜、越南，特别是在日本受到重视，但仍然没有超出中国文化圈之外，人们主要还是从药物学角度看李时珍的贡献。

进入近代，世界大变，李时珍逐渐为西方所知。

早期西方人的地理探险，直接目的是为了寻找财富。非洲南部和印度，最先使西方人开阔了眼界。印度的财富刺激了探险的欲望，为了寻找通往印度的捷径，哥伦布先发现了美洲。但是，印度的财富和美洲的文明，都不能使西方人满足，他们最后来到中国，在这里，西方人重新发现了马可·波罗讲述过的文明。不过，在中国，在以后相当长的时期，西方人不可能像在美洲那样，也不可能像在印度那样抢掠财富并奴役中国人，而是主要通过贸易进行交流。

不久，跟着商人又来了传教士兼学者的神父。早期的传教士，主观上不是想把西方科学传入中国。派传教士来的罗马教廷，那时正在仇视新兴的科学精神，伽利略就是那时被罗马教廷视为异端而被软禁的。但是，在中国这个重视理性、文明程度相当高的民族面前，他们不得不以占有优势的科学知识（主要是天文和数学）为传教服务。东西方文化交流之初，是以这样曲折的形式进行的。

不过，直到18世纪，欧洲人对中国文明虽然了解得很不全面，却把它当作典范而深表向往，西方人需要时间消化中国文明。在自然科学方面，西方人最难消化的就是中国医学，其中，使他们最感兴趣的又是本草学。

所以，《本草纲目》传入西方可能早在17世纪。但是，直到1735年，J. B. 杜哈德（du Halde）在所著《中华帝国全志》第三卷中，才有了节录的《本草纲目》。需要说明，《中华帝国全志》就是早期来华传教士向西方介绍中国的著作，也是那时西方关于中国的内容最丰富、最权威的著作。

后来，节录《本草纲目》被译为英文和德文。19世纪初，法国有专家研究中国本草学，李时珍和《本草纲目》，日渐受到欧洲科学界的重视。

此时的西方科学，正在酝酿着进化论革命，故进化论的确立和《本草纲目》有什么联系，是学术界很重视的问题。

有一点可以肯定：达尔文（1809—1882）没有到过中国，只能从文献中了解中国人关于动植物的知识。众所周知，中国人培养金鱼、菊花等是最典型的人工选择事例。提到这类知识时，达尔文必然要参考中国文献。

不过，笔者仔细读过《物种起源》，没有发现此书引用《本草纲目》，只能借助第二手资料说明他在其他著作中参考过李时珍的见解。

最近一本通俗读物《达尔文传》，在提及达尔文于 1860—1868 年写《动物和植物在家养下的变异》一书时，说：

"在写到第十章，关于桃树起源时，达尔文感到，从前人们认为桃树起源于波斯的证据不足，应该补充有关中国桃树的资料。正当他拿出珍藏的各国桃核进行比较、惊异于中国桃核变异之大时，英国博物馆的翻译家倍契先生来了，这让达尔文喜出望外。他正要就中国的桃树变种询问倍契先生呢，因为这种重瓣桃花为他的延续变异理论提供了证据，达尔文热烈地和倍契讨论起中国桃树的问题了。

"这部书记载了，达尔文对家养动物和栽培植物的全部观察和研究心得，其中引用了大量的资料，单单引用中国古籍的资料就有几十条之多。"（孙观清，刘丽群编．达尔文传．长春：长春出版社，2005：193、197）

作为中国古代科学技术的代表，李时珍及其《本草纲目》受到西方特别重视，与两个人关系密切。一位是英国的中国科学技术史专家李约瑟（J. Needham1900—1995），另一位是他的学生、后来成为合作者的英籍华裔鲁桂珍（1904—1991）。前者称李时珍为"中国博物学家中的无冕之王"，后者则称之为中国最伟大的博物学家（杜石然主编．中国古代科学家传记．北京：科学出版，1993：827）。这是 20 世纪四五十年代的事。以李约瑟为首的一批学者，在剑桥大学形成中国古代科学技术史研究中心。他们的工作，直接影响了几代中国学者和西方汉学家。所以，1949 年后，李时珍在国人心目中的历史地位尤其高。

李约瑟这样评价李时珍："毫无疑问，明代最伟大的科学成就，是李时珍那部在本草书中登峰造极的《本草纲目》。此著成书于 1578 年，面世于 1596 年，李时珍作为科学家达到同伽利略、维萨里的科学活动隔绝的任何人所能达到的最高水平。大约有 1000 种植物和 1000 种动物被详细地描述在 62 个部中，当然总要谈到它们在药用上的已知价值和预料价值。这种价值的确定，比现代轻率的批评家所愿意承认的还要多。"（钱超尘，温长路主编．李时珍研究集成．北京：中医古籍出版社，2003：67）

五四运动前后，对科学和民主的宣传，主要为了提倡引进西方科学，对传统科学持否定态度。所以，可以说，中国人重视科学的同时重视自己的科学史，在一定程度上是从重新认识李时珍开始的。

对医家来说，李时珍和《本草纲目》的意义是直接的，即怎样重新认识中国传统医学，特别是其中的本草学。

二、中医药学的超医学意义

医学不像数理化那样的纯科学，它带有鲜明的文化特色，因而不可忽视其超医学意义。所谓超医学意义，指其一般文化史含义。

20 多年前，笔者曾有如下见解。

"在世界古代史上，也许再没有别的自然科学能像中医这样，把一个民族如此紧密地联系在一起。中医在那时即已不仅仅是一种学术，中医药业已构成社会经济生活当中最有组织的一部分。2000 年来，在这个辽阔的国度里，你无论走到哪里，医学家和药学家都使用共同的语言，信仰着共同的理论。一个穷乡僻壤的小药店里，储备着产自全国各省份，甚至来自海外的药物，通都大邑就更不用说了。是什么力量把天各一方的医生、药师、药农、药商联系在一起呢？无疑这是中国医学的力量。"（赵洪钧．近代中西医论争史．安徽科技出版社，1989：28）

稍后，另有科技史家这样看中医：

"中医学理论与技术，则是中国最复杂多样的植被类型与封建医疗制度（太医与民医并存）相结合的产物。"（朱亚宗，王新荣．中国古代科学与文化．长沙：国防科技大学出版社，1992：10）

总之，中国传统医学只能在中国这个特定的地理和文化环境中形成。中医的形成和存在，必须依托以下七方面自然地理和人文环境条件。结合中药学讨论这个问题，最便于理解。

1. 从寒带到热带、从海洋到高山，辽阔的地域和多样的气候条件，这种在世界上最复杂多样的植物、动物和矿物存在环境，是认识大量生药的自然地理先决条件。

2. 持续稳定发展的农业经济，是世代相传观察植物和某些动物，积累药物经验知识，进一步再人工培育生药的经济活动条件。

3. 发达的手工业，特别是其中的矿业是认识矿物药和生药加工的必要条件。

4. 以大一统为主的社会政治组织方式，使主要文化地区多次长时期安定，是医药知识得以不断积累、交流和统一的政治条件。它也使生药生产和药品商业活动，得以成熟和稳定，其中包括与周边民族和海外的医药交流。

5. 典型的大陆性气候，特别是汉民族文化中心，始终保持在北温带，是形成阴阳思想的地理或气候背景。

6. 汉民族的语言、文字和思想统一，保证了医药知识的连续增长、进步和统一。

7. 儒家思想的实用理性和早期道家对自然现象的兴趣，是中医体系奠基时期的思想背景。

以上条件的重要性可能不是同等的，但缺一不可，而且互相之间有联系。不可想象，一个草原或沙漠游牧民族，或一个较小的岛国民族，能够认识如此多样的、以植物药为主的生药。古代欧洲、阿拉伯世界和印度次大陆，大体上都具备类似中国的自然地理条件，但不具备类似中国的人文环境。简言之，明代之前，李时珍不可能出现在其他国家。

直到今天，中医要走出国门，必须伴随着作为商品的中药输出。否则，只有针灸、按摩等能够在国外普及。当今世界，特别是欧美的地域辽阔、气候多样，文化方面也相当统一，不是不可能生产出绝大多数中药，但那里没有中药生产经营传统，而且连他们原有的一些传统生药也被遗忘或改头换面了。

由于现代科学技术的发展，当代西药以人工合成为主。

目前，中国的生药研究，也基本上汇入世界生药研究潮流。中药加工和制剂过程中，采用了大量现代科学技术，但中药的生产经营，还保存着主要传统内容和形式。这种内容和形式，还能保持多久，在多大范围内保持，现在还难以断言，近年来的趋势是在不断扩大。

在科学技术相对落后的近代，中医临床疗效远非当时西医可比。那时中医未能走出国门，传入西方。反之，在中国文化圈内，早已接受中医的日本、朝鲜和越南却几乎放弃了中医。

近二三十年来，特别是近十年，欧美却开始接受中医药。

这一文化现象，很有意思。笔者曾在日本做过短时期交流，在英国较长时间进行过中医药实际工作，对此深有感触。这里暂不多谈，还是回头谈与本草学关系密切的博物学。

三、本草学和博物学

先说一下博物学的来历和演变。

近代之前，我国没有博物学这个术语，博物指万物或通晓万物的意思，比如，晋代人张华就著有《博物志》一书。王世祯为《本草纲目》写序，开头就提到"博物有华"，也是强调李时珍知识广博。

中国人把自然科学统称为博物学，大约始于《合信氏医书五种》之一《博物新编》，这本书是最早比较全面地向中国人介绍西方物理、天文和生物学的中文著作。只是，其内容在那时也是比较通俗的。这种综合性知识后来也称作"自然"，还是初等教育的一门课。

近代早期，西方人也常常把自然科学称作博物学或自然哲学。比如，牛顿（1643—1727）的物理学名著就叫作《自然哲学的数学原理》。这类学者，常被称为自然学者或博物学者。总之，博物学是自然科学没有完成分科之前的统称。由于物理、化学独立较早，后来的博物学主要指现在说的矿物学、动物学和植物学。

于是，本草学就是中国古代的博物学。

16 世纪之前，能做出和李时珍贡献相当的科学家，不可能出现在中国之外。《本草纲目》的意义已经超出医学，它确实称得起明代之前中国自然知识的百科全书。

在这个意义上说，本草学就是具有中国特色的博物学，换言之，中国的博物学从药物学发端并表现为本草学。

其实，在文艺复兴之前的好几个世纪中，西方对动物和植物的研究也主要出于医学目的，而且，直到 19 世纪末，西医也是使用生药及其制剂为主。

许多人否认科学的功利目的，这是站不住脚的。医药学的需要，直接促进生物学发展，近代西医方面就有一个典型的例子，即 19 世纪末至 20 世纪初，微生物学主要围绕着致病微生物发展。

现存中国古代第一本中药书，叫《神农本草经》。神农这个托名，相当准确地反映了古代药物学背景。中药学能粗具规模和体系，就是农业及其直接相关的动植物知识积累的结果。本草二字是何义呢？本者，追本溯源，即研究之义，草者，植物之义。把本草二字理解为植物也不勉强。中药以植物为主，作为书名，本草略去动物和矿物，不难理解。若非了解中国传统文化的人，不会看到"本草"二字就想到中医和中药。实际上，《本草纲目》中大约有一半内容不是直接为中医服务。从科学技术角度看，本草学就是中国古代的植物学、动物学和矿物学，或简称博物学。近代之前，中国的博物学，就是本草学。这种表现形式的原因，显而易见。那时，为中医寻找药物，是博物学发展的主要动力之一。反过来，使用生药所积累的经验知识，又是博物学据以进行理论总结的资料来源。

据正史记载，东汉的楼护已能记颂本草数万言。

中国古代官方重视本草学，以唐宋两代特别是宋代最值得称道。按说，本草这种研究工作，以收集整理为主，最适于政府出面组织。政府不但有责任，而且便于调动人力物力。可惜，明清两代抛弃了唐宋的传统，没有组织编写本草。李时珍在政府供职的主要目的，大约是想借助官方力量，实现自己的愿望，显然他很失望。

清代的本草研究也是私人进行的，就是比较有名的《本草纲目拾遗》。赵学敏（约 1719—1805）之后，最成功的博物学著作是《植物名实图考长编》和《植物名实图考》。此书完全撇开了为中医服务的表现形式，而且只考察植物，它出自吴其濬（1789—1847）这样一位高官之手。在高级封建官僚当中，吴氏是极其罕见的人物，也许只有宋代的沈括（1031—1095）和明代的徐光启（1562—1633）可与他相比。除了《植物名实图考》之外，他还著有《滇南矿厂图略》（其中包括《云南矿厂工器图考》）等，说明他很重视科学技术。古人中，只有《天工开物》的作者宋应星（1587—约 1666）可与他相比，但宋氏不是官僚。正如宋氏所说，《天工开物》所讲的学问，与功名利禄毫无关系。没有想到，明清两代，连本草学也落到这步境地。

所以，反过来说，如果本草学一直在传统的中国文化内部发展，就很难迅速发生质变，成为近现代在西方成熟的矿物学、植物学和动物学。

四、古代本草学的继承性、创造性和局限性

在古代科学中，大概再没有别的学问像本草学具有这样完整的连续性。我们从《本草纲目》中，能够相当完整地辑录出《神农本草经》和《名医别录》等。人类经验知识的渐进积累和理论把握水平提高，在本草学发展史上得到充分体现。明代中叶之前的西方科学，只有几何学与逻辑学有如此完整的连续性。此后的西方科学，则呈现全面连续发展，成为科学理论大飞跃的基础。

我们知道，近代西方科学理论的第二次大飞跃之一，是达尔文的生物进化论。

所以，从理论把握高度看李时珍和《本草纲目》，不能令人满意。有人说，李时珍在很多地方走到进化论的边沿。但总的来说，他不可能像达尔文那样，提出很难驳倒的科学的进化论学说。本草学积累的知识量、中医学理论体系以及当时中国的科学大气氛，都限制了大的理性飞跃。

李时珍和《本草纲目》的继承性很明显。

汉代的《神农本草经》载药约 365 种，他从中采集 347 种。

南北朝的《神农本草经集注》（即《名医别录》）载药约 730 种，他从中采集 306 种。

唐代《新修本草》载药约 844 种，他从中采集 111 种。

唐代陈藏器《本草拾遗》载药约 690 种，他从中采集 369 种。

宋代《开宝本草》载药约 1082 种，他从中采集 111 种。

唐慎微《经史证类备急本草》载药约 1500 多种，他从中采集 8 种。

其他采集较少的不再举。

注意！不能从他只取唐氏书中 8 种，认为《证类本草》对他的参考意义不大。所谓采集，只是采集此前没有记录的，他的工作正是在唐慎微的基础上前进的。

总之，李时珍明确指出，从前代各种本草书中共取药物 1518 种，新增了 374 种。

单从增加药物种类方面看，所增种类不算少，但是，与前人比，他不比陈藏器多，与后人比，他比赵学敏少。所以，《本草纲目》的重要价值不在增加药物数目上，尽管在古代这也是极其困难的工作。

近代博物学，特别是植物和动物学的早期理论进步，主要体现在分类上，即有系统地把握庞大而纷乱的古今有关知识。任何分类都免不了主观甚或臆断标准，但是，分类学的目的是寻找并尽量体现对象的自然属性。显然，没有足够的观察知识，不可能进行所谓科学的分类。《神农本草经》之后，本草学力求按药物的自然属性分类，但是，认识深化很慢。我们现在知道的科学分类，在西方经历了 16、17、18、19 至少四个世纪才基本定型。

总之，应该从分类学角度看李时珍的创造性。他在这方面的成就主要是植物分类较为细密。

他分草部为：山草、芳草、湿草、毒草、蔓草、水草、石草、苔类、杂草计九类。

分谷部为：麻麦稻、稷粟、菽豆、造酿计四类。

分菜部为：荤辛、柔滑、蓏菜、水菜、芝栭计五类。

分果部为：五果、山果、夷果、味果、蓏、水果计六类。

分木部为：香木、乔木、灌木、寓木、苞木、杂木计六类。

这是《本草纲目》分类最成功的方面。

不过，总的说来，虽然李时珍认识的东西和对自然的具体了解，比绝大多数现代人见过的还多，看一下他怎样把握这些东西，却使我们感到遗憾。《本草纲目》把这些东西分为：水、火、土、金石、草、谷、菜、果、木、服器、虫、鳞、介、禽、兽、人，共计16部。

很显然，五行分类是其中的主干。

植物分类如上，对动物的分类是：

虫部分卵生、化生、湿生，鳞部分龙、蛇、鱼、无鳞鱼，介部分龟鳖、蚌蛤，禽部分水禽、原禽、林禽、山禽，兽部分畜、兽、鼠、寓怪类。

对动物的分类显然太粗略，植物分类也缺乏近代气息。从中我们不会得出种的概念，也不会看出植物从藻类、菌类、苔藓、蕨类、裸子植物、被子植物等这样从低级到高级的进化过程，不会发现动物从单细胞的原生动物到腔肠、线形、环节、鱼类、两栖、爬行、鸟类、哺乳等这些"门"和"纲"的概念，更不会看出，脊椎的出现在动物进化史上的意义。

在李时珍的概念中，"火"仍被认为是一类物质，其中有：阳火、阴火、燧火、桑柴火、炭火、芦火、竹火、艾火（附阳燧、火珠）、神针火、火针、灯火、灯花、烛烬等。从实用角度和取火方法、材料方面看，这些火之间有差别。但距离认识火的本质，还有很远的路要走，我们显然不能期望从《本草纲目》中学习化学。反之，掌握了近现代物理、化学和生物学知识，才能更深刻地理解李时珍的贡献。

15世纪末，随着地理大发现，西方人大开眼界。相当于李时珍生活时代，伴随着资本主义兴起，西方科学开始勃兴。维萨里（1514—1564）的《人体之构造》比《本草纲目》早30多年，哈维（1578—1657）与李时珍大体同时，牛顿力学比李时珍晚半个多世纪。此后，西方科学即呈加速度发展。

和李时珍大体同时的西方博物学家，了解的具体矿物、植物、动物总量已超过《本草纲目》。在理论把握上，也比李时珍高明。17、18世纪，西方的博物学则已经远远超过中国，那时，矿物学、动物学、植物学在西方已经完成分科。

为说明这一点，也许只提出两个人的成就即可。

一个是生于巴塞尔的博欣（1560—1624），他知道的植物大约6000种，第一次统一了欧洲学者的混乱命名，审慎地区分开了属和种，建立了由属和种构成的双名。

另一个人是英国植物学家约翰·雷（1628—1705），他的《植物史》涉及19000种植物，分成125个纲或类，第一次列举了重要的植物自然类群或者目。

当然，在有关药用知识方面，西方人远远不及李时珍。

达尔文时代，大英帝国处在鼎盛时期。英国人已经跑遍了全世界，他们搜集了地球上的多数重要矿物、植物、动物，达尔文就是跟着美洲考察船进行了5年专门研究，这是那时中国人不可能做到的。然而，达尔文时代，西方学者还不可能到中国全面考察。于是，包括达尔文在内，西方人搜集到的资料，关于中国的很少，这也是必要时他们不得不引用《本草纲目》等书的原因之一。

然而，中国的封闭，不足以妨碍西方博物学的发展。那时西方科学已是一个整体，到达尔文为止，西方的著名动植物学家，已有几十位。他们在各自专业领域的知识，已经不是目前接受过普通高等教育的人能够掌握的了。

不过，李时珍还是中国医药学史上的骄傲，也是中国科学史上的骄傲，尽管我们不得不承认，中国古代的博物学——本草学，是实用理性的代表，它主要为发现药物服务，精粗皆取。没有现代矿物学、植物学和动物学知识，很难真正理解其价值。总地来看，无论经验知识还是理论把握，《本草纲目》所载都很有限，而且已经作为一个支流汇入了近现代有关学科。其中的生药学知识，也已经基本上与现代生药学融为一体。

总之，《本草纲目》不能看作近现代意义上的植物学、动物学和矿物学。近现代中国人，包括中医学院的学生，学习矿物、植物和动物学，还是要从18世纪的西方有关知识学起。

五、关于中药的传统药理理论

在很长的时期内，古人对药物作用的认识，只能是经验性的，如瓜蒂、黎芦催吐，大黄、芒硝泻下，当归、白芍止痛，麻黄、羌活发汗，车前子、茯苓利尿，王不留、穿山甲催乳，半夏、生姜止呕，槟榔、雷丸驱虫，人参、鹿茸补益，等等。我们的先民，知道这些知识应该很早很早，有些知识应该早在文字出现之前就已知道。

经验知识从来都是科学的基础，直至今日，经验知识照样非常重要，中国古人从自然界中寻找药物的执着和由此积累的知识令人惊奇。

比如，古人早就使用海藻治疗甲状腺肿。我们知道，地方性甲状腺肿常见于中国中西部山区和高原地带，海藻又不是常见食品，这一发现是非常不容易的。

还有些药物，如麻黄、黄连等，既不可能作为食品、作料，也不可能作为饲料，甚至不会作为烧柴，古人怎么会发现它们的药物作用呢？没有别的解释，只能说至迟在汉代之前就有人专门从事生药的人体直接试验。所以，尝百草的神农远远不是一个人，通过直接人体试验所得的知识非常可贵。到目前为止，没有哪个民族像中国人这样积累了如此众多的直接人体试验（也可称为实验）的生药知识，中药的可贵之处，正在这里。

但是，怎样解释有关药理作用，怎样把握生药体系，古人不可能做得令现代人满意。

《本草纲目》花了相当大的篇幅讨论药理。如：

气味阴阳，五味宜忌，五味偏胜，标本阴阳，升降浮沉，四时用药例，五运六淫用药式，六府六藏用药气味补泻，五藏五味补泻，藏府虚实标本用药式，引经报使。

不必对上述内容一一评价，现代中药学已经将它们简化。

今中药学教材讲药理总论的内容是：四气、五味、升降浮沉、归经。

实际上，这些理论不足以严密地解释中药药理。

比如，驱虫药、外用杀虫药和上文提到的海藻治甲状腺肿大，不需要或不可能用这些理论说清。古人还用海藻治其他包块，更说明对海藻为什么能治甲状腺肿，并没有本质认识，总之，很多药物是在中药理论体系之外的。

现在就中药传统药理理论，略述浅见。

1. 四气

寒热温凉是西医没有的药理学说，今《中药药理学》教材有比较详细的论述，其中把四性简化为寒热二性，比较妥当。不过，具体论述很难令人得其要领。

古人得出药物的寒热概念，一部分是直接"尝"出来的。干姜、肉桂、附子等，尝起来确实给人温热感，芒硝、大黄、薄荷、连翘等则给人凉爽感，但是，人参、鹿茸并无明显的温热感，怎样解释中药的寒热呢？

所谓热药通过两种机制起作用。

一是像姜桂这样，首先刺激人体局部因而改善局部血液供应，进而非特异性地促进全身血液循环，因而呈现某种程度的代谢加快。由于口服后先刺激消化道，一般先表现为消化道供血充足和消化吸收过程加速。其中，消化液分泌增加也加速消化吸收。

二是像参茸这样，并不先刺激局部，而是相对特异性地作用于调节系统，加速代谢过程。

对一些研究得很清楚的药物是比较容易说清的，比如，麻黄之温热就是麻黄素拟交感作用。但是，能这样准确解释者不多。不过，可这么认定：凡是直接、间接兴奋交感或大脑高级中枢者，必然性热。

再如饴糖、阿胶，前者补糖，为产热增加物质基础，所以性温，后者补蛋白，故性平却补阴、补血。

总之，所有辛温药，具体作用机制不完全相同，促进代谢或补充代谢物质基础——特别是促进异化或能量代谢的结果是一致的，其间只有程度不同。

温热药强化免疫等机能，只是非特异性地促进能量代谢的结果。

弄清温热药基本作用，寒凉药的作用机理就大致明白了。但是，常用寒凉药中似乎没有直接干预调节系统，抑制代谢的。除泻下直接抑制消化吸收之外，寒凉药主要是先造成消化道缺血，因而抑制消化吸收。大量苦寒药吸收之后，可能有非特异性的抑制代谢作用，这时机体免疫、造血等机能受损，一般只是整个代谢过程抑制的结果。典型清热解毒药的抗菌作用是肯定的，但中医使用它们时并非只用于抗菌目的，因此，即便有明显感染，也不能完全按西医理解使用。

2. 五味

五味和药物有效成分的化学结构有某些联系，比如氢离子（H）的酸味，羟基（－OH）的甜味等，西药抗生素则几乎没有一种不苦。但是，用五味解释中药的五藏补泻，大多解不通，这说明物质的味道与其药用性质之间，相关性很小。把五味再分阴阳，对理解药物作用仍无多大帮助。当代中药教材，把五味和发散、补益、收涩、燥湿、软坚等作用联系起来，只能不严密地说明部分药物的部分作用。比如同为辛味，麻黄发汗、川芎活血而青皮行气，可见功用与辛味无必然联系。川芎活血、青皮理气是经验已知的，莫如进一步解释川芎如何活血，青皮如何理气。

最好的办法是，通过实验研究五味到底和药物的有效成分的化学结构有何种必然联系，并进一步证明有效成分的作用是否和按五味推论所得药理一致。

3. 升降浮沉

当代中药教材的有关说明很空洞，因而，即便从传统角度看，此说亦无大意义，中药药理教材也没有提出多少有说服力的研究结论。其中重点提到的升举作用，单用兴奋子宫平滑肌来解释，至少是不准确、不全面的。比如益母草选择性地兴奋子宫平滑肌作用最强，传统上却不认为有升举作用。而升举作用应该是兴奋多数空腔器官（包括血管）平滑肌和呼吸肌的结果，其中对子宫的作用至少不是特异性的。

如果参看《本草纲目》，说"味薄者升"（本草纲目. 中国古籍出版社，1994，第1版：31），那么味最薄的是水，却是润下的。最常用的茯苓，也味薄，也是不升的。

传统上还说：诸花皆升，旋覆独降。其实，菊花用于清头目，就不是用其升而是用其降。

李时珍说："酸咸无升，甘辛无降。"（本草纲目. 中国古籍出版社. 1994，第1版：31）那要看怎么用，辛甘之药外用于下肢，至少不能说都会升。

如果强调"升降出入，无器不有"（《素问·六微旨大论》），就应该做出具体限定。升清阳、升举中气含义接近，可以算其一。所谓降，最明显的是泻下作用。临床上常说的降逆，多指止呕、止血溢等。不过，用于这些目的的药物，不能用传统理论得到满意解释，比如生姜、半夏止呕，是仲景定法，显然不能用其性味的升降来解释。

4. 归经

按中医理论，经脉循环无端，除非药物不吸收，直接泻下，无在一经不动之理。不过，结合西医理解，药物在体内可分布不匀，又确有选择性作用于某一或某几个器官者，归经大约应如此理解。传统用法中，只有三黄分别侧重于肺、胃、膀胱，柴胡首选用于胁肋胀满，头痛分别用白芷、葛根、细辛、羌活、藁本等引经，可重复性较强。按西医理解，中药中选择性最强的是益母草，它主要作用于子宫，子宫却在五藏六府之外。海藻中的碘，90%以上被甲状腺吸收，这些新的"归经"知识，当代中医应该掌握。

目前使用的中药药理教材，对有关研究做的综述远远不足以解释归经理论，有的解释是本末倒置。比如，说有泻下作用的大黄等 100% 的归大肠经，其实这不过是说它们确实作用于解剖生理学上的大肠（与大肠经含义不同），而且是西医已知的。

六、近代中药研究

可分为文献研究和实验研究，已有张昌绍氏所作《现代的中药研究》（上海：中国科学图书仪器公司，1950.）做了很好的总结，下面略做补充。

1. 文献研究

有近代气息的文献研究主要有：

1920 年代早期，袁淑范在《中华民国医药杂志》上发表的，介绍 66 种中药的科学研究，基本上是介绍日本学者的研究成果。

西方学者在协和医院所做的工作，以英国学者伊博恩成就最大，他与刘汝强合作的《本草新注》收载中药 898 种，对植物类中药的植物来源、成分与参考文献均有列述，又曾出版英文《本草丛刊》，介绍《本草纲目》中的兽、禽、鳞、介及金石类药物。伊氏还译注《救荒本草》并编注《中华国产药物》，以解决抗日战争期间粮荒与药荒问题。

日本学者久保田和冈西为人在南满也做了较多的文献研究。

此外为陈存仁（1935 年）主编的《中药大辞典》及其所附中国药物标本图影。

2. 实验研究

近代中药实验研究都是西医生药学专家做的工作，这些专家，几乎无例外的是留学归国的，他们不很注重也不大可能发扬中医特色。

简单说明一下西医怎样研究生药，对非药学专业读者也许是必要的。

近现代中国著名生药学专家赵橘黄说："药材之科学研究，鉴定为至难之第一问题也。鉴定之步骤大别为二：第一步，必须追究药材之母体，由何植物而来，此非实地考察不为功；药材之原植物，既经考定，即用第二步生药学的研究方法，识别药材的外部之形色、性质及内部之组织构造，检出其定型，以为准则。如是则药材之基本始立，进而从事药化学及药理学之研究。"（张昌绍．现代的中药研究．上海：中国科学图书仪器公司，1950）

因此，所谓近现代中药研究，是对每一味药大体上完成以下六个方面定性、定量和工艺研究。

（1）生药学鉴定：对矿物药，直接确定其物理性质和化学成分，这一步自然是按照国际统一标准进行的；对动植物药，即确定其生物属性。由于生药以动植物为主，这一步工作更要求按照国际标准确定药物的科、属、种属性，具体包括实物标本采集、精细的绘图和照片、生药解剖、标准的文字描述、生活习性、生态分布和人工种养等。

一般读者可能不理解生药鉴定多么困难，这里举一个例子。我的一位学兄，为了确认某种生药的一个亚种，就专门跑到华山采集多个标本，再回来进行研究。当生药知识积累很多，分类已经相当完善时，鉴定一个亚种就是相当困难的工作。如果能发现一个新的物种，就是全世界有关学界注目的贡献。

（2）初步药理学研究：即在分析研究之前，通过现代药理实验解释传统用法的功效，并力求发现有无其他作用——包括副作用和毒性等。此种研究主要是实验室研究，也可以有临床研究，但是，除非在有使用中药传统的中国和日本等，不会允许此期就进行临床研究。

（3）初步药物化学研究：即通过化学分析研究，提取化学成分，确定有关成分的理化特性和化学结构。

（4）进一步药理学研究：即研究不同有效成分的药理作用，确定主要有效成分，揭示不同成分之间的关系，此期也偶可进行临床研究。

（5）进一步药物化学研究：实现有效成分的人工合成、人工改造有效成分的构造以求强化药理作用或减轻毒性。

（6）实用研究：粗制剂工艺研究、有效成分工业提取或合成生产工艺研究。

所以，近现代中国生药研究专业性很强，文献也非常多。好在有了上文提及的张昌绍的专著，对近代研究可以扼要介绍如下。

中国人做的中药实验研究始于 20 世纪 20 年代，最成功、最彻底也最具有世界影响的是陈克恢对麻黄的研究。

由于长时期来对陈氏很少介绍，下面简单介绍一下。

陈克恢（1898—1988），出生于上海郊区农村，幼年丧父，5 岁时由舅父周寿南（中医）教他读书写字，学习四书五经，10 岁时才进入公立学校。1916 年考入留美预备学校清华学堂，两年后毕业，赴美国威斯康星大学插班于药学系三年级，于 1920 年毕业。因舅父是中医，他幼年时常在中药房里读书玩耍，因而对中药感兴趣，去美国时即立志用科学方法研究中药。为了满足他研究中药的愿望，导师克来莫斯，在四年级时，给了他从中国进口的肉桂 500 磅，让他进行桂皮油的研究，他以这项研究完成了学士论文。

大学毕业后，他感到如回国开展研究工作，还需要较多的生理学、生物化学和药理学知识，又进入该校医学院，学了两年医学课程，并获得生理学博士学位。1923 年，因母亲病重回到北京，受聘于协和医学院药理系任助教，直到 1925 年。

陈氏据以成名的贡献是麻黄研究。在协和医学院任助教时，他想继续研究中药，得到系主任史米特的支持。舅父告诉他麻黄的治疗作用，于是从数百种常用中药中首选麻黄为研究对象，结果，几周内即从麻黄中分离出左旋麻黄碱。后来发现，日本学者长井长义早在 1887 年即已从麻黄中分析出此碱，命名为 ephedrine，那时只知道它能扩大瞳孔，不知道其他药理作用。于是陈氏日夜奋战，仅用了 6 个月就得到不少成果，并在美国实验生物与医学学会北京分会上做了初步报告。他发现，给麻醉了的狗或毁脑脊髓猫静脉注射麻黄碱 1—5 毫克可使颈动脉压长时间升高，心肌收缩力增强，使血管（特别是内脏血管）收缩，支气管舒张，能使离体子宫很快收缩，对中枢神经有兴奋作用，滴入眼内引起瞳孔散大。这些作用都和肾上腺素相同，所不同的是口服有效，且作用时间长，毒性较低。1924 年，他发表了关于麻黄碱药理作用的第一篇论文。回美国后，又进行了大量研究。当时美国尚无严格的药政管理法，麻黄碱药理研究很快进入临床观察，并证明它可以治疗过敏性疾病、干草热和支气管哮喘，还可用于脊椎麻醉时常见的血压下降，口服麻黄碱 25 ~ 50 毫克能对抗巴比妥类安眠药引起的余醉。他还分析了世界各地产的麻黄草，发现只有中国和东南亚地区所产含左旋麻黄碱。从此，礼来药厂每年从中国进口大量麻黄用于麻黄碱的生产，以适应临床需要。这种状况持续了 19 年，直到第二次世界大战期间，两位德国化学家用发酵法将苯甲醛与甲基胺缩合，成功地合成了左旋麻黄碱为止。由于这样合成的产品和天然产品完全相同，且价格低廉，此后不再从麻黄中提取。

更重要的是，陈克恢和他的同事们，进一步研究了很多结构与麻黄碱类似化合物的药理作用，从而推动了无数交感胺类化合物的合成。这些研究不仅发现了很多新药，分别用于呼吸系统疾病、鼻充血、疲劳、肥胖病和发作性睡症等的治疗，也为后来 α 及 β 阻断剂的研究和开发打下了基础。这项研究是从天然产物中寻找先导化合物，进行优化，开发新药的一个典范，也为研究和开发祖国医药宝库指明了道路。

显然，陈氏是非常出色的天才，但是，没有舅父提供的中医药背景知识，他不可能那样神速地做出终生据以成名的贡献。同样，没有现代医药学知识，也不可能做出所谓现代研究。日本学者分析出麻黄碱比他早 38 年，却未能迅速展开，说明中医的文化土壤也是发扬中医药不可少的。

自纯西医生药角度看，近代的中药实验研究，只有麻黄完全达到了上述关于现代中药研究的六个标准，但是，近代中国医学界还是做了相当可观工作。按张氏的看法，20 世纪 20 年代是麻黄的年代，30 年代是防己与贝母的年代，40 年代是常山和鸭蛋子等抗疟与抗阿米巴痢疾特效药年代（张昌绍．现代的中药研究．上海：中国科学图书仪器公司，1950）。

七、现代中药研究

1949 年之后的中药研究，可以分为传统本草文献整理、传统药材鉴定和考证、生药调查和药源开发、中药化学和药理研究等。

由于中药基原鉴定、显微鉴定、理化鉴定等与绝大多数本书读者无关，从略。

属于药材加工和制药问题的炮制、新制剂的工艺发展也从略。

中医复方研究无疑也属于中药研究，留在下一讲介绍。

其他方面，由于资料量很大，以下也只能做点类似书目的介绍。

1. 传统本草文献整理

最值得介绍的是，尚志钧于 20 世纪 60—80 年代所做的古本草辑佚，他辑复的古文献有《神农本草经》《吴普本草》《名医别录》《本草经集注》《雷公炮炙论》《药性论》《新修本草》《本草拾遗》《海药本草》《日华子本草》《本草图经》和《补辑肘后方》等。可以说，经过他的工作，唐代之前的主要本草文献基本上复原了。

还有多家校点、注释、语译古代本草书的著作，不一一列举，最值得提出的是不止一次地校勘印行《本草纲目》。

2. 传统中药鉴定

此种鉴定已经不能单靠传统知识。比如，20 世纪 50 年代初期，我国著名本草学和生药学专家赵橘黄发现当时市场上的鹤虱品种很多，最后考定我国唐代用的真鹤虱是菊科植物茴蒿（山道年）的花蕾。至 2000 年，考定市场上混乱的品种在 200 种以上。虽然这些品种不一定都是最常用的中药材，却说明科学的药材鉴定是保证临床疗效的基础。至于生药鉴定的许多微观手段，更是当代生药学家必须掌握的。

3. 生药调查和药源开发

1949 年以来，曾经进行过三次大规模的野生药材资源普查，其中尤以 1983 年开始的，历时三年普查资料完整，此次普查遍及全国 80% 的国土。"据普查统计，我国的重要资源种类有 12807 种。药用植物 383 科、2309 属、11146 种，约占全部种类的 87%；药用动物 359 科、862 属，1581 种，占 12%；药用矿物仅 80 种，不足 1%。""台湾省未参加普查，据有关学者报道，台湾省内有 1800 余种。"（蔡景峰等主编．中国医学通史，现代卷．北京：人民卫生出版社，2001：384）

不过，"在全国中药材交流中，中药材种类一般在 800 ~ 1000 种，最高时达到 1200 种。常用药材约 500 ~ 600 种，少常用药材约 200 种，不常用药材约 100 种，还有少部分为冷背药。"（同上：385）

药源开发主要涉及两方面，一是寻找新的药用资源，二是改良老的资源。

比如，诃子、番泻叶、罗芙木、西洋参等中国不是原产地，现在都有了国产品种。

更重要的是，改良栽培品种。

临床大夫应该知道，至迟从唐代开始，我国已经人工栽培很多药材，目前最常用的、因而用量特别大的药材，大多数是人工栽培的。我们常见质量极好的当归、白芍、川芎、地黄、人参、党参、黄芪、白术、茯苓、附子、山药、枸杞、红花、葛根等，大多经过近千年的栽培。不过，质量大大改进，产量大大提高还是有赖于现代栽培技术。黄连、元胡等就是因为栽培技术改进，产量大大提高，才不再遇见短缺的问题。牛黄、鹿茸等，也主要是用现代手段采取的。过去不能栽培的天麻、灵芝，甚至虫草也能够人工培育了。

4. 中药化学和药理研究

近代中药研究必须经过 6 个步骤才算完成了某一中药的研究。近 50 多年来，完全达到 6 个标准的，不是很多。但可以说，没有一种较常用的中药没有经过现代研究，而且多数都完成了 1、2、3、4 步研究。5、6 两步，也完成了一部分，因此，积累的资料量之大可想而知。

资料集中且最值得介绍的文献有：

《中药研究文献摘要》，刘寿山主编。刘氏是较早做这一文献工作的，早期主要是个人努力。搜集有关文献从 1820 年开始到 1979 年为止，共三卷。分别于 1963、1979 和 1986 年由科学出版社出版，是一件可敬的开创性的工作。1986 年之后，刘氏已经不能亲自主持这一工作。今见到的此书第五卷，由刘嘉森主编，1993 年由中国医药科技出版社出版。

笔者粗略查考，没有找到 1820 年的文献，只在人参研究中发现记载如下：

《药学学报》1955 年第 3 卷第 1 期第 95—102 页，载有诚静容氏的文章《常用重要原植物的学名考证》一文。诚氏认为，人参的原植物学名应为 Panax schinseng Nees. 。通常文献中常用的 Pannax giseng C. A Meyer，应该作为同名。然而，目前中药教材和高等中医院校教学参考书《中药学》（颜正华主编）仍然说："人参，始载于《本经》，为五加科多年生植物人参 Pannax giseng C. A Mey 的干燥根。" 这个学名是 1842—1843 年俄国人命名的。看来 Panax schinseng Nees. 应该更早，但我们至今还是接受了"老大哥"的命名，其中只有人参的拼音带有中医特色。科学落后，只能承认别人的标准，有时政治因素起主要作用，这是不得不承认的事实。

《植物药有效成分手册》，国家医药管理局中草药情报中心编，人民卫生出版社，1986 年出版。此书共收载有效成分 1375 个，文献截止 1982 年底。就其中引用文献来看，西文和日文文献比中文文献多。

《现代中草药成药化学》，吴寿金、赵泰、秦永祺主编，2002 年中国医药科技出版社出版。前言中说："本书收载约 8000 个化合物，参考中外文献约 5000 篇。按中药化学成分的分类，分成多糖、蛋白质、肽类和氨基酸、鞣质、醌类、香豆素、木脂类、黄酮类、强心苷、皂苷、甾体化合物、挥发油、萜类化合物、生物碱和微量元素共十四章。"

《中国矿物药》，李洪起统编，1988 年地质出版社出版，这是地质学家和中药学家共同做的工作。

《全国中草药汇编》，全国中草药编写组编，文字三册，彩色图谱一册，人民卫生出版社1975年出版，1982年重印。共收载中草药2202种，附录1723种，连附注中记载的中药总数超过4000种。该书是可以与《中药大辞典》媲美的工作，大概由于后者比它内容更加翔实。

《中药大辞典》，江苏新医学院编，上海科学技术出版社1977年出版。共载药5767味，其中植物药4773味，动物药物740味，矿物药74味。

该词典应该视作近现代中药研究的集大成的主要文献，它对资料的处理比较浓缩而精练，因而卷帙不是太大，适于多数非专业人员作为工具书参考，故至今受到欢迎，今已有修订版。

《中药现代研究与应用》，郑占虎、董泽谷、佘靖主编，1997年学苑出版社出版。此书六大卷，是此前有关文献中卷帙最大的。

《中华本草》，国家中医药管理局《中华本草》编委会编，1999年上海科学技术出版社出版。全书共34卷，10册。其中前30卷为中药，先行一次出版；后4卷为民族专卷，分为藏药、蒙药、维药、傣药各1卷。中药部分包括总论1卷，概述本草学各分支学科的理论、内涵和研究进展；药物26卷，按自然分类系统排列药物，考订基原、明辨品种，提示资源分布，介绍栽培、养殖，鉴别药材真伪优劣，综述化学成分、药理作用，选列炮制方法，汇集新剂型，反映新工艺，总结性味归经、功能主治、用法用量，阐发各家学说、用药经验；附编1卷；索引2卷，共收载药物8980味，插图8534幅，篇幅约2200万字，引用古今文献1万余种。

《中华本草》以继承发扬、整体提高为宗旨，系统整理研究传统药学，广收博采古今中外研究成果，去粗取精，去伪存真，发扬古义，融会新知，努力体现"全、新、精"的编纂要求。此书不仅对中医药教学、科研、临床医疗、资源开发、新药研制均具有一定的指导作用和实用价值，而且对促进中医药走向世界具有十分重大的意义。

第十册"索引"最厚，可见是国家中医主管部门做的一件大事，只是卷帙过于浩大，一般人拿它做工具书很不方便，故仍然不足以与《中药大辞典》竞争。

此外，值得作为书目列出的还有如下著作。

《中药药理研究方法学》，陈奇主编，人民卫生出版社1993年9月第一版。

《中药药效研究思路与方法》，陈奇主编，人民卫生出版社2005年第一版。

《中药现代化研究的化学法导论》，陈耀祖主编，陈绍瑗副主编，科学出版社 2003 年第一版。

《中草药药代动力学》，韩国柱主编，中国医药科技出版社 1999 年第一版。

《中药复方药效工程学》，张骁、大海主编，中国医药科技出版社 2005 年第一版。

显然，关于现代中药研究，内容特别多，专业性特别强，以上简介对多数非中药专业人员有参考价值。

这里想特别提醒青年读者的是，不要被这些大厚本本吓倒。它们对当代一般中医药工作者，恰如当年《本草纲目》对于那时的中医。不是要求当代青年把其中的内容都记住，不是中药专业人员，也不必都理解，它们是作为工具使用的。此类大部头的文献出现，固然说明中药研究成绩很大，有关文献积累很多，但是，不是部头大就代表内容都正确而且先进。具体到临床中医，其中最有用的还是对常用中药的有关研究。

显然，拿《全国中草药汇编》《中药大辞典》《中药现代研究与应用》和《中华本草》的任何一种与《本草纲目》对看，初学者和外行人也能立即看出，中药学今非昔比了。当代中医药界对生药的了解，不但知识量增加了不知道多少倍，理论把握更是远非李时珍能想象的。

最后，值得特别提出的是《中华人民共和国药典》中的中药内容。

药典是一个国家关于医药的最重要的法典，医师法是对医生资格和行为准则的法律规定，药典则是对医生所用药物是否合法的主要依据。当今世界上，没有第二个国家像中国这样把如此多的传统生药列入药典。自1953 年至 2005 年，共六版《中华人民共和国药典》，居于第一部的都是中药。

八、关于近现代中药研究的评价

怎样评价传统中药学近现代研究的结果呢？

作为集大成的文献，《中药大辞典》和《中华本草》等，虽然引进了现代动植物学、矿物学、生药学、药理学等理论和技术，但是仍应看作传统本草学的继续。如此巨大的工作量和人力物力的投入，是在政府直接领导下，既有大量专业人员又有大量群众参加才得以完成的。当今世界上，没有别的国家为研究传统生药付出过这么大的人力物力。在生药资源调查和生药使用经验积累方面，今后相当长的时期内，中国也很难再组织此类工作。所以，也可以说，传统本草学发展已基本结束。

换言之，从药物学角度看，本草学已经汇入现代生药学体系。

现代中药药理研究，积累了大量的实验研究文献，证实了许多常用中药传统用法的科学性，但是，在发扬中药学特色方面还有不少难尽人意处。

下面举几味传统上很常用，现在仍然常用而且特别受重视中药，谈谈浅见。

只是，结合最新教材论述，更有现实意义，故作为专文附在下面。

附：中药药理应说清中医特色
——评新世纪《中药药理学》

按：此文的副标题是"评新世纪《中药药理学》"，却不是说近现代中药药理研究的不足主要是教材编者之过。反之，教材是整理有关研究编成的，有关不足是近代以来从没有解决的，所以，此前的一切类似教材，都存在这些问题。不过，教材代表着至今通行的见解，又是向下一代传授知识的。评价最新教材说明浅见不但方便，更有助于纠正普遍流行的错误理解。

新世纪《中药药理学》教材（下文简称"新世纪"）编者非常谦虚，希望就其中的问题提出批评。读过之后，确实自觉有些别人没有说过的话要说。于是不揣寡陋，先不说该教材的优点，单就不尽人意处提出一些粗浅的见解，供"新世纪"编者和读者参考。

此文要表达的中心意思就是题目所说：中药药理学应说清中医特色。换言之，如果现代中药药理不能满意地解释传统用法，作为中医药专业教材，缺点就比较大。

"新世纪"就有不少此类缺点。

编者也自觉有不满意之处。

如说："传统理论认为，大多数辛温解表药具有较强的发汗作用，但除麻黄、桂枝、生姜等被证实有促进汗腺分泌或扩张血管促进发汗之外，其他解表药则未（或尚未）被证实有促进汗腺分泌作用。"

不过，这样提出问题，说明编者对辛温药和发汗法的传统认识和现代理解都不准确。说"大多数辛温解表药具有较强的发汗作用"，没有充分的文献依据，扩张血管未必促发汗，把发汗理解为药物促进汗腺分泌，尤其不妥。

实际上，"新世纪"的缺点远不止对辛温药和发汗法认识不清，也远不限于解表药。所以，尽管教材对每一味药都先列出"与功效主治相关的药理作用"，却不等于说清了传统用法——尤其某些特色用法，使用的是什么药理作用。

由于编者已经隐约意识到解表药的问题，全面指出并说清"新世纪"各方面缺点，又远非一篇文章能够容纳，本文先就麻黄、桂枝和柴胡三味药，简略地谈谈具体看法，以后再看情况指出类似不足。

1. 关于麻黄

麻黄药理研究是20世纪20年代，陈克恢氏所做的极有成就的工作，自纯西医角度看，他给后人留下的需要进一步研究的问题很少。可以说，至今为止，麻黄仍然是研究最彻底的中药。然而，陈氏出身药学和生理学家，他未能满意地解释中医使用麻黄发汗，通过何种麻黄药效，是可以理解的。问题是，"新世纪"仍然说不清中医的这种特色用法，甚至使麻黄药理更加复杂化，就值得深思了。主要问题有四：

一是关于发汗，二是关于解热，三是关于抗病原微生物，四是如何理解麻黄有那么多作用。

以下逐一说明。

（1）关于麻黄发汗

这个问题的关键是：《本经》明言麻黄"发表出汗"，历代本草对此无异说。最为人熟知的发汗经方是麻黄汤，此方只有四味药。甘草、杏仁不可能发汗，桂枝暂且不论，作为君药的麻黄应该能够发汗。然而"新世纪"说："麻黄发汗作用机制尚不清楚。"于是，无法解释为什么麻黄汤发汗。

看来，尽管发汗是人人都有过的切身经验，多数人也有一定的观察常识，说清发汗法治热病的医理却不容易，这也许是为什么药理专家至今闹不清麻黄发汗的作用机制。

笔者以为，麻黄确实能发汗，而且是唯一发汗力强的辛温药。不过，它的发汗作用不是直接的，更不是直接促进汗腺分泌。

麻黄到底怎样发汗呢？

为了让非药理专家也便于理解拙见，有必要结合麻黄发汗，较全面地说一下关于发汗的理论问题。

旧作《伤寒论新解》，第三章、第二节"麻黄汤新解"，[5]对有关理论问题曾做了比较详细的说明。下面以问答方式，并结合中西医有关药理和热病临床，说明"新世纪"的缺憾。

①问：什么叫发汗？它的生理意义是什么？它对热病有何意义？

答：作为一种疗法，发汗指通过某种方法，使无汗的病人在较短的时间内出汗，而且出汗较多。中西医都曾经使用过物理方法发汗，本文不讨论。有的生理书上，把正常人出汗也叫作发汗，不大准确。但是，无论生理状态的出汗，还是病理情况下的自行发汗和用药发汗，都关乎体温调节，它是人体快速散热的主要手段。除了体质性局部多汗（汗脚等）、休克时的大汗淋漓和精神性出汗（如严重疼痛或恐惧时），出汗都是人体为了快速散热，所以，它必然和热病关系密切。患热病时，出汗的状态关乎病情判断和治疗原则。始终无汗，热病必然难愈。出汗过多，常使病情复杂。热病初起，是否有汗，尤其重要。中西医处理热病初起，都常设法促使汗出，中医称之为"发汗法"或"汗法"，汗法是中医治病八法之首。

不过，需要牢记，尽管发汗的结果是散热而降低体温，麻黄发汗却不是为了解热。热病初起，也不是见发热就应该发汗。

②问：发汗都是药物所致吗？恰当发汗，热病就能痊愈吗？

答：显然不是。比如，正常人处在高温环境或强力劳动时，一般会出汗而且较多。治热病时，中西医也都用过烤火和热浴发汗。热病初起，不用任何药物，是否也会自行发汗（有汗而且相当多），大概是多数人都清楚的。恰当发汗，不一定病愈，但大多能缓解痛苦。

③问：现代人发热似乎都要用药，可否举一个热病不用药而出大汗的典型例子呢？

答：最典型的例子是疟疾。患者一旦恶寒，立即无汗、蜷缩、毫毛毕竖并寒战，体温迅速上升。大约40分钟之后，患者转而恶热，这标志着体温升至顶点，随即是大汗出。其他热病，不这样典型，但是，从恶寒到恶热，进而出汗的原理一致。

④问：热病表证都类似疟疾吗？

答：只有典型表实证（即表寒实证）类似疟疾。恶寒、无汗、蜷缩、毫毛竖直，是典型表实证必有的，也有的有寒战。这时体温正在上升，多数情况下，不用药也会转而恶热，随即出汗，只是恶寒阶段一般远比典型疟疾长。

⑤问：只有表寒实证才需要发汗吗？麻黄汤怎样发汗呢？

答：是的，只有表寒实证才能发汗。发汗属于攻邪法，表寒虚证不能用此种攻邪法治疗。

麻黄汤发汗，并非其药效像解热镇痛西药那样，直接作用于体温调节中枢，更不是直接促进汗液分泌。相反，其主要有效成分麻黄碱，有轻微抑制汗腺分泌的作用。但是，麻黄碱的拟肾上腺素作用加速产热过程，从而使体温迅速达到顶点——比不用麻黄应稍高。这时，体温调节的散热中枢兴奋（不是麻黄所致），故汗出且较多。口服麻黄碱或麻黄煎剂，其药动过程大致与表实证发热过程相对应。简言之，麻黄汤发汗，是它的拟肾上腺素作用，激化或强化表实证的急性发热过程的结果。

即麻黄发汗不是直接的。如果麻黄能直接发汗，使用麻黄后，应该立即出汗。出汗最多的阶段，应该在麻黄有效成分在血液中的浓度最高的时候。实际上不是这样。

上海杨浦区中医院黄力大夫提供的下述资料，有助于理解麻黄解热的拙见，附于此供读者参考：

"实验发现麻黄汤对内毒素发热动物不仅没有降温作用，反使已发热动物体温更加上升；同时，麻黄汤对正常动物也有升温作用……日本人山原条二等也观察到麻黄汤升高内毒素所致大鼠、小鼠发热体温作用，并认为与麻黄中所含 L - 麻黄碱激活受体有关。我们在实验中发现，麻黄汤在升高内毒素致热家兔体温的同时，伴有脑脊液中 cAMP 的增加，且体温的升温与 cAMP 含量的增加有一定相关性，故认为麻黄对内毒素致热动物的升温效应，与其增加脑脊液中 cAMP 浓度有关。"（沈映君主编．中药解表方药研究．北京：中国医药科技出版社，2004：85）

"麻黄汤、香薷饮在人用量 40 倍的剂量下解热作用不明显。桂枝汤小剂量不明显，大剂量有一定的解热效果。"（同上：80）

⑥问：西医生理和药理说：肾上腺髓质激素的作用是使人体适应应激状态。表实证用麻黄这种拟肾上腺素药，莫非这是强化人体的应激状态吗？

答：据我看，是的，比如，上面所举的疟疾寒战期的一系列表现，就酷似人体遇见外部环境紧急事件时的反应。这是由于大量致热原突然进入血液，人体必须紧急适应。因为典型疟疾应激反应已经很强，故麻黄不适用于治疗疟疾（本经说可以治温疟，说明曾经用过，但疗效不好或多意外，后世不再用）。表实证的反应，接近应激状态。这时用麻黄强化应激状态，就有利于病愈。其前提是，人体必须有足够的物质基础，器官功能足以耐受这种激化。此即中医所谓正气充实或未衰，表实证正是这样。

⑦问：西医有发汗疗法吗？

和中医一样，近代以前的西医曾经使用过物理发汗疗法。自从解热镇痛药发明后，一般不再使用物理疗法。使用解热镇痛药，西医不叫发汗法，但用而有效，也常见大汗，称之为发汗法亦无不可。此类药物，也有轻微的加速产热作用。但其发汗解热机理，还是不同于麻黄汤。

⑧问：汗液不是汗腺分泌的吗？为什么麻黄发汗不是促进汗腺分泌呢？

答：毫无疑问，汗是汗腺分泌的，但是，这不等于麻黄发汗是药物直接促进汗腺分泌。麻黄不但不能直接促进汗腺分泌，它的主要成分麻黄碱反而能轻微抑制汗腺分泌。真正直接促进汗腺分泌的药物，在西药是多数拟胆碱药，它们是不能用于治疗表证的。

显然有必要说一下，是否辛温药大多有较强的发汗作用。

按仲景原意，只能把麻黄汤、大青龙汤和葛根汤看作发汗方，这三个方子，都含有麻黄而且用量较大。据此，只能说麻黄发汗作用强。特别是，大青龙汤有"发之"之说。此方用麻黄六两，用量是麻黄汤的两倍，故"发汗"法更是只限于重用麻黄的方子。中药教材也只说麻黄发汗力强，没有说还有比较强的。遍查历代本草，也没有此说，故"新世纪"说"大多数辛温药具有较强的发汗作用"，不知何所据。

鉴于近现代中药研究，至今说不清麻黄如何发汗，有必要顺便讨论一下"新世纪"和中药学的有关见解。

2002 年版《中药学》教材说，麻黄发汗是其中挥发油的作用，此前各版，也多有此说。这大概是由于不能说明麻黄的主要有效成分 L－麻黄碱（占麻黄总生物碱的 80% 以上）怎样发汗，就找其他成分说明。其实，麻黄中挥发油含量很少，而麻黄素恰可略抑制汗腺分泌。这且不说。《伤寒论》讲麻黄汤煎法，要先煎麻黄（含麻黄的经方均先煎麻黄），而且要"去上沫"并煎较长时间。这样的煎法，不是挥发油更少了吗？

"新世纪"采用了近代研究说法，说"麻黄水煎剂、水提取物、甲基麻黄碱和挥发油都有发汗作用"，却说不清为什么。因此，为什么表实证用麻黄汤发汗就更加说不清楚。

⑨问：近代生药学家曾经说，麻黄素发汗需达到中毒剂量。麻黄汤中的麻黄不应该达到中毒剂量，似乎不能发汗，这个问题该如何解释呢？

答：麻黄碱中毒，确实会出现大汗并伴有高热等，1949年后亦有报道。不过，据此说治疗量的麻黄不能发汗，是脱离热病临床看问题。表实证患者用麻黄，与非热病患者误用大剂量麻黄碱的前提不同，目的不同。用动物实验结果，反证治疗量麻黄不能发汗，尤其不妥。上文已经说明，麻黄治表实如何发汗，按说问题已经解决了。如果坚持以实验为依据，那么，古今人已经做过无数次的人体直接试验，证实麻黄确可加速表实证发汗，应该比动物实验更可靠。如果还认为麻黄碱必须达到中毒量才能发汗，只能说持此论者缺乏临床经验，不懂中医，故摆脱不了西医药理学和治疗学的思维定式。这在近代纯西医药理学家，不很奇怪。现在还这样看问题，就有些不可理喻了。

看来，发扬中医特色，不仅要精通中西医理论，还要有足够的临床经验，否则，即便像麻黄研究这么彻底，仍然不足以解释有关方法。

总之，麻黄并无直接发汗作用。麻黄汤治表实，是促进正邪斗争，加快产热过程，最后机体为快速散热而出汗。这一过程，以大量、快速消耗正气为代价。这样我们才能明白，为什么表虚证不宜用麻黄汤，桂枝麻黄各半汤证等非典型表实证均用极小量麻黄。

显然，不了解中西医发汗的理论和临床实践，不能对麻黄汤临床应用做出现代解释。

（2）关于麻黄解热

近代研究似乎没有提及麻黄的解热作用，至今西医也从没有这样用过。为什么会有麻黄解热之说呢？这大约是照搬西医解热药理的结果，解热镇痛西药是在发汗的同时解热。于是人们猜测，麻黄既然能发汗，也应该能解热，并且欲通过动物模型实验证实，于是有关理论愈理愈乱。

其实，使用麻黄之初，不但不能发汗解热，反而加速体温升高。即便正常人，服用治疗量的麻黄或麻黄素，体温也应该略见升高。表实证用麻黄汤，首先是快速升高体温。表虚证忌用麻黄，如果误用，也应该体温升高，但是常出现过汗等危重情况。

那么，为什么恰当使用麻黄汤等，有时可以一汗而热退，不再反复呢？

上文已经说明，麻黄的直接作用不是发汗，也不是解热，按中医理论是为了驱寒，更不是为了解热。服用麻黄汤后的出汗，不是此方可以改变体温调定点或兴奋散热中枢，而是体温快速达到顶点，于是散热中枢兴奋而出汗。人体快速散热的主要方式就是出汗，通过汗液蒸发带走热量，于是体温下降。所以，发汗后虽有不同程度的热退，却不是麻黄的直接作用。麻黄真的能直接解热，西医早就这样用了。

或许有必要说明，人体加速散热的另一种方式是皮肤血管扩张。故无论是否用药，凡热病初起急性发热，出汗前必见面色发红。若面色苍白而汗出不止，就是将要虚脱，即中医所谓过汗伤阳或虽非过汗而有严重表虚，这时要用桂枝加附子汤。

需要顺便指出的是，麻黄碱有收缩皮肤血管的作用，故至少服用麻黄之初，是不利于解热的。

故恰当使用麻黄汤，一汗而愈，是因为这种表面看来的发汗法，还暗含着其他作用，使热病在表证期结束病程。

或问：所谓暗含的作用，是指促进产热，体温升高，进而发汗，就能消灭病原体吗？

答：产热进而发汗本身不能直接消灭病原体，但须知，发热只是最容易发现的正邪斗争或机体抗病反应的宏观表现或表面现象，发热的背后，是直观看不到的免疫机能活跃。热病早期，体温与免疫机能高低大体对应。加速产热因而体温升高的背后，是强化免疫机能，麻黄汤就是调动人体抗病机能，促使病愈的。

总之，麻黄发汗是因为它促进机体产热。一旦机体感到热量过多了——迅速产热使体温达到顶点，人体转而恶热，于是散热中枢兴奋而出汗。古人只能看到它的发汗结果，不能说清中间过程，就说麻黄发汗。古人也企图说明麻黄可以直接发汗，猜测性假说有开腠理、解肌、开鬼门等，开鬼门略同促进汗腺分泌。现代研究证明，麻黄恰有轻微抑制汗腺分泌的作用，它还收缩皮肤血管，故不能开鬼门、开腠理、解肌。

不过，即便典型表实，也不一定用麻黄汤一汗即愈。如果没有一汗而愈，这种大量快速消耗正气的治法就不能再用。即使仍有表证或高热，也不能再按表实治。故桂枝汤可以反复使用多次，麻黄汤却不能一用再用。

由此可知，麻黄和麻黄汤治热病的目的和药动过程都不是直接解热。

又，临床经验不足者，往往认为病愈或症状缓解只是药物的作用，其实大谬，这也是不能理解麻黄发汗和误说麻黄解热的重要原因。任何药物，只是协助机体抗病，若机体完全失去抗病能力，什么药物也没有用。

以表实证而言，并非必须服药才能发汗。不服药的自然病程发汗，只是体温升高慢一些，发汗出现得晚一些，发汗可能较少，麻黄汤不过是强化或激化这一过程而已。

（3）关于麻黄抗病原微生物

强调麻黄的抗微生物作用，也是企图完全用西医药理解释中药。人们想象：外感病既然是微生物所致，麻黄汤治外感初起，很可能有较强的抗病原微生物的作用，于是多方设法寻找实验依据。但是，不可能证明，麻黄汤那样的麻黄剂量，在活体内达到的各种药理成分浓度，在试管内会有西药抗生素或清热解毒中药那样明显的抗微生物作用。"新世纪"只提到麻黄挥发油的此种作用，尤其不足以解释传统用法。

有的研究证明：麻黄汤浓度为 $1000\mu g/ml$ 时，呼吸道合胞体病毒的噬菌体噬斑数减少到 50% 以下，且不说其可重复性如何。需指出，这是 0.1% 的浓度，相当于多大剂量在活体内达到的浓度呢？

其实，强调麻黄的体外抗微生物作用，反而更难理解其用法。

麻黄汤发汗治热病只能用一次，如果中医利用的是它的直接抗微生物作用，就应该多次使用，而且不仅适用于表实证。

（4）麻黄为什么有那么多作用？

"新世纪"列述了麻黄的 9 种作用，分别用不同的机理来解释，结果弄得非常混乱。先生这样讲，学生怎么能够听明白呢！

其实，包括抗病原微生物作用，教材中所列都是麻黄碱的拟肾上腺素作用。所谓抗微生物作用，首先应该用麻黄促进产热并调动机体免疫能力来解释。

什么叫麻黄碱拟肾上腺素作用呢？就是麻黄碱类似肾上腺髓质激素——特别是副肾素的作用。副肾素有哪些作用？肾上腺素能神经兴奋会作用于哪些系统和器官，出现什么反应？

简略说来，副肾素的作用，正如常人遇见特别紧急情况时的一系列表现，副肾素的生理作用就是使人体具备这种"应激"能力。如果读者曾经仔细观察过，临床使用副肾素时（最多用于治疗严重支气管哮喘）的表现，就知道此药的一系列作用了。

麻黄素分子结构酷似副肾素，药理作用也酷似副肾素，只是比较温和、持久，所以，麻黄平喘、强心、利尿、加速心跳、升高血压、收缩血管和中枢兴奋作用都是拟肾上腺素作用所致。有的壮阳药含麻黄素，它还是运动员禁用药物，就是因为它强化机体应激能力的缘故。

看来，不少人没有弄清什么叫拟肾上腺素作用。比如，所谓麻黄碱抑制肠平滑肌收缩，就是拟肾上腺素作用必然伴有的现象，离体肠管同样受神经介质作用。

应指出，只有用麻黄发汗治表实时，是充分利用了它的全部药理作用。此外，大多利用它的一种作用，其他作用就成了副作用，故使用麻黄时，必须弄清虚实、全面考虑。比如小青龙汤，见喘要去麻黄，就是顾忌喘家正夺。今日虽然不必完全遵经，却不可完全按西医理解：见喘即用麻黄。外感痰喘或老慢支不能耐受麻黄者，并不少见。

可见，治表实用麻黄，是最有特色的中医用法，纯西医很难理解这种"煽风点火"或"推波助澜"的外感初起治法。后世医家，顾忌麻黄桂枝有汗无汗、表虚表实之戒难以于掌握，创制了其他辛温解表方剂。这些方子不但不含麻黄，大多也不含桂枝，发汗作用远不如麻黄汤。局方虽重辛温，用量较小。据笔者的理解和经验，不含麻黄的方子中，只有至今常用的藿香正气水（含有较高浓度的酒精），略有麻黄汤意，正夺明显时，当慎用。此方用于外感风寒，内伤湿滞，方剂学每归入祛湿剂，显然也适于解表。

总之，包括所谓抗病原微生物作用，教材所列都是拟肾上腺作用。中医用麻黄治外感初起，并非因为它具有较强的抗病原微生物作用。否则，此方就也适用于里热虚证，西医也该用它的此种作用了。

顺便指出，中医治阴疽的阳和汤也用麻黄。所用药理，略同治疗表实证。

值得称道的是，虽然"新世纪"在解表药概述中提及此类药物的镇痛、镇静作用，表5-1也注明麻黄的镇痛作用，麻黄正文中，却没有说它有镇痛作用，这是不盲从某些"实验"结果的明智之举。伤寒初起，表实证的头痛、身痛、骨节烦痛最严重。如果照搬西医解热镇痛药理，必然认为麻黄更应该镇痛。

2. 关于桂枝

桂枝汤是中医第一方，尽管麻黄汤、桂枝汤两方都有桂枝，桂枝汤却是另一种最有中医特色的，治疗伤寒初起的方法。所以，若按照纯西医思路，像研究麻黄那样研究作为君药的桂枝，必然会更加误入歧途。"新世纪"就是按照麻黄思路讲桂枝药理的，故先说思路问题。

（1）纯西医思路不可取

"新世纪"讲桂枝药理，首重发汗、解热，遵循的还是西医思路。

其中说："桂枝促发汗、解热、镇痛、抗炎、抗过敏、抗病原微生物等作用，是其发汗解肌功效的药理学基础，而对心血管系统的影响是其温通经脉功效的体现，桂枝主要有效成分是挥发油。"

从西医看来，这种解释天衣无缝，从中医看来，则漏洞很多。

关键是，以麻黄为君的麻黄汤治表实，以桂枝汤为君的桂枝汤治表虚。表实证应该发汗，表虚证禁忌发汗。于是，说桂枝促进发汗，立即陷于矛盾境地。

不少人会说：《伤寒论》不是明言桂枝汤发汗吗？为什么不能说桂枝促发汗呢？实际上，《伤寒论》对此方功用的说法有9种之多，却没有一种能解通它治表虚，发汗说尤其自相矛盾。

比如若问：桂枝汤证本来有汗，甚或汗多，为什么还要用桂枝促发汗呢？我们大概无话可说。

若再问：如此说来，桂枝不是完全可以治疗一切外感，或感染性疾病了吗，中医何必使用那么多复方治外感初起呢？为什么治表实不以它为君，治表虚时又要配伍芍药、生姜、大枣和甘草呢？为什么桂枝汤倍芍药、加胶饴竟称建中汤呢？为什么汗漏不止还要用桂枝（桂枝加附子汤）呢？

特别是最后这一问，按教材所说的桂枝药理根本无法回答。

不少人可能说：复方中用桂枝，不能和单味桂枝相提并论。

那么再问：为什么"发汗过多，其人叉手自冒心、心下悸，欲得按者"还要用桂枝加甘草汤呢？此方只两味，桂枝用四两，比桂枝汤用量还大。总不能说桂枝一加甘草，药理就大变了吧？据此，只能说桂枝是能止汗的，是能补益的。

不少人也许觉得从未听说过仲景还有这样的用法。实际上，中医出身的教授们都学过此条。但是，思维定式会使人视而不见，充耳不闻，这并不是很奇怪的事。

于是桂枝药理研究思路，一开始就是错误的。中药药理学是总结近代以来的研究结果而成，必然说不清中医使用桂枝的特色。

那么改变思路，证实目前流行的中医成说，就没问题了吗？答案是，也不行，因为有关成说错误很多。

（2）中医成说有误

桂枝药理研究误入歧途，不能全怪药理学家。误说桂枝汤和桂枝功用的，首先是方剂和中药学。方剂教材说，桂枝汤的功用是"解肌祛风，调和营卫"。自从第一版教材至今，只有 2002 年版改为"解肌发表，调和营卫"，实则越改越不对。早期中药教材说，桂枝的功效是"发汗解表，温经通阳"，2002 年版《中药学》改为"发汗解肌，温经通脉，助阳化气"，等于没有改，药理研究和中药药理教材很难不受其影响。

笔者认为，方剂和中药的说法基本上是错误的。

总之，受西医束缚，按照麻黄思路研究桂枝固然不可取，按中医成说证实桂枝发汗、解热等功效也必然自相矛盾。

按说，上文已经证明，只有重用麻黄的方子才属于发汗法。表虚证禁忌发汗，不应该强调桂枝的发汗作用。即桂枝汤法不属于发汗法，研究桂枝不应该首重发汗、解热等。

不过，积久之观念一般根深蒂固。加之学术之外的原因常常使一些人坚持成见，错误认识就很难改变，积久之观念必然居于主导地位。药理学家处在这样的环境中，一般又不大熟悉伤寒学和热病临床，让他们摆脱旧说，接受新说不是很容易，这里不得不先就桂枝汤多说几句。

（3）从桂枝汤说起

到底怎样看桂枝的药理呢？这要从桂枝汤功用说起。有关要点如下：

①《伤寒论》关于桂枝汤功用的解法最乱，计有发汗、解肌、解外、解表、调和营卫、救邪风、和解等 9 说，其中以发汗说条文最多。

②桂枝汤证本来有汗甚或汗多，宋代人已经认识到此证属表虚。有汗或汗多不应再发汗，表虚更应忌发汗，故发汗说解不通桂枝汤。

③解肌与发汗同义，自然也解不通桂枝汤。

④解表、解外同义，但不涉及具体功用，即没有说如何解表、解外，不足以解释此方功用。

⑤调和营卫之说，略同调和气血，过于宽泛，也不足以解释此方功

用。

⑥救邪风说是祛风说的依据，是针对病因的，但不能说中风即致表虚，因为判断虚证以正气为准，故也解不通。

⑦桂枝汤很接近小建中汤，故可以补中固表解此方。

⑧《本经》无一字言及桂枝发汗、解肌，而有补中益气之说，故拙论有经典依据。

⑨按拙见可以解通桂枝汤类方，否则，桂枝汤类都解不通。

总之，桂枝汤"解肌祛风，调和营卫"的成说不可取，改为"解肌发表，调和营卫"，尤其不可取。其实，按照中医理论，本来不应该这样说桂枝汤功用，桂枝汤证本来是表虚，怎么可以再解肌发表呢？这不是无视虚虚之戒吗？简言之，桂枝汤是以温补为用的，这是中医治外感最有特色的治法，后世补中益气、甘温除热的方法就源于桂枝汤。

其实，拙见在古人那里早有同调。

徐大椿《伤寒类方》就说：桂枝本不能发汗，故须助以热粥。

如果说徐氏所说桂枝指桂枝汤，请看尤在泾的说法。

他说："后人不能尽桂枝之用，而求之人参归地之属，立意则同，而用药悬殊矣。"显然，尤氏以为单味桂枝主温补无疑。尤氏之书是很有名的，我们的方剂和伤寒学家却不得其要。

元代的王好古更是看出了桂枝发汗之说不妥。

他说："桂枝甘草汤，此又用桂枝闭汗也。……桂枝汤下发汗字，当认作出字，汗自然发出，非若麻黄能开腠理，发出其汗也。"看来，王氏也不认为桂枝的功效是发汗。

可惜，伤寒学发展近2000年，1949年后整理50多年，关于桂枝汤和桂枝的认识仍死守成无己之说，反而不如元明清代学者的见解进步。

（4）参考桂枝汤类方研究桂枝

单据关于桂枝汤的研究，还不能肯定单味桂枝的功效就是补中益气（暗含温法）。但是，不采用此说，桂枝汤类方都解不通，拙见就值得重视了。按归纳法原理，桂枝汤类方，不采用温补之说都解不通，只能得出桂枝主温补的结论。比如，发汗过多，心慌不稳的那一条（第64条），用桂枝甘草两味治疗，用中药学的"发汗解表，温经通阳"完全解不通，按拙见就解得很通，据此说桂枝的功效是"补中益气"，毫不勉强，何况《本经》确有此说呢！再如，若桂枝之用为了发汗、解热，本来有汗的桂枝证，服桂枝汤之后何必温覆、啜热粥而仅求微似有汗呢！

又，除芍药外，桂枝汤是由食品大枣和调味品桂枝、生姜、甘草组成的，真正的全方还要加上热稀粥，显然这是病人需要营养，需要热量，营养和热量主要从热稀粥来，作为调味品的桂枝主要是促进消化吸收。通俗地讲补中益气，不过如此。桂枝增加热量，不是快速产热，而是通过促进消化吸收，增加产热的物质基础，因而不是使体温快速升至顶点而发汗。

（5）如何看"新世纪"所列桂枝药理？

细看一下"新世纪"所列药理，便会发现不但多有自相矛盾，而且至少发汗和解热不是编者自信无疑的（以下本小节引文均见"新世纪"第30～31页，不再注）。

比如，桂枝促发汗竟成了"扩张血管促发汗"，莫非生理书上有此说吗？其实，即便桂枝真能扩张皮肤血管，也不一定促发汗。西药阿托品（源自洋为中用的药物洋金花）就扩张皮肤血管，却明显止汗。反之，麻黄能收缩皮肤血管，发汗作用却最强。

又说"桂枝单独应用发汗作用弱，若与麻黄伍用，则发汗力增强"，联系讲麻黄发汗时也说，伍用桂枝后发汗作用明显增强，那么，麻黄发汗作用也不强了吗？如果麻黄发汗作用强，桂枝伍用麻黄则发汗力增强，就能说明桂枝本身发汗作用增强了吗？初学者大概很难理解编者想说清什么。笔者的理解是：只能说麻黄发汗力强，它是唯一发汗力强的，桂枝即便有发汗作用，也很弱，而且和麻黄发汗机理完全不同。

再如说："解热和降温作用，可能在于扩张皮肤血管，使机体散热增加以及促进发汗的结果。"其实，桂枝真的能扩张皮肤血管并促进发汗，其解热和降温作用就不是"可能"，而是"必然"，因为除了发汗和扩张皮肤血管，人体再没有快速散热的手段。

至于抗病原微生物体外实验，没有说什么样的浓度和多么强的抑制作用，几乎没有意义。"桂枝的主要有效成分是挥发油"，这种成分是很容易煎跑（挥发）的，血液内的浓度尤其难测量，故有关实验很难设计、操作。

总之，"新世纪"所列桂枝药理大概只有一种是确切无疑的，即"桂皮醛能促进胃肠平滑肌蠕动，增强消化机能"。编者把这一作用列在"此外"当中，笔者则认为它是桂枝的主要药理作用，其他作用都是这一作用衍生的。

有人可能会说：不是说"桂枝水煎剂注射给药，能增加冠脉血流量"吗？这一作用可以发掘或发扬，但桂枝煎剂口服，与注射给药之间大概差别很大，不能据以肯定传统用法有这样的作用。

（6）扶正祛邪——最有特色的中医治法

桂枝证是表寒虚证，治法自然应该温补以固表。伤寒第一方，就是通过温补扶正祛邪的。创制补中益气汤的李东垣，比较明确地承认受桂枝汤和小建中汤启发。后人也重视扶正祛邪法，而且形成明清两代的温补学派，然而却无人明确说过桂枝汤也是扶正祛邪的。原因大约有二。

一是《伤寒论》本身即多说此方发汗，古代环境下，即便发现此说不妥，愿意正面指出经典和医圣错误的人也极少极少——尽管如此混乱的解法必非出自一人之手。

二是清代温病学比较盛行，这个学派是从注重祛邪的寒凉派发展来的，扶正祛邪法是易水和温补学派发扬的。吴鞠通用桂枝汤治温病初起，颇遭时人诟病，悉心研究桂枝汤的人少了。

总之，桂枝属于辛温药，却不峻烈，否则桂枝汤不可能再三连续使用，而仅求微似有汗。桂枝的主要功效是补中益气，也就是"新世纪"中说的"增强消化机能"。由此衍生的作用可以很广泛，《本经》说桂枝可以治呼吸困难等，倒是值得注意。

3. 关于柴胡

苏颂说："后人治寒热，此（指柴胡）为最要之药。"故宋代之前，治外感时，柴胡就远比麻黄常用。

宋代医家，曾经广泛使用柴胡汤甚至单味柴胡治热病初起。现代中医治外感，使用柴胡的频率也应该高于麻黄，治内伤尤其多用柴胡而少用麻黄，故柴胡是很常用的重要中药。

传统认为，柴胡有哪些功效呢？

《本经》所说主治很多，其中包括（除）寒热邪气，后世本草大多也强调它的除热作用，唯甄权、日华子说可以补五劳七伤。自寇宗奭痛驳此说后，不再有人强调其补益作用。如果归纳历代本草见解，柴胡的主要功效就是除热。

宋代之前，并无柴胡疏肝解郁、升举清阳之说。由于1949年后的有关教材，长期摆脱不了成无己解小柴胡汤的错误见解，柴胡的功效长期说不清。

1978 年版《中药学》教材说，柴胡功效为：透表泄热、疏肝解郁、升举清阳。

2002 年版《中药学》教材说，柴胡功效为：解表退热，疏肝解郁，升举阳气。

"新世纪"说：柴胡具有和解表里、疏肝、升阳之功效。

看来，《中药学》和"新世纪"对柴胡功效的说法出入较大。关键出入，在柴胡到底是和解表里还是解表、透表。笔者以为，2002 年版中药教材说得最准确，"新世纪"最不准确。不知道为什么，一套系列教材，对同一味药物，说法不同。

说柴胡和解表里，是照搬了柴胡汤全方的解法，这说明"新世纪"对柴胡的传统理论把握明显不足，所以，必须首先说明"和解表里"问题。

（1）关于和解表里

一提和解表里，就会涉及柴胡汤，其实，说柴胡汤主和解表里至少是不准确的。

柴胡汤主"和解表里"之说，始于成无己，《伤寒论》并无柴胡汤主和解之说。经文中"和解"二字连写的只有一条，却是关于桂枝汤的。仲景明言小柴胡可"解外""和胃"，据此，"和解表里"应改为"解表和里"。同样还是这四个字，含义却大别，其确切含义是"解表""和胃"。这样理解不仅符合仲景原意，解通《伤寒论》，而且更便于解释后世用法。所以，拙见并非有意死守经典。

柴胡汤不像麻黄汤、桂枝汤那样分别单纯以发汗和补中为用，即便小柴胡也是温清并用、攻补兼施。所以，此方虽以柴胡命名，却不可企图完全或基本上用柴胡功效解释全方，"新世纪"却有此意。

"新世纪"说："柴胡的解热、抗病原微生物、抗炎、促进免疫功能等作用是其和解表里的药效学基础。"

假如这样，柴胡汤中的其他药物就可有可无了。

实际上，小柴胡汤中至少黄芩、人参、生姜、半夏不可少。黄芩的抗微生物作用远比柴胡强，人参则是促进免疫功能的主要药物，生姜、半夏为解除心烦喜呕必须。单讲柴胡，它的作用只是"解表"或"解外"，而不能"和里"。

由于和法（即和解法）后来成为中医治病八法之一，此说必须概念准确。

简言之，和法是最一般意义上的治疗，略如今之所谓"调整"。和解法总是或寒热并用，或补泻兼施，或表里兼顾等，不是单一疗法。

总之，说柴胡汤主和解就很不恰当，说单味柴胡主和解表里更是错误的。研究柴胡药理时，要首先弄清这一点。

（2）关于柴胡解热、抗微生物和利胆

"新世纪"分8个题目列述了柴胡的12种主要作用，又列述了3种次要作用，还有2种更次要的作用。若问：主要作用是平行或互不相干的吗？次要作用有值得发掘的吗？传统用法使用的主要是哪种作用呢？中药教材曾说它有抗疟作用，为什么"新世纪"不提呢？

这里不再讨论和升阳有关的药效，也不再一一回答上述问题，只就解热、抗微生物和利胆作用略谈浅见。

①关于柴胡解热

柴胡确实有西医解热镇痛药那样的解热作用，"新世纪"也大体上是这样解释的。

若问：柴胡解热是否可以解表呢？假设如此，古人曾用小柴胡通治四时感冒不是大体正确吗？

回答问题之前，再说一遍，"和解表里"，不等于解表，也不等于"解表和里"，如上所说，柴胡是不能"和里"的。

"新世纪"仍然说，柴胡适用于：寒热往来的半表半里之热。于是，柴胡不能用于解表。

而古人和当代中医用柴胡治热病，首先用的是"解表"作用，即仲景所谓"解外"作用。

那么，柴胡解表是什么意思呢？

简言之，这时柴胡相当于阿司匹林等解热镇痛西药。

尽管按中医概念，解表不等于解热，柴胡"解表"却是用的"解热"作用。中药教材早已把柴胡列入解表药的发散风热药，就是在理论上承认柴胡可以用于温热初起，因而可以解表，也可以解热，"新世纪"在这个问题上应该和中药学保持一致。据此，小柴胡通治四时感冒，虽非完全正确，也只有寒象明显和典型表实证不宜用，这就是为什么热病初起用柴胡注射液或小柴胡，不算大误。早已上市的柴胡注射液，就注明其功能主治是清热解表。只是，严格辨证论治治热病初起，还是要弄清寒热虚实，使用相应复方。

②关于柴胡抗病原微生物

"新世纪"说："体外实验显示，柴胡对金黄色葡萄球菌、溶血性链球菌、霍乱弧菌、结核杆菌、钩端螺旋体有一定的抑制作用。"

据我理解，"一定的抑制作用"就是作用不强，这是为什么柴胡不属于清热解毒药，柴胡汤中必须有黄芩。

再谈一谈柴胡与结核杆菌的问题，因为《本草纲目》记述了古人曾经广泛使用柴胡治痨病。由于西医也曾经认为，阿司匹林可以根治结核病而广泛使用，这个问题值得药理学家了解。中药药理学家显然应该精通中药学和西医药理学，提供一个双方都曾经出现过的史实，应能加深对柴胡药理的理解。

《本草纲目》说："〔宗奭曰〕柴胡本经并无一字治劳，今人治劳方中鲜有不用者。呜呼！凡此误世甚多。……劳者牢也。当须斟酌用之。……热去即需急止。若或无热，得此愈甚，虽致死，人亦不怨，目击甚多。"

寇宗奭所说的"劳"不一定都是结核病，但结核病居多。寇氏提示我们，柴胡治劳，主要用于解热。但无论如何，可以肯定柴胡不能治愈结核，后世中医也不再注重柴胡治痨病。所以不能据体外实验，证实柴胡有抑制结核杆菌的作用，就认为它可以治疗结核病。"新世纪"对许多药物都列出一系列药理作用，这虽然是药理书的常规做法，却不能认为中医使用这些药物时，同时利用了所有药理作用。也不能认为凡是列出的药理作用，都可以据以临床应用。

阿司匹林发明（1899年）之初，也曾经广泛用于结核病，而且一度认为可以根治结核病，此种用法一直持续到20世纪20年代。我国医界老前辈傅连暲先生，就在那时的《中华医学杂志》上撰文介绍过自己用阿司匹林治疗肺结核的经验。后来经过长期观察，证明此药可以缓解发热等不适，却不能延缓死期，才否定了它根治结核的作用。

总之，柴胡的作用非常广泛，一般读者，不容易得其要领，中医实际上使用的是它的解热、利胆两种作用。

③关于柴胡利胆

利胆中药不以柴胡作用最强，柴胡汤中的黄芩利胆作用就更强，典型的利胆方茵陈蒿汤既不含柴胡，也不含黄芩，拆方研究自然可以确定何者最强。不过，由于阻塞性黄疸和混合性黄疸大多伴有发热，柴胡兼有两种作用，而且解热作用为其他药物所不及，它对肝胆病就更加重要。假如是没有黄疸的胆汁分泌不畅（中医所谓肝气不舒，多有此种病理），不宜于使用典型利胆方，柴胡往往是首选药，柴胡疏肝解郁大概应该这样理解。

参考文献

［1、2］侯家玉．中药药理学．［M］北京：中国中医药出版社，2002．编写说明：21．

［3］张昌绍．现代的中药研究．［M］上海：中国科学图书仪器公司，1953：4—5．

［4］侯家玉．中药药理学．［M］北京：中国中医药出版社，2002：28．

［5、14］见《伤寒论》第29、64条．

［6］高学敏．中药学．［M］北京：中国中医药出版社，2002：53．

［7］侯家玉．中药药理学．［M］北京：中国中医药出版社，2002：28．

［8］上冠芳．麻黄碱中毒3例报告．中华内科杂志，1993，11：305．

［9］王润生，杨淑坤，王继红．中医复方研究和应用．北京：中国科学技术出版社，1993：328．

［10～13］侯家玉．中药药理学．［M］北京：中国中医药出版社，2002：29、26、27、31．

［15］邓中申．方剂学．［M］北京：中国中医药出版社，2002：33．

［16］成都中医学院．中药学．［M］上海：上海科技出版社，1978：38．

［17、22］高学敏．中药学．［M］北京：中国中医药出版社，2002：53，83．

［18］尤在泾．伤寒贯珠集．上海：上海科学技术出版社，1979：21．

［19、20、29］李时珍．本草纲目．［M］北京：中医古籍出版社，1994：342．

［21］成都中医学院．中药学．［M］上海：上海科学技术出版社，1978：51．

［23］侯家玉．中药药理学．［M］北京：中国中医药出版社，2002：31．

［24、25、26］见《伤寒论》第387、104、230条．

［27、28］侯家玉．中药药理学．［M］北京：中国中医药出版社，2002：30，31—32．

第十八讲　方无穷而法有限

——中西医结合论方剂

　　古时中医称临床书为方书，看来，"方法"这个极常用的汉语词汇，至少有一半来自中医，足见中医对中国文化影响之大。本讲抓住"方法"这两个字，讨论方剂学，相信这不仅是由中医学习方剂的捷径，而且是中西医结合研究方剂的坦途。

　　如上一讲所说，真正统率中药学的是药物的寒热温凉补泻等性质。貌似重要的五味、归经、升降浮沉等不能统率药理，只能对少数药物进行不严密的说明，其余药理知识基本上是经验性的。

　　在中医知识当中，最令人感到庞大而无所适从的不是药物知识，因为药品的数目特别是常用的药物数目有限。今高等中医院校中药学教材中，虽然要讲近400种药物，但其中有将近100种是不常用的。具体到一位临床医生，习惯用的药物大多在200种左右，最常用的药物大约100种。

　　到赵学敏为止，古代本草学共记载生药2000多种，其中包括谷子、高粱、水果、蔬菜和许多日用杂物。直到目前，见于记载的中药大约1.2万种。这么多药物，显然不是都在临床上较常使用过，或者要求医生今后都使用。从生药生产到临床使用，必须经过流通环节。实际上，1949年后曾经上市的中药材大约1000种，其中300种左右交易量很小，它们越来越冷僻而大多退出市场。目前流通中的中药材趋于集中，有600多种。中药药理研究应首先注重常用药，对临床医生来说，更是这样。一般说来，临床大夫能熟悉200多种药材的功用就可以了。

　　中医方剂则不然，有一本关于成药标准的书——《国家基本药物——中成药》（国家药品监督管理安全司和评价中心编．北京：人民卫生出版社，2002）所载成药就有 1800 种，这些显然都是复方，种类实在太多了，它们都曾经在市场上出现过。目前流通中的成药也在数百种，今后还必然有新的品种上市，只要新品种购入，就要求医生使用。

《中医方剂大辞典精选本》，（南京中医药大学主编．北京：人民卫生出版社，1991）共载方剂 15430 首，虽然是精选，却是专家连方名也不可能熟记的。

若总看历代方剂，更多到了吓人的程度。明代中叶已有六七万个，近来收集，大约 10 万。总之，中药的数目再多，也应该是有穷的，常用者更有限。反之，由于组合的灵活多样，方剂的数目几乎无限。学者怎样把握如此众多的内容呢？今方剂教材，载方约 300 首，它们是否能大体代表 10万方剂呢？

笔者告诉读者的捷径，就是本讲的题目"方无穷而法有限"。换句话说，就是要善于以法统方。

一、方因法立，以法统方

以法统方，不仅因为以有限统无穷，易学易记，而且因为法才是反映方剂本质的东西，知其法，才能真正知其方。

什么是"法"呢？就是"法则"，或治病大法。

中医治病大法有多少呢？

张子和有"论汗吐下三法赅尽众法"，这未尝不是最简单的以法统方途径。只是过于简单，实际上不足以赅尽众法。

大家熟悉的大法是"汗吐下和温清补消"八法。

这一统方纲领已经相当好，但仍然不足以统率现行教材中的方子。

为了让大家易学、易记、易懂，这里增加一套新的八法，算是整理中医的一点心得。

新的八法是：理活润利升降涩燥。

理者，理血理气也；活者，活血化瘀也；润者，润燥滋阴也；利者，利水渗湿也；升者，升阳举陷也；降者，降逆也；涩者，涩滑固脱也；燥者，燥湿去痰也。

笔者提出"新八法"，并非标新立异的独出心裁。现行方剂教材，就很接近新旧八法体系。

教材基本上继承了清代人汪昂庵《医方集解》的体系，此前有过明代人张景岳的八阵体系、北齐人徐之才的十剂体系等。从满足中医理论体系需要来看，张氏的体系不如徐氏的好，故《医方集解》是继承了徐氏的成就。比张、徐更早而且还为后人提及的七方说，则无补于认识中医方剂体系。

新旧八法加在一起，是否已能统率全部方剂呢？还不很全，但是，重要方法已所剩无多。

如中医有杀虫或驱虫剂，不仅今天少用，而且和重要理论关系不大。

不难看出，新旧"八法"中，没有开窍和安神两法。其实，开窍法只是清凉法和辛温法的特殊用法，安神法则是特殊的补法。这不是说应该取消这两法，干脆并入原大法。恰恰相反，大法的针对性愈强，疗效愈好。方剂的发展趋势应该是法越来越多，其前提是对病证本质的认识越来越细密准确。

今教材中，比较重要而为新旧八法未容者，大约只有治风剂，待下文说。

简言之，从传统理论角度看，掌握好以上大法，对众多方剂就基本上心中有数了。

新八法是否可以和旧八法并列呢？或者十六法是否平行呢？这要从治病大法的来路说起。

二、法因证设，以证统法

方因法立，故以法统方。

那么，法从何来呢？很简单，法因证设。

不过，此所谓"证"，不是桂枝证、麻黄证之意。既然是治病大法，就是从辨证之大纲而来。换言之，大法所对乃纲领之"证"或最基本的"证"。

最基本的"证"是什么呢？

第十讲所附"八纲补苴"一文中已经说过，"寒热虚实"是最基本的证或最基本的中医病理概念，而且提出，应将燥湿加入六变，或者最好再加入逆陷。言下之意就是认为，"阴阳寒热虚实燥湿逆陷"是中医最基本的"证"。

实际上，笔者还想加上瘀滞和症瘕积聚。

于是最基本的证就是：阴阳寒热虚实燥湿逆陷瘀滞症瘕积聚。

所以，最重要的治病大法是：温清攻补燥润升降理活消化。

还有一个证很特殊，即表证，见第九讲所附《表证实质初探》。

至此，读者必然要问：前面不是说治病大法有十六个吗？既然大法对应基本的证，这里说基本的证共十四个，大法不是需要十四个吗？为什么最重要的治病大法又成了"温清攻补燥润升降理活消化"共十二个呢？

对此需要略做解释。

首先说实证的治法。

既然证属实，自然用攻邪法。

不过，古人已经把攻法发展为至少三法，而且相当成熟，不能为了理论简单把它们再混同回到一个攻法去。

三种攻法是什么，大家都知道，就是汗、吐、下三法。

汗者，攻其表；吐者，攻其上；下者，攻其里或攻其下。

张子和崇尚三法，为其攻邪说张目，显然他所谓法，只有攻法，我们不能接受。

实际上，属于实的还有瘀滞和症瘕积聚。

瘀指血瘀，用活血化瘀法；滞指气滞，用理气解郁法。

积聚特别是积是必须作为基本证看的，否则消导法就没有根据。

消导法所治，也是实证。

至于症瘕和瘀滞积聚紧密相关，是否列入，可以进一步讨论。

食积用消法或消导法，其他积聚用"化"法，症瘕主要也用化法。

"化"法，可能会与活血化瘀重合，活血化瘀也用以治症瘕积聚。

但是，笔者认为，对非食积的症瘕积聚应该有一类方剂。

故典型的攻法就有汗吐下三法，再加上消导法，够了四法，如果再加上理气、活血就是六法。

再说虚证的治法。

基本证型的阴阳，重在虚，即阴虚阳虚。虽然有些宽泛，确有相应的方子，故阴阳证暂时不能剔除，即补法有补气、补血，还有补阴、补阳。

升举法和安神法也是补虚，故补法至少有三法。

于是，尽管基本的证是：阴阳寒热虚实燥湿逆陷瘀滞症瘕积聚，治病大法却是：温清攻补燥润升降理活消化。

比较具体的大法则应该有十六个，即：汗吐下和温清补消，理活润利升降涩燥。

如果再加上针对症瘕积聚的大法，并且把安神、开窍也纳入，中医治法可以总结如下：

汗吐下和温清补消，理活润利升降涩燥，化癥破瘕安神开窍。

这24个字粗粗有韵，应该不难记，于是中医治病大法够了十九或二十法。

不过，法虽然比较多，还是要重视寒热虚实这四个最基本的证。

下面首先结合解表，看看寒热虚实的重要性。

表证是很重要的，因而曾经是八纲之一。

不仅如此，试看八纲中有"里"，中药和方剂中，却从来没有和里药或和里剂，反之，中药和方剂各论，都从解表开始。

怎样认识表证，见第九讲所附《表证实质初探》。

按早期理论，病在表发汗即可，不再举经文。

当代理论则不这样看。

今中药和方剂教材中，没有发汗药，也没有发汗方，而归入解表药或解表方。

总之，现在已不能认为病在表只有汗法或只需攻其表，今教材已不用汗法之说。

比如，方剂教材各论第一章，解表剂，分类如下：

辛温解表——属温法——针对（表）寒证。

辛凉解表——属凉法——针对（表）热证。

扶正解表——属补法——针对（表）虚证。

通过分析上述解表法，已经足以看出，在中医方药体系中，建构作用最重要的，是针对寒热虚实等基本病理概念的温清补泻等大法。

所谓建构作用就是理论统率作用。

读者试打开今药理学教材，很容易看出这种统率作用。

教材第二章，泻下剂。其中分为寒下和温下，不寒不热的润下，专主攻水的泻下法和补泻兼施的下法。可知，没有寒热虚实等基本概念，不能把握下法。即不能简单地说，下法都是单纯的攻实。

其他各章，是否也典型地体现出上述建构作用呢？大多是这样。

试看第四章，清热剂有清虚热，据此，其余应属清实热；第九章开窍剂，分凉开与温开；第十章，安神剂有天王补心丹；第十一章，理血剂有桃仁承气、补阳还五、温经汤；第十三章，祛湿剂有清热祛湿、温化水湿等分类；第十四章，祛痰剂有燥湿化痰、清热化痰、润燥化痰、温化寒痰等分类。

补益剂（第六章）不可能有补实；温里剂（第五章）不能有清法，则是不待说明的问题。

消导剂（第十二章）是除实法的一类特例，固涩剂（第七章）是补虚法的一类特例，安神剂（第八章）也是补虚法的特例，应该容易理解。

可见，不仅大法从基本"证"来，大法所统诸方，又法中有法。因为多数方并非针对一证，只不过是证有主次而已。

还有两章不能统以上述中医基本病理概念，即第三章和解剂，第十五章治风剂。

笔者以为，和解剂不宜单为一类。和解之说，由成无己《注解伤寒论》误说柴胡汤功用而来。《伤寒论》从无柴胡主和解之说，仲景只说其解外或和胃。"和解"之说在《伤寒论》中，只出现一次，说桂枝汤"和解其外"（第387条），仲景还说过承气和胃等。故和者，调理使之回归常态之义。任何治法，都属于调理。柴胡法是寒热并用、攻补兼施、表里兼顾之方。小柴胡偏重于扶正解表，大柴胡偏重于除实攻里，两方都偏寒。所以，至少应该重新定义和解法。笔者曾作《柴胡汤新解》一文，节选其中一小节《和法新解》，附后供参考。

治风剂最典型地暴露出中医对"风"概念的不清。早在《内经》之前，古人即重视风，《内经》多次说风为百病之长，这种错误认识至今不能清除。且勿论风是否真正病因，内风和外风根本是两回事，早已清楚，为什么还编到一起呢？为什么不把桂枝汤这个治风的中医第一方放在这里呢？

然而，如果骤然把治风剂删除，很多人暂时难以接受。"风"这个字不但在中医家的观念中根深蒂固，而且深入国人之心，许多与风有关的词语，已成为使用频率很高的普通用语。否定风为病因和病证，需要删改许多中医书。没有风这个字眼儿，短时期内，不但中医很不方便，中国人说话、写文章都很作难，可见积假可以成真。积误之观念，很难一时消除。不过，从方剂教材来看，学界已不很重视风了。彻底清除此种观念，也许不需很久，有的教材已经删去祛风剂。

从治风剂之混乱，又能说明为什么方剂学（中药学同）不能按病因治疗分类。那样做，分不清，强分必乱。

读者可能发问：中医学不是也有病因治疗吗？是的。不过，就外感来说，真正意义上的中医病因治疗，只有补虚一法。此外，还有驱虫方药，现在已不重要。大法的温清润燥等，略有针对病因之寒热燥湿之意，但更主要的是针对病性或病理——即"证"的寒热燥湿。治法和病因之间的因果关系只适用于病初起，而且不是所有病例都能弄清。以伤寒为例，受寒之初，必见寒证，这时用温热方药，可以认为是针对病因。然而，一旦初病不愈，发生传变，病性就可寒、可热，也可见燥、见湿。再治，就必须针对"证"之寒热燥湿。

如果中医所说的病因很好治，那么，中医方剂学就很简单，学起来很容易。外感六淫、内伤七情，各一方足矣！何况六淫实则寒热燥湿四因，七情应为五情。果真如此，一淫一情各一方，只需九方，古今医家何需造出十万众方。

总之，中医的方剂——即治病之法是对证的，但是，不要认为有十万方就有十万证。最基本的证，就是"阴阳寒热虚实燥湿逆陷瘀滞症瘕积聚"共十四个，其中最重要的又是"虚实寒热"。于是，最重要的法就是攻补温清。

古时已有人抓住这个要领，故这里再次比较详细地把孙一奎的看法引出，他说：

"盖医难于认证，不难于用药。凡证不拘大小轻重，俱有寒热虚实表里气血八个字。苟能于此八个字认得真切，岂必无古方可循！即于十二经药性中，表里寒热温凉间，摘出治之，自然权变合宜，不失胜算。故古谓审证如审敌，知己知彼，百战百胜矣。"（韩学杰，张印生，主编．孙一奎医学全书·赤水玄珠凡例．北京：中国中医药出版社，1999：15）

孙氏提出的八个证，和笔者说的十四证不很一样，但最重要的虚实寒热是共同的。

由孙氏的见解还能得出不必迷信古方的结论。只要掌握了证——即认得真切，自己根据药物的寒热温凉等性质拟个方子，照样治好病。证认得准，药性吃得准，自己的方子，也能百战百胜。

其实，古人也不迷信古方，否则就不会有大约十万个后世方了。

当然，学习还是要从继承开始，重要的古方要记住一两百个，其中最典型的，亦即针对最基本的证的前人方，要真的弄清楚。做到这一点，临证时就能左右逢源；碰到古方所无的证，自己也能试着创造新方。

三、西医临床药理体系

西医临床药理体系大致如下。

1. 以病因统药

其中最大的一类是抗菌药，包括抗生素类、磺胺类等，典型的此类药还有驱虫类、抗原虫类、维生素类、其他营养药（如葡萄糖、大液体、全血、血液制剂等用于病因治疗时）类、激素类（用作替代疗法时）、抗贫血药类、止血药类、微量元素类、免疫制剂类等。

2. 以症或以用统药

如解热止痛类、安神镇静类、抗惊厥类、利尿脱水类、催吐类、泻下类、麻醉类、抗高血压类、消毒杀菌类、抗糖尿病类、抗风湿类，等等。

3. 以系统或器官统药

如作用于神经系统的药物、作用于子宫的药物、消化道动力药物、强心类药物，等等。

4. 以"证"或病理统药

如抗肿瘤类、抗炎类、抗过敏类、抗休克类、抗动脉硬化类、静脉用液体以及纠正酸碱平衡失调类药物，等等。

此外诸药品，与西医理论无大关系，如石膏绷带、外用药、眼科用药等。

西药也有复方制剂，此类药物也适用于上述分类。

上述各类之间，偶有交叉，但是这样分类不仅容易把握西药体系，而且便于和中医方剂学体系对比。

简言之，西药当中，种类最多且疗效又最好的，是针对病因的药物。这是近100多年来，西医努力的方向，也是西药发明创造最成功的方面。此外，西药疗效突出者又集中在针对"证"（指西医之证，如休克、心衰等）或病理的药物。

所以，西医治病之大法可归结为三法：病因疗法、对"证"疗法、对症疗法，三法当中又以病因疗法为西医治疗学之要义。不过，西医对"证"疗法多用于紧急、危重情况，更要求熟练掌握。

对照中医方剂和西医临床药理体系，中西医治法之异同，昭然若揭。二者的互补性，也毋庸置疑。

四、中医方剂的现代研究

1. 概述和主要文献

所谓现代研究，指实验室研究和有实验设计的临床观察研究。1949年前，只有单味中药研究。1949年之初，也没有复方研究。复方研究始于20世纪60年代，到70年代中期，文献仍很少。改革开放以来，文献积累很多，近年更出现不少专著，但理论总结不大令人满意。

最先出现的是关于一个方的专著。如：

《桂枝汤方证应用研究》（江尔逊，龙治平，主编．成都：四川科学技术出版社，1989）。

《桂枝汤的临床应用》（严育斌，赵敏霞，编著．西安：陕西科学技术出版社，1990）。

随之有注重临床应用的专著。如：

《中医名方应用进展》（魏菊仙等，主编．北京：中国医药科技出版社，1991）。

《中医复方研究和应用》（王润生等，编著．北京：中国科学技术出版社，1993）。

上述专著出自中医之手，侧重于临床应用，虽然收入了有关实验研究的部分资料，但不讨论有关实验研究的思路和结果评价。

近年出版而且出自中药或药理学家之手的专著，比较重要的有：

《中药复方霰弹理论——论中药复方现代化研究方法》（薛燕，雷跻九著　北京：中国环境科学出版社，1996）。所谓霰弹理论，是认为：中药复方是以多个小作用组成大作用，通过多种途径治疗疾病。此种理解显然是很不准确的。

《中药药理研究方法学》（陈奇，主编。北京：人民卫生出版社，2000）。参加此书编写者有 300 多人，来自几乎国内一切与中药有关的科研和教学单位。从此，中药研究有了专门的"方法学"。介绍的研究方法实例有 409 个，可以算是有关学界的一次大检阅。

《中药方剂现代研究》（谢明，主编．北京：学苑出版社，1997）。

《中成药药理与应用》（黄正良，李仪奎，著．北京：科学出版社，1997）。

《中药复方化学与药理》（季宇彬，主编．北京：人民卫生出版社，2003）。此书对中药复方药理研究思路问题讨论颇多，但是不强调此类研究的中西医结合意义，因而不强调发现先导药物进一步开发。对中药复方药理研究必须重视"证"的概念，也阐述甚少。

《中药解表方药研究》（沈映君，主编．北京：中国医药科技出版社，2004）。此书颇有创见，比如，麻黄汤会加速模型动物体温升高，就完全不同于以往的研究结论。

可见，近 10 年来，方剂研究成为发扬中医的一个热点，因而迅速出现不少专著。

上述专著大多提到了指导思想和思路问题，但和笔者的看法不太一致。这里不可能全面引用有关说法讨论，故下面只简单说明个人看法。

2. 关于指导思想和思路问题

（1）自觉地中西医结合

中药药理研究就是中西医结合的，复方研究必然更是中西医结合的。一般说来，有关研究手段和依据的原理，在西医方面是清楚的。研究的目的是用已知原理解释中医方剂的药理，这就是发掘、提高因而发扬中医。

（2）注意发现先导化合物等而补充西医

除了解释中医之外，还应该注重发现有助于西医之处。

当年陈克恢的做法很值得我们深思。

陈氏研究麻黄，不仅仅是发现了麻黄碱及其药理，还很快用于西医临床。至今，脊髓麻醉（目前主要是硬膜外麻醉）出现血压下降时，还是常规使用麻黄素注射而且效果可靠。

更重要的是，陈氏进一步研究了很多结构与麻黄碱类似化合物的药理作用，从而推动了无数交感胺类化合物的合成。这些研究不仅发现了很多可用于呼吸系统疾病、鼻充血、疲劳、肥胖病和发作性睡病等的治疗新药，也为后来 α 及 β 阻断剂的研究和开发打下了基础。陈氏的研究是从中药中找到先导化合物，进行优化，开发新药的一个典范，也为研究和开发祖国医药宝库指明了道路。

方剂研究，不仅可能从天然产物中寻找先导化合物从而开发新药，还要注重为中西医结合临床应用提供理论依据。

（3）吃透两头，发扬特色

所谓吃透两头，不单单指对中西医药理、实验方法、中药学、中药药理学和中医方剂学造诣较深，还必须比较熟悉伤寒学、温病学等，否则就会像研究麻黄、桂枝、柴胡那样，做了很多工作，却不足以解释中医用法。

（4）注重并借助临床经验

如果说中药药理和临床分不开，方剂和临床的关系就更加密切，因而要求研究者有比较丰富的临床经验。如果本人不具备，最好有中西医临床专家合作或指导，这样做也是为了真正地吃透两头。换言之，只有药理、方剂知识和实验经验等是不够的。

（5）首选有代表性的方剂

应该首先重点研究最有代表性的方剂，亦即体现中医治病大法的方子，当然，最好首选组方比较简单的。不过，中医治病大法是针对最基本的"证"的，于是，如何设计实验，必须基于对有关"证"的认识。目前，有关"证"的研究还不满意，研究者需要多方参考并且认真摸索。

（6）借助单味药研究成果

复方研究当然比单味药研究复杂，但方剂学和中药学的理论体系是一致的。中药有解表药，方剂就有解表方；中药有补益药，方剂就有补益方，双方几乎完全对应。只有和解剂没有与之对应的单味药，所以，在单味药和复方之间，没有不可逾越的鸿沟，故复方研究首先应该借助单味药的研究成果。药味少的方剂的中医用法，大多可以用已知单味药的药效来解释。至于配伍的主次，大多也是传统上已知的。可以解释的方剂，没有必要弄复杂。比如，对桂枝汤的研究，就弄到非常复杂的程度。弄复杂的结果，不是足以更好地解释传统用法，而是结论非常多歧，最后无所适从。

（7）关于动物模型和观察指标

化学方面的方剂研究相对简单，而且单味药研究已提供了很好的基础。复杂的是药理研究，特别是利用动物模拟人的病理状态时，情况最复杂。本来，从白鼠、兔子、狗甚至猴子得出的观察结论推广到人体时，就有相当大的或然性。如果模拟的病理状态与人体疾病的病理不一致，结论就常常完全不可靠。

观察指标自然应该选择最可靠的。首先要注重宏观指标，这样最不容易开始就犯错误，在此基础上，才能选择比较可靠的微观指标。

为说明以往选择的动物模型问题，举一个例子。

比如研究解表方剂，重点放在发汗、解热和抗微生物药理方面，这一思路就有很大问题。因为中医所谓表证，还有虚实寒热之分，表证模型也要有虚实寒热之不同。解表方剂并非都是为了发汗、解热和抗微生物，通过模型证实上述作用，就会失败。

即便解表就是发汗、解热，常用模型也有问题。

最常用的动物模型是一次性注射致热源（伤寒菌苗、内毒素等）让动物发热，这一模型与热病患者发热有很大距离。假如所用方法不再继续产生致热源，模型动物本来可以自行退热。又，无论何种急性发热，必须达到顶点才能发汗热退。此前使用西医解热药，也不可能阻止体温上升。中医辛温方剂，最初应该是促进体温上升。故什么时候用药观察，结果会有很大不同。对麻黄、桂枝的发汗、解热研究，至今分歧很大，原因在此。至于为了证实预想结果，有意无意地违背实验原则，也应该有过。

简言之，动物模型必须真的能模拟中医的"证"，结论才可能是可靠的。

（8）注重临床研究

结合临床进行方剂研究，也不是很困难。比如，使用伤寒方和温病方治疗流感的大宗病例临床观察，就有过不止一家报道。对当前难治的流行病如高血压、心脑血管病、糖尿病和癌瘤等，有关报道更多，问题是如何分析综合有关资料并且进一步研究。

总之，方剂研究必然是中西医结合的，目的是运用西医之理解释中医之法。换言之，第一步是证实中医之法有效；第二步是按西医药理研究，看"法"是否能得到当代药理解释；第三步是对得不到满意的当代解释的"法"如何认识，以及当代药理能否改进传统方剂。否则，很多研究积累的资料可能没有用处。

为达到上述目的，研究者应该对中西医理论和临床都吃得比较透。因为没有预想结果的研究盲目性会很大，而预想结果应建立在充分掌握前人的理论和经验基础上。

五、关于重要治法药理研究的一般看法

中医复方研究应该首先选择最有代表性的方剂，即针对中医纲领"证"的方剂，以下选几个重要治法谈一谈。

1. 关于解表法

西医没有表证概念，故没有解表之说。但是，由于西医认为，凡外感病均为微生物引起，西医又用解热止痛药和抗感染药治疗外感初起，导致解表方剂的研究，有三大偏差。

一是把解表和西医解热药药理画等号，似乎解表药必然能直接解热。

笔者以为，桂枝、麻黄以及所有辛温方，其直接药理作用，都不是解热。相反，服用此类汤药之后，体温上升更快，因而达到顶点更快。此顶点，可能比不用药者略高，此后发汗和解热主要不是药物的直接作用，桂枝汤与麻黄汤是此类方的两个重要代表。

二是认为凡治外感初起之方，必然有直接抗微生物作用，于是反复去证实。

这种理解，至少不适用于辛温方。此类方剂促使病愈，主要不是它们有体外抗微生物作用，即便证实它们在试管内有抗菌作用，它们主要也不是通过这种机理解表。凡辛温方，只是充实或调动机体的抗菌能力。

三是认为解表方主要药理作用之一是发汗解表。

这种理解不但对辛温方是错误的，对辛凉方也不全对。

那么，辛凉方是否主要为抗菌、解热呢？基本上可以这样理解。但是，兼有这两种作用、作用较强又适用于表证者，以柴胡汤为代表。伤寒家虽然不常规使用柴胡解表，《伤寒论》中对柴胡解外却有明训。后世曾经以柴胡通治四时感冒，并非大误。

不过，柴胡汤之功能甚广，单靠解外或和解表里之说，已不能完全解释柴胡汤的作用。可以说，小柴胡倒有调和阴阳的作用。这不是说小柴胡可以治百病，具体使用时，仍然要参考中医辨证。小柴胡汤总的来说偏于寒，凡是已见寒象或确无热象，小柴胡即不宜用，或用，也要随时观察，出现寒象，即须停用。

2. 关于下法

对下法的现代研究结论，基本上是正确的。不过，临床上不少人仍然掌握不好，更不要说做到中西医结合。

西医也有下法，番泻叶就是洋为中用的药物。近代西医也用大黄，当代西医还常用硫苦、蓖麻油等，但是，西医没有大承气汤、十枣汤这样的下法。简言之，西医的下法就是为了通便。

单纯性便秘，可以用大承气汤。但是，典型的伤寒大承气证，用下法而效果很好，不便用西医下法解释。大承气至少从四个环节上引起泻下：一是芒硝不能被吸收因而增加了肠内液体量，这与硫苦作用相同；二是大黄刺激肠管加强肠蠕动、改善血供、减少渗出；三是厚朴增加肠张力和蠕动频率；四是枳实增大肠管蠕动幅度。所以，它的泻下作用强大，对离体肠管仍然有作用。伤寒大承气证的谵语，是肠内积粪毒素吸收所致，故病重而用下法。此外，无论内伤外感，凡有腹大满实痛，就是大承气证。为什么？因为腹大满实痛（必大便不通或不畅），即便不是原发病，也会因为影响消化吸收，同时影响呼吸、循环。再加上毒素吸收，必然使全身情况恶化。这时西医的下法，不易奏效。大承气峻下，截断了病情进一步恶化。至于少阴证而用大承气攻下，则是西医没有的治法，应该进一步研究。

十枣汤的泻下作用更强，但不要认为十枣汤证可用大剂大承气汤，因为十枣汤泻下为逐水，大承气泻下为除肠内实秽。十枣汤对肠管的刺激性甚大，胸腔积液、肾病顽固严重水肿用十枣汤，就是通过促使肠内大量渗出所致的泻下缓解病情的，西医没有这种治法。

3. 关于温法

西医无此说，最典型的温法为四逆汤或通脉四逆汤。二者组方大体相同，所治也基本相同，多属危重症，即西医所谓（冷）休克或休克前期。西医治疗过敏性休克，用副肾素。过敏性休克基本上是青霉素等药物发明后才出现的问题，故中医方法不大适合于过敏性休克。四逆汤的最佳适应证是西医所谓冷休克，多因严重呕吐腹泻所致。对某些感染性、心源性、失血性和损伤性休克，也有效，但最好有中医所谓寒象。西医治疗此类休克，除输血、补液外，主要用血管收缩药，如正肾素、多巴胺等，亦可同时用强心剂。四逆汤抗休克的机理与血管收缩药不全同，此方之主药为附子，古时多生用，用时先炮炙或久煎。现代研究知其主要作用有三：即兴奋垂体—肾上腺皮质系统，提高应激功能；兴奋迷走中枢而强心；乌头碱的局部麻醉作用。故附子不能直接收缩血管，四逆全方，也不是靠直接收缩血管而升压。由附子中毒时先见口腔灼热，可知姜附确有"温中"作用。此种作用大约在改善肠管血液循环的同时，也改善了肾上腺皮质（和髓质）的血供，因而通过几个环节抗休克。若再加人参，效果应更显著。但是，对于没有里寒的休克或反之里热明显者，至少不宜再用干姜。

西医抗休克药物，大多峻烈，一般只用于抢救。中医之温法则不然，即使四逆加人参汤，亦可用于非休克证，甚至可用于高血压。只要按中医辨证有里寒、四逆者，即为正治。

有关方剂研究应该足以解释以上各种用法。

中医抗休克，不是只有温法的四逆汤类，但确以温法为多。读者由四逆汤类，最能体会中医的温法。

4. 关于清法

最有代表性的清热方，为黄连解毒汤和白虎汤。

黄连解毒汤是典型的大苦寒清热方，由其主治来看，颇近于西医的抗生素。药理研究认为，此方不仅可抗菌，还可降压、止血、改善脑缺血等，此方与西医最相通处，仍是其抗菌作用，虽然如此，它还是只适用于典型的实热型感染，凡见正夺或夹寒，即不宜用。用于止血、脑缺血时，尤应确认是实热证。问题是有关方剂研究，"证实"了它的 20 多种好处，没有任何禁忌。如此发扬中医，必然造成误用和滥用。

白虎汤之清热非典型苦寒法，至少它主要不靠抗菌作用，研究也证实其主要作用为解热和增强免疫力。拙见以为，白虎汤解热乃由于抑制产热，而非因加速散热所致。

值得顺便提及的是，近年很常用的清开灵和双黄连。

按说这是中药界新开发的制剂，应该强调辨证使用。有寒象和虚象的感染性疾病患者，是不能使用的。

比如清开灵由安宫牛黄丸改造而成，第一功用是清热解毒，是典型的寒凉方。但是，目前的方剂研究，没有一家重视这一点。结果是，临床上大量误用、滥用，连中医也认为它相当于西药抗生素和解热药，凡见发热都大用特用。

双黄连注射液由二花、黄芩和连翘制成，标明的功用是：清热解毒，抗菌消炎，方剂研究却只管证实其抗菌、抗病毒作用和增强免疫作用，于是，就成了中药抗生素。中西医大夫们，完全不顾是否有寒象和虚象，广泛拿双黄连和清开灵以及西药抗生素一起滥用。

4. 补法

最有代表性的方剂为四君子汤和四物汤。

传统上认为，四君子补气，四物补血。按一般概念分析，血也属于气。所以，假如四君子能补全身之气，则也能补血。因此，中医传统理论认为，欲补血，最好同时补气，因而有八珍或八珍益母汤等。

查四君子原意，虽可用于久病体虚，但以健脾为主。按中医理论，健脾的结果，一是消化吸收功能加强，二是体力改善。所以，四君子还有全身强壮的作用。

当代研究重在证明四君子的药理作用为抑制胃肠蠕动、保肝、补充微量元素和提高免疫能力等，特别是抑制胃肠蠕动作用。

其实，强调此方的抑制胃肠蠕动作用，不足以解释它的健脾作用。假如它的作用就是单纯或一味抑制胃肠蠕动，和阿托品的此种作用就没有区别，就会不利于消化吸收。强调此种药理，更不足解释其全身强壮作用。此方只有四味药，茯苓、甘草显然不重要，其中的党参或人参，是中医最常用的补气药，在四君子汤中，它们是君药，若全方的作用是抑制胃肠蠕动，君药的主要作用就应该如此。那样，一切使用党参或人参的补益方，就都不可理解了。

所以，至少应该进一步证实，此方对中枢神经系统的兴奋和强化平衡作用。由此产生的全身调节改善，应该相当广泛。它对胃肠道蠕动也不应该是单纯抑制，更重要的应该是增加胃肠道张力，并且使胃肠道动力恢复常态。又，不同体质的人，反应可以不同。

至于保肝作用，应是免疫能力提高的结果，不是中医使用它的原意。补充微量元素，更不是原意。总之，四君子汤补气，有待进一步研究。

四物汤确有促进血液内多数有形成分生成的作用，也能促进蛋白生成。它增加免疫力的作用，应该是前两种作用的结果。

5. 升提法

以补中益气汤和升陷汤为例。

升提法是补法的一种特殊用法，此法应用甚广，而且为西医疗法所无。

补中益气汤是目前应用极广的方子，自中医看，此方以补气为主，且气血双补。补中气之义就是补益一切内脏，但以脾胃为主，而且寓有升阳作用。不过，单纯使用补气药，与补中益气或升陷汤的效果仍有区别。当代研究可以说明此方的补益、健脾、强壮作用，尚未说明它何以升阳。今后研究应增加呼吸肌张力和脑血流量两个指标，如果补中益气和升陷汤能够增加呼吸肌张力（也应该能增加多数平滑肌张力），并增加脑血流量，就算证实了升阳作用。

6. 活血化瘀法

血府逐瘀汤是其代表方剂。

此方的发明者王清任，指出它可治近 20 种表面看来毫无关系的病证。按传统理论，只有用活血化瘀来解释才好。此方用药也相当平淡，就是活血加理气升阳。

此方的药理作用必然很广，但其核心作用应该是改善血液循环的同时调节免疫。

7. 理气化痰法

温胆汤是其代表方剂。

此方用药亦无特殊，而且药味不多。总地看来是个平和方子。其平和超过血府逐瘀汤。关于此方的实验研究结果不多。其作用如此广泛，可用两个药理来解释。所谓理气，在中医看是调理脾胃（为主）和呼吸（为次）的气化作用；在西医看，是通过调整消化道动力状态，改善消化系统和呼吸系统的代谢功能。所谓化痰，就是消除消化道和呼吸道的较轻的或慢性的炎症，于是进一步改善了这两个系统的功能。维持人体后天机能的两大系统，都得到调整，而且是纠正了最为常见的病理因素，所以它的适应证必然很广。

附：和法新解

中医治病有八法之说，定型于清代程钟龄所著《医学心悟》。八法中，汗、吐、下、温、清、补、消七法均含义明确且容易为直觉理解，只有这和法或和解法颇费解。单就字义或词义解不通，我们显然不能理解为这是让正邪或表里双方停止纷争。然而，略学过中医者便知，柴胡法属和法或和解法，或者，外感病所用的和解法就是柴胡法。不仅古人如是说，试看目前通用的伤寒、方剂以及中药（还有中医内外科）教材，凡提及柴胡汤功用，无不以和解为说，似乎，和解是不言而喻的治法。实际上，不少人不仅说不清和解的含义，更不知道今《伤寒论》397 法中，完全没有柴胡汤主和解之说。仲景论和解的经文只有一条，却是关于桂枝汤的。我们先看一下这条简短的经文。

"吐利止而身痛不休者，当消息和解其外，宜桂枝小和之。"（第387条）

那么，和解之说究竟从何而来呢？详查《内经》论治则全无和解之说。《本经》所载大小柴胡汤中各药，特别是柴胡，也根本不言其和解功用。再查《伤寒例》，同样不见柴胡汤主和解之说，此说在《病源》《千金》《外台》中更查不到。可见，宋代之前，无人说过柴胡证需和解，或柴胡汤主和解表里。

现存较早的《伤寒论》注本如朱肱的《活人书》、庞安常的《伤寒总病论》，均不言柴胡汤主和解，郭雍的《伤寒补亡论》卷六，引庞氏说："少阳宜和表，鲜有汗证，仲景少阳和表宜小柴胡汤。"大约宋人只认为小柴胡可和表，而非和解表里。

至成无己作《伤寒明理论》，小柴胡汤主和解成为定论，他说："伤寒邪气在表者，以渍形以为汗；邪气在里者，必荡涤以为利；其于不外不内，半表半里，既非发汗之所宜，又非吐下之所对，是当和解则可矣，小柴胡为和解表里之剂也。"

按照成氏的说法，小柴胡主和解是因为小柴胡证不宜发汗，又不宜吐下，只能和解。然而，伤寒诸证——即便只论三阳病证（三阴病多属里虚寒，原则上无汗吐下法）——也并非都可用汗吐下三法，为什么和解法只有小柴胡呢？故成氏之说并非通人之论。

柯琴说（小柴胡）"为少阳枢机之剂，和解表里之总方"。如此说来，小柴胡正对少阳病，少阳病就是表里不和，可是柯氏又说它是"脾家虚热、四时疟疾之圣药"，显然自相矛盾，因为脾家虚热和四时疟疾不能都是病在少阳或表里不和。

或曰：少阳病机乃表里不和，治法自然要和解表里。单从逻辑角度看此推理，确无错误，问题是少阳病的表里不和真正含义是什么？这种不和的责任到底在表还是在里？若表里都有责任，它们的寒热虚实情况怎样？

古人关于和解的认识以《资生篇》最为深刻，其中说："和解者，合汗下之法而缓用之者也。……故方中往往寒热并用、燥湿并用、升降敛散并用，非杂乱而无法也，正法之至妙也。"戴北山也有大体相同的见解，说"寒热并用谓之和，补泻合剂谓之和，表里双解谓之和，平其亢厉谓之和"。

这样说来，和法便不限于小柴胡汤。读者试看《伤寒论》的栀子汤类、泻心汤类中诸方，多数都是寒热并用或补泻合剂，对后世颇有影响的白虎加人参汤，大约也应归入和解法了。金元医家深明和解之意，如易水学派创九味羌活汤、河间学派创双解散，均寒热并用，却适于伤寒初起。不过，在仲景治伤寒的十一个主方当中，确实只有小柴胡是典型的寒热并用，补泻合剂，合汗下之法而缓用之。

古时也有人看出小柴胡与泻心等方的关系，柯琴即说，小柴胡"若去柴胡，便名泻心、黄芩、黄连等汤矣"。

可见和解法实际上是应用最广的治法，需用典型的汗、吐、下、温、清、补（消法也暗含和解之意，本书从略）法施治之病症固然不罕见，但是，更多的病证往往需要寒热并用，补泻合剂，温清兼施，甚或三法四法并举。正如《资生篇》所说，此非杂乱而无法也，正法之至妙也。以仲景之法而言，即有麻桂合剂三方、桂枝葛根合剂一方、柴胡桂枝合剂一方等，关键看辨证是否准确。

如按方剂教材所讲，和解剂仅和解少阳、调和肝脾两类数方，此种理解不但狭隘，而且不符柴胡法本意。

所以，和解，尤其是"和"字，乃调理之义，是最一般意义上的治疗。任何方法，都是调理法。

第十九讲　治未病和预防

——中西医预防思想和手段

　　广义的预防思想和措施，已经贯彻在当代社会的一切活动当中。最为人熟知的如环境保护，如生态保护，如食品饮料饮水卫生标准，如居住卫生标准，如服装卫生标准，如放射物管制和放射监测，如农药和杀虫剂使用限制，如基因工程产物的管制，如城市建设，如一切原材料卫生标准，如工业卫生，如学校卫生，如军队卫生，如心理卫生教育，如婚前教育，如卫生常识宣传，等等。总之，工农商学兵、农林牧副渔、衣食住行婚，城市、乡村、山河湖海、天上地下，凡人类一切生产、生活所到之处，都要体现预防为主的思想，也差不多都有相应措施。这一切预防理论和措施的直接或最终目的，都是为了保护人类的健康。

　　传统上所谓切断传染、感染环节或途径，杀灭致病微生物和寄生虫，预防接种，职业病和地方病防治等理论和措施，虽然也大大丰富，但只是现代预防医学的一小部分。

　　科学技术的发展及其在人类活动中的使用，使当代人类面临的预防问题十分复杂，也只有当代科学技术能提供相应的预防措施。

一、中医的预防思想和手段

1. 传统预防思想

　　中医传统理论中具有可贵的预防思想。《内经》说："圣人不治已病治未病，不治已乱治未乱。夫病已成而后药之，乱已成而后治之，譬犹渴而穿井，斗而铸兵，不亦晚乎！"（《素问·四气调神大论》）

　　我国先民，具有预防思想传统。早在甲骨文中，就有政府组织打扫卫生的记载。至迟在战国时代，就有了当时的环境和资源保护法令。那时，禁止"竭泽而渔"，禁止"覆巢"毁卵捕雏，禁止杀死幼小猎物，禁止烧毁山林草场。早在春秋之前，就禁止近亲结婚。

上述预防思想和采取的措施，在当时是很先进的。

古代预防思想也有消极方面，这主要是受崇古思想影响。《内经》说："帝曰：上古圣人作汤液醪醴，为而不用何也？岐伯曰：……以为备耳。中古之世，道德稍衰，邪气时至，服之万全。帝曰：今之世不必已何也？岐伯曰：当今之世，必齐毒药攻其中，镵石针艾攻其外也。"（《素问·汤液醪醴论》）

在中国古代，长时期占主导地位的儒家和道家思想都崇古。他们认为，越是远古，人们的思想道德和社会组织越完美，健康水平越高。上古人不得病，得病也很好治。后世人的健康水平日渐恶化，是世风日下的结果。这种思想虽然不能说全无是处，回归自然的思潮现在也有可取的一面，但是，社会发展却不以人们的主观意志为转移，医学只能设法与社会相适应。

先圣怎样教导人们预防疾病呢？《内经》说："智者之养生也，必顺四时而适寒暑，和喜怒而安居处，节阴阳而调刚柔，如是则邪僻不至，长生久视。"（《灵枢·本神》）

"上古圣人之教下也，皆谓之虚邪贼风，避之有时，恬淡虚无，真气从之，精神内守，病安从来。是以志闲而少欲，心安而不惧，形劳而不倦，气从以顺，各从其欲，皆得所愿。故美其食，任其服，乐其俗，高下不相慕，其民故曰朴。是以嗜欲不能劳其目，淫邪不能惑其心，愚智贤不肖不惧于物，故合于道，所以能年皆度百岁而动作不衰者，以其德全不危也。"（《素问·上古天真论》）

类似教导还有多处，概括说是两方面。

一方面是处理好人与自然的关系，具体内容就是顺应四时，这是农业社会必有的思想。顺应四时自然是必要的，不过，只做到这一步，也只适用于农业社会，今天就远远不够了。

另一方面是处理好人与社会的关系，具体内容就是"恬淡虚无"和"精神内守"。这是道家思想，今天看来也颇有可取之处。能够做到上述要求，自然很好，问题是大多数人不可能做到。现代人的嗜欲，更难抑制。

还有一点是处理好男女关系，即所谓节阴阳——有节制的性生活，中医很重视这一点。

2. 传统预防手段

中医认为，外感病因就是风寒暑湿（六淫说有多余因素，此前多次述及）。现代人大多没有温饱问题，或者能够避免外感。

但有些疾病与风寒暑湿无直接关系。《内经》说："黄帝曰：余闻五疫之至，皆相染易，无问大小，病状相似，不施救疗，如何可得不相移易者乎？"（《素问·刺法论》）这就是传染病。

传染病预防，是一个老问题，古时怎么办呢？

"岐伯对曰：不相染者，正气存内，邪不可干。……气出于脑，即室先想心如日。欲将入于疫室，先想青气自肝而出，左行于东，化作林木。次想白气自肺而出，右行于西，化作戈甲。次想赤气自心而出，南行于上，化作焰明。次想黑气自肾而出，北行于下，化作水。次想黄气自脾气而出，存于中央，化作土。五气护身之毕，以想头上如北斗之煌煌，然后可入疫室。"（《素问·刺法论》）

这段见于《素问》遗篇的话，是典型的五行学说推演，又是道家的发挥。如此心理调整，是否可预防传染呢？笔者相信有一定作用。不过，儿童显然做不到这么复杂的想象以调整心理状态。

其他古代预防知识和手段最值得介绍的如下：

一是预防病从口入。

病从口入至今还有重要意义，数十年之前，就更重要，故孔夫子对饮食卫生的讲究很值得介绍，他的原则是：

"食不厌精，脍不厌细。食饐而餲，鱼馁而肉败，不食。色恶，不食。臭恶，不食。失饪，不食。不时，不食。割不正，不食。不得其酱，不食。肉虽多，不使胜食气。唯酒无量，不及乱。沽酒市脯，不食。不撤姜食，不多食。祭于公，不宿肉。祭肉不出三日；出三日，不食之矣。食不语，寝不言。"（《论语·乡党》）

这些虽然都是那时上等人的讲究，有的还出于"礼"的需要，但毕竟大部分内容是为了防止病从口入。

二是人痘接种预防天花。

人痘术在我国和世界预防医学史上，都是一件大事，已故医学史家范行准先生在《中国预防医学思想史》中花了极大的篇幅介绍此术，要点如下：

据清初朱纯嘏《痘疹定论》记载云：宋真宗（11世纪）时，有峨眉山人为丞相王旦之子王素接种人痘，这是我国人痘接种术的最早记载。史料证明，16世纪下半叶，用人痘接种术预防天花已经在我国民间广泛流传。清初张琰《种痘新书》载：其祖上数代种痘，"种痘者八九千人，其莫救者，二三十人耳"。

《医宗金鉴》介绍了四种种痘法：

（1）痘衣法：把痘疮患者的内衣给接种的人穿上，以引起感染，这是最原始的一种方法。

（2）痘浆法：采取痘疮的泡浆，用棉花蘸塞于被接种者的鼻孔，以引起感染。

（3）旱苗法：采取痘痂，研末，以银管吹入鼻孔。

（4）水苗法：采取痘痂调湿，用棉花蘸塞于鼻孔。

早期的种痘术，所采用的是天花的痂或浆，叫作"时苗"。这类疫苗危险性大，有时可造成一次人工接种的天花。我国人民在种痘的实践过程中，逐步取得选择苗种的经验。清代郑望颐《种痘方》中主张用毒力减低的"熟苗"，并提出在小儿身上连续接种以养苗，从而提高了种痘的有效率与安全性。

我国人痘接种术不久即引起其他国家的注重和仿效。1652年，名医龚廷贤的弟子戴曼公到日本时，曾带去了这种方法；1688年，俄国首先派医生来北京学习种痘；18世纪20年代以后，人痘接种术传入土耳其、英国等地，它比英国医生琴纳发明的种牛痘预防天花至少要早500余年，由此可见，我国人痘接种法不愧为世界人工免疫学的先驱。18世纪法国启蒙思想家、哲学家伏尔泰就曾对人痘接种术倍加赞扬，他说："我听说100年来，中国人就有这种习惯，这是被认为全世界最聪明最讲礼貌的一个民族的伟大先例和榜样。"

然而，令人遗憾的是，我们却不得不从西方引进牛痘术，最后消灭天花。

只此一点，就值得当代理论家们深思。

若问：为什么古代没有现代预防传染病的手段？

原因很简单，就是因为那时不可能认识致病微生物，所以，此后中医又有各种各样的传染病预防措施，有的办法至今还有人用，却已经不能作为正规手段了。

面对2003年的"非典"和目前流行的"禽流感"，中医非常被动，显然应该承认，中医消化改造经验知识的能力不足，必须借助现代医学的理论和手段才能发扬提高。

二、现代预防理论、手段和组织

在预防医学方面，没有多少具体的中西医理论和实践相结合的问题待探讨。但是，当代中医的知识结构，在预防医学方面缺陷最明显。而且，越是理论家，缺乏预防医学知识的人越多。

固然不应该要求中医精通现代预防医学，但是，青年一代中医显然应该比非医界的人了解更多的有关常识。

关于现代预防医学，有两点值得特别强调：一是预防的社会化和全球化；二是全面使用高科技。

以下略做介绍。

1. 现代预防医学的社会化和全球化

为了说明现代预防的社会化和全球化，有必要简单介绍一下，当今世界和我国的预防医学管理和实施组织。

联合国设有世界卫生组织（WHO），它的主要职能之一是协调全世界的卫生预防。

我国的预防机构在中央一级有：

国家海关检疫、中央爱国卫生运动委员会（爱委会）、中央地方病防治领导小组、卫生部疾病控制司（原称防疫司）和妇幼卫生司。

它们都有相应的地方行政主管部门和业务实施机构。

国家海关检疫是代表国家主权的一个方面，就代表国家主权而言，海关检疫只有中央一级主管部门，附属于国家海关总署。除中央特别授权（如特区）外，其他海关所在地方的检疫部门，只是中央的派出机构（但有些事务交由地方代管）。其职能是主管一切出入境检疫事宜，其中尤以人员、动植物和食品原料检疫为主。

爱国卫生运动委员会，是我国特有的卫生组织，它始于抗美援朝时期的反细菌战运动，体现了卫生工作与群众运动相结合的卫生方针。各省市自治区和目前的县市也有"爱委会"，它们由多个政府部门指派的领导人组成，常设办公机构一般在当地卫生厅局，其职能是监督一般卫生状况，组织群众性卫生运动并指导一般卫生宣传。

地方病防治领导小组，是党直接领导卫生工作的一个特殊组织，用以协调地方病常常涉及的跨省市、跨地区、跨行业协作问题。小组的中央一级，分南方和北方两个组。该组织一般设到省市自治区一级为止，往下即归卫生局主管。小组是政策指导和组织协调机构。重点疫区设专病（如河北省鼠疫防治所、南方很多地方设血吸虫病防治所）或地方病防治所，完成业务工作。非重点疫区，具体业务由卫生部门承办。

卫生部防疫司（最近改名为疾病控制司），是卫生部的职能部门，各省市自治区直到目前的省辖地市都设有相应的主管部门，其业务部门是各级卫生防疫站。不久前，其主要工作还是疾病防疫、工业卫生、食品卫生、空气饮水卫生、学校卫生、卫生宣传等。近来，原直属卫生厅局的职业病防治所、放射研究所等已和卫生防疫站合并，合并之后大多改称"疾病控制中心"。

卫生部妇幼卫生司，也是卫生部的职能部门。到目前为止，省市自治区和地县市基本上都设有行政和业务主管部门，其业务机构是各级妇幼保健站。妇幼保健与计划生育相结合，乡镇和行政村都有其主管人员。

我国还有一个非常重要的，从中央到地方的计划生育系统。因为遗传病预防，已经并正在成为现代预防医学的尖端和非常有意义的领域，在今后的预防工作中，这个系统和妇幼保健部门，重要性将日益突出。

现代预防概念是世界性的，各国中央卫生主管部门和联合国世界卫生组织之间，要经常保持信息联系，成员国有完成预防承诺的责任和义务。

世界性合作预防疾病的重大成果有天花的消灭等，目前对艾滋病的预防，也采取了全世界合作的形式。

50多年来，我国预防医学的成就十分引人注目。如鼠疫的彻底消灭、血吸虫病的基本消灭、疟疾大体消灭、结核病的全面控制等，其他如防治布氏杆菌病、克山病、大骨节病、地方性甲状腺肿、克汀病和地方性氟中毒都是非常复杂的系统工程，这些病种大都被消灭或得以严格控制。至于妇幼保健、计划生育、工业卫生、食品饮水卫生、环境保护和环境卫生等方面，更几乎都是从无到有而且很快接近了发达国家的水平。

在传统的预防接种方面，近年来我国已达到或接近发达国家的水平，特别是儿童计划免疫方面，我国是在近年才具备了全面实施的物质设备和技术条件。

社会化的预防，不仅需要预防医学知识和手段，还需要其他公共设施和生活水平的提高，更需要社会化的组织管理。众所周知，我国几乎已经对所有重要预防问题制订了相关法律。

2. 现代预防和高科技

关于"非典"的预防，也许足以说明现代预防措施或手段的高科技含量。

最后确认，此病的病因是一种冠状病毒。病毒的鉴定，无例外地需要分子生物学特别是 DNA 技术。不过，"非典"之类的病毒性疾病预防，只有 DNA 技术还不够。确认病毒之后，随之需要追查病毒来源，汇总各方面信息，协调各方面工作，与世界卫生组织和相关国家合作，这些都必须有各种高科技支持。至于快速研制疫苗和有效药物，则必须有病毒学专家、药物学专家、临床专家共同参与，而且必须具备高科技设施。其他具体问题如：北京快速建立高标准的应急性医院，就更不限于单纯的医学高科技问题。大约 10 多年前，我国还不具备这种高投入、高科技的应急能力，虽然至今与发达国家的水平还有相当距离。

计划免疫是另一种高科技预防工作，它不是应急措施，高科技的疫苗甚至可以依赖进口，但是，1980 年之前，我国无法全面实施计划免疫。其实，疫苗全备之后，需要的只是冰箱普及，而那时我国县级防疫和医疗机构还只配备很少的、落后的冰箱，因此，需要低温保存的疫苗无法传送到县以下。

预防医学知识和手段，基本上属于纯医学科学技术问题。再举几个重要内容供参考。如：

大气层和空气监测，饮水和水资源监测，土壤监测，食品卫生监督，动植物体内毒物残留监测，城市污水和垃圾处理，工业污染管理，儿童和青少年发育营养调查，妇女孕产期特别是围产期保健，遗传病预防，老年病预防，心理卫生，心脑血管病、糖尿病、癌瘤等现代高发病的流行病学调查研究，等等。

3. 非特异性免疫手段

这方面的主要药物有：人胎盘丙种球蛋白、胎盘脂多糖、人血丙种球蛋白、胸腺素、干扰素等，它们都是非特异地提高人体免疫力的现代药物，临床上有一定疗效，主要用于虚弱患者反复感冒或预防其他病毒性感染。据笔者的经验，其疗效不比适当使用中医补益方剂好，而且有一定的副作用或过敏现象，必要时最好用中西医结合方法提高免疫力。

不能要求临床医生同时是预防医学专家，但是，所有现代医生对上述预防问题都应该有足够的常识。如果没有，甚至连有关科普读物也不能基本上读懂，就不仅不能视为合格的医生，也不能算是受过良好教育的现代社会成员。

附：比较热病学史之反思
——论疗效不足恃

洪钧按：这篇反思是为了让读者理解预防的重要性，内容限于热性病或狭义地说——传染病预防，大概更容易被非公共卫生专业人员，特别是中医同道接受。显然，所谓当代预防医学，远远不止热性病预防。不过，理解本文对理解现代预防医学体系有帮助。又，本文写于 20 年前，今天再读，尤其能体会到热性病预防进展之神速。此文系旧作，谨附于此，供参考。

数十年前，威胁人类生命的大敌是热病。近三四十年来，热病逐渐让位于心脑血管病、恶性肿瘤等（热病致死仍仅次于上述疾病），这种变化已是常识。然而，笔者仍为现代社会战胜热病的速度震惊。

近几年，多做教学，少做临床工作。问新生对热病的感性知识，竟发现曾患疟疾者百无一二，曾患痢疾者百无四五。反思笔者的同龄人，不敢说多数人得过这两种病，但多数人不必学医便能粗述其症状是无疑的（塞外人或不知疟疾）。回忆笔者初做医生时，同事们年年为此付出大量劳动，高发季节，常有药品供不应求。十年变化，面目全非，岂不发人深省。

然而，笔者也生不逢时，没见过鼠疫、霍乱、天花、黑热病、黄热病、白喉、性病等对人类威胁最大的烈性传染病，这些病应为长我 20 岁的同道所熟知。由此以往，再过 20 年，我们进入 21 世纪初，又是什么景象呢？我本人的知识构成届时还会适应吗？目前的在校生到那时适值壮年，当前的教育应该为他们的未来做些什么准备呢？未来学家们对这些问题已有许多较一致的看法。笔者相信，对未来 20—30 年的预测大体是可靠的。医学史家往往瞻前顾后，我们再来看过去。

中国古代医家最著名者，以热病专家为多，如张仲景、刘完素、吴有性、叶天士等。直至近代，最有成就的中医仍以善治热病成名，如张锡纯善用石膏治寒温，恽铁樵用麻杏石甘汤治猩红热，均为人熟知。那时，中医最足以以己之长与西医抗辩者，即讥西医治热病效果不佳。拙作《近代中西医论争史》，载有陆渊雷批评西医对传染病重诊断而疗效不佳的文字，可供参考。时贤或以其文不雅训，批评拙作不宜编入。但我至今不悔，因为从中确可看出中西医论争的学术根源，当今医界名家不见得人人明白个中真谛。

陆氏的文章发表于 1929 年，40 年后，笔者开始治病。临床 10 年，常苦于与热病纠缠。疟、痢之外，时有流行的病种为麻疹、流脑、乙脑、小儿麻痹、猩红热等。每至高峰，人心恐慌，卫生部门紧张。尽管西医特效疗法已大大丰富，死亡者亦常有。其时在基层处理这些问题以西医为主，而中西兼用。从患者利益出发，并无门户之见，此事应从 1954 年说起。

1954 年，河北省石家庄市，以中医为主治疗乙脑取得突破，是 1949 年后发掘中医取得的第一个重大成果，此后迅速推广至全国。至笔者治病时，早已成为常规。更推而广之，其他热病亦多中西结合治疗。至笔者脱离临床时，乙脑已少见。时隔 8 年，据最近统计，绝大多数传染病发病率均大幅度下降，尤以乙脑、小儿麻痹为明显。以河北省为例，1985 年全省报告乙脑 263 例，小儿麻痹 13 例，其中只有乙脑病死亡 23 例。笔者相信，10 年之内，乙脑和小儿麻痹将基本绝迹。

20 年前，笔者在南方学医，知道南方有几种常见的传染病少见于北方，如血吸虫病、钩端螺旋体病、钩虫病、丝虫病等即是，黄癣在某些局部之多见亦令人忧虑。今不在南方看病又 10 余年，已无感性知识。查看《中国卫生年鉴》可知，这些病亦可望在十数年内基本消灭。

自 20 世纪 60 年代末，70 年代初，传染病院或传染病科的患者即以痢疾、肝炎最多，国内大体相同。二者之中，又以肝炎为主。这两种病均有很古老的历史，唯肝炎病被西医认出，是较晚近的事。笔者欣喜地发现，肝炎极可能早于痢疾被消灭（洪钧按：当时对此过于乐观），痢疾在我国基本消灭也不是很遥远的事了。不仅上述疾病可于近期消灭，笔者相信，所有传统上认为属传染病者，均可望于 2000 年左右被基本消灭，而渐渐在医家和世人心目中淡漠，再研究它们主要是医学史家的事情了。

不过，传染病不等于全部热病，即使传染病也有的在相当长的时间内不可能消灭或出现新病种（中医可能在艾滋病的治疗上有所贡献）。目前，处理热病仍是临床工作的重要方面之一，只不过不像数十年前那样治不胜治，防不胜防，或束手无策了，更不会造成很多人短期死亡了。今日在基层做保健工作的同道们，处理最多的病种是感冒，这是当代最重要的，也是人类最难征服的热病。感冒在 1919 年前曾有多次世界性大流行，当时对其并发症特效疗法尚少，曾夺去大批人的生命。1950—1970 年又有过数次大流行，因处理并发症手段改进，死亡率已很低。近年来，虽然感冒局部小流行无处无年不见，而一般预后很好，只是仍需大量消耗社会的人力、物力、财力。

据说，相当张仲景写《伤寒论》的前后百年间，不仅中国出现过"家家有僵尸之痛，室室有号泣之哀，或阖门而殪，或举族而丧"的惨象，那时的大疫亦曾横扫亚、欧、非三大洲，导致西罗马帝国衰亡。此后，中外文献均常见大疫。古时，战乱、灾荒之后必有大疫是理所当然的。与战乱、灾荒无关的大疫亦动辄死亡上万或至数十万，此种例子举不胜举。

今后，人类也许再也不会目睹大疫之后，赤地千里、横尸百万、城郭空虚、田园荒芜的景象了。当代人类平均寿命普遍提高主要归功于热病学进步。

若问，热病学如此造福人类的原因何在？今敢断言，并非由于临床疗效的提高。任何特效疗法的发明与推广，均不可能阻止热病流行，更不能使之消灭。欲消灭某种热病，必先有特效预防手段的发明，而后实行社会化的预防。推而广之，这一结论亦适于一切流行病。当然，某些特效疗法本身，亦可兼做预防手段，不赘述。

欲说明这一结论，不必证以世界医学史，中医热病学史即足为据。

先举疟疾为例。

自《内经》时代，中医对其症状观察已甚详，几不亚于当代普通医生的经验，发明较可靠的疗法不晚于汉末。然而，此病始终为中国大害，故综合性方书无不视为大病而专章论述。金人张子和《儒门事亲》说："余亲见泰和六年丙寅（1206 年）征南师旅大举，至明年军回，是岁瘴疠杀人，莫知其数。昏瞀懊恢十死八九……次岁疟病大作，侯王官吏，上下皆病，轻者旬月，甚者弥年。"（张更生点校. 儒门事亲·卷一. 天津：天津科学技术出版社，1999：17）古人每谪守云贵或用兵于西南，必先顾虑疟疾伤人，不仅金代为然。无论伤寒学家、温病学家均重视此病，而终于治不胜治。至解放初，此病仍在 20 余省、市、自治区流行。一般年份，估计发病 5000 万人。因预防不力，70 年代初，黄淮平原和江汉平原仍发生大面积暴发流行。1973 年，苏、鲁、鄂、豫、皖五省发病 1298 万人。目前，此五省发病人数约占全国发病总数的 80%，以往流行猖獗的云贵两广等省，因预防有力，反近消灭，我们对消灭此病大可乐观。

中医对霍乱的诊断和治疗定型亦大体与疟疾同时。古时未能严格区分急性胃肠炎、细菌性食物中毒和真霍乱，然而，诸方书论霍乱重视的仍是西医所称霍乱。近人考定，真霍乱自 1820 年传入中国，并引此后数年各地流行资料为据，其实并不完全可靠。《外台秘要》辑霍乱特重"转筋"，云"凡转筋能杀人，起死之法，无过于灸"，应承认那时已有真霍乱（西医所谓古典型霍乱）。李东垣《内外伤辨惑论》记元人围攻大梁（今开封）半月，因疫病作而解围，后百日内城内大疫病死约百万人。李氏视为内伤，出于门户之见。近有学者指为鼠疫或真霍乱，而受攻击。笔者以为，中国有记载的鼠疫或霍乱为害之残暴莫如此时。

1901 年北京霍乱流行，中医治疗效果远较西医为好，因而为西人重视。然此后，仍不时流行。1932 年不完全统计，城市流行 300 多处，患者近 10 万，死亡 3 万余。1949 年后，古典霍乱已绝迹，副霍乱偶在局部流行，然其病甚轻，已不构成威胁，霍乱之消灭亦归功于预防。

鼠疫或系域外传入（近代国外医界认为鼠疫中心在中国）。读者多知道师道南"鼠死行"及《俞曲园笔记》所载史实，当时，"人死如坏堵"，"其得活者，千百中一二而已"。至 1911 年鼠疫传入东北，当时哈尔滨居民 2 万，死亡 6000。张锡纯论鼠疫，谓《千金方》之"恶核病"似为鼠疫，恐更近恙虫病等（鼠疫常见三型，仅见一型，故不可靠）。近代中医或有治愈腺鼠疫者，治愈肺鼠疫者则未闻，此病未及中医细研治法（有专书）即已获得良好预防效果。1949 年后基本绝迹，笔者未曾见此病，我国至今仍列其为法定传染病之首，防范不怠。

猩红热，中医称喉痧，有专书。此病不若鼠疫、霍乱可怕，然 1902 年上海流行时，死亡 1500 人。其病死率不如白喉高，但发病率特高，因此，自天花控制后，它成为儿科病中第一大病。近代名医张锡纯、恽铁樵均善治此病，然恽氏最聪慧之爱子竟死于此病。笔者专业临证时，此病仍常见，经验所及，无治死者，后渐少见，近年疫情报告愈少。

即便中医泛称之伤寒，并未因《伤寒论》出而匿迹。《外台秘要》之印行，即因宋皇祐间"南方州军，连年疾疫、瘴疠，其尤甚处，一州有死十余万人"。张元素主"古方不宜治今病"，张子和教人"莫滞仲景纸上语"，都说明其疗效并不满意。温病学家出，竟说遇百温病方有一伤寒、遇百伤寒方有一阴证，然则，温病学派之疗效亦不能令人满意。学而不精者不必举，即其制法人，如叶天士据舌诊有死证十余条，吴塘综温病死法五大端，其时，常医治温病重证亦约半死半生。自清初至近代，温病学家辈出之地莫如吴县、武进。杭嘉湖一带温病名医随处皆是，然其病温而死者，不比别处少，大疫之兴或比别处多。明乎此，即知治疗不足恃。

然而，医界至今多执迷不悟，善讲《伤寒论》即博得一代盛名。考研究生死背桂枝、麻黄加减、温病初起辨证，考其实际，恒终岁不一用麻黄汤、银翘、桑菊，轻描淡写，顺手拈来，用甚滥、效稀见。陷胸、通脉、复脉法或成屠龙之技，用承气、白虎法亦每临证胆寒，中医热病学面临危机，不言而喻。

说到这里，人们自然会问：中医自《内经》时代便力主"不治已病，治未病"，为什么在这一思想指导下建立的体系无力承担近代热病预防任务？

欲回答这一问题，几乎要说到中医体系的全部缺点。本书重在临床，不做纯基础理论探讨，以下仍结合临床常识说明问题的症结。

10年前，联合国世界卫生组织宣布，地球上消灭了天花，那是到那时为止人类与疾病斗争的最伟大的成就。众所周知，预防天花的手段源于中国。但是，人痘术若只限在中医体系内发展，最终仍不足以消灭天花。这不仅由于人痘术的经验性和技术上的缺陷，还由于中医理论框架，不可能使这种经验技术得到严密的理论说明。无论是早期的热毒说，还是后期的胎毒说，均不足以启发建立现代免疫概念。人痘术在温病学盛行的时代流行了数百年，大医学家多不予重视，即由于中医体系吸收、消化、提高经验性技术的能力不足。倒是康熙皇帝的直觉更有远见，人痘术传入西方与他提倡人痘术分不开。

一旦经验性技术需要借助于微观世界的知识时，中医热病体系的缺点就十分突出。人痘术最初改造为牛痘术时，仍是经验性的。然而，西方医学提供了在微观世界揭示其秘密的环境条件。19世纪末，一旦微生物病因学建立，这一秘密便迅速大白于天下。微生物病因学建立之神速（免疫学随之产生），并非西方医学自身的突变，此前与医学无直接关系的微生物研究已有300多年的历史。发现微生物致病和建立免疫概念，都已经由其他学科提供了充分的条件，到了瓜熟蒂落或一点即透的程度。

现代免疫实践是社会化的，然而，其理论和技术核心仍然是对免疫现象的微观认识。中医理论没有经过这一阶段，而且至今仍有排斥认识微观世界的一面。这就是为什么近百年来西医连续取得各种自动免疫、被动免疫、细胞免疫、体液免疫等理论和技术方面的突破，取得良好效果（预防破伤风、白喉、百日咳、狂犬病、伤寒、炭疽、小儿麻痹、乙脑、麻疹、肝炎等疾病的生物制品均系近百年的成就），而中医仍只能集中力量发掘疗法，实际上，不少疗法日益难找到病人。

消灭或控制热病（或狭义些说——传染病）并非全靠免疫，血吸虫病的预防也许是最复杂、最典型的另一套办法。疫源地调查，中间宿主杀灭，终宿主（现症病人和动物）处理，控制人畜接触疫源水，等等，均很难做好，需动员全社会努力。但是，在不了解血吸虫生活史时，根本不会想到上述措施。血吸虫病是我国最古老的病种之一，也是危害最烈的传染病之一。有人说甲骨文里就有指此病的字，但中医理论不可能认识它，此病不同阶段的临床表现可与伤寒、温病、痢、溪毒、骨蒸、疟母、黄病、疸病、蛊胀等相混。没有从宏观到微观的连续细致观察，不可能将如此复杂的各种临床表现都归结到同一病因去。华佗无奈小虫何，是因为他不可能认识这种小虫。

预防其他有中间宿主或通过病媒昆虫传染的疾病，和预防血吸虫病大致类似。总之，要想多方面切断传染环节，必须对传染过程有本质的认识，这在西医也是很晚近的事。比如1883年才知道蚊子传染疟疾，对肝炎病毒的详细研究不过是近几十年的事。

医学史家不应该忽视，我们的祖先对传染和免疫的某些认识。现行温病学教材总论中，几乎搜集了古文献中全部有关记述。不过，笔者认为，倘无现代医学对比，温病学家至今仍然认识不到这些零星记载的实质意义。古代热病理论，没有比吴又可的戾气说更足以启发医家研究微观世界、寻找防疫手段的了。然而，吴氏之后，由于传统理论的严重惰性，不仅未向这一方向迈进，反而形成了比伤寒学说更接近《内经》体系的温病理论，吴有性之后的温病学家远无张仲景那种冲破旧说的胆识。

1850年左右，西医作为一个体系传入中国时，还没微生物病因说，治热病效不佳。其他临床效果也很不能令人满意，卫生防疫理论尚未形成，故中医对这一体系长时期持怀疑态度，或漠然置之，高枕无忧。再后，则以为可平起平坐、互通长短而已。更后则日感危机，但求自保。时至今日，我们倘仍只习惯于向后学数家珍，那么，一两代人之后，这些家珍大都成为历史陈迹，被社会实际需要淘汰，那时，岂不愧对历代先贤。

今《内经》开篇即讲养生，说："余闻上古之人，春秋皆度百岁，而动作不衰；今时之人，年半百而动作皆衰者，时世异耶？人将失之耶？岐伯对曰：上古之人，其知道者，法于阴阳，和于术数，食饮有节，起居有常，不妄作劳，故能形与神俱，而尽终其天年，度百岁乃去。今时之人不然也，以酒为浆，以妄为常，醉以入房，以欲竭其精，以耗散其真，不知持满，不时御神，务快其心，逆于生乐，起居无节，故半百而衰也。"（《素问·上古天真论》）

这段话虽然对上古人的健康状况和平均寿命有些美化，但作为一般养生原则倒是对的。紧接着的论述就表现出比较浓的道家思想色彩，如：

"上古圣人之教下也，皆谓之虚邪贼风，避之有时，恬淡虚无，真气从之，精神内守，病安从来。是以志闲而少欲，心安而不惧，形劳而不倦，气从以顺，各从其欲，皆得所愿。故美其食，任其服，乐其俗，高下不相慕，其民故曰朴。是以嗜欲不能劳其目，淫邪不能惑其心，愚智贤不肖不惧于物，故合于道。"

文中虽然提到"虚邪贼风，避之有时"，即避免外感伤害，但主要提倡"恬淡虚无"的顺应自然和社会，这就是后人特别是道家常说的"返璞归真""清心寡欲"和儒家也提倡的"知足常乐"。所以，道家的顺应自然，不是只顺应现代意义上的自然界，而是还要顺应社会，特别是安于自己的社会地位。在很大程度上，个人的社会地位也是"自然"赋予的，对古人来说，尤其如此。因此，不要有非分之想，不要有过多的嗜欲，不要迷恋声色犬马，不追求时髦，才合于养生之道。

果然按上述要求做到，是否有利于养生呢？答案是肯定的，然而，实际上多数人做不到。不但一般人做不到，居于显要位置的人大多更做不到，切莫说那些费尽心机，不惮以各种道德或不道德的手段捞取金钱地位的人。即便是人们认为具有积极意义的活动，也未必符合道家养生思想的要求。

总之，传统养生哲学主要受道家"无为"思想影响，可以总结为"心无为则身体治"。

2. 儒家养生思想——养吾浩然之气

在我国传统文化中，影响更大的是儒家思想。早期儒家鼓吹阶级的合理性，后来也用"三纲五常"统治社会，即认为社会的人，应该守本分。但是，也提倡"君子自强不息""国家兴亡，匹夫有责"和"天生我才必有用"等，所以，儒家是主张"有为"的，养生方面也是这样。

应该说，适当的"有为"，也有利于养生。

孔子说："饱食终日，无所用心，难矣哉。不有博弈乎，为之犹贤乎已。"（《论语·阳货》）

看来，下棋、打牌或小赌博，也比饱食终日、无所用心要好。

自然，这不等于说孔子赞同博弈，他"发愤忘食，乐以忘忧，不知老之将至"，看到宰我睡午觉都很生气。

饱食终日，无所用心，会导致大脑功能退化。中枢退化，必然不利于养生。

所以，积极的进取，只要不是长期超负荷，也有利于养生。

因为，有一种追求或生活目标，首先是精神上的需要。比较振奋的精神状态，对肉体有好处，故孟子说：我善养吾浩然之气。

孔孟二圣在世时，都栖栖惶惶地到处奔走，目的是改造他们不满意的社会现状。虽然到处碰壁，不但统治者不接受他们的建议，很多隐士也嘲笑他们，但他们还是不改其初衷。孔子困于陈蔡，被不明真相的人围攻，挨饿好几天，岿然不动，是很高的精神境界，没有这种精神，肉体就会垮掉。

有很高尚的追求自然好，一般人追求个人和家庭幸福，也是正常而且必须的，不然，就尽不到个人对家庭和社会的起码责任。

没有任何追求，必然饱食终日，无所用心，那样不但失去了人生的意义，对身体健康也完全不利。

如果认为，"天下兴亡，匹夫有责"，社会成员就都应该促进社会进步，学者们应该为促进科学发展献身，那么，上述道家养生思想就太过消极因而至少是不全面的。用现代语言来说，这只是弱势群体不得已的选择。

"强人"的哲学是"与天斗其乐无穷，与地斗其乐无穷，与人斗其乐无穷"，他们不会赞成消极的养生思想。

然而，一味强调进步，就免不了提倡竞争，最后必然出现难以解决的、危害健康的社会心理因素。这是当代养生面临的难题，也是当代医学界面临的难题。

人类社会总是面临这种两难选择，或不可能彻底克服的矛盾。

当代医学承认社会和心理因素成为现代流行病的主要原因，同时又承认竞争社会的合理性，于是只好寻找某种折中策略或措施。

为了纠正患者的思想和行为，上述两种养生思想，都是医生应该了解并视对象不同适当宣传的。

此外，养生还涉及如何处理"义利"关系。

3. 正确处理义利关系与养生

我国传统道德观念的主流是重义轻利，改革开放之前，更长期提倡过大公无私，那时，追求个人利益的思想和行为被严厉抑止。随着我国社会转型，市场规则为全社会公认，这一规则的道德底线是不严重损害他人的利己，不违反市场规则的活动受到法律保护。有一段时间，曾经大力鼓励个人致富。结果是，一部分人先富起来了，还出现了数不清的富翁，同时也出现了很多过去没有或者不突出的问题，其中包括养生问题。

在经济大潮中的强者或幸运儿，迅速获得大量财富，但不一定获得健康，反之，很多人获得财富是以失去健康或生命为代价的。

利益驱动和攀比心理，迫使大多数人为追求较高的生活水平精疲力竭，于是也要以失去健康为代价。特别是，如果不能达到目的，就会产生严重的心理问题。

从养生角度看义利问题，对富人来说，应该积极回报社会从而得到心理上的满足和安宁，这样的心态不仅有利于养生，也是幸福的主要标准。

同时，无论是大小富豪还是普通人，都应该认识到，过分追求财富和物质享受，不利于养生。除了树立更高的追求目标之外，还要注意经济活动不能超出个人身心承受能力。

二、养生涉及的主要内容和理论

温饱是生存的必要条件，所以，像医疗保健一样，养生是生活水平在温饱之上的人才能讲究的。少数人必须掌握的特殊情况下的紧急求生知识，不属于养生范围。

养生涉及的具体内容，首先是衣食住行怎样才能更有利于健康，其中，吃喝与养生的关系尤其复杂。

告子曰：食色，性也。于是，如何恰当地掌握性生活，也是重要的养生内容。目前有关科普书很多，甚至包括古代"房中术"。这里主要讲理论问题，不介绍房中术等。

又，"顺应自然，返璞归真，恬淡虚无，清心寡欲"，虽然多数人难以做到，但调整精神和心理状态的养生意义，比刻意讲究衣食住行等还要重要。中医把人体视为形神统一体，重视情志致病，西医近来也强调社会和心理因素。于是，如何调整心理或精神状态，是现代养生学最重要的方面。

在人的一生中，大约三分之一的时间用于睡眠，如何保证睡得好也有很重要的养生意义。

养生还包括，患病之后在医生治疗的同时，或不一定需要医生治疗时，自己如何保养的问题，其中大多是医生应该提出来的建议或者在处方之内。不过，我国的医生一般不把保养建议开在处方上。很多医生也不重视或不能提出全面而且恰当的建议，他们只看重自己提供的所谓专业服务。只有住院病人的医嘱上，有饮食和活动的粗略要求。其实，对几乎一切慢性病来说，恰当的保养都比治疗更重要。

下面从两性关系、衣、食、住、行、心理调整、睡眠和病后保养八个方面谈自己的看法。

三、两性关系与养生

儒家关于两性关系的思想，主要从宗族（宗族的扩大，就是种族）繁衍的角度看问题，所以，注重生殖而不注重爱情，他们主张"发乎情，止乎礼"。古时的婚姻，虽然繁文缛节，却没有婚前感情酝酿阶段，最后是一拜天地，二拜高堂，三入洞房，合法的两性关系这时才开始，婚姻被看作是"天作之合"——自然造成的两性结合，这样的两性思想是纯自然科学的。然而，两性关系无不涉及感情，不是纯自然科学问题。人是感情最复杂的动物，过分地用"礼"压制感情，必然不利于养生。其中，女方受害者最多。

解决这个问题的办法是婚姻自主，这是近代后期引进的西方思想。

为了实现婚姻自主，我国大力宣传并且立法保护近一个世纪，至今不能消灭买卖或包办婚姻，其他婚姻问题也相当复杂，这主要是相关社会问题没有解决的缘故。不过，医生还是可以做些工作的。此类患者就医时，应该利用职业的方便，尽到责任。有些患者的婚姻问题，医生若做到恰当解释，常常能够迅速解决。这样就不仅是治好了一个病，而是使患者得到终生有利于身心健康的婚姻环境。

古代西方，受基督教思想统治时期最长，婚姻被看作是上帝的安排，婚礼由神职人员主持。不过，他们比较提倡婚前的感情过程。当然，这种感情过程不等于实质性的两性关系。普遍提倡婚姻自主，是政治上提倡自由、民主和人权的产物，大体上是 18 世纪末以后的事。性解放出现于二战之后，主要是承认婚前性行为的合理性。尽管解放的结果不像人们想象的那样人人朝秦暮楚，但是，由此造成的普遍晚婚晚育，却造成生育困难——想生育时过了生殖旺盛期，这样也不利于养生。目前，我国也出现了性解放的势头，医生有责任宣传其中的养生问题。

古代道家的一个流派，对两性问题看法又是另一个极端。他们不注重生殖，也不注重感情，而注重所谓"房中术"，企图通过性交技巧和频繁性交延年益寿，甚至成仙。不能说其中完全没有一点科学价值，但迷恋此术的人必然大多短寿。

实际上，两性关系涉及的生理问题很简单。中医就称性生活为"合阴阳"，男女关系确实是典型的阴阳关系，所以，女不可无男，男不可无女。西医讲生理，也是女中有男，男中有女。因此，丧偶、离异之后的再婚，是天经地义的。不少人丧偶之初，会因为心理危机而就诊，这时的心理治疗——讲清道理并建议再婚，一般比药物治疗更重要。

真正的独身主义，无论从医学科学还是从社会学角度看，都不正常，必然不利于养生。即便独身的意思只是不正式结婚，特别是不要子女，也会引起很多生理和心理问题，由此造成的社会问题，也很清楚。

正常的男女交合，对双方都有利。至于怎样才算"正常"，没有绝对的量化标准。只要双方感到满足又没有不适，就是正常。当然，男女问题不是纯生理问题。

至于同性恋，从生理和心理两方面看都不属于正常现象，不利于养生。不过，我国传统上，虽然不认为同性恋值得称道，也不视为大逆不道，有的皇帝也有过"断袖之癖"。我国历史上，从来没有像西方那样采取过严厉的法律手段制止。中国人对同性恋的传统看法比较明智，这种异常关系属于少数人的个人行为，不会对社会造成多大危害。如果一律绳之以法，反而会造成更多的社会问题。二战结束后，西方对同性恋日趋持宽容态度，并且立法保护。美国前总统克林顿，竞选时的承诺之一就是同性恋者可以参军。

当然，立法保护同性恋，在我国至少目前没有必要。

合理的现象不一定合法，不合理的现象不一定不合法。不违法的现象，有许多是不合理、不道德、不利于养生的，同性恋即属此例。默许此种现象存在，不等于承认其合理。比如最常见的吸烟，从医学科学角度看，彻头彻尾地严重损害个人和他人健康，但是，至少目前不能通过法律禁止。同性恋等比吸烟危害小得多，实际上又很难禁绝，只好容忍。人类社会就是这样：合乎理性与不合乎理性的现象长期并存。社会进步只是不合乎理性的现象逐渐减少，但永远不可能是完全理性的。

四、穿衣与养生

中国人最先发明了丝绸，故中国富人的穿戴，曾经是西方人长时期不可企及的。

穿衣不是维持生命所必需。现代人必须穿衣，是因为人类进入文明时期之后，一直穿衣御寒，导致抗寒能力退化。自从织物产量较多开始，特别是在当代社会，美观成了不少人穿衣的主要目的，御寒等反而常常居其次。其实，刻意讲究的美观衣着，大多不利于养生，故穿衣达到三个目的即可：一是御寒、防晒、防潮、防雨，二是宽松舒适，三是方便，老弱病残孕和儿童尤其要宽松舒适和方便。不过，对特别追求美观的人来说，他们宁可忍饥挨饿、挨冻受晒，也不肯穿不美观的衣服，显然不利于养生。那么，只好退而求其次，承认穿美观的衣服总比不穿好。

或问：穿衣可否做到既美观又利于养生呢？

答："美"虽然不是完全没有客观标准，却基本上是人类的主观感受，而且变化很快，穿衣打扮尤其如此。南北朝时期的南朝贵族男子，时尚打扮是峨冠博带、高跟鞋，还要涂脂抹粉，于是，打赤膊的嵇康就被看作是另类。近100年来，中国男人从长袍马褂留辫子到最近的西装革履或牛仔服、留长发、染发、烫发，中间流行过许多不同的时尚穿衣打扮，所以，穿衣没有绝对的或持久不变的美与丑。20世纪20年代，近代名医恽铁樵先生在和别人争论时说：我看不出瓜皮小帽有什么不好。

确实，瓜皮小帽很经济舒适而且小巧方便，不过，今天戴着它出门，人们就会视为奇装异服，在某些年代，还会被视为政治思想问题。既然现代社会日趋宽容，"美"的观念又变化这么快，无妨对穿衣持多元态度。从养生的角度看，达到上述三个目的就是"美"。实际上，主流衣着越来越趋向实用目的。所以，从养生出发，没有必要追求快速变化的美。一般人选择生活方式，从众心理起主要作用，穿戴大众化又宽松舒适，就利于养生。

五、吃喝与养生

1. 注意卫生

入口的东西要"卫生"，已经是当代人的常识，这主要是西医的有关知识普及的结果。所谓"不卫生"，指食物和饮水被致病细菌污染，霉烂，腐败或含有其他有毒成分。饮食不卫生引起的急性胃肠炎、痢疾、食物中毒等，曾经是很常见的疾病。近年来，由于卫生知识普及，生活水平提高，特别是主管部门对饮食行业和食品卫生的严格管理，此类疾病相当少见了。不过，主管部门不会进入家庭厨房，也不可能对个人的每次饮食都预先检测，故社会成员经常自觉地保证饮食卫生还是很重要的。

2. 吃喝与养生的特殊性

关于吃喝的纯医学理论就是现代西医营养学。当代高等西医教育，有营养学专业。它培养的人才，专门为大医院和其他特殊人群——比如宇航员等，提供专业服务。

不过，吃喝与养生的关系比较特殊。

通俗地讲人为什么要吃喝呢？从纯医学科学角度看，就是为了摄入必需的营养物质（能量已在其中）。除了呼吸氧气之外，人体需要的营养物质和能量只能通过吃喝——即消化道摄入（晒太阳、烤火等可以补充少量热量）。

人体需要通过吃喝摄入什么营养呢？

按最近的说法，需要的是七大营养要素，即糖类、蛋白质、脂肪、维生素、水、矿物质和纤维素，其中蛋白质、脂肪、维生素、糖类和矿物质还可细分。

为了便于说明吃喝对于养生的特殊性，把它和呼吸氧气一起讨论。

显然，合理的营养，就是人体需要什么就摄入什么，需要多少就摄入多少，过量的部分及时排出。

实际情况是，人体对上述营养要素的调控方式和调控能力很不相同。

人体对氧气的摄入——即呼吸的调控最敏感或最严格。简言之是：人体内不需要也不可能储存氧气。在正常的氧分压环境中，人体总是需要多少就摄入多少。即正常人不会缺氧，也不会过多地摄入氧气。这样的调控方式，固然有脆弱的一面——对环境缺氧适应能力很差，却很难出现体内氧气过多的问题。

人体对水、维生素、矿物质和纤维素的调控方式则是另一种情况——可以超过需求摄入，但不会大量储存，过量的部分会很快排出去。

对糖、蛋白质和脂肪的调控则不是这样——过量摄入而且被吸收的部分，只能储存起来，主要储存方式是把它们变作脂肪组织。这样的调控方式自然有好处——能量摄入不足时有了储备。在食物不是经常充足时，如此调控是必要的。一旦食物总是充足，再加上能量消耗比较少，上述调控方式就有问题了。

至此，读者应该能够理解，为什么现代人会吃出"病"来了。

这就是"过度营养"——能量摄入过多问题。

从人体的需要来看，当代中国人达到温饱者的饮食，已经足以造成过度营养，即不但足以摄入充足的营养物质和能量，还足以因为热量摄入过多导致肥胖，于是，目前的中国城乡，都有许多人体重超标。可见，高于温饱水平的饮食讲究弊大于利，这无疑是对近年来那么多饮食养生书籍的全盘否定。

试看很多生活在比较贫困地区的农民，终生粗茶淡饭，却常常很健康，有的人年过百岁，足见，高于温饱的饮食养生讲究是不必要的。过去这些地区的人平均寿命低，是其他原因造成的。

从动物进化和目前人类的牙齿构造看，人类属于杂食动物，而且应该以谷物等素食为主。早期类人猿，可能有过消化纤维的功能。从原始社会后期开始，"现代人"失去了消化纤维素这种多糖的酶系统，故健康饮食应该以素食为主而且不宜太精细，这样的饮食含有较多的纤维素，有利于消化道蠕动并排出毒素。

总之，从纯科学角度看吃喝的养生意义，当代人必须注意的是：①避免能量摄入过多；②食品不宜过精；③素食为主。

3. 非生理意义的吃喝带来的问题

至今最科学的饮食，应该是长期在太空停留的宇航员的饮食，然而，这种饮食不是美味佳肴，更不是满汉全席。宇航员在太空，想吃多种蔬菜和水果都不可能。可见，最科学的饮食，不是多数人追求的。讲究饮食养生的书籍，没有推荐太空饮食的，这种饮食会非常昂贵。如果有的商家推出这种饮食，出于好奇，有些人会品尝一下，但不会长期满足它。

因此，虽然食欲是保证动物生存的第一欲望，但是，很久以前，人类吃喝就不限于疗饥，它常常作为交际手段，也差不多是日常生活中文化色彩最浓的。因而，吃喝不是一个纯科学问题，近来中国盛行的吃喝风，典型地说明了这一点。

毫无疑问，风行的吃喝绝对不利于养生。

中国料理讲究色香味俱全，更有雕花拼摆等讲究，不能说这对消化吸收没好处，但主要是心理满足。至于豪华的餐厅、典雅的摆设、精美的餐具，更是讲排场、摆阔气的心理需求。如果这些都让吃喝者自己动手——即亲自烹调、布置和收拾，吃饭就成了有碍养生的负担。

到海外走一趟，就会发现中国人特别讲究吃。笔者曾在英国停留较久，对其他发达国家人怎样吃，不敢说了解很清楚，但是，一到英国就意识到，"天下中国一大吃"。虽然国人还有不能保证温饱者，但是，略有条件吃的人，就吃得花样繁多，吃得怪，吃得排场。伦敦唐人街最好的中国餐馆，均无雅座，吃饭的地方很拥挤。有一次吃饭，有中国大使和英国贵族院的名人到场，还是在相当拥挤的地方吃的自助餐。西餐馆也绝大多数不豪华，但绝对卫生。看看早已传入中国的麦当劳，就知道西方人怎样讲究吃饭场所的卫生了。反观国内许多路边店，大都有雅座和小姐服务，却常常很不卫生。总之，国人吃喝远远超出了疗饥的意义。这种传统文化的好处是，中国餐饮业走向世界，使许多人得以在国外谋生。

这不是说完全不应该有口腹之欲，偶尔吃喝一顿也是人之常情。

但是，"吃喝专业户"——笔者对某些现代人的称呼，50岁之前不出现大毛病的极少。《素问·生气通天论》说："高粱之变，足生大丁。"说明那时富贵人的饮食，已经严重影响健康。现代人的平均寿命大大提高，不是因为吃得好，反之，许多当代流行病是吃出来的。简单说，是吃得太好了。尽管多数当代饮食养生书提到如何避免"太好"——主要是高热量（高糖、高脂肪）、高蛋白、高胆固醇、高盐、低纤维素等。但是，按照多数养生书的要求吃喝，还是解决不了上述问题——特别是高热量。至于生猛海鲜，山珍海味，也常在养生书中提到，完全是趋时之举。

总之，饮食不是一个纯科学问题。现在那么多讲饮食养生的书，主要是满足某些现代人的心理需求。出于交际或礼仪需要，讲究的饮食可以理解。此外，饮食足够卫生，又能满足营养要求，就达到了养生目的。

4. 关于几种常见的食品

下面给几种食品翻翻案，因为它们已经是目前生活水平达到温饱者的中国人也有条件常吃的食品。

一是鸡蛋：一般人多吃点鸡蛋没有什么不好——除非他过敏。鸡蛋可以孵化出一个完整的高级生命，小鸡出壳不久就能独立进食，说明其中含有维持高级生命的各种要素，所以，鸡蛋的营养应该相当全面。即便肝功能不是很好，只要不会诱发肝昏迷而且能吸收，鸡蛋就是很好的食品。只是它不能作为主食，否则，消化系统不适应，不利于养生。

二是牛奶：初生的哺乳动物，完全靠母乳营养发育，其中必然含有全面的营养要素。虽然草食动物和人不完全相同，但还是可以把鲜奶看作平衡饮食。多数中国人没有饮奶的习惯，应该提倡适量饮用。

三是糖：糖是维持生命活动的第一营养物质和能量来源。很多人长期低蛋白、低血脂（包括低胆固醇）、低血钾、低血钠等，都不会出现危急情况，更不会速死。一旦低血糖，立即出现危急情况，再低，就会死亡，可见糖之重要，如果有明显消瘦或肝病，糖就更重要。它很容易吸收，又能迅速被利用，参与一切物质代谢，而它的分解产物只有二氧化碳和水，不存在很难排出的问题。

其实，原始生命就是靠摄入类似糖的碳水化合物维持的，所以，草食动物、肉食动物同样要保持和人差不多的血糖水平。这样就能够理解，为什么植物主要提供淀粉和纤维素——都是由葡萄糖形成的多糖。总之，不能总是恐惧高糖饮食。比较科学的主食，就是高糖食物。除了少数游牧民族之外，东西方人的主食都是由谷物做成的。目前全世界最常用来做主食的白面和大米，含糖量都在80%左右。中医称食物为水谷，就是强调主食是谷物。

5. 多喝水

从吃喝角度看，在所谓七类营养要素中，水是最重要的，完全没有水，人活不到10天。水和空气充足，不进食其他任何食物，人可以活50天以上。为什么？因为生命最初是在水中出现的。人的体液构成接近海水，大海生命起源说是有道理的。虽然有的哺乳动物又返回大海或河流湖泊，但最初的陆栖动物应该是从大海中进化而来的。所以，人这种高等陆栖动物还是离不开水。人体最容易丢失的是水，却又最怕丢失水，出入人体最多的也是水。人体的一切物质代谢，都离不开水。一切不能以气态和液态出入人体的东西，特别是代谢废物，必须以水溶液的形式排出。所以，除非肾功能不好或水肿明显，多喝水是最经济可靠的养生手段。最好饮用普通水，其他一切饮料都有缺点。总之，在所有营养要素中，只有水的摄入可以大大超过基本需要而且有好处。

6. 少吃盐

钠虽然是细胞外液的主要阳离子，食盐却并非人体必需摄入的物质。但是，早在人类进入文明时代之前，就学会了制盐，而且摄入越来越多。

于是，食盐成为"必须"的调味品，即开门七件事之一。谚云：食遍天下味，方知盐滋味。足见人类对食盐的偏爱根深蒂固。由于生命最初在大海中出现，人类对食盐的偏爱，有生物进化史方面的原因。但须知，高等动物已经获得了很强的保存体内钠离子的能力，其他食物当中含的少量钠和氯，已经可以满足人体的需要。大量摄入的钠，必须及时排出。吃盐首先是增加了肾脏负担，又由于大量摄入食盐和必须同时摄入的水，增加了血容量，嗜盐成为高血压的诱因之一。故不仅一切急慢性心、肝、肾、脑、肺病患者要少吃盐或忌盐，正常人也要尽量少吃盐——营养学家建议日摄入钠量不宜超过6克。中医也嘱咐水肿患者忌盐，但不可能做出满意的理论说明。

中医还有食疗、食补之说，这在很多地方相当流行，近来还开发出很多药膳和加药的食品。在笔者看来，既然普通饮食足以养生，食疗、食补不仅是奢侈消费，而且很可能导致过度营养，故除非有病，不宜进补。

六、居住与养生

近年来，随着国人收入提高，居住成为多数人最花钱的消费，有关居住与健康的关系，成为很专业的题目，这里只讲最主要的原则性问题。

杜甫诗云：安得广厦千万间，大庇天下寒士俱欢颜。言下之意，宽敞是居住的高标准。至今，多数人追求宽敞。

不过，从科学角度看，宽敞不是主要标准。文明人大部分时间在住所内（包括非露天工作场所）活动，住所是人的窝儿，目的是在一定程度上与自然和社会隔绝，以避免环境的直接干扰或损害。过度拥挤的住所，不利于达到这种目的，故最好达到人均一间住房这一比较高的标准。

再高的标准，就是豪华消费，对多数人没有意义。

当代科学手段，早已能够人造一个几乎完全与环境隔绝，又符合健康要求的居住环境，这就是潜艇（特别是核潜艇）和太空舱。能明白潜艇，特别是太空舱的有关理论和技术，就能理解一切关于居住与养生的问题。不过，潜艇或太空舱只适用于特殊目的，常规的居住设施还是要尽量多地与自然环境适应并协调。对此，只想结合中国的特殊自然地理条件讲一点。

中国人的居住设施，首先要考虑到所处的特殊自然地理条件。

这就是北温带大陆性气候。不能说中国这么大的地域没有例外，但是，大部分地区，特别是主流文化发祥地，是无例外的。

所以，国人建造住所时，最重要的设计要点是：朝阳而又避免夏日过多日光直射。符合这一要点的，同时就符合通风良好的要求。不符合这一要点，必然不利于健康。某些房地产开发商，为了获得暴利，总是把建筑用地过度开发。其诀窍是，尽量加大房屋的南北跨度，缩小楼宇的南北间距。这样的建筑，其他方面再好，也不利于业主的健康。

《诗经·大雅·公刘》说："既景乃冈，相其阴阳。"这是叙述周人的伟大祖先公刘，到达新迁徙地时，决定如何建房时的关键勘测步骤。

所以，从根本上来说，阴阳思想是中国所处的特殊自然地理环境长期影响于先民形成的。

七、行——运动与养生

"行"的本义是道路，人类运动的本义也是两条腿走路，所以把"行"和运动一起讲并不勉强。现代人运动太少，主要是因为两条腿闲着的时候太多了。然而，这个问题很难解决，国人也即将全面进入汽车代步时代，届时，"行"就是乘车快速赶到工作场所，两条腿就成了保健养生的工具。所以，尽量多走路，对任何没有危重疾病的人，都是极重要的养生手段。

为什么运动对于养生特别重要呢？

很多人熟悉"生命在于运动"这一近乎哲理的命题，它至少对于动物是科学的，否则，动物就不能称之为动物了。

能够在较大范围内敏捷而迅速地运动，是动物适应环境的主要手段，也是动物和植物的主要区别之一。完全不能运动的人绝对是废人——植物人，他的大脑功能必然已经严重衰退。生命对他来说，失去了意义。能运动的人不运动，无异于残废。所以，体现人的动物本质的运动，无疑是维护健康的重要方面。运动的高级形式是体力劳动，劳动是价值尺度，从经济学角度看，这种高级运动又是人的社会本质。

看来，运动——包括劳动，不仅是谋生的主要手段，也是养生的必需条件。

这不是说运动或劳动越多越好。运动员那样的运动也不总是对健康有利，他们常因运动过多或过于剧烈而患运动病或劳损。

从阴阳观点看，动与静是对立统一的。绝对的动，自然不利于养生。不过，具体到现代人，特别是多数城市人，缺少的是运动，故应提倡运动。

中医认为，肢体躯干属阳，藏府属阴。又，阳为生命，特别是动物生命的主要方面。按照阴阳对立依存原理，无阳便无阴。阳气久衰，阴气必受损。长期运动太少，必然藏府皆虚。

从西医究其原因，是由于随意神经和自主神经（分别主管肢体躯干和内脏运动）是对立统一的。西医也认为，运动是保持内脏功能正常所必需的。长期运动过少，必然导致自主神经功能失调。

还有必要说明，脑力劳动和体力劳动的关系。

应该说，二者也是对立统一的。

没有大脑的调节，不可能有所谓"体力劳动"，故"脑力劳动"主要指大脑皮层的思维活动，即常识中的读书、学习和科学研究工作。尽管做"脑力劳动"时，人体不是完全没有运动，大脑皮质的积极活动却要抑制一切皮质下活动。于是，长期持续皮质兴奋，就是持续的生命活动不平衡，必然不利于健康。所以，对主要从事脑力劳动的人来说，要注意安排适当的体力活动——包括体力劳动，这些人最好每天安排 2 小时左右的体力活动。

从中医理论看，头脑属阳，而且是阳中之阳，故过度的脑力劳动不但导致藏府阴衰，还会导致全身阳衰。因此，不是过于剧烈或繁重的体力劳动，有助于头脑之阳的充实和恢复。头脑之阳和肢体、躯干之阳分工不同，脑力劳动和体力劳动区别的生理基础在此。

总之，无论从中西医哪方面看，体力劳动和脑力劳动都是对立统一的，因而缺一不可。

什么样的体力活动最有利于养生呢？

不必强调任何特殊运动形式，只要方便因而容易坚持，任何运动都有利于养生。如果特别爱好某种运动，就更有利于养生。这种运动对爱好者来说，不仅仅是锻炼了肢体和躯干，还能摆脱烦恼，调整心理，甚至是一种精神享受。此类运动，同样包括劳动。

没有自己喜欢的运动，又不愿意运动或劳动怎么办呢？这时需要强制或强迫运动。这种强迫最好是自律的，不过，即便在别人强制下运动（包括劳动），也比运动太少好。

此外，中国传统养生手段中，有一种是关乎运动而且外国没有的（最近才输出），即强身武术，特别是太极拳。应该发扬这些养生手段，不过，不是大多数人都能掌握它们。所以，对多数人来说，还是提倡简便易行的运动来养生。

　　至于"气功"，则不属于运动，它实际上是精神或心理调整锻炼，弄不好会走火入魔。对它要有科学的认识，不要对它期待过高。

　　更复杂的身心同时调整手段，如瑜伽功、高级健身体操，需要人指导，有的还需要花钱去特设场所，属于高消费。对大多数人来说，没有必要一方面疲于奔命挣钱损害了健康，另一方面再花钱、花时间做这样的保健养生。

　　如果说有一种运动值得推荐，应推荐游泳。游泳中的人体，就像回归了母体之内或又回到大海，处在生命早期的环境。这时的运动受重力影响很小，是最好的"水平运动"。地面上的人，无时无刻不受地心引力作用，加之人是直立动物，受地心引力的影响更大。人的脊柱病和多数慢性骨关节劳损，就是直立的必然后果。各种内脏下垂，也几乎是人类特有的疾病。所以，水平运动对人类养生特别有意义，其中，游泳又是最好的水平运动。

八、心理调整和养生

1. 医患双方都要重视心理调整

　　心理调整是最重要的当代养生手段，医患双方都必须高度重视。

　　笔者看病的时候，经常向病人宣传几句简单的道理，即判断或维持健康的主要标准是什么。这就是：较好的食欲，较好的睡眠，适当的运动和较好的心理环境或心理状态。这四个方面看似简单，完全具备的人却不很多。最难调整的，就是这心理状态。

　　所有疾病都有心理因素起作用，所有医生都应该具备心理治疗常识。医生通过有意的明讲和暗示尽到责任之后，能否解决问题还要看病人面临的心理问题难易、心理环境和心理素质如何。

2. 出现心理问题的原因

　　人为什么会有心理问题呢？

　　简单说来，是因为人有欲望、追求和感情，当欲望、追求（包括信仰）和感情不能满足或受到威胁时，就会出现心理不平衡。严重一点的，就会悲观、失望、失落、后悔、怨望、自卑、苦恼、忧虑、郁闷、孤独、怀疑、恐惧、紧张、焦躁、气愤等。这些不良心理状态，持续时间稍长，就会出现各种紊乱。问题是，几乎所有当代人，每天都要碰到多次不良的精神或心理刺激。

　　人类最基本的欲望是食欲和性欲，即告子说的"食色性也"。食欲是为了个体生存，性欲是为了种族延续。这两种欲望属于动物本性，虽然是比较低级的，却是天经地义的。没有食欲，意味着个体死亡；没有性欲，意味着没有后代。不过，种族延续首先是群体意义，个体可以没有性欲。不少社会性动物群落，就只让少数个体具备性欲和生育能力。这种控制性欲的方式可否照搬到人类社会呢？技术上不难做到。2000多年前，就有阉人术。我国古代宫廷内，几乎无例外地使用阉人。不过，现代社会，不会接受这种制度。多数宗教——特别是佛教，是禁欲主义的，性欲尤其在严禁之列，禁欲和纵欲都不利于养生。

总之，要承认没有食欲和性欲就不必谈养生。

与食欲和性欲相关却不是一回事的是求生欲，遇到生命危险，无不恐惧而紧张。

不过，人的欲望不仅限于这三种低级欲望，还有很多高级欲望。这些欲望常常更难满足，具体说来有：

（1）人是社会动物，必须扮演好他的家庭和社会角色，其中有的属于他的欲望和追求范围，但有一部分却是他不得不做到的。当他很不愿意做，或虽然愿意却做得不"好"，或实际上无力做"好"，或者自己认为做得不错，但别人不满意时，就涉及周围成员对他的评价，完全漠视周围评价的人十分罕见。闻过则喜，几乎无人做到。反之，每次听到不满的评价，都是不良刺激。长期受到周围成员不满意的评价，必然出现严重的心理问题。

（2）当代人要适应竞争，这一点与上一点有交叉，但不完全是一回事。竞争意味着永远不得安宁，饱食终日，无所用心固然不利于养生，总是处在竞争状态，就是永远紧张，也必然不利于健康。

（3）当代人常常需要应付紧急情况。面临生命危险时，必然人人紧张。前工业时代的人，较少碰见这种情况。当代人需要应付的紧急情况太多。比如，乘自己的机动车去上班，如果有半秒钟完全失控，就可能酿成车祸。至于工作压力，上司的特殊紧急要求，等等，无不使人紧张。

（4）人生常有悲欢离合，比如，丧亲、丧子、丧偶等，对大部分人来说都是一场心理危机。这种亲情关系的较长时间分离，也有些人不能适应。目前比较常见的失恋、离婚，能够泰然处之的人也很少。

（5）人会碰到意外伤害，这种伤害可以是天灾，也可以是人祸，却不是故意的，更没有受害者的责任。虽然如此，也会出现严重不良心理状态。严重意外伤害发生在本人身上，无疑立即产生严重的心理问题。发生在亲人身上，也往往会加重心理负担。

（6）人会受到故意构害，这时最容易出现气忿和怨望，其中包括官场争斗、商海拼搏等"大问题"，也包括妇姑勃谿、妯娌斗法、兄弟失和、同事不融洽等"小问题"，导致的心理伤害却是一样的。

（7）进入信息时代之后，在上述一切不利于心理健康的情况都被加剧之外，又迫使人更多地加重大脑负担，即必须多用心，快用心，增加知识量，否则就可能被淘汰。于是，白领阶层也经常如履薄冰。即便不是工作需要，上网和现代信息交流手段都要求人们快速反应。

总之，人常常遇见挫折，难以如愿，人人都会出现心理问题。

3. 调整心理状态的主要方法

出现上述情况时怎么办呢？

简单说有 8 个办法。

（1）克制自己的欲望或降低追求标准。古人的思想就是"顺应自然，返璞归真，恬淡虚无，清心寡欲"和"知足常乐"，这虽然有些消极，却常常是应该做的目标调整，即应该承认"退而求其次"也是明智的选择。

（2）恰当的自我评价。当自己认为已经尽力时，就没必要受他人评价的影响，特别是欲望和追求与别人没有利害关系时，周围的评价完全可以忽略，即这时完全可以我行我素。

（3）与周围成员交流。交流的目的是取得理解和同情，常常还能够得到解释和建议，其中包括倾诉自己的不良感受和解释如何已经尽力。如果确实没有尽力或确实有不应该犯的错误，就应该承认错误。正视现实，就是解脱烦恼。

（4）正向思维——多往好处想。挫折和不如意是任何人都会遇到的，顺利和幸运也是任何人都会遇到的。不往好处想，就会因为日趋低沉而放弃努力，于是就意味着很难抓住幸运的机会。求生是人的基本欲望，犯重罪可能被判死刑的人，也无不努力免死，就是因为他还是往好处想。那么，碰到其他挫折的人更应该往好处想并为新目标努力。

（5）趋利避害。古人说，趋利避害，君子之义。故这里所谓趋利避害不是损人利己，而是努力得到自己应该得到的好处，避免本来不应该遇见的伤害。所谓趋利，就是在法律、政策和道德允许的范围内努力追求个人利益。所谓避害，既包括意外人身伤害，也包括遵纪守法和建立有利于自己的交际圈。

（6）提高精神境界。最高的精神境界就是无私的奉献精神，达到这一境界虽然不容易，却是应该提倡的。替别人着想多的人，很少受别人的伤害，即便受到所谓伤害，也不会很在意。此即所谓：心底无私天地宽。为他人多做好事，就是为社会多做贡献，这样的精神境界是使人经常感到满足。

（7）转移不良心态，即设法暂时摆脱烦恼。最好的办法，是参加自己喜欢的活动，可以是社交，可以是运动或劳动，也可以是娱乐或游戏，总之是自己喜欢的活动。故一般来说，现代人最好有一两种业余爱好。

（8）摆脱不利的心理环境。一般说来，这是最后的选择。比如，无法换回的婚姻，理智地分手是最佳选择；工作环境中出现了无法克服的人事矛盾，最好是主动地另谋职业。

九、睡眠与养生

用于睡眠的时间约占人生的三分之一，必然对维持健康非常重要。除了呼吸氧气之外，它的养生意义仅次于进食。

自中医理论看，觉醒和睡眠是阴阳关系。人类的正常生活规律应该和昼夜交替一致，即日出而作，日落而息。现代社会使很多人的作息无法和昼夜交替同步，加之其他原因——如夜生活等，使睡眠问题很突出。

从西医理论理解，睡眠是神经系统，特别是大脑皮质必需的周期调节。这一调节紊乱，必然引起全身紊乱，故不仅睡眠不佳本身是病态，它还会导致全身各系统和器官的功能紊乱。

引起睡眠不佳的主要原因有三。

一是心理原因，即中医所谓情志过度，二是生活无规律，三是脑力劳动过多或体力活动太少。

虽然三种情况起因不同，结果都是导致大脑皮质调节紊乱。

心理或情志原因引发的睡眠不佳最难解决，西医所谓"神经官能症"本身就属于神经病，多数此类患者有睡眠问题。其他精神病大多有遗传因素，但是，多数人发病的始因是精神刺激导致的严重失眠，故有精神病家族史者，一定要重视睡眠问题。

因生活无规律而出现睡眠不佳，一定要重视。不太严重时，只要做到"食饮有节，起居有常，不妄作劳"，大多能自愈。

用脑过度会引起失眠，多数人都知道，最好的办法自然是减轻脑力负担。

体力活动过少不利于睡眠，不一定多数人有足够的认识。毫无疑问，适量的运动或劳动是正常睡眠所需要的。

不但如此，除危重病之外，无论何种原因引起的失眠，适当地增加体力活动，都有利于改善睡眠。

纠正失眠的措施似乎很简单，但是，很多患者做不到上述要求，比较严重的心理问题尤其难解决。因而，使用镇静药常常还是必要的。

医患双方都应该清楚，解决不了睡眠问题，其他症状都不可能改善，睡眠问题也不可能一劳永逸地解决。目前，很多人长期服用镇静药，其中最常用的是安定和舒乐安定（即艾司唑仑）。它们虽然相当安全，却说明当代人的睡眠问题很难解决。

十、病后保养

比较常见的疾病有数千种，不可能一一说明如何保养。下面分三个题目介绍一下重点内容。

1. 正确对待疾病，保持良好心态

疾病是人生的一种不幸，假如是比较严重的伤病，首先有一个如何对待疾病的问题，这也属于心理调整的范围。

乐观、豁达而又理智的精神状态，对任何疾病的预后都有决定性的积极意义，所以，医生应该随时注意维护患者的良好心态。

对比较严重的急性病（包括外伤），患者大多恐惧，这时需要医生的解释和安慰。多数慢性病特别是心因性疾病，患者的第一需要是战胜疾病的信心。此类患者就诊的主要目的，常常是为了听取医家的解释、安慰和建议。医生一定要安慰患者，给患者信心。对所谓不治之症和临危患者，也不要放弃。笔者不止一次遇见过，严重病危或不治之症康复的奇迹。

也有不少慢性病患者，不注意保养，应该耐心地晓之以理。有的患者很难理喻，医生却要尽到责任。尽管扁鹊有六不治之说，医生还是应该做到仁至义尽。

2. 外感急性期保养要点

多数外感，可以不药而愈。目前，90% 左右的外感是感冒，故求医不宜太积极。尽管目前偶见失治者，更多见的却是医家或病家滥用药物。古人云："有病不治，适得中医"（《汉书·艺文志》），至今有其可取的一面，对外感来说，尤其如此。

外感急性期保养要点如下：

①注意休息：很轻微的感冒或胃肠不适，不一定全休。体质很强壮的人，也可能通过强力劳动或体育活动而痊愈。但对大多数人来说，稍微严重的外感，首先应该休息。道理很简单，因为机体需要调动全身机能和疾病做斗争。带病工作，必然不利于病愈。所谓休息，不仅指不再劳动，还包括收敛精神。

②保证正常进食：饮食是抵抗一切疾病的本钱，除非是急性消化道疾病，一切急性病都应该尽量保证正常进食水。应该相信，绝大多数外感，可以不药而愈。病愈就是机体通过消耗饮食提供的能量增进免疫力，任何药物或疗法，如果严重妨碍进食水，都不利于疾病痊愈。

③使用土方或非处方药：姜糖水或热流食就是桂枝汤义。如果使用非处方药，笔者建议首选藿香正气水，它既适用于上感，也适用于闹肚子或胃肠型感冒。如果发热较重，可以再加用一种经济的成药。

④不要怕发烧：发烧是外感病最常见的症状，也是人体战胜外感必有的反应，故一般而言，外感发热是正常现象。目前，无论中西医治外感，最常见的错误是见发热就立即退热，常常导致热病迁延不愈。

发热到什么程度才需要使用解热药呢？

按西医理论，不超过38.5℃，不必使用解热药，持续两三天也不必担心。按中医理论，确认是热证之前，使用辛凉解表或清热法是错误的。

3. 慢性病保养要点

对绝大多数慢性病来说，保养比治疗重要。

主要保养内容如下：

①纠正不良行为

不良行为会导致许多慢性病，此类行为得不到纠正，疾病不但不可能好，还会继续恶化，而且任何药物治疗都无效。

常见的不良行为有吸烟、嗜酒、嗜赌、网迷等，它们和慢性病的关系如下：

吸烟是目前最常见的不良嗜好，它导致的慢性气管炎以及进一步发展而成的阻塞性肺气肿、肺心病，是目前最常见的慢性呼吸道疾病。一旦出现慢性支气管炎，戒烟比一切药物治疗都更有效。嗜烟对高血压、冠心病、糖尿病等现代流行病和一切急慢性疾病，都有百害而无一利，它会导致肺癌、胃癌等也是毫无疑问的。

吸烟的害处无人不知，却相当难戒除。如果吸烟者没有决心，一切辅助手段都无效。至亲充满爱心的劝告和医生的耐心解释，对戒烟者下定决心，有重要意义。

嗜酒者远比烟民少，但须知，嗜酒本身就是严重的病态。多数嗜酒者，不能正常工作。其中不少人，还常常因为酒醉引发家庭矛盾或危害社会安定。上文提到过，"吃喝专业户"们，50岁之前不出现严重后果的极其少见，长期大量饮酒是主要原因，他们最常发生高血压、糖尿病、肥胖病、脂肪肝、高血脂、动脉硬化、高血压、心脏病、冠心病、脑血管意外、癌瘤、痛风等，其中最可怕的后果是脑血管意外。

饮酒对任何疾病都没有好处，但下列疾病必须戒酒。

急慢性肝胆病，急慢性胰腺病，各型糖尿病，高血压病，各种心脏病，各种精神病（包括神经官能症），慢性胃肠炎，慢性肾病和慢性肺病等。

嗜赌或过分嗜好某种游戏——比如很多国人热衷打麻将和近年出现的网迷，会因为长期精神刺激、睡眠不足、吸烟过多、不能及时进食等几个方面影响健康。一切慢性病患者，都应该戒除此类嗜好。

此外，还有长期站立导致下肢静脉曲张，长期保持某种体位引发脊柱病、其他骨关节病和肌肉劳损，长途运输司机不能按时进食，青少年常见的屈光不正等，都必须纠正行为才有可能避免加重。

②保持身心轻松

50多年前，结核病（痨病），特别是肺结核很常见，那时没有特效疗法，患者康复主要靠疗养，特别是青年结核病患者，必须充分疗养，常常要求卧床半年。目前，结核病相当少见，加之有相当可靠的特效疗法，疗养不再很重要。不过，凡是结核有活动，还是必须充分疗养。

注意！所谓疗养，不仅指休息，还必须心情平静且愉悦。至于保证营养，对绝大多数人来说，目前已不存在经济条件问题。

恰当的中医治疗，对比较轻的肺结核，可以取得满意的疗效，但也必须同时静养。读者须知，古代中医认为"痨病"基本上是不治之症，直至笔者年少时，故乡还流行这样的谚语：疳痨气臌噎，阎王座上客。

目前比较常见，又必须节劳的病种是慢性肝病和慢性肾病。此类患者，必须做到休息充分又清心寡欲，即不但体力活动不能有劳累感，心理上尤其要平静，做不到这两点，任何治疗都只会有暂时疗效甚至无效。

为什么肝病必须节劳和清心寡欲呢？按西医理论，肝脏是人体最重要的中间代谢器官。除氧气、二氧化碳和水之外，绝大部分营养物质和代谢废物都必须经过肝脏处理。故肝脏功能不佳时，切忌再增加它的负担。体力活动一旦有劳累感，就是已经供能不足，同时出现了代谢废物瘀积的问题。功能不全的肝脏不但不堪重负，还会受到损害。稍微严重的不良精神刺激，会影响睡眠和进食，已经有病的肝脏，会受到明显损害。如果发展到肝硬化——以腹水出现为准，应该立即全休，而且终生不可再求进取。

从中医理论看，中间代谢功能属于脾的运化。脾主运化，又主肌肉，还与忧愁思虑相关，故此病必须节劳并清心寡欲。

慢性肾病也必须长期坚持治疗和保养，其中大部分可以痊愈。不过，一旦出现慢性肾功能不全，也应该立即全休。

③必须坚持锻炼的慢性病

目前最常见的此类疾病是中风后遗症。急性期之后，瘫痪肢体恢复如何，完全取决于是否能坚持锻炼，医生应该对病人再三强调这一点并给以指导。

肥胖病需要坚持运动量比较大的锻炼，这比饮食控制还要重要。

④必须注意饮食的慢性病

此类疾病主要有：肥胖病、高血压、高血脂、动脉硬化、慢性肠胃病、慢性肾病、慢性肝病、糖尿病等。

肥胖病自然要节食，高血压、高血脂和动脉硬化要避免高脂肪、高胆固醇和高盐饮食，慢性胃肠病主要是少量多餐并避免生冷油腻和其他不易消化的食物，慢性肾病最好忌盐，对高蛋白饮食要审慎，慢性肝病需要高糖、高维生素饮食，没有明显肝功能受损时，高蛋白饮食也不是禁忌；糖尿病患者如果同时肥胖，减肥之后，即可明显减轻。无肥胖甚或消瘦的患者，不可节食，也不是完全不能吃一点有甜味的食品（包括水果等），只是不能像正常人一样，主食应避免完全是高糖的馒头、米饭等，特别是大量进甜食。总之要知道，糖尿病患者虽然经常高血糖而且尿中有糖，但是损害有关器官的不是糖本身。一旦出现低血糖或酮症酸中毒，立即给糖还是最主要的抢救手段。

跋

——中西医结合与世界文化交流

不知道读者读过本书之后的感想怎样。

因为多次通览过全稿，先说几句我了解的本书写作过程等。

第一稿是 1995 年寄来的，篇幅不足现在的二分之一。1996 年洪钧辞去公职，回到乡下，我想这一工作不会做下去了，没想到 1998 年来英时他带着修改稿。回国后又两次发来全稿，每次都有大的改动和补充。总之，他为此大约断续工作了 12 年。没有任何资助，后期还要自己谋生，又远离学术中心，找资料很不方便，克服了多少困难可想而知。

本书涉及面很广，讨论的都是复杂的重大理论问题。想解决得比较彻底，必须有坚实而广博的学术功底。据我所知，在经典、传统理论、医学史和临床方面，洪钧有比较好的基础，深入研究困难小一些。针灸、中药和方剂的近现代研究则是他此前不大熟悉的。在这三个领域，就重大理论问题提出很值得专家参考的超越前人的见解，无疑需要首先充实自己。像他这样的年龄和条件，从头研究新领域，是很少见的。

我和洪钧之间自然交流很多，有时还激烈地争论。

比如，关于本书的出发点，认识曾经不很一致。

洪钧的主要出发点是：中医面临着重新认识继承和发扬的问题。他认为，继承和发扬中医都必须提倡中西医结合。中西医结合本来和中医是一家，分家对双方都不利。近十多年来，中医和中西医结合界都感到困惑，因而必须把继承和发扬中医的理论问题说清楚。

作为最早的西学中人员，我对发扬中医必须走中西医结合之路，体会比较深。说继承中医也要中西医结合，最初有些疑问。看过两稿之后，才认为他的见解有道理。比如，他指出《内经·刺禁论》等，没有足够的西医知识不可能真正继承，就有充分的说服力。类似问题还不少，耐心的读者，应该看出本书在继承和整理中医方面也有独到的见解。

这本书的写作为什么持续这么长时间呢？

其中有上面说到的不利条件因素，但主要是因为洪钧力求通过这一工作，比较彻底地解决继承和发扬涉及的重大理论问题。用他的话说就是：长处要说够，缺点要说透，所以，自觉不满意时不愿意拿出来。

现稿是否说够说透了呢？

不敢保证没有遗留重大理论问题。不过，有点担心的倒不是是否说够说透了。多数读者不反对说够长处，说透短处就可能有些同道不很赞同。不过，认真的科学研究，不能回避重要问题，相信多数读者对有关问题的态度是理智的。

慧眼卓识的安徽科学技术出版社，一向支持洪钧的研究。由于他们的努力，本书终于有机会和读者正式见面了。

当在本书即将出版之际，我觉得有必要补充三点个人看法。

1. 关于科学与文化

我深深感到，中西医结合确实是一个很难说清楚的大问题。

最关键的一点是我们把中西医看作是纯科学，还是把它们看作一种文化的组成部分。

毫无疑问，中医是中国传统文化的组成部分，它从属于中国文化，带有中国文化的深刻烙印。西医是纯科学吗？洪钧提出，西医——现代医学是现代科学在人体上的应用。这样说自然没有错，但是，现代科学无疑又是现代文化的组成部分，所以，现代医学也是现代文化的组成部分。简言之，医学总带有文化的烙印。要想说清中西医结合，问题就复杂在"文化"上。

从纯科学的意义上讨论中西医结合，是比较容易的，科学应该只有一个标准或者一个体系。无论一开始各学派如何不统一，最后应该是统一的，中西医结合的结果应该是形成统一的医学。无论是西医完全能解释中医还是相反，就算完成了中西医结合。

问题是，医学不能看作纯科学，至少至今还不是纯科学。我们不能无视它的文化烙印或文化特色，完成科学方面结合不等于要统一文化特色。

读者可能问：文化难道不能结合或统一吗？

不要说与几个世纪之前相比，就是与几十年前相比，当代世界文化已经实现了大量的结合与统一。不过，若提世界文化完全统一，不但相当长的时间内做不到，目前各国朝野也不赞成这样做。大概没有哪个国家不提倡保存传统文化，至少要保存自认为其中的精华。

什么是文化呢？

说清什么是文化不大容易，它包括以下几个要点应该没有疑问：

（1）文化强调特色而不强调统一。

（2）文化是历史和环境的产物。

（3）文化的认同感和对异文化的兴趣（包括反感、探索、尝试、欲望等）同样强烈。

（4）文化是有价值观念的。

所以，文化结合和统一与科学的结合和统一不能同日而语。

为了便于理解上述抽象讨论，举个最通俗的例子说明。

这个例子就是吃饭。

人必须吃饭——即为维持生命，人必须从外界获取能量和营养要素。

这是科学原理，教科书上很详细地写着人体需要哪些营养要素。

没有哪个民族或国家的人能违背其中的原理。

可是吃什么饭和怎么吃，在不同的民族和国家中就大异其趣了。

直到今天，某一民族的某一食物，另一民族会完全不能接受。具体到吃法，某一民族认为正常而且文明的，另一民族的看法可能相反。甚至在同一民族的不同地区，吃什么和怎样吃，也很不相同，这就是关于吃饭的文化。文化差异有些是渐渐趋同而且应该趋同的，有些就不应该趋同而且永远不会趋同。

医学，或通俗地讲治病，和吃饭有很多相近之处。

哪一个国家的人都少不了治病，古代医学家曾经治好过很多病，其中必然有其科学道理。但是，使用什么方法或怎样治病，各民族之间也曾经大异其趣。到目前为止，能比较系统地与西医抗衡的，大约只有中医了。看来，从文化角度看问题，保持中医特色的确应该提倡。

比如，中医的第一方——桂枝汤，就不大可能想象历史上会由其他民族发明出来，今后也不大可能再有其他民族发明出来。

桂枝汤中，至少甘草、生姜、大枣原产地在中国，或中国人最先发明并使用它们。特别是大枣，至今在国外罕见。桂枝产于亚热带，虽然不是中国特有，但是，和产于北方的大枣同用，又和有观赏价值的芍药花的根组成固定方剂，离开中国特有的自然和人文环境是不可能的。

处在不同的自然人文环境中的近代西方人，不会理解因而不会接受这种疗法。

史实也如此。近代中国人迅速接受了许多西医疗法，那时的西方人却不可能接受中医疗法，更难接受中医理论——少数学者是例外。

由上述两个通俗的例子可以看出，科学原理或科学体系只有一个，任何人都必须遵循。但是，遵循科学原理的具体实施方式可以很不一样。换言之，科学的统一性与文化的多样性可以并行不悖。

如果片面强调文化统一，我们可以想象一下：全世界的人都说一种语言，写一种文字，穿一样的服装，吃一样的饭，行一样的礼节，过一样生活，甚至长一样的面孔，该是一个多么枯燥的世界——尽管可能有许多方便之处。这样的世界，再加上共同的信仰，同样高度发达的生产水平，消灭了城乡差别、工农差别、体力劳动和脑力劳动的差别，无疑是许多伟大的思想家们所说的世界大同，这恐怕是很遥远的事情。

在我看来，在很长的时期内，文化的多样性，是人类文化保持活力所必需的。

所以，即便全面实现了科学上的中西医结合，也应该保持各自的文化特色，无论是中医完全能解释西医还是西医完全能解释中医，都不应该排斥对方的文化表现形式。

说到这里，某些朋友对中西医结合不必要的顾虑应该消除了。即便彻底地完成了中西医结合，中医的理法方药也应该继续相对独立地存在。作为行业实体的中医，继续存在并且继续发展也是不言而喻的。

2. 关于近现代中西医和文化交流

笔者早年专业学习西方语言，因而较多了解西方文化，后来长时期从事医学史研究，并在英国居留十余年，又很自然地与英国中医界联系密切，目睹了中医和中西医结合事业在中国和西方演变的过程，这种特殊经历，促使我更多地从文化角度看待中西医问题。所以，这里想再说几句似乎与本书主题无关的话。

当代世界的文化格局，基本上仍然保持着古代特点。大体上可分为基督教文化区——欧美澳新，伊斯兰教文化区——中东，佛教文化区——印度及其周边，孔教文化区——中国及其周边。近代以来的文化运动趋势是基督教文化逐渐向东扩张，因此，中国受西方文化影响最晚。可是，从目前结果来看，孔教文化与基督教文化抵触最小。看来，孔夫子的学说本质上不是一种宗教信仰，试看其他三大区域的宗教文化至今不能满意地相容便可知。早在近代之前，中国便可容纳其他三大宗教文化尤其能说明问题。

文化的潜容性——对异文化吸容能力大小，是衡量一种文化成熟程度的重要标准。如此看来，积极吸取其他文化的中国文化传统值得高度评价。

近代以来，中国吸取了很多外来文化，这无疑是中国迅速进步的主要原因之一。其他文化之间的交融，也无时无刻不在发生。总之，随着文化交流日趋广泛，全世界不同文化之间的趋同倾向日趋明显。当代各国政府和人民之间，无论在政治、经济、军事、教育等大事还是在日常生活习惯等小事上共同语言越来越多。至于狭义的科技、艺术等文化方面更是日趋统一。到目前为止，最明显的统一是科技和经济生活方面，特别是科学技术方面，最明显的抵触是信仰——特别是宗教信仰方面。

这种现状是与近代以来，在世界文化交流中，科学技术越来越全面而快速的交流分不开的。

近代及以前的世界文化交流，固然包括科学技术交流，不过，那时的文化交流主要是打着宗教和政治信仰旗号的军事征服和经济侵略——这并不排除平时不占主流的其他文化和经济交流。近代的情况有所好转，科技交流所占的比重越来越大。但是，直到近代后期，科技交流仍然主要为政治、军事、和经济交流（更准确地说是侵略）服务。历史事实如此，我们毋庸讳言。

近代医学交流就是很好的例子。西方医学传入中国时，几乎没有一位西医不依附于教会，而教会不是受控于罗马教廷，就是背靠着所在国家的政府。某些医生本人可能抱有良好的愿望，只想传播医学，但他们还是首先要为宗教和政治服务，且不说多数人认为西方宗教教义和西方政治观念或许更能拯救中国。这样以价值观念统率的文化交流，必然首先受到抵制。况且，在宗教的背后实际上追求的是政治和经济利益。

不少人可能至今不大了解的是，单就临床疗效而言，近代中医在总体上领先于西医。然而，那时的西医不会承认这一点，普通西方人则没有机会接触中医。更令当代人奇怪的是，不但近代西方人不接受中医，许多中国人也曾经对中医反感，近代政府甚至想要取缔中医。于是，在近代中国曾经出现了长时期的中西医论争。

为什么会这样呢？道理非常简单，就是因为那时西方在经济和军事上的强大，使一些人产生了错觉，以为西方医学也必然全面先进。他们认为，西方文化应该而且可以取代其他一切文化。在西方文化的冲击下，中国传统医学尚且处于式微之境，其他比较弱小的文化中的医学部分就更加抵挡不住而被淘汰了。除中医学之外，其他民族的传统医学基本上没有成系统的流传下来，原因大体相同。

值得指出的是，在上述非常不利的条件下，近代中医先贤在处理中西医学术问题时，是非常理智的。那时，第一流的名家，无不致力于中西医会通，而且颇有成就。读过洪钧所著《近代中西医论争史》一书的朋友，对此应该有比较深刻的理解。据我所知，目前还没有比洪钧所做的研究更深入而且全面的著作，没有读过此书的朋友最好能读一读。

二次世界大战之后的世界文化交流，政治、军事和经济斗争仍然很激烈。但是，科学技术交流日趋重要。人们的偏见越来越少，中国文化，包括中国传统医学，遇到了被西方接受的大环境。特别是随着冷战结束和信息时代的到来，中国全面向世界开放，同时也意味着世界向中国开放，中医学走向世界，就成为必然。

读者须知，中医诊所在海外出现，纯粹是个人行为，所以，中医学走向世界完全不是国家组织的，其中毫无政治目的。说其中有经济目的，也只是个人需要谋生，完全没有经济侵略的意思，这大约是到目前为止最纯粹的文化交流。

不过，有形的传统中国文化中，最先成系统地走向世界的还不是中医，而是中国饮食文化。此种现象应该不难理解，和医学相比，饮食毕竟更容易被异文化接受。和中医走向世界一样，中国饮食文化走向世界也完全没有政治或宗教目的，其经济目的也只是个人需要谋生。

没有到过西方，或者到过西方但没有文化思想准备的人，大约不会发现中国饮食在西方大传播的文化意义。

中国饮食业在西方大发展始于 20 世纪 60 年代，先从英语国家中开始。

在英国这样老牌儿的西方国家中，华侨的大约 80% 从事中国餐饮业。大都市中，中国餐馆随处可见，即便在较小的城镇或较大的村庄，也几乎都有中国餐馆，这在西方发达国家中几乎没有例外。各国外来餐饮业中，没有比中国餐馆更多的，所以，中国人在海外谋生第一靠餐饮业。换言之，中国人初到海外，首先要靠中国传统文化谋生，他们也因此传播了中国传统文化。

近十多年来，中国人在海外谋生又增加了另一种职业，这就是中医。华侨中，靠中医谋生的人数，仅次于中国餐饮从业人数。

显然，中医从业人员的文化素质比较高，中医学走向世界的文化意义也比中国餐饮业走向世界大。

至此，我想到一位日本籍德裔妇女的感慨。她在二战结束不久，嫁给一位日本富家青年，完成了家庭主妇一生的主要任务之后，于2000年第一次随丈夫访欧。在伦敦就诊于我在的诊所，接受治疗过程中竟然热泪盈眶。此后说的第一句话是：日本在这里毫无影响！（HERE JAPENESE IS NOTHING！）

目前，日本在西方的经济实力应该比中国大，但是那似乎不值得骄傲，代表中国文化的这些中医小诊所（还有那些更常见的中国餐馆），反倒令人感慨。

确实，众多的中国餐馆和中医诊所，在海外成为中国文化的标志，它们会随时提醒人们中国和中国文化的存在。它们是大多数华侨谋生的场所，又是外国人体验中国文化的地方。到中国餐馆吃一顿饭，来中医诊所看一回病，都蕴含着很深的文化交流意义。据我所知，有的人就是为了体验中国文化来中医诊所的。喜欢中国饭菜或者受惠于中医的人，自然会对中国抱有好感，并且想进一步了解中国文化。假如他又是有影响的人物——政治家、企业家、学者、新闻媒体从业人，这种好感会产生何种影响就可想而知了。

英国的中医热乃至世界中医热，就是从英国媒体正面报道中国草药"神奇"的疗效"突然"开始的。我用"突然"一词，是由于中医热起来，表面上只是一夜之间的事，这是我亲眼看见的。那时的英国，只有伦敦中国城有一家中医诊所。它的创办人罗鼎辉大夫，就是为中医开创海外天地的文化使者。按照中国标准，她的诊所也很简朴。但是，居然在大约三年的时间内门前排长队，有时需要警察维持秩序。罗大夫必然要在中外文化交流史上占据一页。不过，这显然不是偶然的一次个人成功，机遇早就等待着一位中医造诣深厚又有文化头脑的人来创造奇迹了，这位开创者把"原汁原味"的中医展现在海外。

3. 关于中医走向世界和中西医结合

如此说来，中西医结合是否就成为多余的呢？显然不是。从文化角度看问题，中西医结合就是一种特殊的文化交流。只要接触，交流就不可避免，中西医交流必然会发生，中国人首先做了比较多的结合工作是自然而且应该的。我所谓"原汁原味"的中医，只是相对而言。罗鼎辉大夫就是同时熟悉西医的中医，说她是一位中西结合医生或者更准确。正因为她了解西医之短，才以中医之长开创了局面。一位纯中医，不大可能做到这一点。总之，即便在海外，中西医结合也是势在必行。

试想一下，假如你是一位外国医学家，在中医学传到你的国家以前，你可以无视中医学的存在。现在，中医来到家门口了，而且确有长于西医之处，难道你不想了解中医？外国的西医研究中医，自然而然地会中西医结合。

再试想，您以中医的身份到海外，难道丝毫不了解西医对你的业务更有好处？假如那里允许你同时用西医疗法，难道你不会同时使用中西医治病？假如外国西医向你请教中医治病的道理，你能中西医结合地说清楚不是更好吗？

遗憾的是，中医在海外至今不能算是正式医生，中医使用西医药械是违法的，在我国的台湾也是这样。我国政府不但承认中医的合法地位，而且允许中医使用西医手段并提倡中西医结合，是很难得的。

无论在中国还是在海外，中西医结合都不单单是对哪一个人有好处。它既有利于中医发展，也有利于西医发展，因而会造福于全人类。近代中国的中西医会通学派初衷如此，现代中国的中西医结合的初衷也如此，今后也不会改变。我的看法是：单就学术而言，中西医结合首先对中医学发展有利。当初提发掘提高，提高的首先是中医学术水平。

中西医的根本不同在什么地方呢？从文化精神和科学精神两方面来看，我觉得，洪钧在本书中的见解是对的。西医与西方文化精神一致，强调控制自然或人定胜天；中医学与中国文化精神一致，强调人与自然和谐或顺应自然。西方文化已经认识到它的不足，这也是西方人开始接受中医以及类似疗法的原因之一。

至此，我想再说一下中西医结合的目的，其最终社会目的是造福全人类。直接目的有二：一是发掘提高中医学水平，二是使中医学得到现代科学的解释或认同。只有这样才能使当代科学接受中医，为中医学走向世界扫清道路。所以，也可以说，中西医结合的目的之一就是将中医推向世界。应该承认，中医学能像今天这样走向世界，与中国长时期坚持中西医结合直接相关。假如当年根本不提倡中西医结合，不可想象现在的中医是什么样子，也不可想象它今天能否走向世界。首先是大陆中医而不是台湾中医走向世界，很能发人深省。一个讲究实用理性的民族，长时期有组织地大规模研究自己的传统医学，不可能不引起其他文化的注目。针灸术走向世界与尼克松访华直接相关，但绝不是西方政要一时兴之所至。

据说，中西医结合在国内不像从前那样热了，不少学者对其前景颇感困惑和忧虑。又听说，国内中医界对前途也颇感困惑和忧虑。中医和中西医结合界的共同心态，说明它们是共命运的。在我看来，此种忧虑大可不必。中医作为一种文化形态有存在的必然性，不必担心其消亡。要更好地继承和发扬，双方再联起手来就会迅速摆脱目前的处境。中国中医界和中西医结合界的暂时沉寂，正是需要的反思时间。近年国内出现许多有关中医文化反思的文章，完全可以理解。

从这个角度讲，本书算是一篇较大的反思文章，它是否能达到作者的目的，还要靠读者来评价。

马堪温
2006 年 1 月于伦敦

致　　谢

本书出版资助由河北中医学院"双一流"建设资金提供。河北中医学院中医诊断学教研室王少贤、方芳协助整理部分内容，特致谢意。对本书给予资助的还有威县友人刘安朝。门人梁小铁、毛延升、王海印、姚宇军、胡小忠、汪海升、赵卫国、谢锦锋、李峰等也给予了力所能及的资助，一并致以衷心感谢！